LES RELATIONS PATHOGÉNIQUES

DES TROUBLES NERVEUX

OU

LES TROUBLES NERVEUX ÉTUDIÉS DANS LEURS RAPPORTS RÉCIPROQUES
DE CAUSE A EFFET
AVEC LES AUTRES PHÉNOMÈNES MORBIDES

PAR

Le Dr Augustin FABRE

PROFESSEUR DE CLINIQUE INTERNE A L'ÉCOLE DE PLEIN EXERCICE
DE MÉDECINE ET DE PHARMACIE DE MARSEILLE

LEÇONS RECUEILLIES PAR LE Dr AUDIBERT
LAURÉAT DE L'ÉCOLE

PARIS

V.-AD. DELAHAYE ET Cie, LIBRAIRES-ÉDITEURS
PLACE DE L'ÉCOLE-DE-MÉDECINE

1880

LES

RELATIONS PATHOGÉNIQUES

DES TROUBLES NERVEUX

LES
RELATIONS PATHOGÉNIQUES
DES TROUBLES NERVEUX

OU

LES TROUBLES NERVEUX ÉTUDIÉS DANS LEURS RAPPORTS RÉCIPROQUES

DE CAUSE A EFFET

AVEC LES AUTRES PHÉNOMÈNES MORBIDES

PAR

Le Dr Augustin FABRE

PROFESSEUR DE CLINIQUE INTERNE A L'ÉCOLE DE PLEIN EXERCICE
DE MÉDECINE ET DE PHARMACIE DE MARSEILLE

LEÇONS RECUEILLIES PAR LE Dr AUDIBERT
LAURÉAT DE L'ÉCOLE

PARIS

V.-AD. DELAHAYE ET Cie, LIBRAIRES-ÉDITEURS
PLACE DE L'ÉCOLE-DE-MÉDECINE

1880

AVANT-PROPOS

Le but que je me propose en publiant ce livre est beaucoup moins de combler une lacune que de la signaler.

Un complément est nécessaire aux remarquables traités des maladies du système nerveux qui ont paru ces derniers temps. On y a étudié avec soin les affections nerveuses en elles-mêmes ; on y a trop négligé de considérer les affections nerveuses dans leurs rapports avec les autres états morbides, notamment avec les lésions viscérales ; rapports réciproques où l'on voit tantôt le trouble nerveux altérer le viscère et tantôt l'altération du viscère troubler le système nerveux. Ainsi comprise, la pathologie nerveuse prend une immense étendue ; ce n'est plus une fraction, c'est la moitié même de la pathologie.

Considérant les troubles nerveux successivement comme effets et comme causes de phénomènes morbides, je passe en revue dans les deux parties de ce travail, d'un côté les troubles nerveux consécutifs aux affections viscérales et d'autre part les états morbides consécutifs à des troubles nerveux.

Plusieurs des questions que j'aborde dans la deuxième partie de ces études ont déjà été traitées de main de maître par MM. les Professeurs Charcot et Vulpian, mais la plupart de celles que j'examine dans la première partie n'ont encore été qu'effleurées. Il m'a paru désirable d'appeler sur ces belles questions, scientifiques et pratiques à la fois, l'attention vigilante des hommes compétents. Pour résoudre les problèmes, il faut commencer par les poser. Les solutions que je donne n'ont souvent qu'un caractère provisoire : elles sont là pour solliciter des solutions définitives. Je ne fais que tracer une esquisse ; d'autres viendront après qui peindront le tableau.

La médecine a besoin de recherches entreprises dans cette direction. Il nous faut établir la filiation des troubles morbides. Beaucoup de phénomènes qui se produisent dans une maladie n'en sont que les conséquences indirectes et sont placés sous la dépendance de ses effets primordiaux. En présence d'un ensemble morbide, trop souvent le clinicien, impuissant à distinguer l'état primordial des phénomènes consécutifs, les place tous au même niveau, et sa situation est analogue à celle d'un astronome qui, dans un groupe d'étoiles, mettrait une planète au même rang que ses satellites. On ne saurait donc trop, je le répète, s'appliquer à suivre la filiation des troubles morbides ; et c'est ce nous essayons de faire ici.

Les questions abordées dans ce travail sont du domaine de la clinique pure, de la clinique en quelque sorte autonome. Placées au dessous des grands problèmes où le concours de la philosophie est nécessaire, et le plus souvent en dehors de ceux dont nous devons demander la solution aux sciences physicochimiques, elles sont sans doute éclairées par la physiologie, mais l'observation des phénomènes produits par la maladie y apporte plus de lumière que l'expérimentation pratiquée sur les animaux. C'était donc surtout l'observation clinique que nous devions prendre pour guide sur le terrain de la pathogénie.

Mes chers élèves ont eu la première communication de ces recherches, dont la publication n'était pas préméditée ; mes lecteurs me pardonneront de les leur transmettre sous leur forme première, que mon ami le Dr Audibert, armé d'un procédé sténographique, a reproduite avec une fidélité bien faite pour me rendre très-reconnaissant de son précieux concours.

Augustin FABRE.

Marseille, 15 Août 1879.

PREMIÈRE PARTIE

DES TROUBLES NERVEUX CONSÉCUTIFS AUX AFFECTIONS VISCÉRALES

PREMIÈRE SECTION

DES TROUBLES NERVEUX CONSÉCUTIFS AUX AFFECTIONS ABDOMINALES

I

DE LA MORT RAPIDE PAR ACCIDENTS NERVEUX DANS LA LITHIASE BILIAIRE

Messieurs, dans la journée du 30 décembre 1878, notre n° 4 de la salle Ducros, un ictérique qui jusque-là n'avait présenté aucun symptôme grave, s'est plaint d'une sensation de prurit dans l'hypochondre droit, sensation bientôt suivie d'une douleur vive ; puis il est tombé dans le coma et l'algidité, algidité très-grande, paraissant constituer un péril imminent, pour laquelle le chef interne lui a administré d'emblée vingt grammes d'acétate d'ammoniaque. Le 31, à la visite du matin, le malade poussait des cris inarticulés ; les contractions de sa figure et de ses membres indiquaient encore une douleur violente, mais il paraissait privé de connaissance et ne répondait pas aux questions qu'on lui adressait ; la pression du foie ne provoquait aucun signe de douleur; il n'y avait du côté de l'abdomen aucune tuméfaction; les extrémités étaient froides, le pouls petit, les urines involontaires.

A quelle affection avions-nous affaire ?

Plusieurs hypothèses devaient se présenter à notre esprit, parmi lesquelles il nous fallait choisir pour asseoir notre diagnostic, duquel dépendaient notre pronostic et, ce qui est plus grave, notre intervention thérapeutique.

Parmi ces hypothèses, quatre surtout m'ont paru mériter une discussion :

Ou bien il y avait rupture d'un canal biliaire sous la pression d'un calcul ;

Ou bien il y avait empoisonnement du sang par la bile accumulée, c'est-à-dire cholémie ;

Ou bien encore il y avait empoisonnement du sang par les éléments nuisibles de l'urine, une de ces urémies qui, par suite des relations physiologiques et pathologiques qui existent entre le rein et le foie, ont été observées récemment dans les affections hépatiques ;

Ou bien enfin il y avait trouble brusque et profond du système nerveux hépatique et retentissement de ce trouble sur les centres nerveux.

Discutons successivement chacune de ces hypothèses :

La rupture d'un canal biliaire, dans un cas de lithiase, est un accident dont les annales de la science ont relaté un certain nombre d'exemples, ainsi que je vous le prouvais tout récemment. Notre malade, atteint déjà de douleurs hépatiques et d'ictère, sous l'influence de la lithiase, se trouvait exposé à cet accident.

Mais la rupture d'un canal biliaire se fait dans deux conditions distinctes : ou bien à l'intérieur du foie, ou bien à l'extérieur du foie.

Dans le premier cas, il ne s'agit que d'un conduit de peu d'importance ; l'ictère, ou tout au moins un ictère notable et persistant n'a pas précédé l'accident ; le parenchyme du foie forme barrière à la bile et au calcul ; une hépatite limitée se développe; un abcès peut se produire, mais non pas ces accidents subits et ces phénomènes généraux que nous avons constatés chez notre malade. La marche de l'affection est relativement lente et les accidents sont enfermés dans la sphère hépatique au lieu de se répandre dans la sphère nerveuse.

Dans le deuxième cas, la bile s'épanche et le calcul tombe dans la cavité péritonéale; les symptômes de la péritonite aiguë se manifestent, auxquels le malade succombe rapidement. Il y a alors, comme chez notre malade, des douleurs violentes, de la petitesse du pouls et un refroidissement plus ou moins sensible des extrémités.

Deux raisons principales nous portent à penser qu'ici pareil accident ne s'est pas produit : d'un côté, des symptômes essentiels de la péritonite manquent; d'autre part, des symptômes qui n'existent pas dans la péritonite ont apparu. Tandis, en effet, que nous pressions l'abdomen sans constater aucune tuméfaction ni provoquer aucune douleur, les troubles cérébraux, l'état comateux en particulier, éloignaient de notre esprit l'idée d'une affection où le malade conserve d'ordinaire sa connaissance jusqu'à la mort.

Donc chez notre malade nous ne pouvions admettre une rupture des canaux biliaires.

Pouvions-nous penser à un empoisonnement aigu par la bile, à une cholémie?

Oui, nous avions le droit d'y penser : 1° parce que la cholémie existe, qu'elle est un état morbide réel ; 2° parce que notre malade se trouvait précisément dans les conditions pathogéniques où la cholémie peut se produire.

La cholémie, en effet, a été démontrée par la clinique, par l'anatomie pathologique et la pathologie expérimentale.

La clinique a reconnu que, trop souvent, dans les cas d'ictère, surviennent des phénomènes graves dans le système circulatoire et dans le système nerveux, phénomènes qui se présentent avec les allures d'une intoxication et qu'on est naturellement porté à attribuer à une accumulation de bile dans le sang.

Ces symptômes sont : pour les voies circulatoires, des hémorrhagies, des stases capillaires, la faiblesse de la circulation artérielle et des contractions cardiaques ; pour le système nerveux, le délire et le coma.

Mais, si ces phénomènes sont réels, l'interprétation en est plus que contestable : d'abord, parce qu'ils ne sont pas proportionnels à l'intensité de l'ictère ; ensuite, parce qu'ils peuvent être attribués, non pas à l'ictère, mais à la perturbation produite dans les fonctions du foie ou aux lésions concomitantes des reins.

L'anatomie pathologique a donné des preuves plus convaincantes mais qui ne sont cependant pas complètement démonstratives. Elle a reconnu, dans certains cas d'ictère, d'un côté, la présence des éléments de la bile dans le sang, et, d'autre part, l'altération du sang lui-même. Ainsi, A. Flint fils a retiré jusqu'à 1 gramme 185 de cholestérine et 6 grammes 5 de matières grasses pour 1000 parties de sang ; les acides biliaires ont souvent échappé aux analyses, ce qui tient à ce qu'ils ne se trouvent jamais dans le sang en quantité considérable et qu'ils y sont rapidement détruits. En même temps que les éléments de la bile s'accumulent dans le sang, le globule sanguin s'altère ; comme dans l'empoisonnement par le phosphore et l'arsenic, il est déchiqueté et laisse échapper sa matière colorante, qui se concrète souvent en cristaux que Ritter a retrouvés dans les organes vasculaires.

Mais l'anatomie pathologique n'a pas prouvé que l'altération du sang est proportionnelle à l'abondance des éléments de la bile et dépend de leur accumulation.

La pathologie expérimentale a donné des résultats plus positifs. Avec Feltz et Ritter surtout, elle nous a appris non-seulement que l'accumulation de la bile dans l'organisme peut être nuisible, mais encore quels sont les éléments de la bile qui produisent les phénomènes toxiques et

quels sont les phénomènes toxiques qu'ils déterminent.
Nous savons aujourd'hui que les matières colorantes sont
inoffensives; que les acides biliaires sont, par contre, les
agents de l'intoxication ; que ces acides agissent sur le
sang et, par son intermédiaire, sur le système musculaire,
notamment sur les muscles de la vie végétative et, plus
particulièrement encore, de la circulation; enfin, toujours
par l'intermédiaire du sang, sur le système nerveux. Il est
possible aussi que, conformément à la doctrine de Flint,
l'accumulation de cholestérine contribue à produire les
phénomènes nerveux et surtout la tendance au coma.

L'empoisonnement par l'accumulation de bile dans le
sang, la cholémie, est donc un accident possible de l'ictère.

Si cet accident est possible dans l'ictère en général, il
l'était en particulier chez notre malade, ictérique depuis
quelque temps déjà, dont l'intestin ne recevait pas de bile,
comme l'indiquait la coloration grisâtre des matières fécales, et dont la bile s'accumulait dans l'organisme, comme
le prouvaient à la fois et l'ictère des téguments et la coloration franchement jaunâtre de la sérosité des vésicatoires.

Et cependant je n'ai pas cru chez lui aux accidents de la
cholémie..Je n'y ai pas cru à cause de la nature des symptômes et à cause de la marche des accidents.

De la nature des symptômes : sans doute le coma peut
appartenir à la cholémie; mais ce coma est ordinairement
précédé d'un subdelirium qui a manqué ici.

Sans doute la petitesse du pouls et le refroidissement
des extrémités se rencontrent dans la cholémie; mais dans
la cholémie le pouls devient irrégulier plutôt qu'impercep-
tible, et le refroidissement est un phénomène ultime.

D'ailleurs, la cholémie produit des hémorrhagies qui n'ont
pas eu lieu ici et ne détermine pas les douleurs qui, chez
notre homme, ont été violentes.

Quant à la marche du mal, elle est progressive dans la
cholémie ; elle a été subite chez notre malade, qui avait à
peu près autant de bile dans le corps le jour où il se por-

tait encore bien que le lendemain où il allait périr ; il en avait même moins, car ses selles étaient, depuis deux ou trois jours, redevenues colorées.

Donc, pas de cholémie. Y avait-il urémie ?

L'urémie, bien qu'on ne sache pas au juste ce que c'est, est maintenant à la mode. On la voit partout : non-seulement dans les affections du rein, dans les albuminuries, où elle est en effet l'ennemi redoutable, mais dans les autres maladies, dans la scarlatine, où son rôle est souvent réel et, à mon avis, considérable ; dans la fièvre typhoïde, où son rôle est également réel, mais rare ; enfin, dans les affections hépatiques et notamment dans l'ictère grave, qui la charge actuellement de ses principaux méfaits.

Je ne veux pas, pour le moment, discuter la réalité de l'urémie dans l'ictère ; je l'admets comme positive dans certains cas, parce que l'anatomie pathologique a prouvé qu'à la dégénérescence graisseuse du foie correspond souvent la dégénérescence graisseuse du rein ; qu'à la sclérose du foie correspond souvent la sclérose du rein ; que la dégénérescence amyloïde du foie est souvent accompagnée de la dégénérescence amyloïde du rein, et l'atrophie du foie de l'atrophie du rein.

Mais la dégénérescence ou l'atrophie d'un organe n'est pas, Messieurs, l'œuvre d'un jour. Si notre malade était atteint d'urémie par altération du rein consécutive à celle du foie, cette altération du rein ne s'est pas produite brusquement ; elle s'est effectuée d'une manière progressive, et l'analyse des urines doit nous renseigner à cet égard.

Or, des analyses d'urine ont été faites pendant tout le temps de la maladie, c'est-à-dire, à plusieurs reprises, pendant près d'un mois, par le docteur Garcin : le filtre rénal n'a cessé de donner issue à une quantité considérable de liquide, à une quantité variable d'éléments biliaires ; il n'y a pas eu d'albuminurie ; donc le rein était, ces jours-ci encore, ou intact, ou peu altéré.

Par le fait d'une perturbation nerveuse brusque, d'une

action réflexe, ses fonctions se seraient-elles supprimées tout d'un coup ? Ici encore, l'analyse des urines pratiquée le matin même du jour où les accidents ont éclaté, répond : non, le rein a fonctionné jusqu'au bout.

Donc, Messieurs, l'urémie, possible dans d'autres cas d'ictère, n'existait pas chez notre malade et n'était pas la cause des accidents brusques qui l'emportent.

Nous nous trouvons maintenant en présence de notre dernière hypothèse, celle d'une perturbation du système nerveux.

Il faut savoir que dans la lithiase biliaire et dans les affections hépatiques de nombreuses perturbations du système nerveux peuvent se produire.

Il y a d'abord et très-souvent des troubles de la sensibilité dont la colique hépatique constitue le type le plus complet et le plus violent, mais non pas le type unique. J'ai, en effet, très-fréquemment constaté ce que j'appelle la *fragmentation* des coliques hépatiques, c'est-à-dire la production isolée des troubles de la sensibilité que l'on trouve réunis dans cette affection. Certains malades ont une douleur dans la région hépatique et plus spécialement au niveau de la vésicule ; il n'est pas toujours facile de la distinguer des douleurs d'origine inflammatoire ; ses recrudescences peuvent être accompagnées d'une augmentation momentanée de volume du foie due probablement à une congestion par action réflexe sur les vaso-moteurs ; c'est du moins ce que me fait supposer l'observation d'un cas de colique hépatique mortelle par la violence de la douleur, récemment publiée par le docteur Cornillon, de Vichy, et où il y avait en même temps augmentation brusque et considérable de volume du foie ; ce fait reproduit sur une vaste échelle ce que j'ai plusieurs fois observé dans des proportions restreintes et sans que l'ictère permît de supposer une congestion biliaire. La douleur épigastrique est encore plus commune ; méfiez-vous de la lithiase biliaire chez les vieilles femmes qui se plaignent de l'estomac. La douleur scapulaire est plus rare ; elle peut être cependant la première et la seule manifestation de la lithiase et se faire passer pour du rhumatisme. N'oublions pas la douleur intercostale, que l'on peut croire spontanée, et la névralgie lombo-abdominale, qui, dans un cas dont j'ai été récemment témoin, a fait supposer une affection cœcale ou péri-cœcale, alors que le mal venait du foie.

Il peut se produire encore des troubles de la sensibilité plus éloignés et plus disséminés. J'ai trouvé dans mes notes un cas où des troubles variés de la sensibilité dans le tronc et les membres inférieurs, joints à quelques désordres dans la motilité, avaient fait diagnostiquer une affection de la moelle : la teinte subictérique, la sensibilité de la vésicule à la pression et l'analyse des urines me permirent de rectifier ce diagnostic et de reconnaître la lithiase biliaire, qui s'accusa bientôt par des signes plus accentués. Trousseau a signalé des cas analogues, avec hypéresthésie de tout le corps et douleurs vives aux extrémités.

Trousseau a également observé, en même temps que ces troubles de la sensibilité, des troubles de la motilité, la paraplégie réflexe et l'impuissance musculaire. Ces paralysies font pendant aux convulsions, et surtout à l'hémi-épilepsie droite, signalées surtout par Duparque à la suite de coliques hépatiques.

Pour en terminer avec le système nerveux de la vie de relation, je vous dirai que j'ai observé chez quelques malades atteints de lithiase biliaire, des troubles non pas de l'intelligence mais de la sensibilité morale que je résume en deux mots : un sentiment de tristesse ou d'hypochondrie, une grande irascibilité.

Mais le système nerveux de la vie végétative peut être également affecté.

Dans le tube digestif, cet ébranlement nerveux, qui est habituel, s'accuse surtout par des vomissements et de la dyspepsie.

Les vomissements, chez certains malades, reviennent

à intervalles plus ou moins éloignés, tous les huit jours ou tous les quinze jours, par exemple. Ils peuvent être annoncés par des douleurs plus ou moins vives, quelquefois par un vague malaise ou par une recrudescence de dyspepsie. Ils peuvent se répéter plusieurs heures de suite, remplir des cuvettes, dépasser de beaucoup en quantité les boissons ingérées. Composés surtout de sérosité, ils renferment parfois un peu de sang extravasé : dans une analyse que j'ai fait faire, il y avait également un peu d'urée ; on peut y trouver aussi des substances âcres qui, en passant, brûlent le gosier, et qui sont probablement le résultat d'une fermentation gastrique.

Ces vomissements peuvent être accompagnés ou remplacés par une dyspepsie opiniâtre qui paraît tenir tantôt à une altération sécrétoire, tantôt à une inertie musculaire de l'estomac. Quand les vomissements et la dyspepsie sont réunis, surtout s'il s'y joint une très-faible teinte subictérique ou la présence de calculs dans la vésicule, on peut croire à l'existence d'un cancer du pylore, erreur dont j'ai été témoin l'année dernière.

Dans l'appareil respiratoire, cet ébranlement nerveux peut se traduire par des congestions pulmonaires que la lithiase détermine par action réflexe sur les nerfs vasomoteurs du poumon, action qui lui est commune avec toutes les lésions à marche aiguë ou par saccades qui excitent le système nerveux du foie. Ces congestions pulmonaires que je vous ai fait plus d'une fois constater, Guéneau de Mussy, de son côté, les a également observées, suivant une remarque consignée dans sa clinique. On les rencontre plus souvent du côté droit, quelquefois cependant à gauche ; elles sont révélées par les signes ordinaires de la congestion : diminution du murmure vésiculaire, quelques râles sous-crépitants, pas très-fins, ce qui tient à ce qu'elles occupent le plus souvent la base où ces râles sont moins fins qu'ailleurs, submatité à la percussion ; elles ont quelquefois mais non toujours les allures fugitives et la marche

rapide des congestions accidentelles ; elles sont à répétitions. Telles vous les avez observées chez un malade qui
a succombé à la gravelle biliaire l'été dernier, au n° 28 de
la salle Aillaud.

Notre malade d'aujourd'hui n'a eu aucun trouble de cette
nature. En lui, les désordres nerveux se sont concentrés
sur la circulation.

Parmi les troubles nerveux de la circulation qui peuvent
se produire en pareille circonstance, je vous signalerai surtout les syncopes, les frissons et l'algidité.

Les lipothymies et les syncopes se montrent de préférence
à la suite des coliques hépatiques. Charcot, pour les expliquer, rappelle les expériences de Brown-Séquard sur
l'irritation des ganglions semi-lunaires, qui concourent si
puissamment à l'innervation des voies biliaires. Il en
résulte une action réflexe qui monte par le grand sympathique dans la moelle et par la moelle dans le bulbe pour
aller retentir sur les pneumogastriques et occasionner, si
l'irritation est intense, un arrêt du cœur en diastiole, c'est-
à-dire une syncope. Cette excitation plus faible et plus
continue est peut-être la cause de cette rareté du pouls que
l'on observe chez quelques sujets atteints de lithiase biliaire
et qui ne sont pas ictériques ou le sont fort peu.

Si certains malades ont des syncopes et, comme on le dit,
se trouvent mal, d'autres ont des frissons et tremblent.
Les frissons non suivis de fièvre complète se produisent
et se répètent souvent dans la litiase biliaire, comme
Murchison l'a observé ; aussi, quand la fièvre arrive, est-
elle ordinairement caractérisée par la prédominance du
frisson. Périodiques ou non, ils sont ordinairement accompagnés ou précédés de douleurs, et surtout de douleurs
épigastriques. Un trouble de la sensibilité provoqué par
un trouble de la circulation capillaire, tel est ce frisson
qui indique une participation du grand sympathique à
l'état morbide.

Pendant le frisson, le malade accuse et le médecin peut

constater un refroidissement non pas du centre mais des extrémités. C'est là un commencement d'algidité. L'algidité complète, l'algidité grave et même mortelle n'est pas un phénomène rare dans la lithiase biliaire, ainsi que le Dr Garcin l'a déjà constaté chez cinq de nos malades dont l'histoire sert de base à un mémoire qu'il prépare en ce moment. Il est vrai que ces malades avaient une cirrhose biliaire ; mais chez aucun d'eux la cirrhose n'était assez étendue pour entraîner la mort par elle-même, d'autant plus que ce n'est pas ainsi que meurent les sujets atteints de cirrhose vasculaire.

Notre n° 4 de la salle Ducros va mourir dans l'algidité ; il périra par le grand sympathique, et ce sera le sixième cas de mort rapide par accidents nerveux dans la lithiase et la cirrhose biliaire que nous aurons observé dans moins de deux ans.

Voici en quelques mots les résultats de l'autopsie, qui a été publiée dans tous ses détails par le Dr Garcin :

Le cerveau et les reins congestionnés mais sains : les voies biliaires altérées sur divers points : altération légère de la vésicule et du canal cholédoque ; épaississement très-considérable avec rétrécissement notable du conduit cystique ; dilatation considérable de quelques canalicules à leur extrémité avec épaississement de leur paroi ; congestion simple du lobe gauche ; cirrhose assez prononcée du lobule de Spigel et de certains points du lobe droit. L'examen micrographique du Dr Garcin a montré un développement de tissu conjonctif, un état granuleux des cellules, le point de départ de l'affection dans les canalicules biliaires. C'était donc, à n'en pas douter, une cirrhose biliaire, malgré l'absence actuelle des calculs, qui avaient produit peu de jours auparavant des coliques hépatiques et dont l'expulsion avait probablement coïncidé avec le retour de la coloration des selles.

De cette autopsie, il résulte que nous avions raison de

rejeter l'hypothèse de la rupture des canaux, qui étaient épaissis ; celle de la cholémie, puisque les voies biliaires étaient redevenues libres avant la mort ; celle de l'urémie, puisque les reins n'étaient que congestionnés. L'hypothèse d'une perturbation du grand sympathique, à peu près impossible à démontrer anatomiquement, reste la seule que l'autopsie n'infirme pas.

Il y avait donc chez notre malade des phénomènes de cirrhose biliaire peu graves par eux-mêmes parce qu'ils étaient peu étendus, et des phénomènes d'ébranlement nerveux qui ont entraîné la mort.

II

DE CERTAINES ALTÉRATIONS DU GRAND SYMPATHIQUE
DANS LES AFFECTIONS ABDOMINALES

L'ÉTAT ALGIDE ET L'ÉTAT TYPHOÏDE.

Messieurs, cette algidité et ces phénomènes nerveux si terribles qui sont venus brusquement emporter notre malade atteint d'hépatite par lithiase biliaire ne constituent pas un fait isolé. Ils entrent dans la catégorie importante des troubles du grand sympathique produits par les altérations des viscères abdominaux, et cette catégorie elle-même appartient à la vaste et intéressante classe des affections nerveuses consécutives aux lésions viscérales.

Les troubles dont je veux aujourd'hui m'occuper avec vous se présentent sous deux formes différentes et en quelque sorte opposées : l'état algide, l'état typhoïde.

Ces deux états se manifestent séparément dans certaines affections et se réunissent dans d'autres, ce qui tend à prouver que, nés d'une même famille et occupant le même siége, ils ne diffèrent entre eux que comme l'excitation diffère de la torpeur. Nous aurons à examiner successivement leurs formes algides, leurs formes typhoïdes et leurs formes mixtes.

A. — Les formes algides se présentent sous deux aspects : le péritonisme ; l'état cholériforme suraigu ou subaigu.

Comment se fait-il, Messieurs, que les sujets atteints de péritonite succombent presque toujours ? Ce n'est pas la résorption des produits morbides qui les tue, puisque souvent la mort les frappe avant que ces produits aient eu le temps non de se résorber, mais de se former, et que dans certains cas, dans une observation de Gubler entre autres, où le pus s'est accumulé dans le péritoine, la mort a été tardive avec fièvre et septicémie. Ce n'est pas non plus, et encore moins, la suppression d'un organe essentiel à la vie ; le péritoine n'est qu'une enveloppe et n'a d'utilité directe dans aucune fonction.

Pourquoi donc, Messieurs, meurt-on de péritonite ?

Vous n'y avez pas pensé et bien d'autres que vous n'y ont pas réfléchi davantage.

En dessous du péritoine il y a les filets nerveux qui émanent du plexus solaire. En dessous de la membrane, il y a les nerfs. Quand la membrane est enflammée, les nerfs s'ébranlent s'ils ne s'enflamment aussi, et cet ébranlement suit une marche ascendante ; des filets, il gagne les rameaux ; des rameaux, il gagne les troncs ; le système du grand sympathique reçoit un choc, et ce choc renverse l'organisme.

Aussi, que se passe-t-il ? Des troubles nerveux se manifestent ; ils dominent la scène ; ils font le tableau morbide.

L'appareil de la sensibilité se surexcite ; il y a de vives douleurs, des douleurs tellement vives que le malade ne peut supporter le doigt du médecin ni même le poids des couvertures.

L'appareil moteur se révolte ; les mouvements péristaltiques sont arrêtés, ce qui produit le ballonnement du ventre et la constipation ; les mouvements antipéristaltiques se développent et les vomissements se produisent, vomissements bilieux parce que les matières versées dans l'intestin remontent dans l'estomac.

L'appareil vaso-moteur enfin participe dans toute son étendue au mouvement morbide. Le frisson annonce son entrée en scène ; partout les petits vaisseaux se resserrent, de sorte que les extrémités deviennent froides et violacées, que les yeux, entourés d'un cercle noirâtre, s'enfoncent dans les orbites ; que la respiration, déjà gênée par le développement de l'abdomen, entravée plus encore par la

constriction des capillaires du poumon, devient extrêmement difficile ; que le cœur, privé du sang accumulé
dans le système veineux, n'envoie plus aux artères que de
faibles ondées ; que, faute de sang aussi, les sécrétions se
tarissent, la sécrétion urinaire en particulier.

Tel est, Messieurs, dessiné à grands traits, le tableau
fidèle de la péritonite. Qu'y voyons-nous ? Des troubles
nerveux et rien que des troubles nerveux. Ce n'est pas le
péritoine qui fait la maladie, c'est le grand sympathique,
le grand sympathique qui envoie dans le mésentère un
plexus nerveux des plus riches.

C'est si peu le péritoine et si bien le grand sympathique
qui est ici le grand coupable qu'on voit quelquefois les
mêmes accidents se produire à la suite de la lésion des
nerfs abdominaux ou sous l'impulsion d'un trouble morbide
déterminé par un viscère de l'abdomen et sans le concours
de la péritonite.

Aussi est-ce à la lésion des nerfs mésentériques que
Ruysch attribuait les phénomènes consécutifs aux plaies
pénétrantes de l'abdomen, les douleurs suivies de vomissements, de délire et de mort, plaies à la suite desquelles
l'autopsie ne lui révéla aucune trace d'inflammation. Boerhaave raconte l'histoire d'un musicien atteint des symptômes d'un étranglement herniaire qui l'emporta en quelques heures ; à l'autopsie, Boerhaave s'attendait à trouver
des lésions inflammatoires d'une haute intensité; *Cadavere
aperto*, s'écrie-t-il, *invenitur nihil*. C'étaient des accidents
nerveux, ajoute-t-il, comme nerveuse est la syncope qui
suit la pression du testicule. Astley Cooper a également
observé un cas de mort avec les symptômes de la péritonite
chez un opéré de hernie étranglée ; le résultat de l'autopsie fut négatif, mais A. Cooper n'en comprit pas la
raison.

Cette raison, Gubler l'a comprise et signalée dans son
travail sur le péritonisme, état qui peut se montrer en
dehors de toute péritonite et manquer dans les péritonites

graves ; qui est plus spécial à certaines individualités et à certaines races parce qu'il lui faut le concours d'un tempérament nerveux particulier, et qui est justiciable des opiacés bien plus que des antiphlogistiques.

Voici dans quelles circonstances et sous quelles formes Gubler a rencontré ce contraste frappant entre l'exiguité des lésions primitives et la marche foudroyante des accidents nerveux consécutifs.

Il s'agit, dans le premier, fait d'une femme opérée par Velpeau d'une hernie étranglée. Après l'opération, qui n'offrit aucune difficulté, le ventre ne se détendit pas, les symptômes généraux persistèrent et entraînèrent la mort au bout de trois jours. La péritonite est tout, dit Velpeau, pour expliquer la mort. L'autopsie montra qu'il n'y avait, en fait de lésions matérielles, que la rougeur de la partie qui avait été herniée et une inflammation plastique limitée au péritoine correspondant. Autre fait de hernie étranglée encore opérée par Velpeau : deux jours après le ventre se ballonne ; il y a des vomissements, de la constipation, une sensibilité exquise de l'abdomen ; le visage se grippe, le pouls devient filiforme, la température s'abaisse et la malade meurt avec tous les symptômes de la péritonite ; mais à l'autopsie, pas de péritonite ni de lésion matérielle ou du moins péritonite très-limitée, lésions sans importance. Une autre femme meurt rapidement avec des symptômes cholériformes ; il y a une hématocèle, encore pas de péritonite.

Dernièrement, Ledentu a observé les phénomènes du péritonisme déterminés chez une femme par la présence d'un kyste de l'ovaire. Ce fut la condition déterminante qui le décida à tenter l'opération.

Cette susceptibilité du système nerveux est si bien la cause prédominante des accidents graves qui surviennent à la suite des lésions du péritoine, qu'ils sont en quelque sorte spéciaux aux races les plus civilisées. Les conditions physiques sont les mêmes chez tous les hommes, mais le

dynamisme nerveux diffère suivant les races et les individus. La tendance au péritonisme est réellement propre à
l'espèce humaine et, dans l'espèce humaine, aux races qui
ont atteint le niveau intellectuel et moral le plus élevé.
Les plaies pénétrantes de l'abdomen n'ont ordinairement
pas chez les animaux de conséquences graves ; l'ovario-
tomie, dans les espèces domestiques, est une opération
sans danger que les vétérinaires et même les empiriques
pratiquent chaque jour. De même, dans les races inférieures
de l'espèce humaine, chez les nègres, par exemple, les
candidats à la prêtrise, dans certaines tribus du Sénégal,
s'ouvrent le ventre, sortent leurs intestins, les exposent
aux regards de la foule ébahie, puis les rentrent et se
recousent le ventre sans accident.

L'air cependant pénètre chez eux comme chez les Européens ; le péritoine chez eux est exposé aux causes d'inflammation que peut produire toute plaie pénétrante de l'abdomen, mais le système nerveux des nègres est infiniment
moins impressionnable que celui des blancs ; de là cette différence complète des deux accidents consécutifs, nuls d'un
côté, si terribles de l'autre.

Ces données ont leur importance pratique : elles permettent de supposer que les phénomènes inflammatoires eux-
mêmes ne sont que les conséquences de l'impression subie
par le système nerveux et transformée par lui en troubles
trophiques ou vaso-moteurs. En tout cas, elles portent au
premier rang, dans le traitement de ces accidents, la médication opiacée, sur laquelle ont si justement insisté Boerhaave, Graves, Gubler et la plupart des grands praticiens.

A côté du péritonisme, se place, Messieurs, l'état cholériforme ou algidité, état plus fréquent encore et identique,
au fond, à deux nuances près : absence de douleur abdominale avec algidité plus prononcée ; évacuations plus ou
moins abondantes, mais non pas constantes, sous forme de
vomissement ou de diarrhée séreuse. C'est la même perturbation nerveuse avec moins de troubles du système

sensitif et altération plus profonde du système vaso-moteur.

L'algidité se présente à nous avec un caractère plus général que le péritonisme; c'est en quelque sorte l'expression commune des affections abdominales graves retentissant sur le système nerveux. Nous la retrouvons à la suite de certaines affections hépatiques, vous venez d'en avoir la preuve sous les yeux; de certaines affections rénales, le docteur Garcin a recueilli, dans le service, plusieurs exemples qui le démontrent; enfin et surtout des affections intestinales aiguës, principalement chez les enfants. Ai-je besoin de vous rappeler la terrible entérite cholériforme qui, chaque été, produit, à Marseille, de si grands ravages sur les enfants récemment sevrés ?

Tout-à-coup, dans le cours d'une entérite qui, parfois, paraissait légère, la physionomie de l'enfant change : la figure pâlit, le regard prend une expression étrange, les yeux se cernent, le ventre s'excave, les extrémités se refroidissent; le petit malade ne trouve de repos nulle part; il s'agite en tous sens, il pousse des cris incessants, mais de plus en plus étouffés ; sa soif est vive ; il demande à boire à chaque instant, mais il vomit encore plus qu'il ne boit, et rend à tout moment des selles d'une sérosité tantôt blanchâtre, tantôt plus ou moins verdâtre.

Quand ces phénomènes apparaissent, ne vous y trompez pas, ce n'est plus l'inflammation intestinale qui domine; le mal vient d'envahir un nouvel appareil ; le système nerveux est entré en scène. C'est la source de nouvelles indications, urgentes, impérieuses. Adressez-vous au système nerveux. Employez l'éther pour agir vite, l'opium pour agir énergiquement ; n'oubliez ni l'alcool, ni l'acétate d'ammoniaque, ni les excitants cutanés pour soutenir l'éther, mais souvenez-vous que l'opium, à bon droit redouté dans la médecine infantile, peut ici faire des prodiges.

Suraigu dans certaines entérites, l'état cholériforme peut être subaigu dans d'autres. L'aspect de beaucoup de sujets atteints d'entérite a dû vous frapper : les yeux sont enfoncés dans l'orbite ; le facies paraît amaigri, beaucoup plus que le reste du corps ; la figure paraît vieillie, la peau des extrémités est froide, tantôt sèche, tantôt recouverte d'une sueur visqueuse ; le ventre est plus ou moins rétracté ; les urines sont rares ; le pouls est petit, filiforme. Et cependant le malade conserve un certain degré de force ; alors que, d'après l'état du pouls et de la peau, on lui donnerait à peine quelques heures à vivre, sa vie se prolonge quelques jours encore, parfois même quelques semaines : c'est qu'il s'agit ici non pas d'un état général du sujet, mais d'un trouble de son grand sympathique, sur lequel, pour le dire en passant, la chlorodyne anglaise agit assez utilement.

B. — En face de ces états algides sur lesquels l'influence du système nerveux est presque évidente, apparaissent des états typhoïdes dont l'origine nerveuse peut être plus facilement contestée.

A Dieu ne plaise, Messieurs, que je veuille rattacher à l'entérite autrefois dite folliculeuse tous les symptômes de la fièvre typhoïde. Le temps où l'on pouvait soutenir une pareille doctrine est heureusement bien loin de nous. La fièvre typhoïde est, par sa nature, une intoxication, et, par son siége, une maladie générale. Mais en sortant d'une exagération nous ne devons pas tomber dans une autre, et, après nous être imaginé que dans cette maladie l'état abdominal était tout, croire maintenant qu'il n'est plus rien. Les troubles du grand sympathique consécutifs à la lésion intestinale paraissent ici jouer un certain rôle. Ils contribuent à produire la tympanite, la diarrhée, la chaleur fébrile avec sécheresse de la peau.

Remarquez seulement qu'ils sont par leur nature tout-à-fait opposés à ceux que nous observons dans les états algides : au lieu d'une contractilité exagérée, la contractilité affaiblie ; au lieu des vomissements, la diarrhée ; au lieu du refroidissement, la chaleur ; au lieu du pouls concentré, le pouls ample et dicrote. Il y avait de l'éréthisme dans le premier cas, il y a de l'atonie dans celui-ci.

Remarquez encore que les phénomènes nerveux s'étendent davantage. Le délire et le coma sont aussi rares dans la péritonite qu'ils sont communs dans la fièvre typhoïde. Sans doute le délire est bien souvent produit par d'autres causes que par la secousse que subissent et transmettent les nerfs de l'abdomen, mais croyez bien que ce nervosisme abdominal n'y est pas toujours pour rien. Tissot a dit avec raison, en résumant l'observation antique : *irritatis enim nervis abdominalibus, compati cerebrum priscos docuit observatio;* et il m'est arrivé plus d'une fois à moi-même, vous en avez vu un exemple il y a deux mois, de faire, chez un typhique, cesser le délire accompagné de tympanite par les lavements térébenthinés, modificateurs du système nerveux, dont l'action primitive et principale se fait sentir sur les nerfs de l'abdomen.

Ce qui prouve encore plus cette influence du système nerveux abdominal sur certains états typhoïdes, c'est l'observation de ce qui se passe dans les inflammations intestinales chez les enfants. Il est d'observation, Messieurs, que l'intestin de l'enfant est plus susceptible, en quelque sorte plus inflammable que celui de l'adulte, et que ces inflammations de l'intestin retentissent sur l'organisme de manière à produire des symptômes qui, de près ou de loin, ressemblent à ceux de la fièvre typhoïde. De là ce nombre considérable de fièvres dites muqueuses, groupe hybride où sont réunies et confondues avec les inflammations de l'intestin les formes légères de la dothiénentérie ; de là aussi cette entérite typhoïde décrite par Rilliet et Barthez et dont le diagnostic est pour le praticien hérissé de difficultés. Il y a différence de nature dans les lésions qui occupent, dans les deux cas, le même siége, mais analogie d'aspect dans les symptômes abdominaux, pulmonaires et cérébraux, avec ces nuances relevées par Rilliet et Barthez que, dans l'entérite typhoïde , la diarrhée a lieu dès le début ainsi que la toux et qu'il y a moins de vomissements, de somnolence et de céphalalgie; j'ajouterai que dans l'entérite aiguë fébrile, la température est à oscillations plus irrégulières et à élévation moins prolongée.

Admettons donc, Messieurs, que la lésion intestinale, non pas par elle-même, elle est quelquefois insignifiante, mais par le trouble nerveux qui l'accompagne, joue un rôle important dans la pathogénie des symptômes de la dothiénentérie et des inflammations aiguës de l'intestin chez les enfants. Nous en déduirons deux préceptes thérapeutiques :

1° Dans le traitement de la fièvre typhoïde, il ne faut pas négliger les remèdes qui portent leur action sur l'abdomen : les purgatifs, les lavements, les fomentations et même les simples cataplasmes qui, sans doute par action réflexe sur le sympathique abdominal, produisent parfois une diminution sensible de l'état fébrile et des phénomènes généraux ;

2° Dans le traitement de la même affection, il ne faut pas oublier les médicaments qui agissent sur le système nerveux et en particulier sur le grand sympathique : la thérébentine, le musc, le camphre, la quinine, maniés avec prudence et suivant les indications, peuvent alors exercer une action puissamment utile, ainsi que l'acide salicylique et les applications froides sur la peau.

C. — Je vous ai dit, Messieurs, qu'entre l'état algide et l'état typhoïde il y a contraste en apparence, communauté d'origine en réalité. En voulez-vous une preuve plus convaincante que les autres ? Ces deux états se succèdent ou se réunissent dans la même affection : ils se succèdent dans le choléra ; ils se réunissent dans la maladie d'Addison.

Il est une affection non pas abdominale mais nerveuse et qui retentit particulièrement sur le grand sympathique ; cette affection, c'est le choléra. Nous voyons dans le choléra se succéder, évidemment produits par la même cause, l'algidité et le typhoïdisme. A une excitation du système nerveux vaso-moteur paraît succéder alors une atonie du même système, comme pour indiquer à la fois la parenté et la nature de ces phénomènes en apparence opposés que provoquent les affections abdominales : l'algidité d'un côté et d'autre part l'état typhoïde.

Si les connexions de l'intestin avec les filets nerveux mésentériques expliquent l'irradiation des troubles intestinaux au grand sympathique, les connexions beaucoup plus intimes des capsules surrénales avec les riches plexus nerveux qu'elles renferment rendent compte des altérations consécutives du grand sympathique, qui sont si fréquentes et en quelque sorte si habituelles dans le groupe morbide d'Addison, altérations tellement fréquentes que, négligeant un peu trop la lésion primordiale, la théorie germanique de Schmidt, importée en France par Martineau et par Jaccoud, accorde au grand sympathique la place d'honneur dans l'histoire de cette maladie.

Ici encore on rencontre le refroidissement des extrémités et parfois une petite élévation de la température centrale ; ici encore on peut constater le pouls accéléré qui conduit à la fièvre et le pouls petit qui porte à l'algidité ; ici encore on observe les troubles digestifs les plus opposés, le ballonnement et l'aplatissement du ventre, la constipation et la diarrhée ; mais la tendance à l'état typhoïde l'emporte d'ordinaire sur la tendance à l'état algide. L'altération peut s'étendre plus loin et plus haut que le grand sympathique ; le système nerveux tout entier participe plus ou moins au syndrôme morbide : de là des douleurs diverses, principalement dorsales et lombaires ; de là des troubles divers de la motilité, crampes, contractures, convulsions ; de là un affaissement intellectuel auquel se joint tôt ou tard une asthénie générale ; de là enfin une tendance à la stupeur et au coma. Les capsules surrénales doivent à leur structure même ce caractère de leurs maladies d'être parmi les affections abdominales celles qui s'accompagnent des phénomènes nerveux les plus graves et les plus étendus, parmi lesquels le premier rôle appartient toujours aux troubles du grand sympathique.

Voilà comment, Messieurs, des phénomènes importants et variés, produits par les affections abdominales, sont, en réalité, des troubles nerveux, et indépendamment des traitements basés sur la nature de la maladie, réclament comme remèdes des modificateurs du système nerveux. Ces phénomènes gravitent autour de deux états principaux, en quelque sorte opposés l'un à l'autre : l'un, l'état algide, qui réclame comme moyen interne l'opium et comme moyen externe les applications chaudes ; l'autre, l'état typhoïde, qui a besoin de la quinine à l'intérieur et du froid à l'extérieur.

III

DE L'ACTION PATHOGÉNIQUE DES VISCÈRES DE L'ABDOMEN SUR LES VISCÈRES DU THORAX PAR L'INTERMÉDIAIRE DU SYSTÈME NERVEUX

Messieurs, je vous parlais dernièrement de troubles morbides portant sur l'ensemble du système nerveux de la vie végétative et qui ont leur point de départ dans une affection des viscères abdominaux.

Ces troubles, qui peuvent survenir dans le cours de maladies bien différentes par leur nature, mais rapprochées entre elles par le siége commun de leurs lésions, nous les avons divisés en deux catégories représentées par les deux extrêmes : état algide d'un côté, état typhoïde de l'autre.

Indépendamment de cette action générale ou d'ensemble sur tout un département du système nerveux, les altérations des viscères abdominaux peuvent exercer une action locale, isolée et en quelque sorte individuelle sur le système nerveux des autres organes.

Ce sont ces états morbides de divers organes, provenant d'un trouble dans leur innervation consécutif à la lésion d'un viscère abdominal, que je me propose d'étudier avec vous maintenant.

Deux cas peuvent se présenter : ou bien l'affection d'un viscère abdominal modifie l'innervation d'un organe thoracique ; ou bien elle produit l'état morbide d'un autre viscère abdominal.

Dans les deux cas, le principal problème qui se présente à la clinique et à la physiologie pathologique, c'est de discerner l'influence nerveuse des autres influences qui, parties des mêmes points, peuvent également déterminer des désordres dans les mêmes viscères.

Occupons-nous aujourd'hui des troubles de nature nerveuse produits dans les organes thoraciques par les affections des organes abdominaux.

Les affections des organes abdominaux peuvent, par l'entremise du système nerveux, déterminer des états morbides dans les deux grands organes du thorax, le poumon et le cœur.

A. — Du côté du poumon, je vous ai déjà indiqué des congestions par trouble vaso-moteur consécutives à des affections hépatiques ; vous en avez eu, dernièrement encore, un nouvel exemple chez notre n° 15 de la salle Ducros, atteint d'abcès du foie ; vous avez vu chez lui ces congestions se renouveler tantôt à la base, tantôt à la partie centrale, tantôt à droite et tantôt à gauche ; plus que tout autre signe, leur mobilité attestait leur nature.

Ces congestions, poussées même jusqu'à l'inflammation, peuvent également exister dans les affections rénales. Une de mes clientes était atteinte de lithiase rénale avec accidents inflammatoires dans le rein gauche ; elle finit par succomber à sa cinquième pneumonie, toujours du même côté.

Ce qui, dans ces cas, prouve qu'il y a une action réflexe portant sur le système nerveux vaso-moteur ou trophique et non propagation pure et simple du travail inflammatoire, c'est que les deux inflammations sont tout d'abord à une certaine distance l'une de l'autre, et, si elles se rapprochent, c'est plus ou moins tardivement.

Leur caractère secondaire, leur situation en quelque sorte subordonnée, leur dépendance d'un trouble nerveux modifient ces inflammations et font que leur aspect et leurs allures ne ressemblent pas à l'aspect et aux allures des inflammations franches et primitives.

Leur aspect, en ce qu'au lieu des signes bien accentués des congestions simples ou des pneumonies classiques, on y trouve un mélange, une sorte d'amalgame en proportions variables de congestion et de pneumonie.

Leurs allures, en ce qu'au lieu de suivre une courbe régulière, ascendante d'abord, descendante ensuite, elles suivent une courbe irrégulière, à oscillations capricieuses et à soubresauts inattendus.

Ces états morbides d'origine nerveuse ne doivent pas être confondus avec d'autres altérations du poumon que le foie et le rein peuvent produire par un mécanisme différent. Tels sont le refoulement du poumon par le foie tuméfié et l'œdème du poumon par le rein albuminurique. C'est, d'une part, le volume du foie constaté par la palpation et la percussion : d'autre part, la coïncidence d'autres œdèmes qui doit fixer le diagnostic. J'ajouterai qu'il n'est nullement prouvé que toutes les dyspnées, et surtout les plus graves, dans la maladie de Bright, aient pour cause prochaine l'œdème pulmonaire. Il y a la dyspnée précoce que l'on constate dans l'albuminurie dite à forme dyspnéique, qui n'est accompagnée d'aucun œdème au poumon ni ailleurs, et dont le mécanisme le plus probable est une action réflexe à laquelle participe le pneumogastrique.

Si le foie et le rein agissent principalement sur le système vaso-moteur du poumon et accessoirement sur son système sensitif, l'estomac et l'utérus paraissent exercer une influence plus fréquente sur le système sensitif que sur le système vaso-moteur du même organe.

Je dois vous signaler cependant certaines congestions pulmonaires, avec ou sans hémoptysie, que vous rencontrerez parfois chez les filles qui sont mal réglées ou chez les femmes qui ne le sont plus. Vous en avez eu un bel exemple sous les yeux, l'année dernière, chez une fille qui occupait le n° 2 de la salle Sainte-Elisabeth. La congestion occupait la moitié supérieure du poumon gauche; elle s'accusait par la submatité, la diminution du murmure vésiculaire et quelques râles, des sous-crépitants qui, parfois, ressemblaient singulièrement à des craquements humides; cet état a persisté plus d'un mois; d'aucuns ont pu croire à une maladie de poitrine; qu'ils se rassurent; j'ai revu cette fille ces jours-ci ; elle va se marier. Phénomène singulier, au même lit, aujourd'hui, nous retrouvons le même état morbide qui, seulement, occupe le côté droit au lieu du côté gauche et s'accompagne de fréquentes hémoptysies. Nous nous trouvons en présence d'une hystérique, mais l'ovarite peut avoir sous ce rapport les mêmes résultats que l'hystérie. Ce sont là, m'objecterez-vous, des menstruations supplémentaires ; j'en conviens, mais la menstruation est avant tout, dans la congestion et l'hémorrhagie qui accompagnent l'ovulation, un acte physiologique du système vaso-moteur, et la menstruation supplémentaire est un acte morbide du même système. C'est à un mécanisme analogue que j'attribue ces congestions pulmonaires qu'on peut observer vers le cinquième mois de la grossesse, avant que l'utérus développé produise, en entravant l'abaissement du diaphragme, une entrave à la circulation pulmonaire.

L'action pathogénique de l'appareil utéro-ovarien sur le système vaso-moteur du poumon est donc peut-être plus puissante que celle du tube digestif. Celle-ci cependant ne saurait être méconnue. J'ai souvent observé des congestions pulmonaires dans les entérites aiguës ; dans les étranglements et dans les états cholériformes vous pourrez constater deux périodes : d'abord le malade éprouve une dyspnée, vous l'auscultez et vous ne constatez rien ; ensuite le malade ne paraît plus avoir de dyspnée, vous l'auscultez et vous constatez une congestion parfois intense. Je crois que cette dyspnée a pour cause la constriction spasmodique des capillaires du poumon, ce qui empêche le sang d'arriver jusqu'à l'air, et que la congestion provient de la dilatation par atonie consécutive des mêmes vaisseaux.

Ce qui est plus facile à constater et à expliquer que ces troubles vaso-moteurs, ce sont certains troubles de la sensibilité des voies respiratoires, parmi lesquels je dois vous signaler en première ligne une toux sèche, fréquente, toujours égale à elle-même, appelée toux nerveuse utérine, et qui augmente non pas d'intensité mais de fréquence dans deux conditions : les fatigues physiques, l'approche du travail menstruel. On pourrait prendre parfois cette toux pour l'indice d'une phthisie au début, surtout quand elle s'accompagne d'altération des traits et d'anémie ou que les sommets fonctionnent mal, ce qui n'est pas rare chez les chlorotiques. Quand vous entendrez cette toux, méfiez-vous de l'utérus bien plus que du poumon.

Comme pendant à la toux utérine, il y a la toux gastrique qui présente les mêmes caractères, mais qu'exagèrent d'autres influences ; elle est surtout subordonnée au travail de la digestion. Ne la confondez pas avec la toux de la pharyngite que produisent, dans les affections de l'estomac, des éructations âcres et réitérées.

Un phénomène, un autre trouble de la sensibilité, que vous rencontrerez aussi chez les femmes enceintes et chez les filles au moment de la menstruation, c'est une sensation plus ou moins effrayante et plus ou moins passagère d'étouffement, à laquelle ne correspond aucun signe d'auscultation. Si, chez certaines filles, cette sensation, appelée aussi asthme utérin, est l'annonce du retour des menstrues, chez quelques femmes arrivées à la ménopause, elle se reproduit périodiquement aux époques menstruelles, alors que les règles n'apparaissent plus. C'est bien là l'indice d'un retentissement du travail utéro-ovarien sur le système sensitif du poumon.

Une sensation analogue et parfois encore plus forte d'étouffement a une origine non plus utérine mais gastrique. Cette sensation se fait surtout sentir après le repas, mais la distension mécanique de l'estomac y est pour bien peu, car l'ingestion d'une boisson chaude ou l'application d'un linge chaud sur l'épigastre peut suffire pour la dissiper. Ce sentiment d'oppression s'accompagne souvent d'une anxiété épigastrique et d'une sensation de constriction à la gorge ; c'est ce que Beau a nommé l'aura gastro-glottique, analogie de plus avec l'asthme utérin. Pendant ce temps, la respiration est lente et profonde, sans le moindre signe d'auscultation. Je me rappelle qu'étant encore étudiant, je vis un cas où la dyspnée était extrême. On m'éveille au milieu de la nuit pour un jeune homme qui asphyxie ; il a en même temps une douleur violente dans le côté gauche ; il me paraît tuberculeux et je cherche un pneumothorax ; il se met à vomir, il est guéri ; c'est une indigestion.

B. — Les troubles cardiaques qui ont leur origine dans une affection des viscères abdominaux sont plus nombreux et plus variés que les troubles pulmonaires de même origine. J'ai, à ce sujet, deux vérités à faire pénétrer dans votre esprit. La première, c'est que les états morbides de tous les principaux viscères de l'abdomen peuvent retentir sur le cœur. La seconde, c'est que ces troubles cardiaques peuvent ne pas s'arrêter à un désordre purement fonctionnel, mais aboutir à une altération matérielle non pas des orifices mais des parois.

Que les dyspeptiques soient exposés à des phénomènes cardiaques, de même que les malades atteints d'affection cardiaque sont sujets à des dyspepsies, c'est ce que vous devez savoir, afin de vous tenir sur vos gardes pour éviter des erreurs funestes de diagnostic, de pronostic et de traitement.

Ces désordres cardiaques produits par la dyspepsie s'accusent par trois phénomènes principaux : 1° troubles de la sensibilité, douleurs ; 2° troubles de la mobilité, palpitations, irrégularités, syncopes ; 3° modifications de la paroi, dilatation.

Les douleurs sont fréquentes ; bien des malades, il est vrai, disent qu'ils souffrent du cœur qui n'ont, en réalité, qu'une névralgie intercostale ; mais d'autres ont bien réellement une douleur cardiaque, profonde, non exagérée par la pression intercostale, augmentée par la pression épigastrique, et pouvant, lorsqu'elle est très-forte, aboutir à la syncope. J'irai presque jusqu'à dire que la douleur cardiaque est aussi fréquente dans les affections de l'estomac que dans celles du cœur ; je n'ai cependant jamais observé l'angine de poitrine d'origine gastrique.

Les palpitations et les syncopes sont des phénomènes ordinaires chez les dyspeptiques ainsi qu'un changement parfois considérable dans la fréquence du pouls, qui s'accélère sans qu'il y ait en même temps élévation de température. J'ai rencontré quelquefois aussi. chez eux, des irrégularités, des intermittences, des faux pas du cœur.

Mais un phénomène qui n'a pas été, je crois, signalé dans les dyspepsies et les affections gastriques et qui n'est cependant pas très-rare, c'est la dilatation cardiaque consécutive avec abaissement de la pointe, extension de la matité transversale et caractère plus éclatant du second bruit. Avant d'admettre cette dilatation, il faut ausculter à plusieurs reprises, car l'estomac dilaté et rempli de gaz peut répercuter, en les exagérant, les bruits du cœur. Une atonie réflexe est la cause probable de cette dilatation.

Les troubles provoqués par les affections gastriques ont leurs analogues dans ceux que provoquent les affections utérines. L'utérus peut produire, indirectement, sur les nerfs du cœur, les mêmes phénomènes morbides que l'estomac produit plus directement par des connexions nerveuses plus intimes et plus rapprochées. Aussi cette action est-elle, en réalité, moins puissante. Il est arrivé cependant plus d'une fois, j'en ai vu des exemples remarquables, à un praticien, même expérimenté, de prendre une affection utérine pour une affection cardiaque. Cette erreur s'explique facilement par la complication de chlorose si commune chez les femmes et surtout chez les femmes atteintes d'affection utérine. Sous l'influence combinée de la lésion utérine et de la chlorose, des troubles cardiaques se sont manifestés ; il y a des palpitations et des douleurs. La femme s'effraye de l'état cardiaque et dissimule l'état utérin. Le médecin ausculte : il trouve un bruit de souffle à la base et quelquefois aussi un bruit de souffle à la pointe ; plus de doute dans son esprit ; il administre la digitale à tour de bras, alors qu'il faudrait des bromures, du fer et de l'hydrothérapie. Méfiez-vous, Messieurs, des souffles de la base qui ont leur foyer à gauche du sternum et non à droite, comme dans les affections de l'orifice aortique; méfiez-vous des souffles de la pointe qui ne s'accompagnent d'aucune irrégularité du cœur ni d'aucune stase veineuse, comme dans les affections de l'orifice mitral; méfiez-vous des souffles cardiaques plus faibles que les souffles vasculaires concomitants. Le plus souvent alors les orifices du cœur ne sont pas malades. Chez la femme, soupçonnez toujours l'utérus, mais ne le condamnez jamais sans l'avoir examiné.

Je ne vous parlerai pas du goitre exophthalmique, ou maladie de Basedow, affection caractérisée par trois symptômes principaux : les palpitations du cœur avec dilatation, le développement du corps thyroïde et la saillie du globe oculaire; cet état, particulier aux jeunes femmes, a évidemment pour siége le grand sympathique, mais ses relations avec le système utéro-ovarien sont trop problématiques pour [que je lui doive ici autre chose qu'une simple mention.

Il y a d'autres états cardiaques qui sont particuliers à la femme enceinte et auxquels il est probable que le système nerveux participe. La femme enceinte peut présenter, à des degrés divers, deux états opposés du muscle cardiaque : ou la nutrition exagérée, c'est l'hypertrophie; ou la nutrition en souffrance, c'est l'amincissement avec dégénérescence granulo-graisseuse des parois. Trois éléments interviennent pour produire ces changements : avant tout, la santé générale de la femme, qui fait que c'est tantôt l'hypertrophie et tantôt l'atrophie qui se produit; en second lieu, une cause mécanique, l'obstacle créé à la circulation veineuse par la tumeur abdominale qui entrave le jeu de la pompe aspirante que représente le diaphragme; une cause dynamique enfin, les modifications qui s'opèrent dans la vitalité utérine. Cette cause dynamique est aussi puissante que la cause mécanique, car ou voit souvent les phénomènes cardiaques se produire avant que le volume de l'utérus soit assez considérable pour entraver sérieusement le jeu du diaphragme.

La grossesse n'est pas, en réalité, un état pathologique; c'est un état physiologique. Un autre état physiologique, le développement ou l'éveil de l'appareil génital dans les deux sexes peut provoquer dans le cœur un trouble qui se compose de trois phénomènes : palpitations, douleurs, dilatation. Ce trouble est exagéré par les excès vénériens et surtout par l'onanisme, mais il l'est également par les excitations involontaires et souvent inconscientes des organes génitaux. Il effraye certains étudiants auxquels on a beaucoup de peine à persuader qu'en réalité un cœur douloureux et violemment agité n'est pas sérieusement malade.

Autant et plus encore, moins souvent mais plus énergiquement que l'estomac et l'appareil génital, le foie et le rein peuvent troubler le cœur par l'intermédiaire du système nerveux. Cette influence a son explication naturelle dans ce fait, qu'indépendamment du réseau que leur fournit le grand sympathique, ces deux organes reçoivent chacun quelques filets du pneumogastrique qui joue un si grand rôle dans l'innervation du cœur.

Cependant l'action pathogénique du foie et du rein sur le cœur est complexe. A côté de l'influence dynamique, qui a sa source dans l'innervation, il faut placer l'action toxique produite par l'accumulation dans le sang de matières que la bile et l'urine avaient mission d'éliminer, et le trouble mécanique apporté à la circulation par la lésion non du foie, celle-là n'agit que sur le système porte, mais du rein celle-là retentit sur la circulation générale. De ces trois influences, il en est une, l'influence toxique, qui paraît probable pour le foie; il en est une autre, le trouble mécanique, qui paraît possible pour le rein; la troisième, l'action dynamique, le phénomène d'innervation, paraît jouer le principal rôle dans les troubles cardiaques produits par ces deux organes.

Nous avons, à plusieurs reprises, constaté dans l'ictère un bruit de souffle du premier temps et de la pointe, observé ou du moins signalé avant nous par Gangolphe. Ce souffle était l'indice d'une insuffisance mitrale. Cette insuffisance mitrale était relative et non absolue, fonctionnelle et non organique, car d'ordinaire elle disparaissait au bout de peu de jours, caractère qui, soit dit en passant, joint à son siége, nous permettait d'exclure aussi l'idée d'anémie. Fonctionnelle, elle ne pouvait tenir qu'à l'une ou à l'autre de ces deux causes : ou dilatation atonique du cœur, cas dans lequel l'action nerveuse aurait pu être incriminée aussi bien que l'influence toxique des acides biliaires; ou myocardite, inflammation de la paroi musculaire du cœur, plus spécialement concentrée, comme c'est l'ordinaire, sur les muscles de la valvule, les muscles papillaires. Si le souffle tenait à la dilatation du cœur, il devait y avoir augmentation de la matité transversale et abaissement de la pointe; or, comme le plus souvent nous n'avons pas constaté d'abaissement de la pointe, il est à croire que la myocardite et non la dilatation, l'action toxique et non l'action dynamique ou nerveuse, joue le principal rôle dans ce défaut de fonctionnement de la valvule mitrale, dans cette insuffisance relative.

Potain a signalé dans l'ictère, c'est-à-dire dans les affections hépatiques, un autre état du cœur où le système nerveux parait jouer un rôle plus important. Il y a dilatation du cœur, mais plus spécialement du cœur droit. Elle se caractérise par une augmentation dans les dimensions transversales du cœur, avec déviation de la pointe sans abaissement; un éclat particulier du second bruit normal dans le deuxième espace intercostal à gauche du sternum, c'est-à-dire au foyer d'auscultation de l'artère pulmonaire; un bruit anormal sourd dans le grand silence, un peu avant le premier bruit normal et le choc de la pointe, formant avec l'adjonction des deux bruits normaux un rhythme de galop, c'est-à-dire un triple bruit du cœur. Ce bruit de galop se distingue de celui que produit l'hypertrophie du ventricule gauche dans les affections rénales en ce que le bruit anormal et la sensation tactile qui y correspond se perçoivent surtout à l'épigastre et non au-dessus de la pointe. Evidemment le système nerveux est ici mis en cause. Est-ce directement le système nerveux du cœur ? est-ce le système vaso-moteur du poumon, comme le pense Potain ? et la dilatation du cœur droit serait-elle le résultat de l'obstacle que le sang rencontre à traverser les capillaires contractiles du poumon ? Nous ne saurions encore le dire, mais, d'une manière ou de l'autre, directement ou par l'intermédiaire d'une action mécanique, le système nerveux contribue évidemment à produire ces phénomènes morbides.

Rien n'est varié, Messieurs, comme la séméïotique des néphrites : nous en avons vu s'annoncer par l'algidité ; récemment nous en observions une qui se cachait sous le masque d'un état scorbutique avec altération peu prononcée des gencives et tendance persistante aux hémorrhagies ; aussi chaque fois que vous vous trouvez en présence de symptômes insolites devez-vous penser au rein. Cette diversité dans les conséquences, nous la retrouvons dans les phénomènes cardiaques de la néphrite : palpitations, dilatation générale et modérée, bruits de souffle occupant tour à tour la base et la pointe, mobiles dans leur siége, variables dans leur intensité, bruit de galop tout-à-fait transitoire, tels sont les signes que nous avons constatés dernièrement chez un jeune homme qu'une néphrite atrophique a enlevé rapidement, au n° 33 de la salle Aillaud, et qui n'avait, l'autopsie l'a prouvé, aucune lésion des orifices. Les troubles cardiaques étaient dynamiques.

Plus fréquente dans son existence mais guère mieux connue dans son mécanisme est l'hypertrophie du ventricule gauche, consécutive aux affections rénales et clinique-

ment caractérisée, d'après Potain, par le bruit de galop de
la pointe que nous ne trouvons pas toujours. Traube, vous
le savez, attribuait cette hypertrophie à une action mécanique, l'obstacle que le cours du sang rencontre dans le
rein atteint de néphrite interstitielle. Cette théorie est évidemment erronée ; l'obstruction d'artères plus volumineuses
encore que la rénale n'est pas suivie d'hypertrophie ventri-
culaire. A la théorie allemande de Traube a succédé la
théorie anglaise de Hodgson, qui fait jouer un rôle important à l'artérite d'où naissent des obstacles multiples à la
circulation artérielle, obstacles encore d'origine mécanique.
La théorie anglaise paraît vraie pour l'hypertrophie tardive
mais ne s'applique pas à l'hypertrophie prématurée. Pour
celle-ci il faut admettre la théorie française de Potain, qui
suppose une action réflexe sur la circulation capillaire de
la peau dont les petits vaisseaux sont en effet contracturés.
De cette action dynamique naît naturellement un obstacle
mécanique à la circulation centrale, et c'est pour vaincre
cet obstacle que se produit l'hypertrophie du ventricule
gauche.

C'est ainsi que dans les plus persistants des états du cœur
que peuvent déterminer les altérations du foie et du rein,
l'action du système nerveux est importante mais le plus
souvent indirecte.

Quoiqu'il en soit, ces exemples doivent suffire pour vous
convaincre que l'influence pathogénique des viscères abdominaux sur les organes thoraciques, par l'intermédiaire du
système nerveux, est aussi remarquable par sa fréquence
que variée dans ses aspects.

IV

DE L'ACTION PATHOGÉNIQUE QUE LES VISCÈRES
DE L'ABDOMEN EXERCENT LES UNS SUR LES AUTRES
PAR L'INTERMÉDIAIRE DU SYSTÈME NERVEUX.

Messieurs, ce n'est pas seulement sur les viscères du thorax que les affections des viscères de l'abdomen retentissent par l'intermédiaire du système nerveux. Les viscères abdominaux exercent les uns sur les autres, par l'entremise du système nerveux, une action pathogénique qui mérite d'être étudiée; ce que nous allons faire aujourd'hui.

Cette influence pathogénique n'est pas la même chez tous. Il y a ici des tyrans et des victimes, ceux qui troublent et ceux qui sont troublés. Il est à remarquer que l'action pathogénique des viscères, les uns sur les autres, par l'intermédiaire du système nerveux, suit en général une marche ascendante. Les affections des organes abdominaux retentissent sur les organes thoraciques beaucoup plus que les affections des organes thoraciques ne retentissent sur les organes abdominaux. Dans l'abdomen, les organes situés plus haut subissent l'influence des organes situés plus bas bien plus souvent qu'ils ne leur font sentir la leur; l'utérus agit sur le foie, sur le rein, sur l'estomac surtout, et il échappe à leur action.

Ce fait, je n'oserais dire cette loi de l'*ascension dans la marche,* modifie le groupement que dans notre dernière réunion j'avais établi d'après l'*analogie dans l'action.* Vous devez vous rappeler que dans notre dernier entretien, étudiant l'influence pathologique des viscères abdominaux sur les viscères thoraciques, nous avons passé en revue : d'un côté, l'estomac et l'utérus, dont l'action est presque 'entique; d'autre part, le foie et le rein, dont l'action est assez semblable. Examinant aujourd'hui l'influence pathogénique des viscères abdominaux les uns sur les autres, nous devons séparer l'estomac, dont le rôle est très-limité, de l'utérus dont le rôle est très-étendu.

Nous ferons donc comparaitre successivement : l'estomac, victime de tous les autres, mais qui leur fait peu de mal, du moins par l'intermédiaire du système nerveux ; le foie et le rein, qui subissent les chocs de l'utérus, troublent l'estomac et agissent aussi l'un sur l'autre ; l'utérus enfin, qui échappe presque complètement à l'action nocive des autres organes et fait sentir la sienne sur tous, principalement sur l'estomac.

Quand je dis que l'action nocive de l'estomac est presque nulle, je devrais dire plutôt qu'elle est limitée et qu'elle est mal connue.

Sachez bien, Messieurs, que les troubles gastriques ou gastro-duodénaux s'accompagnent, quelquefois au moins, de troubles hépatiques.

Ces troubles hépatiques consécutifs me paraissent être de deux ordres : des congestions et des modifications sécrétoires.

Ces congestions, je n'oserais cependant les affirmer ; elles sont cliniquement difficiles à constater. C'est surtout dans les affections douloureuses de l'estomac qu'il faut les rechercher ; elles seraient produites par une action réflexe du système sensitif de l'estomac sur le système vaso-moteur du foie. Vous en trouverez de plus manifestes dans certains embarras gastriques, mais alors les troubles hépatiques jouent un tel rôle que je suis porté à croire qu'ils dominent la scène.

Les modifications sécrétoires sont des arrêts dans la sécrétion biliaire. On les observe dans les gastro-entérites chroniques, surtout chez les enfants ; elles ne sont pas accompagnées d'ictère et ne peuvent, par conséquent, pas être attribuées à une obstruction inflammatoire ou autre des canaux biliaires; d'autant plus que les enfants, qui présentent les selles décolorées qui en témoignent, sont particulièrement exposés aux troubles nerveux en général et aux phénomènes cholériformes en particulier.

Sur ces états secondaires du foie, l'influence de l'intestin est ordinairement supérieure à celle de l'estomac. Elle est peut-être très-intense mais elle est bien problématique dans la congestion brusque et considérable du foie qui, suivant la remarque du professeur Potain, peut accompagner la colique de plomb; la congestion hépatique est ici bien réelle, l'origine nerveuse en est incontestable, mais les liens qui l'unissent à la douleur intestinale ne sont pas évidents.

L'action pathogénique de l'intestin sur le foie ne s'arrête pas toujours à la congestion. Les entérites peuvent provoquer dans le parenchyme hépatique la dégénérescence graisseuse, à laquelle aboutit la diarrhée chronique des enfants, et les abcès, conséquence redoutable de la dysenterie. Je ne trancherai pas la question de savoir si, comme propagateur de ces phénomènes de dégénérescence et d'inflammation, le système nerveux, par ses actions réflexes, a plus d'influence que le système vasculaire par ses embolies. Ce sont là des points obscurs.

Plus obscure encore est l'influence nerveuse pathogénique de l'estomac sur le rein. Toujours est-il qu'à la suite d'une digestion laborieuse, la sécrétion urinaire est souvent altérée, en général diminuée avec dépôts d'acide urique. Il est difficile d'attribuer ce fait à un défaut d'assimilation, la digestion n'est pas l'assimilation; une congestion rénale par trouble réflexe du système vaso-moteur me paraît une explication plus rationnelle. Cependant, l'estomac, qui, sur les viscères abdominaux, retentit moins fortement que l'intestin, ne provoque pas ces oliguries et ces anuries presque complètes que nous constatons dans des affections douloureuses ou inflammatoires de l'intestin.

Mêmes doutes, obscurité plus grande encore relativement

à l'action pathogénique de l'estomac sur l'utérus. Les femmes qui digèrent mal pendant leur grossesse avortent facilement, mais la dyspepsie peut tenir chez elles à l'état anormal de l'utérus gravide ou à un état général; elle paraît être ici un effet et non pas une cause. L'administration du tartre stibié, qui agit si fortement sur l'estomac, est suivie de contractions utérines, mais, suivant toute probabilité, par une action directe et non par l'intermédiaire du trouble gastrique.

Si les affections de l'estomac, quand elles troublent les fonctions du foie, paraissent agir surtout sur les nerfs vaso-moteurs de cet organe, les affections hépatiques, par contre, paraissent retentir sur tous les éléments nerveux de l'estomac. Elles y déterminent des douleurs, des vomissements, des dyspepsies. Sans doute, cette influence pathogénique est quelquefois complexe. Le foie peut troubler la circulation de la veine porte, d'où résulte une congestion passive de l'estomac. Mais le plus souvent l'intervention du système nerveux est manifeste, comme vous le voyez dans la dyspepsie, la gastralgie et les vomissements qui accompagnent la colique hépatique et la lithiase biliaire.

Les affections hépatiques sont plus fréquemment encore accompagnées de lésions rénales. Ici, tantôt les altérations sont contemporaines, produites par une cause commune, comme dans l'impaludisme et l'alcoolisme ; tantôt elles se succèdent à longue échéance, et les acides biliaires paraissent altérer les cylindres rénaux; tantôt enfin elles se succèdent à court délai, et ce n'est pas l'action chimique des acides biliaires qu'il faut incriminer mais l'action dynamique du système nerveux. Ainsi, nous avons observé que, dans les affections hépatiques à marche rapide, la sécrétion urinaire est ordinairement troublée; elle est d'ordinaire augmentée dans les cas légers et fortement diminuée dans les cas graves; action réflexe qui retentit sur le système vaso-moteur.

Chez l'ascitique qui vient de succomber à la salle Ducros et dont l'autopsie a été pratiquée ces jours derniers, il y avait altération simultanée du foie et des reins : mélange de cirrhose et de dégénérescence graisseuse du foie, inflammation interstitielle des reins. Le foie ici n'avait agi sur le rein ni par le système nerveux troublé ni par la bile accumulée ; c'est une commune influence, l'alcoolisme, qui avait produit à peu près simultanément les altérations hépatiques et rénales.

Ce fait est remarquable sous d'autres rapports. La réunion de la cirrhose et de la dégénérescence graisseuse avait permis au foie de conserver son volume, d'augmenter m'me de volume, surtout au lobe gauche où l'altération graisseuse prédominait. C'était donc une cirrhose avec hypertrophie par accumulation graisseuse dans le foie ; ce n'était pas une cirrhose hypertrophique ; celle-ci marche avec beaucoup plus de lenteur, produit plus d'ictère et moins d'ascite, et ce n'est qu'à la longue qu'elle détermine des phénomènes graves. Donc, le volume considérable du foie avec ascite et marche rapide de la maladie peut chez un alcoolisé conduire à ce diagnostic : cirrhose et altération graisseuse du foie.

Quoiqu'il en soit, ce n'est pas ce fait qui peut servir à démontrer l'influence pathogénique du foie sur le rein par l'intermédiaire du système nerveux.

Le rein exerce-t-il sur le foie une action réciproque ? C'est possible, mais je dois avouer que je n'en sais rien. Les maladies aiguës du rein n'ont jamais, sous mes yeux, produit l'ictère, c'est-à-dire le principal trouble sécrétoire du foie ; y produisent-elles un trouble circulatoire, une congestion plus ou moins accentuée ? Je n'ai jamais songé à constater le fait, qu'il faudrait rechercher dans les cas aigus et douloureux. Nous ignorons également si le rein agit sur l'utérus.

Mais ce que nous savons et ce que je puis affirmer, c'est

que le rein malade exerce une action puissante sur l'estomac. Des dyspepsies tenaces, des gastralgies atroces, des vomissements répétés n'ont souvent pas d'autre cause qu'une lésion rénale. Seulement il n'est pas certain que dans tous les cas cette influence soit purement nerveuse.

Dans plusieurs affections rénales, alors que le rein ne fonctionne presque plus, alors que la peau, réduite également à l'inertie fonctionnelle, refuse le plus souvent de suppléer le rein, les matières que le rein aurait dû éliminer se portent sur l'estomac et y déterminent des troubles divers parmi lesquels les vomissements occupent le premier rang ; tels sont les vomissements urémiques. Donc rappelez-vous que si dans les états aigus l'affection du rein retentit sur l'estomac par trouble nerveux et surtout sous forme de douleur, dans les états chroniques l'affection du rein retentit sur l'estomac surtout par suppléance sécrétoire et sous forme de vomissement.

J'arrive maintenant au grand fauteur de troubles nerveux dans les viscères de l'abdomen, à l'utérus.

L'utérus impressionne surtout l'estomac. L'utérus, malade ou gravide produit du côté de l'estomac les troubles les plus variés, et pour vous graver le fait dans l'esprit, je vous dirai que l'utérus donne des vices à l'estomac.

Il en fait l'estomac paresseux, l'estomac capricieux, l'estomac impérieux, l'estomac perverti, l'estomac criard, l'estomac grognon, l'estomac révolté.

L'estomac paresseux, et cela de trois manières qui sont trois formes de dyspepsie : suppression de l'appétit, inertie sécrétoire, inertie contractile. La suppression de l'appétit va quelquefois jusqu'à la répugnance invincible pour les aliments ; l'inertie sécrétoire se traduit par des digestions lentes et pénibles ; l'inertie contractile s'annonce par le ballonnement de l'estomac, sa distension démesurée après le repas ;

L'estomac capricieux, c'est l'estomac affecté de pica, mangeur de terre et de cornichons ;

L'estomac impérieux, c'est la boulimie; il faut le servir tout de suite, mais bientôt il est rassasié;

L'estomac perverti n'a qu'une perversion sécrétoire qui s'annonce tantôt par l'embarras gastrique, tantôt par des rapports aigres, fétides, nidoreux;

L'estomac criard, c'est Broussais qui l'a qualifié en disant que la douleur est le cri de l'organe qui souffre; la gastralgie d'origine utérine augmente par la suppression de la leucorrhée;

L'estomac grognon fait entendre un bruit analogue à celui que fait le ventre d'une ânesse qui trotte. Résultats des secousses imprimées à un mélange de liquides et de gaz, ces grognements ont pour causes des mouvements spasmodiques dans une cavité qui contient les uns et les autres. Est-ce dans l'estomac ou dans le colon qu'ils se forment? je ne saurais le dire, mais leurs rapports pathogéniques avec le système utéro-ovarien sont pour moi positifs; tout dernièrement encore, chez une jeune fille, l'existence de ce bruit me mit sur la voie d'une ovarite;

Enfin, l'estomac révolté, c'est celui qui vomit ou rejette tout ce qu'on lui donne, ét, comme un ouvrier gréviste, refuse le travail qu'on lui propose. Rien n'est, dans les affections utérines, variable comme la nature des matières vomies et l'heure des vomissements; tantôt alimentaires et tantôt pituiteux, tantôt rendus tout de suite après le repas et tantôt conservés quelque temps, quelquefois incoercibles, comme dans la grossesse, dans certains déplacements et surtout certaines ulcérations du col, ils peuvent disparaître instantanément si l'on parvient à supprimer la maladie qui les produisait.

C'est surtout pendant la grossesse, et la grossesse compliquée de lésion du col, qu'on observe ces vomissements. Je dois vous signaler aussi l'inertie de l'estomac pendant le travail de l'accouchement. Je ne dis pas seulement l'inertie utérine consécutive à l'accouchement; le fait est connu et il faut s'en souvenir pour ne pas compter sur le seigle ergoté administré par la bouche ; je veux parler de l'inertie de l'estomac pendant le travail régulier de l'accouchement. J'ai vu des femmes qui, après plusieurs heures de travail régulier, vomissaient, sans les avoir digérés, les aliments absorbés avant le travail ou à son début. Ne vous fiez donc pas à l'estomac des femmes en travail.

L'action pathogénique de l'utérus sur le tube digestif, déjà si puissante et si variée, ne s'arrête pas à l'estomac ; elle peut atteindre ce tube dans son entier et surtout dans son extrémité inférieure.

Je vous signalais tantôt l'inertie de l'estomac ; l'utérus produit plus souvent encore l'inertie de l'intestin, c'est-à-dire la tympanite par dilatation de l'intestin, consécutive au relâchement des fibres musculaires.

Vous voyez assez souvent des femmes atteintes d'affection utérine ou ovarienne dont le ventre se tuméfie ; des femmes ou des filles mal réglées, dont le ventre volumineux fait croire à une grossesse ; des grossesses réelles où le ventre, dès le premier mois, est aussi développé qu'au cinquième, ce qui n'est pas toujours très-agréable pour les jeunes femmes nouvellement mariées ; il n'y a, dans ces cas, pas autre chose qu'une action réflexe qui produit la parésie de l'intestin. L'action nerveuse, sinon l'action réflexe, paraît ici positive, bien qu'elle ne soit pas matériellement démontrée comme elle l'est pour moi dans certains cas de tubercules et de cancer du péritoine, que j'ai vu produire la tympanite et même des symptômes d'étranglement par paralysie intestinale sans obstacle mécanique au cours des matières fécales, ainsi que l'a démontré l'autopsie.

L'action nerveuse n'intervient pas comme cause nécessaire d'un autre phénomène, la constipation, que produisent aussi les affections utérines et qui trouve souvent une explication naturelle dans la pression exercée sur l'intestin par l'utérus changé de place ou augmenté de volume ; mais elle s'exerce quelquefois à déterminer la diarrhée.

Ainsi le flux diarrhéique qui remplace ou accompagne les règles est vraisemblablement dû à un trouble vaso-moteur par action réflexe.

Mais l'utérus exerce aussi son influence pathogénique sur le foie. La congestion hépatique est la conséquence de la suppression menstruelle, surtout au moment de la ménopause. Ce n'est pas que la femme ait alors besoin de perdre du sang ; elle est le plus souvent anémique, mais un travail incomplet du côté de l'ovaire, un travail de l'ovaire qui n'aboutit pas, qui n'est pas jugé par une crise, provoque, par action réflexe, un travail analogue du côté du foie. J'ai vu ces congestions hépatiques répétées aboutir à une cirrhose mortelle ; j'ai vu une autre cirrhose provoquée par elles guérir après la ponction.

C'est quelquefois plus que de la congestion hépatique qu'on observe. Comme l'ont signalé Bennet, Aran et Martineau, ce peut être une véritable colique hépatique avec ses douleurs violentes dans la région du foie, s'irradiant dans l'hypochondre et vers l'épaule, accompagnées de vomissements et d'ictère ; et ce qu'il y a de remarquable, ce qui prouve qu'il n'y a pas alors simple coïncidence de l'affection utérine et d'une affection calculeuse, c'est que ces crises se reproduisent quelquefois périodiquement chaque mois, au moment de la période menstruelle. Il est donc incontestable que ces coliques sont liées à l'affection utérine ; mais comment se fait cette liaison ? Deux opinions sont ici en présence : celle d'Aran, qui veut que l'affection utérine n'agisse que d'une manière indirecte par le repos qu'elle exige, repos qui est une cause puissante de formation et de stagnation des calculs; celle de H. Bennet, qui y voit purement et simplement des phénomènes nerveux sympathiques ou réflexes. Le retour périodique de ces coliques au moment du molimen menstruel me semble devoir donner raison à H. Bennet. Il y aurait une autre explication qui concilierait les deux précédentes mais qui manquerait de preuves : L'excitation utérine réveillerait, par action réflexe, la contractilité des canalicules biliaires, d'où déplacement des calculs dont la formation a été facilitée par le repos prolongé de la malade.

L'action de l'utérus sur les voies urinaires est à la fois plus fréquente et plus facilement explicable. Les reins et la vessie subissent également le contre-coup des affections de cet organe.

Les reins d'abord. Je ne crois pas que l'utérus malade y détermine des sensations douloureuses, bien qu'une foule de femmes atteintes de maladies utérines se plaignent de souffrir des reins. Ce ne sont pas les reins, c'est le système nerveux de la région lombaire qui s'émeut de l'affection utérine et se fait l'écho de ses douleurs. J'ai vu cependant les troubles utérins éveiller la sensibilité rénale, produire même des coliques néphrétiques, mais c'est par l'intermédiaire du système vaso-moteur, et voici comment :

J'ai vu, à l'approche des règles, l'oligurie se manifester et la diminution des urines prendre des proportions remarquables; j'ai vu, dans ces conditions, les urines devenir sanguinolentes, congestion supplémentaire, parfois douloureuse, par action réflexe. Or, cette diminution de l'élément aqueux favorise le dépôt de l'acide urique et des urates et conduit à la gravelle urinaire.

La vessie reçoit plus souvent encore, mais pas toujours de la même manière, le contre-coup de l'affection utérine. La pression mécanique exercée par l'utérus hypertrophié ou dévié, la propagation de proche en proche d'un état inflammatoire ou d'une dégénérescence cancéreuse, expliquent la plupart de ces troubles vésicaux, en particulier le ténesme. Mais il y a aussi dans les affections utérines des troubles nerveux de la vessie : la dysurie en est un; l'incontinence d'urine en est un autre; l'atonie vésicale en est encore un, ainsi que des douleurs de vessie parfois assez vives pour faire croire à une affection calculeuse.

Vous le voyez, Messieurs, par ces nombreux exemples, un certain nombre de troubles morbides dont le siége est dans des viscères abdominaux ont leur cause dans un désordre de leur système nerveux qui est produit par l'altération d'un autre viscère de l'abdomen. Cette notion est importante, parce que c'est évidemment à l'état primitif qu'il faut s'adresser pour combattre l'état secondaire. Souvent, pour guérir l'estomac, c'est l'utérus qu'il faut soigner; c'est ainsi que la cicatrisation d'un ulcère ou le redressement d'une déviation a fait cesser comme par enchantement une affection gastrique d'une intensité souvent violente et déjà de longue durée.

V

DES TROUBLES NERVEUX DE LA VIE DE RELATION
PROVOQUÉS PAR DES AFFECTIONS ABDOMINALES

Nous avons vu, Messieurs, des troubles variés et quelquefois profonds du grand sympathique, et par lui des organes renfermés dans les grandes cavités splanchniques, succéder aux affections abdominales. La filiation de ces troubles est facile à comprendre ; il n'est pas étonnant que les affections viscérales retentissent sur le système nerveux viscéral.

Mais il y a aussi d'autres phénomènes nerveux qui se produisent loin de l'organe primitivement affecté et des nerfs primitivement ébranlés. Ce sont ces phénomènes éloignés qui ont pour théâtre non plus le système nerveux de la vie végétative mais celui de la vie de relation, dont je veux aujourd'hui vous prouver l'existence et vous signaler les principales variétés.

Dans ce but, nous allons faire successivement comparaître les viscères de l'abdomen, et leur demander compte des troubles divers qu'ils provoquent dans le système cérébro-spinal.

L'estomac a des sympathies nombreuses. Les affections qu'il éprouve et même le travail qu'il effectue peuvent retentir sur des points divers du système nerveux.

Nous trouvons ici, tout d'abord, des troubles de la sensibilité, je ne parle pas de la sensibilité viscérale mais de la sensibilité en quelque sorte pariétale.

Rien n'est plus commun que la névralgie intercostale dans les affections gastriques, dans la dyspepsie, dans l'ulcère, dans le cancer. Variable dans la dyspepsie, où il faut quelquefois la pression du doigt pour la manifester, plus variable encore dans le cancer, où elle est tantôt nulle et tantôt atroce comme dans le cas de Napoléon Ier qui, atteint d'un cancer de l'estomac, se plaignait de sentir un coup de poignard dans le côté, elle est plus fréquente et plus intense dans l'ulcère, dont le point dorsal surtout mérite l'attention du médecin.

Parfois, la douleur est plus éloignée ; des névralgies faciales, des céphalalgies variées de forme et de siége sont quelquefois la conséquence d'une dyspepsie.

Le phénomène inverse peut être également observé. L'analgésie, à laquelle Beau accordait une si grande importance, est fréquente dans cette affection. Seulement, elle paraît moins commune que l'hyperesthésie parce que le malade n'attire pas sur elle l'attention du médecin. On la rencontre surtout, comme l'indique Raymond dans sa thèse de concours, à la face dorsale des mains et à la face interne des bras.

Les troubles de la motilité sont plus rares et moins profonds. C'est quelquefois la faiblesse ou la fatigue sans motif, la courbature, la sensation d'un poids dans les membres inférieurs.

Le cerveau et les sens peuvent participer à ces troubles. Dans la sphère psychique, on trouve l'inaptitude intellectuelle, la tendance à la torpeur, au moins pendant le travail de la digestion, parfois une sensation de malaise qui porte à la tristesse ou à l'irritabilité : digestion laborieuse, torpeur ; digestion douloureuse, irritabilité ou tristesse.

Le sommeil est rarement naturel dans les affections gastriques, tantôt invincible immédiatement après le repas, tantôt, par contre, impossible. La sensation pénible que, pendant le sommeil, fait éprouver la digestion, conduit à ces rêves effrayants accompagnés d'un sentiment de poids épigastrique qui constituent le cauchemar.

Le vertige est un état cérébral fréquent dans les troubles gastriques ; il constitue une variété importante, le vertige à stomacho-lœso, qui a pu parfois céder tout de suite à l'action d'un vomitif, comme l'ont fait aussi certains troubles de la vue et notamment des cécités nerveuses, comme l'ont fait aussi certaines migraines et quelques céphalées gravatives qui précédaient ou suivaient le repas.

Ces troubles cérébraux s'expliquent par ce fait que la circulation capillaire de l'encéphale est sous la dépendance du grand sympathique cervical et par lui se met en relation avec le système nerveux de l'estomac, de même que les troubles cardiaques d'origine gastrique ont leur raison d'être dans la distribution du pneumogastrique, qui se rend au cœur en même temps qu'à l'estomac. Ces liens expliquent aussi la sensation de boule remontant au pharynx, le phénomène de strangulation et les rares accidents convulsifs que l'on constate parfois chez les dyspeptiques.

Avec les affections intestinales, la scène change, l'encéphale, les sens spéciaux, le cœur sont respectés, les membres supérieurs sont rarement atteints, les troubles de la sensibilité deviennent moins fréquents et changent de forme, les troubles de la motilité deviennent plus communs et plus variés.

Les troubles de la sensibilité que provoquent les inflammations de l'intestin sont des douleurs soit dans les lombes, soit dans les membres. Ces dernières occupent, avec une préférence bien manifeste, les membres inférieurs et dans les membres inférieurs rarement le trajet du nerf sciatique, plus souvent les articulations. On a vu en elles un rhumatisme qu'on a nommé le rhumatisme dysentérique, sorte de parent du rhumatisme blennorrhagique. Ces douleurs articulaires rappellent surtout l'arthropathie des ataxiques et celle des affections spinales. Il est infiniment probable que dans ces cas l'impression morbide partie des nerfs de l'intestin est remontée par le grand sympathique jusqu'à la partie centrale de la moelle.

Ce n'est pas seulement la sensibilité qui est alors atteinte ; des troubles trophiques se joignent aux douleurs ; il y a dans certaines dysenteries des gonflements articulaires sur lesquels, le premier, Stoll a fortement insisté. Il y a aussi, et plus souvent encore, dans les affections inflammatoires de l'intestin, des troubles de la motilité.

Dès 1838, les expériences de Muller et de Volkmann ont montré qu'en irritant l'intestin d'un animal décapité on produit des mouvements convulsifs du tronc qui cessent dès que la moelle est détruite. Les convulsions vermineuses n'ont pas d'autre origine.

La clinique constate surtout deux catégories de troubles : d'un côté les paraplégies, de l'autre les contractures, soit passagères, soit permanentes. Les paraplégies dysentériques sont très-rares, d'après les recherches de Jaccoud consignées dans son ouvrage sur les paraplégies et les ataxies. Les contractures sont plus fréquentes; leur coïncidence avec les affections intestinales a été depuis Dance souvent signalée par Tonnelé, de la Berge, Trousseau, Delpech, Lasègue, Rilliet et Barthez. Dans la dysenterie, elle avait été spécialement indiquée par Zimmermann, par Dehaen, qui en a parlé pour l'avoir éprouvée lui-même. Dans le choléra, les crampes ne sont pas un accident mais un des symptômes les plus communs. Non seulement les maladies mais les substances qui impressionnent fortement le tube digestif peuvent également les produire. Le cuivre, l'arsenic, la vératrine sont dans ce cas ; quant à la tétanie stibiée, elle était déjà connue du temps de celui qui a été appelé le doyen des nosographes, Félix Plater.

Ainsi, tandis que les troubles du système nerveux de l'estomac se propagent au cerveau et à la partie supérieure de la moelle, ceux de l'intestin se propagent à la partie inférieure de la moelle et s'y annoncent par des phénomènes variés. Il y a cependant un contre-coup des affections intestinales sur l'innervation cérébrale, et il se traduit le plus souvent par une tendance à l'inertie, un sentiment de faiblesse et de découragement.

Il y a intérêt à comparer aux troubles nerveux partis des voies digestives ceux dont l'origine est dans l'appareil hépatique, l'appareil urinaire et l'appareil génital.

Je n'ai pas à revenir ici sur ce que je vous ai dit des troubles du système nerveux qui proviennent d'une affection hépatique. Il est évident que l'état dominant est ici l'excitation de la sensibilité, qui est provoquée bien plus par les altérations des voies biliaires que par celles du foie lui-même. Les phénomènes moraux, hypochondrie, irritabilité viennent en seconde ligne, mais bien en arrière ; les troubles de la motilité, convulsions, paralysies, restent tout-à-fait à l'arrière plan.

Les affections nerveuses qui proviennent d'un état morbide des voies urinaires sont plus nombreuses et plus variées.

Les troubles de la sensibilité, dont le plus intense est la colique néphrétique, font pendant aux coliques hépatiques et autres phénomènes douloureux dont la cause première est dans les voies biliaires. Moins encore que ces derniers, ils se localisent dans les parties où se passe l'acte morbide ; ainsi, un calcul dans la vessie peut s'annoncer, chez l'enfant surtout, par un prurit à l'extrémité de la verge ; mais il est arrivé aussi qu'un calcul de la vessie a produit des douleurs dans les lombes et jusque dans les bras.

Les douleurs articulaires, dites rhumatismales, reviennent ici avec plus de fréquence que dans les affections intestinales. C'est surtout dans la blennorrhagie qu'on les observe ; elles occupent de préférence le genou et l'on croit volontiers alors au transport du virus sur l'articulation. Mais un simple cathétérisme peut produire des résultats analogues, ainsi que l'année dernière je l'observais nettement chez un sujet tout-à-fait exempt de blennorrhagie ; aussi, le mot d'arthropathie uréthrale, qui ne préjuge rien, me parait-il meilleur que celui de rhumatisme blennorrhagique, qui pourrait bien consacrer deux erreurs : l'une, sur la nature de l'affection produite, et l'autre, sur le mode d'action de la maladie productrice.

Parmi les troubles de la motilité, le plus saillant ici c'est la paraplégie, signalée par Rayer, spécialement étudiée par Raoul Leroy d'Etiolles, la plus fréquente des paraplégies consécutives aux affections abdominales, celle qui a été considérée comme le type des paraplégies réflexes, sur lesquelles on a beaucoup discuté sans savoir bien au juste ce qu'elles sont. La contracture est, par contre, très-rare ; Imbert Gourbeyre l'a signalée chez les albuminuriques, mais il est bien difficile de déterminer alors si elle provient de la lésion rénale ou de l'intoxication urémique.

Les troubles intellectuels ne sont pas rares dans les affections des voies urinaires. Quand je dis troubles intellectuels, je devrais dire troubles moraux. L'intelligence elle-même reste intacte; le caractère est inquiet, agacé, malveillant, porté à critiquer tout ce qu'on voit et à se méfier de tout ce qui entoure. Ce sont surtout les affections vésicales qui influent ainsi sur le moral. Trois hommes célèbres, Cromwell, Boileau, J.-J. Rousseau, ont subi cette influence. Sans doute il faut tenir compte, non-seulement du siége de la douleur, mais de son existence même. Quant aux troubles de l'intelligence, à une véritable folie, ils peuvent alterner avec la gravelle urique. Alors ce n'est pas l'affection des voies urinaires qui retentit sur le cerveau, c'est la manifestation diathésique qui change de localisation.

Les phénomènes nerveux qui ont leur point de départ dans les voies génitales sont loin d'avoir une égale importance chez l'homme et chez la femme.

Ce n'est pas que chez l'homme une lésion du testicule ne puisse produire des désordres dans l'innervation. Une pression de cet organe suffit pour déterminer la syncope; son ablation chez l'adulte est une cause fréquente de suicide, comme le fait a été constaté chez plusieurs militaires, après la guerre de Crimée, et la castration chez l'enfant change le tempérament moral en même temps que physique de ceux qui, au lieu de devenir des hommes, ne seront que des eunuques. Mais l'étude des affections du système nerveux qui ont leur origine dans l'appareil génital de l'homme est encore aujourd'hui fort peu avancée.

L'étude des troubles nerveux qui proviennent de l'appareil utéro-ovarien ne l'est d'ailleurs pas davantage, attendu que deux doctrines se partagent ici les esprits : d'un côté, celle qui place sous la dépendance de l'utérus toutes les névroses de la femme, et, d'autre part, celle qui restreint cette influence jusqu'à la supprimer au profit des affections primitives des centres nerveux.

Je ne veux pas agiter aujourd'hui la question du siége de l'hystérie; elle nous entraînerait trop loin; d'ailleurs, l'hystérie n'est pas une maladie, c'est un tempérament; mais je veux vous indiquer quelques états morbides du système nerveux qui sont incontestablement d'origine utérine.

Il y a d'abord des troubles de la sensibilité, des anesthésies et des hyperesthésies.

Les anesthésies, fréquentes dans l'hystérie, sont relativement rares dans les affections utérines; je veux parler des affections utérines pures, de celles auxquelles l'ovaire ne participe pas. C'est là un fait remarquable et sur lequel je ne saurais trop insister. Les métrites ne produisent jamais d'anesthésies; les ovarites paraissent y prédisposer, je dis paraissent, parce qu'il est difficile de distinguer l'ovarite du point ovarien; l'hystérie en a toujours. Quand je dis jamais et toujours, je semble oublier qu'il n'y a rien d'absolu en clinique. Martineau dit carrément que quand l'anesthésie existe dans les affections utérines, elle doit être rapportée à l'hystérie. Courty, au contraire, en a observé plusieurs exemples incontestables; Courty croit même que cette anesthésie peut gagner les parties sexuelles et rendre la femme tout-à-fait insensible aux rapports conjugaux. J'ai vu des femmes qui les redoutaient à cause de la douleur produite par l'inflammation utérine et augmentée par tout contact un peu brusque; je n'en ai point encore trouvé qui, par le fait d'une lésion utérine, leur restassent indifférentes.

En dehors de cette douleur locale, que l'inflammation explique, il y a dans certaines affections utérines des douleurs de voisinage ou d'irradiation et des douleurs éloignées. Les premières, lombaires ou abdominales, atteignent par propagation directe les nerfs qui aboutissent à l'utérus et peuvent être des inflammations ou des dégénérescences; c'est ainsi que s'expliquent les différences que présentent les cancers utérins, les uns sans douleur, parce que les nerfs sont respectés, les autres horriblement douloureux parce que les nerfs ont été envahis. Quant aux douleurs éloignées, ce sont des névralgies par action réflexe. Il y a une névralgie crurale qui me paraît obéir à l'ovaire plutôt qu'à l'utérus; une douleur intercostale sur laquelle Trousseau insiste avec raison; une douleur faciale, que signalent Courty et Martineau; une douleur soit au sommet de la tête, soit à la nuque, que j'ai souvent observée après Tessier; une douleur sur un point de la colonne vertébrale, que la malade compare quelquefois à l'enfoncement d'une vrille et qui offre avec le clou hystérique une similitude absolue. Si donc l'anesthésie est rare dans les affections utérines, les névralgies y sont fréquentes; il est vrai que l'on constate forcément les névralgies et que les anesthésies passent inaperçues quand on ne les cherche pas.

Les femmes atteintes de lésion utérine souffrent souvent du sein; elles ont le sein irritable, ou mamelle hystérique, sans présenter d'autres phénomènes d'hystérie, fait sur lequel Martineau a justement insisté. J'ai observé ce sein irritable dans deux conditions distinctes : 1° dans des cas de fibrome utérin; il y avait alors un petit fibrome du sein avec mouvements fluxionnaires et sensations douloureuses; 2° dans des affections utéro-ovariennes avec congestions fortes et règles abondantes; la congestion peut être accompagnée de douleurs du sein, parfois avec gonflement manifeste de cet organe. C'est surtout à l'approche des règles qu'on observe ce phénomène éminemment sympathique ou réflexe. Le mamelon gonflé, son pourtour rapidement bruni,

comme celui d'une femme enceinte, des nodosidés mame-
lonnées au milieu d'une turgescence générale de l'organe ;
tel est l'aspect du sein dans ces cas.

Il y a parfois aussi, dans le cours et sous l'influence des
affections utérines, quelques troubles dans les sens spéciaux et dans les fonctions intellectuelles. C'est surtout
sous forme d'illusions ou d'hallucinations, parfois sous
forme de manie suicide que se manifestent ces désordres qui, dans certains cas, dépendent évidemment, non
de l'hystérie, mais d'une lésion matérielle des organes génitaux. Ainsi, Boyer raconte l'histoire d'une dame qui fut
atteinte de folie pendant sa grossesse ; quelques années
après, elle eut la même folie ; on crut encore à une grossesse. Boyer trouva un polype utérin dont l'extirpation fit
cesser la folie. Belhomme raconte qu'une dame atteinte de
manie suicide se dirige vers la Seine pour se noyer : dans
le trajet ses règles apparaissent et aussitôt son bon sens
revient ; c'est l'opposé des folies produites par le molimen
menstruel et dont notre collègue M. Taguet a communiqué
l'histoire à la Société de Médecine de Marseille. Martineau
soignait une dame atteinte de prolapsus utérin et de folie
suicide ; une pelote périnéale fit disparaitre son prolapsus
et sa folie.

Les affections utéro-ovariennes qui exposent le plus à
ces accidents sont surtout les cancers, les déplacements et
notamment les rétroversions, les ulcérations sur un col
engorgé ; en dernière ligne les kystes de l'ovaire. Les hallucinations qu'on y observe sont surtout provoquées par des
sensations vagues dans l'abdomen et s'y rapportent ; la
femme croit à l'existence de serpents ou autres animaux
introduits dans son ventre, ou bien elle s'imagine avoir
subi des violences. La tendance au suicide est de son côté
assez fréquente pour que Marcé ait posé en principe qu'il
faut examiner l'utérus de toutes les femmes lypémaniaques
et portées au suicide. Enfin, la marche de la folie est
subordonnée à celle de l'affection primitive. Cependant la
folie peut guérir alors que la maladie utérine persiste.

Les troubles de la motilité, consécutifs aux lésions de l'utérus sont plus connus. Ce sont des spasmes et des paralysies.

Une observation de Graily Hewit, consignée dans les *Annales de Gynécologie pour 1877*, est relative à des convulsions périodiques dues à une antéflexion utérine et guéries par un pessaire. Le docteur Leblond, cité par Martineau, a observé une hémichorée gauche, consécutive à une ulcération du museau de tanche.

Les paralysies de cause utérine sont prouvées par des faits nombreux. Une malade de Lisfranc, paraplézique, était traitée pour une affection spinale; Lisfranc attaque sa métrite chronique et la guérit de sa paralysie. Duparcque, Nonat surtout, ont signalé des faits de ce genre où la cure des deux affections marchait parallèlement. Ce qu'il y a de remarquable dans les faits de Nonat, c'est le parallélisme même dans les oscillations. Martin a publié des cas analogues; j'en observe un actuellement où la paraplézie incomplète est due à une métrite avec antéflexion. Vallin, à lui seul, dans sa thèse écrite sous l'inspiration de Nonat, en a réuni dix exemples. Dans un cas, il y avait une aphonie qui disparaissait chaque fois qu'on redressait l'utérus. Brown-Séquard a observé un cas où la paraplégie revenait chaque mois à l'époque menstruelle; il y avait déviation avec dysménorrhée.

Ces paralysies sont souvent incomplètes et sans anesthésie. Elles sont progressives et ordinairement, mais non nécessairement, liées, dans leur évolution ultérieure, à la maladie primitive. Elles occupent d'habitude les membres inférieurs et respectent toujours les membres supérieurs; elles affectent assez souvent les cordes vocales, rarement la vessie et le rectum; elles peuvent être limitées à quelques groupes musculaires; quelquefois, quand l'ovaire en est complice, la paralysie reste limitée au côté correspondant. Telles sont ces paralysies, dont je ne veux pas aujourd'hui discuter le mécanisme, qui n'est peut-être pas le même pour toutes, mais où les actions réflexes jouent certainement le principal rôle.

Enfin, il y a dans quelques affections utérines des troubles trophiques, des douleurs articulaires avec altération du genou, dans la production desquelles on peut toujours soupçonner l'influence de l'hystérie qui, sans lésion utérine, peut suffire à les déterminer.

Je n'insisterai pas davantage. Il doit être aujourd'hui démontré pour vous que les affections utérines peuvent retentir sur le système nerveux cérébro-spinal de manière à déterminer des altérations de la sensibilité et de la motilité, des troubles intellectuels et des troubles trophiques. Vous pouvez juger par là du nombre et de la diversité des troubles nerveux que peuvent produire les affections abdominales.

DEUXIÈME SECTION

DES TROUBLES NERVEUX CONSÉCUTIFS
AUX AFFECTIONS THORACIQUES

I

TROUBLES NERVEUX PRODUITS PAR LES ALTÉRATIONS
DES GANGLIONS ET PAR CELLES DES GROS VAISSEAUX

Messieurs, il y a un mois environ, nous trouvions au n° 34 de la salle Aillaud un petit bonhomme qui avait été admis dans le service pour une scarlatine. Sa peau présentait, en effet, une éruption scarlatineuse très-légère et sa langue une rougeur framboisée ; ses amygdales étaient tuméfiées. Le lendemain l'éruption avait disparu et le malade semblait guéri, mais déjà il commençait à tousser. Quelques jours après, il avait des accès de dyspnée, une toux quinteuse, une respiration rude avec râles secs et humides plus manifestes dans les sommets ; la percussion de l'extrémité interne de la clavicule combinée avec l'auscultation des fosses sus-épineuses donnait, le long de la colonne vertébrale, un retentissement un peu inégal des deux côtés. Il y avait, dès lors, pour nous, une lésion des ganglions bronchiques, qu'une diathèse strumeuse avait préparée, qu'une maladie infectieuse, grâce à l'affinité bien connue des maladies infectieuses pour les ganglions, avait fait éclater. Quelques jours s'écoulent encore, et, sans qu'il y ait eu de desquamation scarlatineuse, l'anasarque apparaît, à peine sensible aux membres inférieurs, considérable au visage. L'examen des urines répété deux fois ne nous révèle point d'albumine. Nous pensons alors qu'il y a une néphrite non pas parenchymateuse mais interstitielle et que l'œdème du visage est dû en partie à la néphrite, en partie aussi à la lésion ganglionnaire. Remarquez en passant, Messieurs, qu'à la suite de la scarlatine, les néphrites qui produisent peu d'albuminurie sont souvent plus dangereuses que celles où il y en a beaucoup, ce qui tient à ce qu'elles sont interstitielles et non simplement catarrhales. L'œdème sans albuminurie annonçait donc un grand danger.

Cet enfant est mort, Messieurs, et l'autopsie, pratiquée samedi dernier, a confirmé notre double diagnostic. Les ganglions voisins de la bifurcation bronchique étaient tuméfiés et manifestement altérés, non pas tuberculeux mais atteints d'une lésion où dominait, d'après les recherches du D' Garcin, l'hyperplasie conjonctive. Les reins congestionnés dans leur substance tubuleuse, présentaient, dans leur substance corticale, une néphrite interstitielle très-nettement accusée.

Mais cette autopsie nous révélait de plus trois faits dignes d'attention : L'un est de l'ordre négatif, c'est l'intégrité des bronches ; les deux autres sont de l'ordre positif : d'une part, les rapports intimes, le contact immédiat entre le ganglion le plus développé et le pneumogastrique ; d'autre part, les noyaux de congestion ou d'engouement disséminés dans le poumon.

L'intégrité des bronches et les noyaux de congestion pulmonaire chez un sujet atteint de néphrite sont à noter, parce qu'ils présentent la question des phénomènes broncho-pulmonaires dans l'albuminurie sous un aspect différent de celui que Lasègue vient d'examiner dans son récent travail sur les bronchites albuminuriques. Il y aurait donc des cas de néphrite où, sous les symptômes de la bronchite, se cacheraient des noyaux disséminés de congestion pulmonaire.

Ces congestions déterminées dans le poumon par la néphrite albuminurique seraient des actes réflexes, des phénomènes d'origine nerveuse, analogues à ces pneumonies que produit la pyélo-néphrite calculeuse et où le rameau du pneumogastrique qui se rend au rein joue probablement un certain rôle.

Dans le cas de notre petit malade, une autre explication pourrait en être donnée. Ce serait la compression ou le refoulement du pneumogastrique par l'altération ganglionnaire. Je ne crois pas qu'ici cette explication puisse être admise ; autant que j'ai pu en juger par l'examen des pièces transportées, le contact n'allait pas jusqu'à la compression, et le pneumogastrique paraissait intact. Mais il nous suffit de savoir que la chose est discutable dans le fait actuel pour comprendre qu'elle est réelle dans d'autres cas.

Il peut donc y avoir des troubles pulmonaires d'origine nerveuse déterminés par la compression ou l'altération des pneumogastriques consécutive à une lésion des ganglions bronchiques.

Il peut donc y avoir des troubles nerveux produits par une affection des ganglions bronchiques.

Ceci nous conduit à examiner les désordres nerveux déterminés par les affections des organes thoraciques.

Nous aurons ici à passer successivement en revue : 1° les ganglions lymphatiques et les vaisseaux sanguins ; 2° les enveloppes séreuses des viscères, le péricarde et la plèvre ; 3° enfin ces viscères eux-mêmes, le cœur et le poumon.

Pour aujourd'hui, nous nous occuperons des ganglions lymphatiques et des vaisseaux sanguins. Leur rôle est identique ; ils agissent sur le système nerveux du thorax pas une *compression mécanique* due soit à l'hypertrophie et à la dégénérescence des ganglions, soit aux tumeurs anévrysmales des vaisseaux.

A. — *Les principaux des symptômes qui ont été attribués à la tuberculisation des ganglions bronchiques appartiennent en réalité à la compression du pneumogastrique,* et il est bon, dans l'étude pathologique des ganglions bronchiques, de distinguer ces phénomènes produits par la compression ou l'altération consécutive du pneumogastrique des symptômes qui proviennent de l'hypertrophie ganglionnaire.

A la première, appartiennent tous les signes rationnels ; à la seconde, correspondent quelques signes physiques.

Parmi les signes rationnels figurent, en première ligne, les quintes de toux et les accès d'asthme ; en seconde ligne, les altérations de la voix et les douleurs.

Les quintes de toux coqueluchoïdes et les accès de dyspnée ont été longtemps considérés comme les deux signes caractéristiques de l'altération des ganglions bronchiques chez les enfants, et, en effet, ces signes, sans être pathognomoniques, ont une certaine valeur parce que, à cet âge surtout, l'engorgement scrofuleux des ganglions bronchiques est à peu près la seule lésion qui, en comprimant le pneumogastrique, puisse les produire.

La toux dont il est ici question se compose de quintes fréquentes à reprises nombreuses, où, contrairement à ce qui a lieu dans la coqueluche, les vomissements sont rares et les sifflements exceptionnels.

Evidemment, l'augmentation de volume des ganglions est, par elle-même, impuissante à produire cette toux. Pour qu'elle se manifeste, il faut nécessairement qu'il y ait, soit une compression ou un ébranlement des nerfs, soit une compression de la trachée ou des grosses bronches. Mais les nerfs sont en rapports plus intimes avec les ganglions hypertrophiés ; ils sont loin d'offrir à la compression la même résistance que les cerceaux des bronches et de la trachée ; ils sont donc beaucoup plus facilement comprimés ; de plus, la compression de la trachée et des gros tuyaux bronchiques s'accompagne nécessairement d'un gros ronchus permanent que l'auscultation révèle et qui manque dans beaucoup de cas où la toux coqueluchoïde s'est manifestée. Donc la compression nerveuse est la seule cause de cette toux.

Les accès d'asthme sont plus rares : il y a un sentiment d'anxiété avec efforts respiratoires, jactitation, parfois coloration violacée de la face, sueurs froides et visqueuses au visage. Ces accès peuvent être séparés par des intervalles assez longs de bien-être relatif. Il faudrait évidemment une compression bien forte de la trachée pour les produire; de plus, cette compression devrait déterminer surtout une dyspnée permanente. C'est donc la compression ou l'altération du système nerveux qui doit encore être ici mise en cause.

C'est ce qu'avaient parfaitement compris d'anciens pathologistes. Pierre Franck et Ley avaient cru à un spasme glottique déterminé par la compression du pneumogastrique. Rilliet et Barthez ont recueilli deux faits où le rôle du pneumogastrique était de toute évidence. Hourmann et Dechambre ont déposé dans le même sens. Resterait à savoir s'il n'y aurait pas deux sortes de ces asthmes, l'un pneumogastrique et laryngien, l'autre phrénique ou diaphragmatique.

C'est avec plus de certitude encore au trouble du système nerveux qu'il faut attribuer les douleurs que certains malades éprouvent au niveau de la trachée et vers la partie supérieure du thorax.

Quant à la raucité de la voix, que l'on observe aussi dans quelques cas, elle a sa cause dans une paralysie laryngienne, produite par la compression des récurrents. C'est ce qui fait que, contrairement aux altérations de la voix produites par des lésions matérielles du larynx, celle-ci peut être intermittente. La raucité de la voix est d'ailleurs parfois accompagnée d'une raucité de la respiration, manifeste surtout pendant les grandes inspirations et qui reconnait la même cause.

L'état anormal des muscles du larynx produit par la compression du récurrent influe non-seulement sur les troubles fonctionnels, mais encore sur certains signes physiques d'auscultation qu'on peut observer dans la phthisie

des ganglions bronchiques. En effet, des changements survenus dans les dimensions de la glotte résulte un ronchus
laryngien qui se propage dans tout l'arbre bronchique,
ronchus qu'il est bien difficile de distinguer de celui que
peut déterminer la compression exceptionnelle de la trachée
elle-même par des ganglions extrêmement volumineux ; ce
dernier ronchus, que l'on considère volontiers comme la
règle, est au contraire l'exception.

Vous le voyez, la part que prend le système nerveux dans
la production des symptômes de la phthisie ganglionnaire
est tout-à-fait prépondérante, et celle qui revient à la compression des voies aériennes, à celle des vaisseaux et à
l'hypertrophie ganglionnaire elle-même reste bien minime.

Le rôle de la compression des voies aériennes peut
même, en règle générale, être considéré comme tout-à-fait
nul. Sans doute, il y a dans un certain nombre de phthisies
ganglionnaires, en dehors du ronchus laryngien, quelques
rôles trachéaux et bronchiques, muqueux, sous-crépitants
et sibilants, mais ceux-ci ne proviennent pas de la compression des voies aériennes ; ils résultent du trouble
apporté à l'innervation du pneumogastrique dont la section
et la compression, agissant sur ses propres filets ou sur
ceux du grand sympathique qui lui sont adjoints, ont pour
conséquence de produire l'envahissement des voies aériennes par des mucosités, de déterminer des catarrhes, des
congestions pulmonaires et des noyaux de pneumonie.

Le rôle de la compression des vaisseaux est plus positif
quoique infiniment rare ; elle favorise la cyanose et l'œdème
du visage ; elle les favorise bien plutôt qu'elle ne les produit. C'est ce qui a eu lieu chez notre petit malade, atteint
d'un œdème albuminurique qui, à cause de la compression
légère subie par la veine cave supérieure et de l'obstruction
des lymphatiques de la partie inférieure du cou, était très-
développé au visage tandis qu'il était à peine appréciable
ailleurs.

Enfin, l'hypertrophie ganglionnaire modifie certains

résultats de l'auscultation et produit certains résultats de la percussion.

Elle modifie certains résultats de l'auscultation en ce sens que la juxtaposition à la trachée et aux tuyaux bronchiques d'une masse solide plus ou moins considérable peut répercuter, en les exagérant, les bruits qui se passent dans ces tuyaux. Il en résulte que quelquefois la respiration normale devient une respiration tubaire, et que les râles muqueux se transforment pour l'oreille en râles caverneux, ce qui peut conduire le praticien à de singulières erreurs de diagnostic. Heureusement que ces râles se déplacent, et c'est un fait singulier que de ne plus retrouver à une seconde auscultation une caverne dont on a reconnu les signes quelques instants auparavant.

Quant à la percussion, elle donne quelquefois, dans les cas de tuméfaction considérable des ganglions, une matité circonscrite. Celle-ci peut occuper deux points : elle est interscapulaire ou présternale. L'une et l'autre sont difficiles à apprécier : la présternale demande une percussion profonde et limitée, et l'interscapulaire une attitude particulière du sujet, que l'on doit tenir les bras en avant et symétriquement placés, la tête fléchie sur la poitrine. Ces résultats de la percussion sont précieux mais difficiles à percevoir.

Remarquez de plus qu'il n'y a dans ces signes rien qui indique autre chose que l'augmentation de volume des ganglions et qui fasse reconnaître si oui ou non ils sont dégénérés. Ce n'est donc pas la tuberculisation des ganglions bronchiques qu'on peut diagnostiquer, c'est simplement leur augmentation de volume.

Quoiqu'il en soit, il est certain, d'après les explications que je vous ai données, que, dans ce cortége morbide, les phénomènes nerveux dus à la compression du pneumogastrique occupent la première place.

B. — Pour être moins important, ce rôle du système nerveux, produit par un mécanisme analogue et appartenant aux mêmes nerfs, n'est pas moins remarquable dans les affections non plus des ganglions lymphatiques mais des vaisseaux sanguins, non plus dans les altérations tuberculeuses des ganglions mais dans les affections anévrysmatiques des gros vaisseaux, de l'aorte en particulier.

Il y a souvent ici une difficulté très-grande d'apprécier ce qui revient à la compression des cordons nerveux et à celle des canaux respiratoires, attendu que cette dernière, plus que problématique dans les hypertrophies des ganglions, n'est que trop réelle dans les anévrysmes des vaisseaux.

Les anévrysmes de l'aorte ascendante et de la crosse se présentent avec un ensemble de phénomènes beaucoup plus complexes que dans les altérations ganglionnaires et qui peuvent se diviser en deux catégories principales.

Il y a en premier lieu les phénomènes qui tiennent à la nature même ou aux qualités physiques de la tumeur; en second lieu ceux qui proviennent de l'action exercée par elle sur les organes voisins.

Tandis que dans la première catégorie on ne trouve guère, comme signe de l'hypertrophie ganglionnaire, que la matité à la percussion, matité souvent fort difficile à constater, cette matité, dans l'anévrysme de l'aorte, quelquefois restreinte, peut être très-étendue. Il y a de plus les mouvements d'expansion perçus à la vue comme à l'application de la main; les bruits de souffle, perçus à l'auscultation; enfin les modifications du pouls. Cette différence tient à ce que, dans le premier cas, la tumeur est solide et immobile, tandis que dans le second elle renferme un liquide qui se meut dans son intérieur pour être ensuite poussé au loin.

Dans la deuxième catégorie nous trouvons des phénomènes de compression plus nombreux. Tandis que les tumeurs ganglionnaires compriment accessoirement le système veineux des parties supérieures et principalement le système nerveux, les tumeurs anévrysmales compriment réellement les organes ou plutôt les tuyaux voisins : — la

trachée d'abord et les bronches, où elles peuvent même
s'ouvrir et produire ainsi des hémoptysies foudroyantes; la
trachée d'où il résulte que la position assise soulage des
malades qui ne peuvent reposer dans la position horizontale; une des deux bronches, ce qui produit la diminution
du murmure vésiculaire et des ronchus d'un seul côté; —
les vaisseaux pulmonaires, ce qui peut déterminer des
hémoptysies modérées et aboutir à la gangrène limitée du
poumon, signalée par Carswell, ou à une de ces pneumonies caséeuses, spécialement étudiées par Hanot, pneumonies caséeuses dont l'origine est contestée, attendu que la
compression nerveuse peut aussi les provoquer; — la veine
cave supérieure, dont la circulation s'est brusquement
arrêtée dans un cas observé par Dujardin-Beaumetz; la
veine cave inférieure, d'où l'état variqueux des veines
superficielles de la poitrine, qui a été signalé par Stokes;
— l'œsophage, d'où la dysphagie; — le système nerveux
enfin, d'où les mêmes phénomènes que je viens de vous
indiquer dans l'affection ganglionnaire.

Dans le système nerveux, c'est surtout le nerf récurrent
qui est affecté; de là des phénomènes laryngiens qui ont
une grande importance au point de vue du diagnostic. Il y
a quelques années, le docteur Madaille m'appela en con-
sultation pour un malade qui avait une raucité particulière
de la voix avec cornage très-prononcé; ce malade avait
des antécédents syphilitiques. L'examen laryngoscopique
fit reconnaître qu'il avait une paralysie de la corde vocale
gauche. Nous conclûmes à une compression exercée sur le
récurrent par une tumeur thoracique dont nous cherchâmes
les signes, et nous ne trouvâmes qu'une matité rétroster-
nale fort modérée. Ce malade mourut et l'autopsie fit reconnaître un anévrysme de la crosse de l'aorte. C'est absolument le cas de notre ataxique du n° 27, de la salle Aillaud,
dont l'anévrysme aortique, infiniment probable à nos yeux,
ne s'accuse que par le cornage laryngien dû à la paralysie
permanente du récurrent et par la dyspnée que produit la

position horizontale. Moutard Martin a observé un fait d'anévrysme où il n'y avait non plus ni voussure, ni soulèvement, mais de la dyspnée, du cornage, des altérations de la voix, de la petitesse du pouls ; tous ces signes, sauf le dernier, appartenaient à la compression du nerf récurrent. Potain a vu un cas d'aphonie avec dyspnée et stridulus bruyant à l'auscultation ; il était question de pratiquer la trachéotomie ; l'examen ophthalmoscopique permit de reconnaître une paralysie de la corde vocale gauche et une tumeur rougeâtre faisant saillie à la partie inférieure de la trachée ; c'était un anévrysme, et, comme bien vous pensez, on ne parla plus de trachéotomie.

Vous voyez par là, Messieurs, comment, non-seulement dans l'hypertrophie des ganglions bronchiques, mais même, quoique moins fréquemment, dans les anévrysmes de la crosse de l'aorte, les troubles nerveux par compression du pneumogastrique ou de ses rameaux ont une importance que le praticien doit connaître pour éviter des diagnostics erronés et des traitements dangereux.

Il peut se produire aussi, à la suite des anévrysmes de la crosse de l'aorte, des phénomènes nerveux d'un autre ordre mais que je n'ai jamais observés ; je veux parler de la dilatation pupillaire et de l'atrophie papillaire par compression du grand sympathique.

Mais il m'a été donné d'appeler votre attention sur certains troubles nerveux révélateurs d'un anévrysme de l'aorte descendante.

Vous devez vous souvenir de ce malade qui a occupé pendant plusieurs mois le n° 18 de la salle Aillaud. Il se traînait depuis quelque temps dans les hôpitaux, se plaignant toujours d'une douleur dans le côté gauche, et toujours renvoyé pour soupçon de paresse. Ce fut aussi notre première impression, tellement ses plaintes nous semblaient exagérées. Il accusait, comme siége de la douleur, la partie antérieure des derniers espaces intercostaux, et notre premier examen fut insuffisant à nous en faire constater la cause. Ce fut après une investigation minutieuse que, quelques jours après, du même côté, en arrière et en bas de la cage thoracique, à trois travers de doigt de la colonne vertébrale, je trouvai une légère voussure agitée de battements expansifs synchroniques aux pulsations cardiaques avec bruits systoliques d'expansion, sans bruits de souffle ou de murmure. Dès ce moment, notre diagnostic était porté; il s'agissait d'un anévrysme de l'aorte descendante. Bientôt, les côtes, complètement usées, laissaient la tumeur se développer à son aise et acquérir, en peu de temps, un volume considérable.

Dans ce cas, c'est la douleur intercostale produite par la compression des nerfs qui nous a donné l'éveil et mis sur la voie du diagnostic, confirmant une fois de plus cette remarque de Stokes que la douleur est plus vive dans les anévrysmes de l'aorte descendante que dans ceux de l'aorte ascendante. Sans vous parler des divers phénomènes de compression que peuvent aussi produire les anévrysmes de l'aorte descendante, j'ajouterai que, dans des cas tout-à-fait exceptionnels, ils ont pu déterminer des accidents nerveux d'une bien autre gravité. Dans un cas observé par Laënnec, le malade fut pris de constipation opiniâtre suivie de selles involontaires et de paraplégie; ces phénomènes furent expliqués par l'autopsie; l'anévrysme avait dénudé et corrodé le corps des vertèbres. Andral a, de son côté, observé un cas analogue; ce qui vous prouve une fois de plus que pour comprimer et altérer les parties voisines, il n'y a rien de tel que l'anévrysme, si ce n'est le cancer. Au même degré que les viscères et les canaux de l'organisme, les cordons nerveux subissent la pernicieuse influence de ces mauvais voisins.

II

DES PHÉNOMÈNES NERVEUX DANS LA PÉRICARDITE.

Messieurs, nous avons étudié lundi dernier une première série de phénomènes nerveux qui ont leur source dans des affections thoraciques. Nous avons vu, d'un côté, l'altération des ganglions lymphatiques, d'autre part, les anévrysmes de l'aorte produire des accidents nerveux qui ont leur principale cause dans une compression du pneumogastrique ou de ses rameaux. J'ai à vous parler maintenant des phénomènes nerveux qui succèdent aux inflammations des enveloppes du cœur et du poumon et qui sont dus non plus à une compression mais à un trouble fonctionnel ou à une inflammation propagée.

Je vais vous démontrer aujourd'hui que les troubles nerveux peuvent jouer un grand rôle parmi les symptômes et les accidents de la péricardite.

Une de nos malades, celle qui occupe le n° 14 de la salle Sainte-Élisabeth, vient d'être, sous une influence rhumatismale, atteinte de péricardite. Elle en a eu quelques signes physiques ; elle en a évité les accidents nerveux. Un bruit de frottement a été entendu, c'était le résultat d'une fausse membrane ; les battements du cœur sont ensuite devenus irréguliers, c'était le fait d'une adhérence si ce n'était la conséquence d'un trouble purement fonctionnel, d'une névropathie produite par une inflammation ; mais des douleurs, de la dysphagie, de la dyspnée diaphragmatique, notre malade ne paraît pas en avoir éprouvé.

Cependant ces phénomènes nerveux existent dans d'autres cas de péricardite ; vous pouvez en constater quelques-uns, et des plus graves, chez cette femme que notre collègue le professeur Villard a bien voulu soumettre à notre examen.

Dans ce cas, l'existence de la péricardite ne faisait pas pour moi, vous le savez, le moindre doute : la rudesse du bruit anormal ; sa propagation à une faible distance malgré son intensité ; son siége principal au-dessus du mamelon et sur la ligne mamelonnaire ; son rhythme, qui le faisait percevoir aux deux temps, c'est-à-dire dans tous les mouvements du cœur, sa marche enfin, c'est-à-dire sa diminution rapide au bout de quelques jours, ont fixé à cet égard mon diagnostic, qui fut catégorique.

Mais pourquoi, chez cette femme, y avait-il cette petitesse et cette inégalité du pouls, ces phénomènes d'asystolie ? Deux raisons pouvaient en être données, deux opinions pouvaient être soutenues et elles l'ont été ; ou bien il y avait complication d'endocardite avec insuffisance mitrale, ou bien il y avait intervention du muscle cardiaque et du système nerveux. S'il y avait eu insuffisance mitrale, le bruit de la pointe, qui pouvait être masqué par le bruit de frottement, se serait propagé vers l'aisselle, où, par contre, on percevait le claquement normal ; l'absence des signes de la pléthore veineuse et la présence des troubles nerveux concomitants, vomissements répétés, état semi-cholériforme, telles sont les raisons qui nous ont fait admettre la seconde hypothèse.

L'autopsie, vous le savez, nous a donné raison : un peu d'épaississement qui n'entravait en rien le jeu de la valvule, telle était toute la lésion de la mitrale ; deux larges plaques membraneuses et un petit épanchement auquel l'état cadavérique avait sans doute contribué, témoignaient d'une péricardite assez modérée ; mais la fibre cardiaque était granuleuse ; la myocardite et les troubles nerveux ont été, ici, la cause véritable des accidents mortels. Du péricarde, l'inflammation avait gagné le muscle cardiaque, et du muscle, suivant toute probabilité, bien que le fait n'ait pas été matériellement démontré, l'inflammation ou l'ébranlement avait gagné les nerfs qui le traversent et les ganglions nerveux qui y sont logés.

Vous avez vu, Messieurs, combien, chez cette malade, les symptômes étaient insolites et hors de proportion avec la lésion du péricarde. L'élément dynamique ou nerveux prédominait. Ces accidents nerveux de la péricardite peuvent être une source d'erreurs de diagnostic; il faut apprendre à les reconnaître. Ils ont une raison d'être; il faut apprendre à les expliquer.

Leur raison d'être est dans les rapports directs ou indirects du péricarde avec un certain nombre de nerfs. Les nerfs du péricarde proviennent du grand sympathique, des phréniques et du récurrent droit, branche du pneumogastrique. Le péricarde a de plus des rapports de voisinage avec les nerfs du cœur, qu'il recouvre, et avec les troncs mêmes des phréniques qui lui sont accolés et passent dans le médiastin, entre la plèvre et lui ; à un degré plus éloigné avec les pneumogastriques, qui forment à la racine du poumon le plexus pulmonaire et descendent le long de l'œsophage. Il est à noter aussi que plusieurs de ces nerfs ont des relations intimes avec d'autres parties du système nerveux; nous ne devons pas oublier non plus que les troubles vaso-moteurs des viscères innervés par le grand sympathique provoquent souvent, par action réflexe, des troubles sensitifs dans la partie de la surface cutanée qui les recouvre, ce qui, dans les affections thoraciques, se traduit par des douleurs sur le trajet des nerfs intercostaux. Les actions réflexes peuvent même porter beaucoup plus loin ces perturbations nerveuses.

Ces souvenirs anatomiques et physiologiques vous aideront à comprendre les symptômes dont j'ai maintenant à vous parler, et qui peuvent être divisés en quatre catégories :

1° Troubles de la sensibilité ;
2° Troubles de la motilité ;
3° Troubles de l'innervation viscérale ;
4° Troubles intellectuels.

Notons encore que la plupart de ces phénomènes morbides prennent un degré rare d'intensité sous l'influence de la complication de pleurésie, par une raison que j'aurai à vous faire connaître.

A. — Il peut se produire dans la péricardite deux troubles de la sensibilité : des douleurs intercostales ; des douleurs phréniques.

Les douleurs intercostales ont le caractère névralgique ; elles sont, soit provoquées à la pression, soit spontanées et quelquefois d'une grande violence, témoin le fait, il est vrai controversé, de Mirabeau. Elles sont très-rares, et, quand elles existent, avant de les mettre sur le compte de la péricardite, il faut bien chercher s'il n'y aurait pas quelque pleurésie concomitante, cas où la névralgie intercostale pourrait bien être en réalité une névrite intercostale.

Les douleurs phréniques paraissent provenir d'une névrite. Elles sont fréquentes. Elles sont provoquées par la pression du doigt. C'est surtout à la pression épigastrique qu'on les constate, fait sur lequel a beaucoup insisté Mayne, qui considère la sensibilité à la pression épigastrique comme un signe presque constant, qu'il a rencontré dix fois sur onze, et comme un signe de début.

Cette sensibilité à la pression épigastrique a été surtout bien étudiée par Guéneau de Mussy, qui en a recherché le siége précis. Tandis, en effet, que la douleur de la pleurésie diaphragmatique, que Guéneau de Mussy a appelée le bouton diaphragmatique, a son foyer à la réunion de deux lignes dont l'une suit le bord externe du sternum et l'autre le bord inférieur de la poitrine dans la région de l'hypochondre, le foyer principal de la douleur péricardique est le plus souvent dans l'angle costo-xyphoïdien, tantôt des deux côtés de l'appendice xyphoïde, tantôt d'un seul côté. Par exception, l'on peut la rencontrer sur d'autres points du diaphragme. En même temps que cette sensibilité épigastrique, et du même côté qu'elle, se trouve la sensi-

bilité à la pression cervicale sur le trajet du nerf phrénique; c'est dans l'intervalle des attaches inférieures du
muscle sterno-mastoïdien qu'on la constate.

Guéneau de Mussy a observé ces phénomènes dès le
début de la péricardite, avant les autres signes de cette
affection. Il les a vu manquer dans la péricardite puër-
pérale, ce qui n'a rien d'étonnant étant donnée l'indolence
des affections puerpérales, sans en excepter certaines péritonites où la malade laisse la main du médecin comprimer
et en quelque sorte pétrir la paroi abdominale. C'est là une
exception.

En règle générale, tandis que les douleurs intercostales
spontanées et plus ou moins vives sont aussi rares dans la
péricardite que fréquentes dans la pleurésie, les douleurs
phréniques provoquées par la pression du doigt sont aussi
fréquentes dans la péricardite que rares dans la pleurésie.

D'ailleurs, aucune douleur n'est constante dans la péricardite; la douleur est un accident plus ou moins commun
mais non pas un symptôme de cette maladie; il faut, pour
la produire, ou bien une action réflexe du grand sympathique sur les nerfs intercostaux, ou bien une irradiation
inflammatoire sur les nerfs phréniques; or, ni une extension
inflammatoire ni surtout une action réflexe n'est un phénomène nécessaire et fatal. La douleur phrénique est plus
fréquente que l'intercostale parce que les deux nerfs phréniques, étant enchâssés dans la tunique fibreuse du péricarde, sont fortement exposés à recevoir, soit isolément,
soit simultanément, le contre-coup de son inflammation.

Cette impression se transmet à la fois dans une direction
descendante, notamment vers une branche terminale qui
correspond à l'angle costo-xiphoïdien, et dans une direction
ascendante, vers le tronc même du nerf.

B. — Moins fréquents mais plus variés que les troubles
de la sensibilité sont, dans la péricardite, les troubles de la
motilité. Il y en a dans le jeu des muscles du thorax, dans

le jeu du diaphragme, dans le jeu des muscles appartenant aux régions voisines, le cou, les mâchoires, les membres supérieurs ; il peut même se produire des troubles généralisés, des convulsions.

On observe dans quelques péricardites des modifications dans le rhythme respiratoire, qui s'accusent tantôt par une respiration précipitée, tantôt par une respiration rare, profonde et pénible, tantôt par une respiration irrégulière, alternativement courte et profonde. Il est naturel d'incriminer ici l'épanchement péricardique, qui comprime le cœur et refoule les poumons. Mais ces changements de rhythme dans l'action musculaire ne paraissent pas toujours en rapport exact avec l'abondance de l'épanchement, et, dans ce cas, il est permis de croire que l'élément nerveux intervient, comme il intervient certainement dans les soubresauts du diaphragme, que l'on observe quelquefois ainsi que la respiration sanglotante et le hoquet qui dépendent évidemment d'un trouble nerveux par altération du phrénique.

Des troubles musculaires peuvent aussi se produire à distance. J'ai observé une fois une tension douloureuse des muscles du cou du côté gauche. Stokes a signalé une contracture des mâchoires. Bourceret, dans ses expériences sur les chiens, a produit des contractures des membres antérieurs. Tous ces phénomènes peuvent s'expliquer par l'origine du phrénique à la partie inférieure du plexus cervical, non loin du plexus brachial, et par la disposition anatomique d'une des branches de la cinquième paire, qui descend le bulbe tout entier pour se rapprocher de la moelle, ou peut-être mieux encore par les relations du pneumogastrique avec le trijumeau. Dans des cas très-graves de péricardite, les convulsions généralisées et le rire sardonique sont, avec le délire, des symptômes classiques, bien que heureusement fort peu communs. Corvisart a signalé dans cette maladie une liquéfaction purulente et rapide du bulbe. Serait-ce une embolie ? serait-ce une inflammation consécutive à une névrite ascendante du pneumogastrique ?

En résumé, si nous considérons dans un regard d'ensemble la pathogénie des troubles de la motilité dans la péricardite, nous trouvons que les plus fréquents et les plus importants ont pour siége le diaphragme et pour cause une inflammation du phrénique ; les autres paraissent principalement dus à des actions réflexes ; il est probable que certains changements dans l'action des muscles pectoraux sont consécutifs aux entraves que subit le jeu du diaphragme. C'est donc le phrénique qui, dans les troubles de la motilité comme dans ceux de la sensibilité, joue le principal rôle.

C. — Dans les phénomènes viscéraux, c'est surtout le pneumogastrique qui intervient. La participation du pneumogastrique au travail morbide suscité par l'inflammation du péricarde s'annonce : d'une manière positive, par des troubles du tube digestif; d'une manière en partie douteuse, par des troubles des voies respiratoires ; enfin d'une manière problématique, par des troubles cardiaques.

Du côté du tube digestif, on peut observer les vomissements et la dysphagie.

Les vomissements, spécialement signalés par Graves, surtout au début, n'ont pas une grande signification ; ils n'éclairent ni n'égarent le diagnostic.

La dysphagie, par contre, peut l'égarer complètement et faire prendre une péricardite pour une angine. On attribue généralement à Testa l'honneur de l'avoir le premier signalée, en 1811. C'est là une erreur. Un Français, un médecin militaire, Trécourt, chirurgien de l'hôpital de Rocroy, a observé la dysphagie, en 1746. Testa lui-même ne connut ce symptôme que lorsqu'un de ses compatriotes, Francesco Pelijo, eut appelé son attention sur ce détail curieux, que Morgagni avait rencontré une fois avec son maître Valsalva, mais sans en saisir la signification. Plus tard, Gendrin, dans ses leçons, et Bourceret, dans sa thèse, ont justement insisté sur ce signe fréquent et précoce des péricardites.

La déglutition, dans ces cas, est non-seulement difficile mais douloureuse ; le malade éprouve la sensation d'une déchirure ou d'une brûlure produite par le passage des aliments dans son pharynx, sensation suivie d'une douleur épigastrique, ce qui a conduit Stokes à supposer une inflammation consécutive de l'œsophage.

Dans un cas que j'ai observé récemment, chez une enfant de sept ans, cette douleur en avalant, plutôt que cette difficulté d'avaler, conduisit la petite malade à repousser énergiquement les aliments et les boissons.

Cette douleur fait grimacer la face. Il y a même des sujets, comme une malade de Hardy, qui souffrent en avalant leur salive. Névralgie réflexe du pneumogastrique et peut-être du glosso-pharyngien, telle en est la seule explication possible.

Du côté des voies respiratoires, on peut trouver dans la péricardite des troubles laryngiens aussi rares que sont fréquents les phénomènes pharyngiens. Ce sont des accès d'aphonie, signalés par Stokes, ainsi que des modifications dans le timbre de la voix.

Il peut se produire aussi des troubles pulmonaires, également signalés par Stokes, des pneumonies, ou tout au moins des congestions et des bronchites. Dans une observation de Hardy et Landouzy, on a trouvé à l'autopsie une congestion de tout le poumon droit, une congestion du lobe supérieur du poumon gauche avec commencement de pneumonie au lobe inférieur. La malade que vous venez d'observer dans le service du professeur Villard avait une congestion modérée des deux poumons. Sans doute la circulation pulmonaire est, dans certains cas de péricardite avec épanchement, entravée par la compression du cœur, celle des gros vaisseaux et le refoulement du poumon ; ces causes mécaniques occupent même, je le veux bien, la première place dans ces troubles de la circulation pulmonaire, mais les cas de congestion dans les péricardites sans épanchement et, dans toutes les péricardites, les noyaux épars de congestion pulmonaire, ainsi que les phénemènes bronchiques qui s'accusent par des rôles disséminés, échappent à cette étiologie. A côté de l'action mécanique, il y a donc place pour l'influence dynamique, et l'ébranlement des rameaux cardiaques du grand sympathique peut bien retentir jusqu'aux rameaux pulmonaires du même nerf.

Dans la péricardite, quand le poumon se trouble, à plus forte raison le cœur doit s'émouvoir. Aussi, en dehors de l'entrave mécanique apportée par des adhérences plus ou moins épaisses ou par un épanchement plus ou moins abondant, observe-t-on fréquemment des troubles fonctionnels du cœur.

Ces troubles s'accusent par deux ordres de phénomènes : agitation au début, adynamie ensuite.

Bien que nous ayons observé, dans un cas récent, une dépression initiale, les palpitations sont au début un phénomène fréquent, un signe précieux aux yeux de Louis et de Walshe. On les constate avant même que les lésions de la péricardite soient bien accusées; leur caractère de trouble fonctionnel ne saurait donc être mis en doute.

L'adynamie consécutive, sur laquelle ont tant insisté Stokes et les Anglais, Friedreich et les Allemands, se manifeste sous deux formes : d'un côté, la dilatation parétique du cœur avec matité plus étendue, mais en même temps caractère plus éclatant et siége plus superficiel des bruits ; d'autre part, l'atonie cardiaque sans matité considérable, difficulté à sentir les battements de la pointe, petitesse du pouls. C'est ainsi que, contrairement à la physiologie expérimentale, qui, par l'organe de François Franck, accuse surtout des troubles circulatoire la compression des oreillettes par l'épanchement, l'école anglaise attribue la mort à une syncope ou paralysie du cœur. Il est évident que, dans la majorité des cas, les deux causes se combinent, et qu'il est parfois bien difficile de les distinguer; cependant si dans tous les cas le pouls doit être petit, les épanchements seuls peuvent rendre les bruits profonds et la matité considérable.

Quelle que soit d'ailleurs la part à faire à l'action mécanique de l'épanchement, tenez pour certain que parmi les phénomènes graves de la péricardite, les troubles fonctionnels du cœur occuperont toujours une place importante.

Je ne chercherai pas à déterminer si ces troubles sont principalement nerveux ou musculaires ; s'ils proviennent d'une altération du pneumogastrique ou d'une lésion des muscles, d'une névrite ou d'une myocardite. Les deux hypothèses peuvent être également soutenues ; il est probable que, dans beaucoup de cas, comme chez la malade du professeur Villard, elles ont du vrai l'une et l'autre ; mais que l'on adopte l'une ou l'autre, la même déduction pratique en résulte, la même indication thérapeutique s'impose. En même temps que l'on lutte contre les obstacles mécaniques qui se sont formés, il faut combattre ces troubles dynamiques du cœur, administrer le bromure de potassium et la digitale pendant la période d'agitation, recourir pendant la période syncopale au café, au quinquina, à l'alcool, comme les Anglais le recommandent et le pratiquent avec succès.

D. — Si dans la péricardite les troubles cardiaques sont la règle, les troubles intellectuels sont l'exception. Pendant que l'innervation cardiaque est directement troublée, le système nerveux central peut être aussi troublé par contrecoup, non plus fréquemment mais rarement.

Ces désordres se présentent sous deux formes ou plutôt deux degrés qui ont été particulièrement étudiés par les Anglais. Au premier degré, on observe des modifications de caractère : le malade devient taciturne, indolent, capricieux, ce qui constitue, aux yeux de Budd, un des premiers signes de la péricardite latente. Au deuxième degré, se manifeste le délire aigu et violent, indépendant du rhumatisme cérébral, et sur lequel Burrows a tout spécialement . insisté. Quelquefois ce délire peut simuler la rage, mais, pour que ce phénomène se produise, il faut, phénomène singulier et cependant facile à expliquer, que la péricardite soit compliquée de pleurésie.

E. — Quand un malade est simultanément affecté d'une péricardite et d'une pleurésie du côté gauche, le tableau morbide est navrant. J'observais dernièrement un fait de cette nature. On se trouve en présence d'un malade qui asphyxie, l'œil anxieux, les lèvres et le nez cyanosés, le visage couvert de sueur, les veines du cou distendues ; il est assis, ses mains crispées serrent ses matelas pour fournir un point d'appui aux efforts de la respiration ; la poitrine est soulevée par les contractions des pèctoraux qui essaient de suppléer à l'insuffisance du diaphragme dont les contractions ne sont plus que rares et saccadées. La douleur est vive au creux épigastrique, à la pression cervicale et dans les espaces intercostaux. La déglutition est tellement difficile et douloureuse que le patient refuse obstinément les aliments et les boissons. Cette aversion peut même prendre les caractères d'une véritable hydrophobie, comme l'ont signalé Gendrin et Bourceret, et, pour peu qu'il s'y joigne quelques troubles intellectuels, simuler une véritable attaque de rage ; aussi ces auteurs ont-ils admis une péricardite à forme hydrophobique.

L'intensité des troubles nerveux tient alors à ce que les nerfs qui passent par le médiastin, le phrénique en particulier, se trouvent envahis par l'inflammation ou comprimés par ses produits. Dans une observation de Bourceret, le pneumogastrique ne présentait qu'un peu de dilatation vasculaire, mais le nerf phrénique droit avait un névrilemme très-épaissi avec congestion intense, capillaires variqueux, développement de tissu conjonctif. Ce sont des lésions analogues que Bourceret a déterminées expérimen talement en produisant, par des injections irritantes, une inflammation simultanée du péricarde et de la plèvre.

Vous le voyez, Messieurs, le retentissement de la péricardite sur le système nerveux peut être considérable, et le médecin doit le savoir, dans certains cas pour éviter des erreurs de diagnostic, dans des cas plus nombreux pour instituer un traitement qui réponde à toutes les indications. Mais je ne voudrais pas que ce tableau séméiotique vous donnât une fausse idée de la péricardite en général. Les péricardites légères et limitées, sans retentissement sur le système nerveux, sont la règle; les péricardites plus graves, avec participation du système nerveux, sont, par contre, l'exception.

III

DES PHÉNOMÈNES NERVEUX DANS LA PLEURÉSIE.

Dans les phénomènes produits par la pleurésie comme dans ceux que détermine la péricardite, la part qui revient au système nerveux est, Messieurs, beaucoup plus grande qu'au premier abord vous pourriez le croire. Je vais vous démontrer aujourd'hui que les troubles nerveux jouent un grand rôle soit dans les symptômes, soit dans les accidents de la pleurésie ; que c'est à eux qu'il faut attribuer la plupart des signes rationnels de la pleurésie, quelques-uns de ses accidents et certains accidents de la thoracentèse ; notions importantes parce qu'elles doivent influer sur les indications du traitement.

A. — Les symptômes nerveux de la pleurésie s'accusent par des troubles sensitifs, moteurs et vaso-moteurs.

Parmi les troubles sensitifs, nous trouvons en première ligne la douleur, la toux et la dyspnée.

Que la douleur soit due à l'intervention du système nerveux, c'est ce qui ne peut faire doute pour personne. Cette douleur se montre sous deux formes et a deux siéges différents : elle atteint les nerfs intercostaux, et alors elle est thoracique ; elle atteint les nerfs phréniques, et alors elle est cervicale ou abdominale.

Intercostale, elle est spontanée ; on la rencontre surtout au début, où son importance est telle que le vulgaire a désigné la pleurésie sous le nom de point de côté. Beau a voulu démontrer qu'elle est le résultat de l'extension de l'inflammation pleurale aux nerfs intercostaux voisins. Cette explication est évidemment erronée pour la douleur spontanée du début, la plus fréquente et la plus violente de toutes, qui ne peut être produite que par une action réflexe; mais elle s'adapte mieux à une douleur plus rare et plus tardive, qui est moins souvent spontanée que provoquée à la pression.

Phrénique, on la rencontre surtout dans la pleurésie diaphragmatique où elle est un signe de diagnostic dont l'importance a peut-être été surfaite; mais on peut l'observer aussi, quoique plus rarement, dans toute pleurésie. Chez notre ancien n° 2 de la salle Ducros, qui a eu à gauche une pleurésie suppurée avec fausses membranes abondantes, le cœur était tellement dévié qu'on peut se demander si ce n'était pas aux tiraillements subis par le phrénique qu'était due la douleur cervicale tantôt spontanée, tantôt provoquée par la pression de ce nerf en dehors des scalènes, entre les deux branches du sterno-mastoïdien. Nous avons quelquefois aussi dans les pleurésies provoqué une douleur cervicale en comprimant plus haut, vers le bord interne du même muscle, sur le trajet du pneumogastrique.

Une toux sèche, quelquefois assez fatigante, accompagne le plus souvent la pleurésie. Ici, une action réflexe est plus que probable. On peut cependant accuser encore de cette toux la compression des tuyaux bronchiques par l'épanchement pleural et la congestion du parenchyme pulmonaire au voisinage de la plèvre enflammée. Remarquez cependant que le plus souvent la congestion pulmonaire ne produit pas de toux et que la toux se manifeste dans des pleurésies où l'épanchement est minime, où, par conséquent, les bronches ne sont pas comprimées. Une action réflexe, c'est-à-dire une action nerveuse, est donc la cause principale de cette toux.

Cela, vous l'admettrez sans peine; mais vous allez vous récrier à cette proposition que : *l'action nerveuse est la cause principale de la dyspnée dont se plaint le malade.*

La dyspnée, me direz vous, est subordonnée à l'épanchement. Eh bien ! non, Messieurs, la dyspnée dans la pleurésie n'est pas subordonnée à l'épanchement. La sensation de dyspnée qu'éprouvent les pleurétiques est un ébranlement nerveux subordonné à l'inflammation pleurale. C'est un fait que j'ai maintes fois constaté, qui est connu depuis longtemps déjà et auquel, dans la *Gazette hebdomadaire,* Dieulafoy a consacré un travail récent. Ce fait mérite d'être discuté à cause de son importance pratique.

Un épanchement simple, non inflammatoire et d'une étendue modérée, ne produit absolument aucune gêne respiratoire, ce qui s'explique parce qu'à l'état normal une partie du poumon reste inoccupée pendant le travail respiratoire ; normalement, toutes les parties du poumon ne fonctionnent pas, ainsi que Dieulafoy l'a justement rappelé.

Si, par contre, l'épanchement est considérable et qu'il n'y ait pas d'inflammation, c'est une asphyxie lente qui se produit, que le médecin constate et que le malade n'accuse pas. C'est dans ces conditions qu'un malade marche, promène, franchit même de grandes distances sans éprouver autre chose qu'un vague malaise. Le médecin ausculte et percute ; il pratique la thoracentèse et retire de la poitrine plusieurs litres de liquide. La clinique de Trousseau renferme .plusieurs faits de cette nature et récemment encore il en passait un sous vos yeux.

Enfin, dans les épanchements énormes, les malades sont épargnés par la dyspnée douloureuse, celle dont on se plaint, mais ils tombent dans une asphyxie lente avec petitesse du pouls, cyanose des extrémités, dilatation des pupilles. Quelquefois, ces symptômes n'ont pas le temps de se produire ; le malade est emporté par une mort subite. C'est ainsi qu'il y a quelques années un homme nous vint à pied d'une distance de trois kilomètres ; il monta, sans trop de difficulté, nos trois étages qui en valent cinq ; nous constatâmes à la visite ordinaire un épanchement considérable de la plèvre gauche et décidâmes la thoracentèse pour le lendemain, jour de clinique ; le lendemain matin le malade fut trouvé mort dans son lit.

Ces morts subites sont quelquefois précédées d'accès de

suffocation où le malade se plaint de manquer d'air ; mais
telle n'est pas la dyspnée ordinaire des pleurétiques, où la
sensation de dyspnée est accompagnée et en quelque sorte
dominée par une sensation de douleur que provoquent les
mouvements respiratoires et par un trouble dans le rhythme
ou l'intensité de ces mouvements tantôt à demi-arrêtés dans
leur expansion, tantôt accélérés dans leur fréquence. Cette
dyspnée là est indépendante de l'épanchement et subordonnée à l'inflammation ; aussi, la trouve-t-on surtout au
début, alors que l'épanchement n'existe pas encore, et il
n'est pas rare de voir des malades qui cessent de l'accuser
alors précisément que l'épanchement est formé.

Le fait inverse m'est arrivé dernièrement. J'avais vu le
matin un enfant qui avait un épanchement pleurétique assez
considérable et formé assez brusquement. On vint me chercher le soir en me disant que l'enfant se plaignait d'une
oppression beaucoup plus forte. Je me munis de mes
instruments de thoracentèse. Quel ne fut pas mon étonnement
de trouver une diminution sensible dans l'épanchement. Il
y avait sur ses limites des bruits de frottement ; la maladie
avait probablement pris un caractère plus franchement
inflammatoire ; les mouches morphinées me donnèrent de
bons résultats. Voilà la dyspnée des pleurétiques, nerveuse
dans son siége, inflammatoire dans son origine.

Au point de vue thérapeutique, il est essentiel de distinguer la tendance asphyxique produite par l'abondance de
l'épanchement et la dyspnée pleurétique proprement dite.
La première, en effet, est justiciable des évacuants et du
plus puissant de tous, la thoracentèse ; la seconde réclame
les sédatifs et les révulsifs ; parfois une simple mouche de
Milan le calme ; l'aconit et la bryone peuvent la combattre
efficacement ; plus sûrement une injection morphinée la
fera disparaître. Règle générale, rappelez-vous que dans
la pleurésie l'intensité des signes physiques est l'indication
de la thoracentèse, l'intensité des signes rationnels en est
par contre une contre-indication.

Tout à côté de la dyspnée vient se placer l'accélération des mouvements respiratoires. Vous seriez portés à croire que cette accélération est un effort tenté par la nature pour suppléer à l'impuissance de la partie du poumon qui comprime l'épanchement. Il n'en est rien. En agissant ainsi, la nature ferait un fort mauvais calcul; ces respirations fréquentes manquent de profondeur et, en somme, elles introduisent dans le poumon moins d'air que les respirations normales. Au lieu de remédier à la dyspnée, elles favorisent l'asphyxie.

Cette accélération respiratoire n'est pas, dans la pleurésie, le résultat de l'épanchement. Ce qui le prouve, c'est qu'un épanchement considérable, alors que l'inflammation ne le produit pas, est impuissant à provoquer cette accélération. Nous avions récemment, au n° 4 de la salle Sainte-Elisabeth, une jeune fille dont l'épanchement remontait jusque sous la clavicule gauche; nous allions la ponctionner lorsque ses règles ont paru; j'ai craint la congestion pulmonaire consécutive à la thoracentèse, et vous avez vu, sous l'influence d'un traitement médical dont la pilocarpine a fait les principaux frais, la matité s'abaisser, le thorax se rétrécir, l'épanchement diminuer avec une rapidité qui m'a surpris; eh bien! au plus fort de son mal, cette malade n'avait que vingt-deux respirations par minute. Dieulafoy a cité le fait d'un autre pleurétique qui avait aussi vingt-deux respirations par minute; il crut devoir cependant, pratiquer la thoracentèse et devinez ce qu'il retira : trois litres de liquide.

L'accélération respiratoire, dans la pleurésie, n'est donc pas proportionnelle à l'abondance du liquide épanché et à l'étendue du poumon comprimé; elle est surtout le produit de deux facteurs, l'état fébrile d'un côté, de l'autre l'élément nerveux, provoqués l'un et l'autre par l'inflammation pleurale. Ces données pathogéniques ont une certaine importance parce qu'elles conduisent à des applications thérapeutiques d'autant plus nécessaires que l'accélération respiratoire est à la fois un signe et une cause de danger. Vous devrez alors combattre l'inflammation par des révulsifs plutôt que l'épanchement par des évacuants; vous devrez attaquer par la digitale l'élément fébrile, et, par les sédatifs, surtout par les injections morphinées, l'élément nerveux.

Si l'accélération respiratoire est, chez les pleurétiques, due à plusieurs causes combinées, c'est également chez eux un état complexe que l'arrêt ou la diminution des mouvements respiratoires dans le côté affecté, bon symptôme, phénomène remarquable à cause du contraste qui peut exister entre les deux côtés; l'épanchement y est pour quelque chose, la douleur aussi, l'atonie musculaire probablement.

Tandis que les muscles de la paroi thoracique subissent dans la pleurésie des troubles fonctionnels par altération nerveuse, à plus forte raison le diaphragme en éprouve-t-il. Ce qu'on remarque le plus souvent ici, c'est encore une suspension ou une diminution des mouvements. Ce sont les pleurésies diaphragmatiques qui présentent plus particulièrement ce symptôme, où l'action mécanique n'est presque rien, où l'influence dynamique est presque tout. Parfois aussi ont lieu des mouvements spasmodiques; ce sont ceux du hoquet, qui ne se présentent guère d'ailleurs que chez les sujets très-gravement atteints.

Les phénomènes nerveux de la pleurésie ne s'accusent pas seulement par des troubles de la sensibilité se traduisant par la toux, la douleur et la sensation de dyspnée, et des troubles de la motilité s'annonçant par l'accélération ou la diminution des mouvements respiratoires; ils peuvent aussi porter sur le système vaso-moteur et produire, par action réflexe, des modifications locales de température.

Ces modifications ont fait l'objet des études de Peter et de ses élèves. En 1875, dans sa thèse, Jobbé-Duval cherchait à établir que dans la pleurésie il y a élévation de

température du côté malade et nouvelle augmentation après
la thoracentèse. En 1878, dans sa communication à l'Aca-
démie, Peter a avancé que la température locale augmente
du côté malade, sensiblement dans la pleurésie avec épanchement, légèrement dans la pleurésie sans épanchement;
elle décroît un peu dans la période d'état. Cette élévation
est plus grande dans la pleuro-pneumonie. L'élévation de
la température locale est plus grande que celle de la température générale : ainsi, pendant que cette dernière augmentera de 37 à 39 degrés, l'autre augmentera de 35 à 38.
La température s'élève du côté ponctionné; s'il n'y a pas
de reproduction, l'élévation sera tout-à-fait momentanée;
si cette élévation est considérable et persistante, c'est que
la reproduction sera abondante et rapide.

Telles sont les principales remarques faites par Peter et
qui ont besoin de confirmation, au moins dans les détails.
Quant au fait général de l'élévation de la température du
côté affecté, les recherches que nous avons faites, en nous
entourant des précautions nécessaires, nous permettent de
le considérer comme le plus souvent exact. Or, cette élévation de température a nécessairement sa cause dans un
trouble de la circulation capillaire, produit par action
réflexe, c'est-à-dire dans un trouble nerveux.

B. — Le système nerveux n'intervient pas seulement
dans la production des symptômes de la pleurésie; il joue
également un grand rôle dans les accidents de la pleurésie,
soit que ces accidents apparaissent sous l'influence de la
maladie, soit qu'ils se manifestent pendant le traitement.

A côté des troubles nerveux habituels, il y a encore,
dans la pleurésie, des troubles nerveux exceptionnels.
Parmi eux je vous citerai le vomissement dû à une action
réflexe sur le pneumogastrique, le rire sardonique et le
délire, signalés par les anciens dans la paraphrénésie dont
nous ferions volontiers notre pleurésie diaphragmatique,
peut-être à tort cependant. Quant à d'autres accidents de

signification non moins grave, aux phénomènes apoplectiques, par exemple, ils peuvent, par exception, se rencontrer dans la pleurésie, mais leur mécanisme alors est tout différent. Ainsi Vallin a présenté, en 1871, à la Société médicale des hôpitaux, l'observation d'un pleurétique qui a succombé avec les symptômes de l'apoplexie cérébrale. L'autopsie a démontré qu'il s'agissait d'un ramollissement embolique. Vallin a pensé que, dans ce cas et dans les autres analogues, le déplacement du cœur et des gros vaisseaux est la cause qui favorise la formation des caillots dont la migration produit l'embolie.

Autrement fréquente que l'apoplexie est la syncope, à laquelle sont particulièrement exposés les malades atteints d'épanchement pleurétique à gauche. Négrié, dans sa thèse écrite en 1863, avant que l'attention fût appelée sur ce point, en avait déjà réuni neuf observations. Ce danger de syncope est même la grande raison qui doit décider le médecin à pratiquer la thoracentèse lorsque l'épanchement siége à gauche. Sans doute la principale cause de cette syncope est toute mécanique, c'est le déplacement du cœur, et elle est d'autant plus à craindre que le cœur bat plus à droite du sternum. Mais cette cause mécanique n'est pas suffisante, pour deux raisons : D'abord, il est des cas où le cœur est extrêmement refoulé et où la syncope ne se produit pas : exemple, notre n° 2 de la salle Ducros, dont le cœur avait été réellement transposé à droite; ensuite, et surtout, la cause mécanique devrait produire une gêne progressive dans le fonctionnement du cœur, et non cet arrêt brusque que, le plus souvent, rien ne faisait prévoir. Il est donc probable que, dans ces cas, à l'action mécanique, cause principale, vient s'ajouter l'action nerveuse, cause accessoire mais déterminante. Il faut donc, pour prévenir la syncope, administrer les toniques du cœur, le café en particulier, soit avant la thoracentèse, si on croit devoir la différer, soit pendant la thoracentèse si, comme ce doit être la règle, on se décide à la pratiquer.

J'ai parlé de thoracentèse. L'élément nerveux vient aussi jouer son rôle dans les accidents qui compliquent cette opération, mais un rôle bien inégal suivant la nature de l'accident.

Nous avons à examiner ici trois ordres d'accidents : les convulsions, où le rôle du système nerveux est prédominant ; les morts subites, où il est possible ; les congestions avec exsudats albumineux, où il est improbable.

Maurice Raynaud a publié, dans l'*Union Médicale,* en 1875, un travail sur les convulsions épileptiformes à la suite des injections pleurales. Ces convulsions épileptiformes sont, suivant toute ressemblance, le résultat d'une action réflexe.

Il en est de même des morts subites par syncope. M. Raynaud a vu la syncope se produire par la simple piqûre de la lancette sur la paroi du thorax, avant toute évacuation. Le rôle du système nerveux dans la production de ces accidents brusques a donc été beaucoup trop restreint, et il n'est pas nécessaire d'attribuer la mort subite qui suit la thoracentèse, soit, avec Desnos, à l'hypérémie du poumon, soit, avec Legroux, à une anémie cérébrale consécutive à cet afflux du sang dans le poumon, soit enfin, avec Foucart, à l'obstruction du cœur par des caillots ou à sa compression par les produits d'une péricardite. Sachons donc ne pas être exclusifs et faire intervenir tour à tour dans cette pathogénie le cœur, le poumon, le système nerveux. Ce dernier peut être troublé dans son influx par la syncope ou privé de son aliment sanguin par l'embolie cardiaque ou vasculaire.

Quant aux congestions et aux exsudats albumineux qui peuvent se produire dans le poumon, à la suite de la thoracentèse, bien que l'action réflexe vaso-motrice puisse être ici invoquée, la leçon de Béhier, le travail de Lande, la thèse de Pinault et celle de Terrillon, qui sont les principaux travaux sur la matière, en donnent quatre explications principales d'où l'action nerveuse est exclue : 1° per-

foration traumatique du poumon par le trocart ; 2° perforation spontanée ; 3° résorption du liquide restant dans la
plèvre ; 4° transsudation séro-albumineuse à travers les
alvéoles, par suite du changement brusque qui se fait dans
le volume du poumon. Cette dernière explication, purement
physique, est celle qui rallie la majorité des médecins,
bien que la paralysie réflexe vaso-motrice puisse lui être
assez sérieusement opposée.

Vous voyez donc, Messieurs, que tout n'est pas mécanique dans l'histoire des épanchements pleurétiques et de
leurs complications. Tenez grand compte de leur origine
inflammatoire et de leurs phénomènes nerveux ; vous arri-
verez ainsi très-souvent à une médication moins tapa-
geuse, plus douce et plus sûrement efficace.

LES TROUBLES NERVEUX DANS LES AFFECTIONS CARDIAQUES.

IV

LA DOULEUR.

Messieurs, il ne se passe guère de jour sans qu'un de nos malades atteints d'affection cardiaque se plaigne de quelque phénomène que sa lésion valvulaire est par elle-même impuissante à produire et auquel participe d'une manière plus ou moins manifeste le système nerveux.

Chez les uns, ce sont des douleurs diverses, tantôt à la région précordiale, tantôt à l'épigastre, tantôt sur le côté, dans le dos et même dans le bras, symptômes que nous ont souvent accusés les n°⁵ 5, 8 et 14 de la salle Sainte-Elisabeth ; chez d'autres, ce sont des palpitations ou des lipothymies, des troubles non plus de la sensibilité mais de la motilité, chez d'autres enfin ou chez les mêmes à d'autres moments ce sont certains désordres dans les fonctions d'organes voisins ou même éloignés et dont on chercherait vainement la cause dans des altérations matérielles.

Nous allons passer successivement en revue ces divers troubles nerveux, d'abord au point de vue séméiotique, en recherchant leurs caractères distinctifs, ensuite au point de vue pathogénique et thérapeutique, c'est-à-dire qu'après avoir considéré en quoi ils consistent, nous examinerons comment ils se produisent et comment on peut les guérir.

Bornons-nous pour aujourd'hui à étudier les troubles de la sensibilité. Ils se résument en un seul, la douleur.

Dans les affections cardiaques, la douleur se présente tout d'abord à nous avec deux caractères : l'inconstance dans la production ; la diversité dans le siége, la forme et les allures.

Un grand nombre de malades atteints d'affection cardiaque n'en souffrent pas du tout; ils ne sentent pas leur cœur ou il ne le sentiront que plus tard. D'autres, par contre, éprouvent des douleurs plus ou moins vives. La douleur n'est donc pas un phénomène nécessaire dans les affections cardiaques; c'est un accident plus ou moins fréquent et dont il nous faudra chercher l'explication. Ce n'est pas un symptôme sur lequel on puisse compter pour s'éclairer, mais ce peut être un cri d'alarme qu'il faut savoir écouter.

Rien n'est en apparence varié comme cette douleur. Rétro sternale chez notre n° 14, épigastrique chez notre n° 5, elle a, chez notre n° 8, été tour à tour épigastrique, dorsale, précordiale; dans d'autres cas, elle occupe les parties latérales du cou et c'est alors la pression qui la provoque ; dans d'autres, elle gagne l'épaule et peut se propager jusqu'au petit doigt de la main gauche. Ajoutez à cela que certaines de ces douleurs sont continues, d'autres intermittentes, d'autres rémittentes ; il en est de superficielles, il en est de profondes ; les unes sont lancinantes, les autres angoissantes, d'autres, en quelque sorte, éclatantes, d'autres encore constrictives; les unes spontanées, les autres provoquées par la pression du doigt ou exagérées par l'ingestion des aliments. Voilà, n'est-ce pas, un tableau des plus variés.

Eh bien, Messieurs, il n'y a en réalité, dans les affections cardiaques, que deux sortes de douleurs. Il y a les douleurs des nerfs du cœur ; il y a les douleurs d'irradiation dans les nerfs voisins ; d'un côté, les douleurs intrinsèques, d'autre part, les douleurs extrinsèques.

Les douleurs dans les nerfs du cœur ont un siége particulier ; elles se font sentir au milieu de la poitrine, en arrière du sternum ; elles sont rétro-sternales, et les malades intelligents comprennent qu'elles sont profondes.

Elles ont une forme particulière ; elles sont angoissantes et dyspnéiques ; le malade éprouve un sentiment de constriction et d'oppression extrêmement pénible ; il souffre et en même temps il a peur d'étouffer ; il cherche l'air ; il a aussi quelquefois la sensation comme de quelque chose qui menace d'éclater dans sa poitrine, ce qui l'empêche de se livrer à des efforts.

Elles ont les degrés les plus divers, depuis la sensation la plus vague jusqu'au supplice le plus atroce.

Elles ont des causes spéciales : une émotion morale les exaspère ; une course, une grande respiration les augmente ; une pression sur la paroi thoracique ne les provoque pas.

Elles peuvent avoir enfin une double marche, la marche paroxystique et la marche subcontinue.

La première est la seule connue ; elle revient par accès, principalement nocturnes, et qui se rapprochent à mesure que la maladie progresse. Elle est encore plus commune qu'on ne pense. Comme c'est une douleur dyspnéique et que les malades se plaignent d'avoir éprouvé la nuit une oppression pénible, on croit trop souvent que la sensation pénible est simplement due à l'intensité de la dyspnée ; bien des cas d'asthme cardiaque lui appartiennent.

La seconde, la forme subcontinue, est moins connue encore. C'est également le phénomène dyspnée qui la masque. Un certain nombre de malades sont d'une agitation et d'une anxiété extrêmes ; ils souffrent et ils étouffent ; le moindre mouvement exécuté, la moindre nourriture ingérée, la moindre contrariété éprouvée exaspère leur angoisse ; ils souffrent sans chercher à préciser le siége de leur mal ; ils s'inquiètent, ils s'exaspèrent, refusent la nourriture, cherchent en vain le sommeil et marchent rapidement vers la forme anxieuse de la cachexie cardiaque, qui est la plus pénible de toutes. On ignore trop souvent que c'est là un état nerveux ; on croit que c'est une dyspnée mécanique due à la stase du sang dans le poumon. Cette douleur nerveuse étant ainsi prise pour une dyspnée mécanique, conséquence directe et incurable de l'altération du cœur, on ne cherche pas à la combattre. Cependant, quelques sédatifs du système nerveux et particulièrement le chloral pourraient avoir ici une action remarquable.

Avec ou sans cette douleur intrinsèque ou viscérale, que vous avez observée sous plusieurs de ses formes aux n° 14 de la salle Sainte-Élisabeth et de la salle Ducros, il y a quelquefois dans les affections cardiaques des douleurs extrinsèques qui varient dans leur siège et leur aspect.

Parmi ces dernières, je dois vous rappeler d'abord la douleur pariétale, que nous ont particulièrement accusée les n° 5 et 8 de la salle Sainte-Élisabeth. Celle-ci peut occuper également la région précordiale et les malades désignent souvent comme en étant le siège soit le voisinage du mamelon, soit un point peu éloigné de la pointe du cœur. Ne croyez pas qu'il s'agisse là d'une douleur du cœur lui-même. C'est une douleur intercostale ; la pression superficielle avec la pulpe du doigt peut suffire à l'exaspérer. Aussi, peut-on la retrouver en dehors de la région précordiale, sur la ligne axillaire, à l'épigastre, au milieu du dos, ce que vous avez pu observer bien distinctement chez notre n° 8.

Je vous rappellerai encore la douleur phrénique, qui est aussi rare dans les affections du cœur que fréquente dans celles du péricarde ; vous la retrouverez avec ses points douloureux à la pression du doigt sur les insertions antérieures du diaphragme, à l'épigastre et surtout à gauche de l'appendice xyphoïde, sur le trajet du nerf au cou, en avant des scalènes.

N'oublions pas non plus les douleurs cervico-brachiales ; au cou, à l'épaule, au bras et jusqu'au petit doigt, suivant dans leur trajet les diverses branches du plexus brachial et surtout le cubital.

Est-ce tout, Messieurs ? Eh bien non, je n'oserais l'affirmer.

Des douleurs dans les affections cardiaques, je suis porté à croire qu'on peut en observer sur tous les points du corps, comme on peut en observer partout dans les affections hépatiques, dans les affections pulmonaires, dans les affections génito-urinaires. Une lésion quelconque peut ébranler non-seulement le système nerveux du voisinage mais encore le système nerveux sensitif tout entier et particulièrement les points de ce système qui, chez certains individus, ne demandent qu'un prétexte pour souffrir.

Dans les affections cardiaques, les douleurs intrinsèques et les douleurs extrinsèques ont entre elles à la fois une certaine indépendance et une certaine affinité. Elles peuvent se mo trer isolées; elles peuvent être réunies.

Quand elles sont réunies dans un accès violent et général, c'est l'angine de poitrine.

Celle-ci, que je veux non pas vous décrire mais seulement vous disséquer, se compose de deux éléments distincts : l'un constant et primitif, la douleur intérieure angoissante et dyspnéïque, qui fait rester le malade immobile parce qu'il lui semble que le moindre mouvement va rompre ou faire éclater quelque chose dans sa poitrine ; c'est la douleur du plexus cardiaque parvenue au plus haut degré d'intensité ; l'autre, variable et d'irradiation, c'est la douleur extrinsèque qui tantôt se concentre sur le phrénique, tantôt et plus souvent sur les intercostaux, tantôt sur le plexus brachial, qui peut enfin dans certains cas s'étendre au loin, gagner la mâchoire et même le testicule.

Ce qu'il faut savoir aussi, c'est que dans l'angine de poitrine, le trouble nerveux ne reste pas toujours circonscrit dans la sphère de la sensibilité. Il peut se produire aussi des troubles de la motilité dans les muscles de la vie animale, comme dans la mâchoire, qui parfois se contracte, et dans les muscles de la vie végétative, comme dans l'æsophage, qui se resserre. Ce qui est moins rare et plus grave, ce sont, non pas au début et à un degré modéré mais à une période avancée de la maladie, des troubles de la motilité cardiaque, des intermittences, le resserrement ou le ralentissement du pouls. On comprendrait avec peine qu'il en fût autrement quand on voit l'ébranlement d'un point même éloigné du système nerveux, la contusion du testicule ou la compression de l'épigastre, produire des syncopes ou des lipothymies. Ces troubles, heureusement accidentels et tardifs, de la motilité cardiaque, ont une grande portée pronostique : ils expliquent comment on peut mourir d'une angine de poitrine et par le fait même de l'angine de poitrine.

Tels sont, Messieurs, les principaux troubles de la sensibilité qu'on peut observer dans les affections cardiaques. J'ai hâte d'ajouter qu'ils n'ont rien de pathognomonique. Simples accidents de la maladie, ils ne font nullement partie du cortége nécessaire ni même ordinaire de ses symptômes, et on peut, d'un autre côté, les observer dans d'autres états morbides. J'irai même plus loin, et je dirai : règle générale, quand un malade se plaint du cœur, il n'a pas une maladie du cœur.

Je commence à en avoir passablement vu dans ma vie médicale de ces femmes qui se font traiter, pendant des années entières, pour une maladie du cœur dont elles ne meurent pas et dont elles ne guérissent que quand elles sont vieilles. Chlorotiques plus ou moins complètement, hystériques plus ou moins franchement, nerveuses à coup sûr, elles ont à tout propos une douleur précordiale ou une palpitation, ou les deux réunies. Elles souffrent du cœur lui-même, j'en suis convaincu pour quelques-unes, mais elles souffrent plus encore de leurs intercostaux, dont la douleur est surexcitée par la pression du doigt; je dis de leurs intercostaux, je devrais dire plutôt de leur paroi thoracique qui, quelquefois, dans la région précordiale surtout, ne peut supporter la moindre pression, ce qui peut rendre l'auscultation difficile. En même temps que le cœur est chez elles douloureux et qu'il est agité, il présente

aussi certains signes rationnels d'une affection organique :
l'exercice physique et les émotions morales exaspèrent les
douleurs, augmentent les palpitations et produisent l'essouf-
flement. On trouve alors des signes physiques d'affection
cardiaque : l'application de la main permet de percevoir
une impulsion étendue ; l'application de l'oreille fait
constater des bruits anormaux. On administre alors de
la digitale, et, le plus souvent, le mal ne fait qu'augmenter ;
on donne du chloroforme ou de la liqueur d'Hoffmann, et
on obtient un succès rapide mais éphémère ; on donne des
bromures et on obtient un succès plus durable mais plus
lent à venir.

Tel est, Messieurs, l'état morbide qu'on peut le plus
facilement et le plus souvent confondre avec les affections
cardiaques qui produisent des douleurs. On l'observe beaucoup plus souvent chez les femmes et surtout chez les
jeunes filles que chez les hommes, bien que ceux-ci n'en
soient pas exempts, mais chez eux les névroses cardiaques
s'accusent plus volontiers par une impulsion tumultueuse
que par une sensibilité exagérée, par les palpitations que
par les douleurs. Le sexe donc, l'état chlorotique et névropathique du sujet devront vous mettre en garde ; l'absence
d'antécédents de rhumatisme devra être prise en considération, mais c'est à l'examen physique du cœur et des
vaisseaux qu'il est donné de trancher la question. Je dis
des vaisseaux, parce que ordinairement ici les bruits vasculaires l'emportent sur les bruits cardiaques qui dominent, par contre, dans les altérations valvulaires. Je dis du
cœur, parce que les bruits cardiaques d'anémie et de
névrose sont fatalement systoliques ; qu'à la base ils occupent de préférence le côté gauche du sternum, et à la
pointe, où ils sont plus rares, ils manquent toujours de
rudesse et de durée, s'accompagnent d'un claquement valvulaire assez net dans l'aisselle, ce qui n'a pas lieu dans
l'insuffisance mitrale vraie, et d'une impulsion cardiaque
agitée mais toujours régulière.

Il est cependant des cas, et Stokes en a rapporté deux exemples, où l'affection cardiaque compliquant la chlorose peut rendre le diagnostic impossible tant que n'ont pas apparu les phénomènes de l'asystolie. J'ai observé de ces cas où l'aspect général de la malade était celui d'une chlorotique; j'en ai vu un où le diagnostic de chlorose avait été une fois porté par les médecins les plus expérimentés; la pâleur du visage, l'absence des signes généraux de l'asystolie, l'intensité des bruits vasculaires expliquaient et justifiaient en quelque sorte cette erreur de diagnostic. N'oubliez pas qu'il s'agit alors d'une insuffisance aortique, celle de toutes les affections cardiaques qui se combine le plus volontiers avec les états anémiques et qui les produit même au besoin; le souffle du second temps à la base vient éclairer le praticien.

J'ai dit que la névrose douloureuse du cœur susceptible d'être confondue avec une lésion valvulaire était presque spéciale à la femme; c'est vrai pour les névroses symptomatiques de la chlorose et de l'hystérie; ce ne l'est plus pour les névroses symptomatiques de l'état morbide d'un viscère abdominal.

Il est, Messieurs, des dyspepsies larvées dont les symptômes saillants ont pour théâtre un point de l'organisme souvent fort éloigné de l'estomac. Certains dyspeptiques viennent se plaindre à vous d'une céphalalgie; ils ont la douleur de leur dyspepsie dans la tête. D'autres l'ont dans le cœur. L'état morbide de l'estomac ne s'accuse alors par aucune douleur gastrique, mais, par action réflexe, il produit une douleur cardiaque accompagnée ou non de palpitations. Ce sont les formes flatulentes qui exposent plus particulièrement à ces phénomènes. L'expulsion de gaz par la bouche, la tympanite stomacale qui, parfois, rend plus éclatants les bruits normaux du cœur mais ne produit pas de bruits anormaux, l'absence des bruits anormaux et l'influence bien manifeste du travail digestif éclairent suffisamment ce diagnostic, pour le médecin du moins, car, le

malade, rendu plus ou moins hypochondriaque par sa dyspepsie, persiste souvent dans la conviction qu'il est atteint
d'une maladie du cœur.

Il est enfin des douleurs cardiaques, et ce ne sont ni les
moins intenses ni les moins graves, que l'on rencontre chez
l'homme plutôt que chez la femme.

Au premier rang, nous devons placer ici la cardiopathie
des fumeurs, dont la forme douloureuse peut prendre les
proportions de l'angine de poitrine, ainsi que Beau l'a le
premier constaté, et dont dans nos ports, je ne dirai pas
les fumeurs mais les chiqueurs, non pas ceux qui fument
mais ceux qui mâchent le tabac, nous offrent quelquefois
des exemples. La douleur est ici la même que dans les
affections organiques du cœur, identique comme siége,
souvent supérieure comme intensité; mais les renseignements étiologiques sur la voie desquels nous met la profession de nos malades et l'absence de bruits anormaux fixent
vite notre diagnostic. Notez ici un phénomène concomitant,
l'arythmie ou l'intermittence du pouls, qu'on n'observe à
pareil degré, en dehors de l'asystolie, que dans une affection du cœur, l'insuffisance mitrale, précisément celle qui
produit le moins de douleur, à moins qu'elle ne s'accompagne d'une forte dilatation.

Mais les douleurs du plexus cardiaque, les douleurs
rétro-sternales, sont surtout provoquées par les altérations
de l'origine de l'aorte, auxquelles sont particulièrement
exposés les alcoolisés et les goutteux. C'est ici que le diagnostic présente les plus grandes difficultés, parce que
tantôt l'affection aortique s'accompagne d'une lésion cardiaque, l'insuffisance aortique, et alors, si on peut reconnaître la lésion du cœur, il peut être difficile de constater
la lésion de l'aorte; tantôt l'affection aortique produit les
signes généraux d'une affection cardiaque, mais sans s'accuser elle-même par aucun signe physique.

C'est ce que j'ai constaté plusieurs fois, ce que nous

avons observé ensemble dernièrement chez le vieillard qui a succombé au n° 28 de la salle Aillaud. Cet homme, goutteux et alcoolisé, avait les signes de l'asystolie avec souffle du premier temps à la pointe et hypertrophie du cœur principalement sensible au ventricule gauche. Cette hypertrophie du cœur, qui était générale et non limitée au ventricule droit, jointe à la régularité des contractions cardiaques, nous fit éliminer l'insuffisance absolue de la mitrale pour admettre l'insuffisance relative par dilatation. La faiblesse du cœur nous fit penser que cette hypertrophie était devenue une régression granulo-graisseuse et que l'état du muscle cardiaque, nécessairement provoqué par un obstacle au cours du sang artériel, avait pour cause une affection aortique, ce que l'autopsie a pleinement confirmé; peu d'aortes, en effet, étaient aussi athéromateuses que celle-là.

Dans d'autres cas, l'affection aortique n'est pas suffisante pour troubler la circulation, parce qu'elle ne crée pas d'obstacle mécanique, mais elle suffit pour troubler l'innervation, parce que l'irritation morbide se propage au plexus cardiaque qui recouvre l'origine de l'aorte. Voilà pourquoi il y a des douleurs rétro-sternales et même des angines de poitrine qui peuvent paraître essentielles et qui exposent comme les autres aux accidents de mort subite. Méfiez-vous, Messieurs, de ces douleurs essentielles, et quand, chez un homme mûr, alcoolique ou goutteux, vous rencontrerez des douleurs au niveau du plexus cardiaque, si l'examen physique vous permet d'acquitter le cœur lui-même, ne cessez jamais de soupçonner l'aorte.

Tels sont, succinctement décrits et diagnostiqués, les troubles nerveux que les affections cardiaques peuvent présenter du côté de la sensibilité; ils se résument en un seul mot : la douleur.

V

LES PALPITATIONS.

Messieurs, je vous disais dernièrement : Règle générale, quand un malade souffre du cœur, il n'a pas une maladie du cœur. Je vous dis aujourd'hui : Règle générale, quand un malade a des palpitations, il n'a pas une maladie du cœur.

Cependant, si vous l'osiez, je vous verrais vous lever et me répondre : Notre n° 5 de la salle Sainte-Elisabeth a des palpitations, elle a une maladie du cœur; notre n° 8, de la même salle, a des palpitations, elle a une maladie du cœur; notre n° 10, de la salle Ducros, a eu des palpitations, il avait et il a encore une maladie du cœur; et ainsi de suite, de sorte que, généralisant à votre tour, vous pourriez ajouter : règle générale, quand un malade a une maladie du cœur, il a des palpitations.

Ce qu'il y a de plus singulier, Messieurs, c'est que ces deux règles sont également vraies et qu'elles ne s'excluent en rien.

La vôtre d'abord, ou, si vous le voulez, la deuxième. Oui, Messieurs, un individu atteint de lésion organique du cœur a eu, a ou aura des palpitations. Mais les palpitations sont le résultat commun d'une foule de causes différentes. Si les affections cardiaques les produisent, les affections cardiaques heureusement ne sont pas très-fréquentes; mais les états morbides les plus nombreux et les plus divers peuvent également en provoquer, ce qui fait que les palpitations symptomatiques d'une lésion cardiaque sont infiniment plus rares que celles qui ont une autre origine. La première règle que je vous énonçais tantôt reste donc toujours vraie : la plupart des palpitations n'accusent pas une maladie du cœur.

Nous terminerons donc, si vous le voulez bien, ce petit débat par le compromis suivant : Toutes les affections cardiaques peuvent produire des palpitations, mais toutes les palpitations ne proviennent pàs, il s'en faut bien, d'affections cardiaques.

Le trouble nerveux du cœur dont nous nous occupions dans notre dernier entretien, le trouble de la sensibilité, la douleur, est un phénomène assez rare; les troubles de la motilité du cœur sont, par contre, des phénomènes très-communs, et des phénomènes que des causes très-nombreuses et très-diverses peuvent produire. Voilà un fait qu'il est facile de constater et qu'il n'est pas difficile d'expliquer. Si, en effet, la sensibilité est une qualité du cœur, la motilité c'est sa fonction, c'est son essence même. Le cœur est un muscle : il existe pour se mouvoir et, qui plus est, pour se mouvoir sans cesse. Tout état morbide ne devient chez lui un état morbide qu'en devenant un trouble de mouvement. De plus, le cœur a les relations les plus étroites avec les diverses parties de l'organisme, relations entretenues, non-seulement par le sang qu'il leur envoie, mais par les connexions nerveuses qui lui font éprouver le contre-coup de ce qu'elles ressentent. Donc, tout ébranlement de l'organisme peut retentir jusqu'au cœur et doit s'y traduire par un trouble de la motilité.

Parmi ces troubles de la motilité cardiaque, il en est un, plus commun et plus bruyant que les autres et qui a, de tout temps, en éveillant les craintes des malades, appelé l'attention des médecins; je veux parler des palpitations.

Mon intention n'est pas de vous en tracer l'histoire, mais je veux, conformément aux grandes lignes de mon programme, vous dire ce que sont les palpitations dans les maladies du cœur, et quelles sont les palpitations desquelles il faut les distinguer.

Toutes les affections cardiaques peuvent présenter ces séries de battements précipités et en apparence plus intenses, qu'on appelle palpitations. Dans toutes, la main et la tête du médecin, appliquées · sur la poitrine du malade, peuvent percevoir l'impulsion exagérée du cœur qui palpite.

On peut constater ce phénomène avec ses caractères habituels et sans rien de spécial, sans qu'il dénote par lui-même l'affection cardiaque.

On le rencontre tantôt seul, comme trouble fonctionnel du cœur, tantôt lié à d'autres troubles fonctionnels, aux syncopes ou aux lipothymies, c'est-à-dire aux impulsions diminuées ou suspendues, — aux intermittences, aux irrégularités, aux dédoublements, c'est-à-dire non plus aux changements d'intensité mais aux changements de rhythme dans les contractions cardiaques; — aux douleurs enfin. Ce cortége de symptômes qui indiquent un trouble dans l'innervation du cœur peut se rencontrer aussi avec les palpitations indépendantes d'une lésion cardiaque.

Ainsi, considérées en elles-mêmes et dans leur ensemble, les palpitations nées d'une affection organique du cœur ne présentent rien de spécial.

Suivons-les maintenant dans les diverses affections cardiaques.

Nous en trouvons dès que cet organe est, je ne dirai pas malade, mais seulement soumis à un fonctionnement exagéré, ou que le sang qu'il a lancé rencontre un obstacle sur son chemin. Une course un peu rapide, qui précipite ses mouvements, une altération vasculaire ou même la simple obésité, qui gêne le cours du sang, suffit pour déterminer des palpitations nécessairement subordonnées, dans leur évolution, à la cause qui les a produites.

Les déplacements du cœur peuvent être suivis de palpitations. Vous avez pu les constater chez notre n° 2 de la salle Ducros, dont le cœur a été déplacé par sa pleurésie du côté gauche. Chez ce malade, elles ont été rares et modérées, beaucoup moins intenses que la douleur précordiale et la douleur phrénique; mais elles ont été le seul trouble de la motilité cardiaque, et il est remarquable que, dans un cas où les battements du cœur ont dépassé à droite la ligne mamelonnaire, nous n'avons constaté ni syncope ni lipothymie, ce qui prouve que, pour produire la syncope dans les épanchements pleurétiques, le déplacement du cœur ne suffit pas.

J'ai eu occasion de vous montrer, chez les n°° 11 et 14 de la salle Sainte-Elisabeth, les palpitations signalant le début de l'endocardite. Il faut savoir que ce fait n'est pas constant et que l'endocardite peut être silencieuse; mais, quand il existe, vous le trouvez accompagné d'une dilatation rapide du cœur. Silencieuses aussi sont souvent les péricardites, qui peuvent ne s'accuser que par des signes physiques, ainsi que l'a signalé Bouillaud, mais le fait n'est peut-être pas aussi commun que Sée l'a soutenu. Cette divergence d'opinions est, du reste, plus apparente que réelle; la péricardite par elle-même ne produit pas de palpitations; les palpitations surviennent quand elle s'accompagne d'altération des fibres musculaires ou des filets nerveux, ce qui a lieu pour peu qu'elle soit étendue et intense.

Nous retrouvons dans les affections chroniques du cœur ce que nous venons d'observer dans les affections aiguës. L'affection valvulaire, par elle-même, ne produit pas de palpitation; elle la produit par l'intermédiaire d'une altération musculaire. *Quand il y a palpitation dans une affection valvulaire, vous êtes presque sûrs de trouver une affection, soit des muscles, soit des nerfs du cœur.*

La palpitation n'est donc pas un symptôme du rétrécissement mitral ou de l'insuffisance mitrale; elle n'est pas davantage un symptôme du rétrécissement ou de l'insuffisance aortique; elle est un symptôme de la dilatation que produit l'insuffisance mitrale, de la dilatation ou de la dégénérescence graisseuse que produit l'insuffisance aortique ou de l'altération consécutive du plexus cardiaque.

Règle générale, les palpitations sont plus fréquentes dans les insuffisances que dans les rétrécissements, parce que les insuffisances favorisent bien davantage la dilatation. L'insuffisance mitrale est celle où on les rencontre le plus fréquemment et le plus tôt; l'insuffisance aortique, celle où on les observe avec le cortége des symptômes les plus graves; le rétrécissement aortique, celle où elles apparaissent le plus rarement et le plus tard.

Dans l'insuffisance mitrale, elles sont dues à la dilatation du cœur droit qui apparaît de bonne heure. Il importe de distinguer ici la palpitation, qui est un phénomène dynamique, des irrégularités dont la plupart sont des phénomènes mécaniques dus à ce que le ventricule gauche ne se remplit pas d'une manière bien régulière, le sang refluant vers l'oreillette.

Dans l'insuffisance aortique, elles apparaissent ordinairement plus tard, parce que la dilatation est plus lente à se faire, la paroi du ventricule gauche, qui en est le siége principal, mettant, à cause de son épaisseur, quelque temps à se laisser distendre; mais, plus tard, la dégénérescence graisseuse du cœur et l'altération du plexus cardiaque peuvent joindre les phénomènes graves de la douleur ou de la syncope aux palpitations elles-mêmes qui n'ont pas d'ordinaire une grande intensité.

Ainsi, palpitations précoces assez intenses, accompagnées d'arythmie mécanique, mais sans beaucoup d'autres troubles rationnels, telles on les observe dans l'insuffisance mitrale; palpitations relativement tardives, modérées, avec peu d'arhythmie, mais d'autres troubles rationnels de douleur ou de syncope, telles on les rencontre dans l'insuffisance aortique; enfin, palpitations rares, tardives et modérées dans les rétrécissements.

Mais, lorsqu'un malade se plaint de palpitations, un problème de diagnostic s'impose immédiatement au médecin. Ces palpitations sont-elles dues à une affection cardiaque ou à une autre cause, et, dans ce dernier cas, à quelle cause faut-il les attribuer?

L'examen du cœur, au double point de vue de ses signes rationnels et physiques, l'examen du malade, au double point de vue étiologique et séméiotique, vous permettront de répondre à cette double question.

Si c'est le cœur qui produit les palpitations que vous observez, vous trouverez souvent d'autres signes rationnels, vous trouverez nécessairement des signes physiques de l'affection cardiaque.

Si vous trouvez des signes rationnels : de l'œdème, de la stase veineuse, l'affection cardiaque est infiniment probable ; si vous n'en trouvez pas, l'affection cardiaque peut tout de même exister. Mais les signes physiques sont plus précieux. Si vous en trouvez, vous avez trouvé l'affection cardiaque ; si vous n'en trouvez pas, il n'y a pas de lésion cardiaque, et vous devez chercher ailleurs.

Autant sont fréquentes les formes larvées des affections aortiques, autant sont rares les formes larvées des affections cardiaques. On vous a parlé de ces formes larvées des maladies du cœur ; on a écrit qu'il y a des lésions cardiaques sans signes physiques ; n'y croyez pas, Messieurs ; sans bruit de souffle, oui ; ce sont de larges insuffisances mitrales, comme celle de notre n° 5 ; mais alors l'absence de claquement valvulaire au premier temps dans l'aisselle, l'arythmie, la dilatation du ventricule droit, éclairent suffisamment le diagnostic.

Si vous ne trouvez pas dans le cœur la cause des palpitations, vous pouvez être exposés à chercher beaucoup, car les causes des palpitations varient autant par leur nature que par leur siége. Je vais cependant vous énumérer les principales, afin qu'après avoir dit où le mal n'est pas, vous puissiez indiquer où il est.

En règle générale, toutes les maladies sont susceptibles de déterminer des palpitations.

Pourquoi ? par une bonne raison. Le cœur est soumis à deux éléments, le système sanguin et le système nerveux.

Or, toutes les maladies retentissent soit sur le système sanguin, soit sur le système nerveux, soit même sur les deux réunis. Le retentissement des maladies sur le système sanguin est limité ; il n'en est qu'un nombre restreint qui soient capables d'altérer le sang ; le retentissement sur le système nerveux est par contre très-étendu parce que chaque organe a ses nerfs qu'il peut troubler et dont le trouble peut se transmettre à divers points du système nerveux. ·

Nous devons donc diviser ces palpitations en trois grandes classes ; 1° palpitations par altération du sang ; 2° palpitations par troubles nerveux ; 3° enfin palpitations mixtes ou encore mal déterminées.

Les palpitations par altération du sang sont de deux espèces : le sang est altéré dans sa quantité ou dans sa qualité.

Sa quantité peut être augmentée ou diminuée. La pléthore et l'anémie peuvent être également des causes de palpitations. Egalement n'est pas le mot. Sénac s'étonnait de voir ces deux causes si opposées produire les mêmes effets. Pour moi, je ne me rappelle pas avoir vu un seul cas bien net de palpitations par pléthore. J'y croirais peut-être si je voyais des palpitations habituelles céder à la saignée. J'ai vu des cas de pléthore chez des sujets qui avaient besoin de se faire saigner chaque printemps ; ils éprouvaient surtout un sentiment de lassitude et de la céphalalgie ; je n'ai jamais observé chez eux de palpitations. Le signe distinctif des palpitations par pléthore serait donc l'efficacité de la saignée. Quant aux signes distinctifs des palpitations anémiques, qui sont par contre très-communes, les bruits vasculaires, la pâleur du visage et surtout des muqueuses, les renseignements étiologiques et les résultats thérapeutiques les donneront.

Les palpitations produites par altération dans la qualité du sang sont celles qui succèdent à la suppression d'évacuations habituelles, sueur des pieds, vieux exutoires, vieux ulcères, vieilles éruptions. Le diagnostic repose ici sur la notion de la cause et l'efficacité du traitement. C'est dans cette classe plutôt que dans les palpitations par pléthore que je rangerai celles qui succèdent parfois à la suppression des règles ou à la suppression des hémorrhoïdes. En effet, j'ai remarqué qu'alors il y a palpitations mais il n'y a pas pléthore ; il y a par contre le plus souvent, surtout après la suppression menstruelle, des signes manifestes d'anémie ; c'est que l'hémorrhagie servait probablement alors à l'issue des principes délétères contenus dans le sang. Quoiqu'il en soit, retenez bien ce fait clinique : la chlorose peut éclater brusquement chez des filles jusque là vigoureuses, à la suite d'une suppression brusque des menstrues :

Si les palpitations anémiques sont les plus intenses, les palpitations nerveuses sont les plus variées.

Je les subdivise en deux catégories. Dans la première, le trouble nerveux est primitif. Dans la seconde, il est consécutif à des altérations viscérales.

Il y a d'abord parmi les premières les palpitations nerveuses idiopathiques, par susceptibilité spéciale du système nerveux du cœur. Certains sujets ont le cœur particulièrement sensible ; la moindre émotion ou la moindre fatigue le fait battre outre mesure ; c'est chez eux une disposition qui se manifeste chaque fois qu'une occasion la transforme en acte ; état accidentel quant à la cause, habituel quant à la fréquence, voilà son double caractère clinique.

Il y a ensuite les palpitations par état cérébral fonctionnel ou organique : fonctionnel, comme, par exemple, ce qui est arrivé à Pierre Frank, qui, étudiant avec ardeur les affections cardiaques, fut atteint de palpitations si intenses qu'il se crut en proie à un anévrysme ; plus que les excitations intellectuelles, les phénomènes de sentiment y prédisposent, la joie, la colère, l'attente anxieuse ; — organique, comme dans les cas observés par Graves de sujets atteints d'affections cérébrales inflammatoires ou congestives avec tendance au coma, où le cœur présentait une suractivité pénible et ses pulsations une violence inouïe. La palpitation n'est ici qu'un épiphénomène, et le diagnostic repose sur les autres phénomènes nerveux.

Il y a encore les palpitations par état spinal. Notre n° 11 de la salle Ducros, qui a présenté plusieurs troubles fonctionnels du cœur sous l'influence d'une myélite cervicale, en a été affecté. Elles n'étaient également ici qu'un épiphénomène.

Il y a encore les palpitations par trouble du grand sympathique et des filets nerveux. La maladie de Basedow paraît être une affection du grand sympathique ; elle produit de fortes palpitations en même temps que l'exophthalmose et le développement du corps thyroïde. Une tumeur du cou peut, ainsi que l'a établi Friedreich, provoquer des palpitations en comprimant le pneumogastrique ou le grand sympathique ; ici le diagnostic se base sur les signes physiques fournis par l'exploration locale.

Il y a enfin les palpitations produites par des névroses : l'hystérie en première ligne ; l'hypochondrie et l'épilepsie sur le second plan.

Dans la deuxième espèce de palpitations nerveuses, nous voyons intervenir tour à tour les divers organes. Cependant parmi ces organes, il en est dont l'influence, positive quant à sa réalité, est incontestable quant à son mécanisme : le poumon et le rein.

Il y a des palpitations d'origine pulmonaire, chez les emphysémateux surtout ; mais le trouble mécanique de la circulation peut être invoqué ici comme l'action réflexe du système nerveux ; j'ai vu cependant des affections pulmonaires où les palpitations du cœur n'étaient pas du tout proportionnelles aux lésions du poumon, de sorte que les altérations pulmonaires paraissaient être plutôt le prétexte que la cause réelle des palpitations cardiaques ; ici l'action nerveuse réflexe devait dominer l'action mécanique. Toujours est-il que j'ai observé les palpitations particulièrement dans deux affections pulmonaires qui marchent par saccades, les accès d'asthme et les poussées de la tuberculose aiguë.

Il y a aussi des palpitations d'origine rénale, tout-à-fait au début de certaines néphrites et avant toute hyperthrophie. Est-ce par action réflexe? est-ce par obstacle brusque à la circulation ? c'est ce que je n'oserais déterminer.

Il y a encore des palpitations d'origine hépatique. Sénac les indique sans les avoir positivement observées. Friedreich les a constatées dans l'ictère. Toujours est-il qu'elles sont rares dans les affections hépatiques ; moins rares que faibles et fugitives et bientôt suivies d'adynamie cardiaque ; mais je suis porté à croire que ces palpitations là sont fort peu nerveuses : la myocardite d'un côté, de l'autre l'action toxique des acides biliaires les expliquent largement.

Il n'en est pas de même des palpitations d'origine génitale, soit chez la femme, par excitation utéro-ovarienne, et alors elles sont fréquentes, soit chez l'homme, surtout au moment de l'émission du sperme, et alors elles sont violentes.

Elles sont bien nerveuses aussi celles qui ont leur point de départ dans le tube digestif ; qu'elles proviennent des dents, comme l'a signalé Remak et comme j'en ai observé un cas chez un petit garçon qui avait des palpitations chaque fois qu'il perçait une dent ; qu'elles proviennent de l'estomac, comme chez les deux sujets observés par Stokes, dont les palpitations violentes et en apparence dangereuses cédèrent à un vomitif, ou comme chez le sujet dont parle Sénac, qui en était atteint chaque fois qu'il avait mangé des lentilles, ou comme chez Malpighi lui-même, qui en était affecté chaque fois qu'il avait mangé des légumes ; qu'elles proviennent enfin de l'intestin, comme à la suite d'une purgation violente ou par la présence de vers instestinaux. .

Enfin les palpitations mixtes, d'origine sanguine et nerveuse à la fois ou d'origine bien difficile à préciser ne sont pas rares. Elles se subdivisent en deux catégories : d'un côté les maladies générales, de l'autre les intoxications.

Parmi les maladies générales, il y en a d'aiguës : les fièvres et notamment les fièvres typhoïdes, les exanthèmes et notamment la variole ; les infections, et notamment le scorbut, qui altèrent le sang et le système nerveux, double cause de palpitations; cependant il est probable que les palpitations qu'elles produisent sont plutôt le résultat d'une action directe sur le cœur, d'une myocardite. — Il y en a aussi de chroniques, les diathèses et parmi elles la goutte, cause fréquente de palpitations, mais cause fréquente aussi de lésions cardio-vasculaires.

Parmi les intoxications, le tabac, le café, le thé, surtout le thé vert, les alcools, sont les causes les plus fréquentes de ce symptôme. L'alcool altère les enveloppes et surtout la substance même du cœur; les autres agents concentrent leur influence sur le système nerveux beaucoup plus que sur le système sanguin; l'essentiel au point de vue clinique est moins de connaître que de savoir reconnaître leur action.

La classification que je viens de vous proposer peut être critiquée dans les détails; elle me paraît inattaquable dans sa base. Les causes morbides qui font palpiter le cœur ne peuvent agir que par le système nerveux ou le système sanguin; seulement nous ne savons encore dans beaucoup de cas comment et où cette action s'opère. J'ai cru cette classification qui fait chercher préférable à celle plus facile et pour le moment plus clinique qui aurait adopté pour la division des palpitations les grandes lignes du cadre nosologique : palpitations par troubles nerveux, par altération du sang, par lésion de divers organes, par maladie générale, par intoxication.

Vous comprenez que je ne puis vous énumérer les signes de diagnostic des palpitations d'origine cardiaque avec cette foule si diverse de palpitations; il m'aurait fallu vous faire un traité complet de diagnostic; rappelez-vous seulement que, quand une palpitation se présente, il faut d'abord l'examen complet du cœur au double point de vue des signes physiques et rationnels, et si ces premières recherches sont insuffisantes, l'examen complet du malade tant au point de vue étiologique qu'au point de vue séméïotique.

VI

LA SYNCOPE.

Messieurs, si le mot d'asystolie était exact, tous les malades atteints d'affection cardiaque périraient par syncope,
car asystolie et syncope ont à peu près la même signification : l'une et l'autre signifient que le cœur cesse de battre.
Or, le cœur, cet *ultimum moriens* de l'organisme, ne s'arrête
pas si aisément alors même qu'il porte en lui-même la
maladie qui cause la mort. Dans les affections cardiaques,
autant sont fréquentes les palpitations, autant sont rares les
syncopes, et, tandis que toutes les affections valvulaires
prédisposent aux palpitations, une seule s'accompagne de
syncopes ; c'est l'insuffisance aortique.

Établir l'existence, indiquer les signes distinctifs de la
syncope nerveuse dans l'insuffisance aortique, constater
surtout ses dangers et déterminer la part qui lui revient
dans l'étiologie des morts subites qui viennent hâter la fin
de cette maladie ; telle est la première partie de la tâche
qui m'incombe aujourd'hui. Je mettrai en deuxième et
dernier lieu en parallèle avec cette syncope si dangereuse les autres syncopes que différents états morbides
peuvent produire et les autres causes de mort subite dans
les affections cardiaques.

J'ai été à plusieurs reprises témoin d'un drame émouvant.
Dans certains cas d'insuffisance aortique, les malades, après
avoir eu des douleurs et des palpitations, étaient atteints de
lipothymies, c'est-à-dire de syncopes incomplètes dont
l'éther et les stimulants avaient provisoirement raison; puis
arrivait une syncope complète et prolongée, une syncope
mortelle. Ils mouraient subitement, et à l'autopsie, comme
nous avons pu le constater en particulier chez un homme

qui a succombé il y a déjà trois ans au n° 5 de la salle Aillaud, nous ne trouvions en dehors de la lésion initiale et de l'hypertrophie consécutive, rien, absolument rien, pour expliquer la mort subite.

Donc, pour nous, il est deux faits positifs : 1° On observe dans l'insuffisance aortique des morts subites que n'explique à l'autopsie aucune lésion d'organe ; 2° ces morts subites sont précédées d'accidents graves survenant par accès et qui consistent en des douleurs plus ou moins vives ou en des troubles de plus en plus profonds de la motilité cardiaque.

De ces deux faits, le second n'a pas été, que je sache, indiqué jusqu'ici ; le premier, par contre, est connu du moins dans son résultat final, la mort subite, bien plus que dans sa cause, la syncope. Gendrin d'abord et ensuite Briquet avaient signalé la fréquence des morts subites dans l'insuffisance aortique. Aran, à l'aide d'une statistique basée sur cent treize cas, avait constaté que la mort subite est quatre à cinq fois plus fréquente dans les lésions aortiques que dans les lésions mitrales, fait admis sans conteste depuis les travaux de Mauriac, de Potain, de Peter et de Germain Sée.

Mais toutes les morts subites dans l'insuffisance aortique n'ont pas la même origine et quatre circonstances ont été accusées de les produire. Les deux premières sont les effets différents de la même cause : la première est l'anémie cérébrale par athérômes de l'encéphale, la seconde est l'anémie cardiaque par athérômes de la coronaire, la troisième est la congestion passive du cœur, la quatrième, enfin, est la dégénérescence granulo-graisseuse du muscle cardiaque. Ainsi, du côté de l'encéphale, l'anémie ; du côté du cœur, l'anémie, la congestion passive et la dégénérescence granulo-graisseuse. L'action de ces causes a été exagérée mais elle est réelle, elle mérite d'être mesurée en pathogénie et reconnue en clinique. Seules, elles sont impuissantes à produire la mort subite ; aidées par la syncope, elles la déterminent trop souvent.

L'anémie cérébrale existe dans l'insuffisance aortique; elle est due à une double cause : d'une part, l'anémie générale que produit cette lésion du cœur ; d'autre part, l'anémie spéciale à l'encéphale, qui résulte de sa complication assez ordinaire, l'altération athéromateuse des artères. Mais cette anémie est insuffisante par elle-même pour produire la mort subite ; tout au plus est-elle capable de déterminer quelques lipothymies lorsque le malade passe de la position horizontale à la position verticale. Il faut, pour produire la mort subite avec arrêt complet et définitif du cœur, non pas une anémie générale de l'encéphale, mais une anémie localisée du bulbe, tenant à certaines lésions, à une obstruction athéromateuse ou embolique de l'artère vertébral.

Mais si l'anémie générale de l'encéphale n'est pas une cause productrice de mort subite et de syncope, c'est certainement une cause aggravante de la syncope d'origine cardiaque. Une simple lipothymie peut, en diminuant l'afflux du sang artériel vers le cerveau, la faire passer du degré où elle est compatible avec la vie au degré où elle ne l'est plus. Le cœur alors a refusé le sang à l'encéphale qui en manquait déjà ; l'encéphale, à son tour, refuse l'influx nerveux au cœur qui en avait besoin, de sorte que les deux flambeaux de la vie, le cœur et le cerveau, s'éteignent alors simultanément. Mais il faut, pour que ces accidents terribles se produisent avec leur conséquence fatale, que le cœur ait commencé. Si, en effet, l'arrêt fonctionnel commençait par le cerveau, le cœur, grâce à son innervation propre, à son système nerveux intrinsèque, serait en mesure de continuer ses fonctions jusqu'au retour de l'innervation cérébrale, ainsi que le prouvent les données de la physiologie. Voilà pourquoi certaines syncopes d'origine cérébrale, notamment chez des femmes nerveuses, ne sont pas dangereuses, tandis que dans l'insuffisance aortique la syncope qui part du cœur est mortelle.

Nous venons de voir l'anémie de l'encéphale par athérome artériel favoriser, sans la produire, la mort subite dans l'insuffisance aortique ; l'anémie du cœur par athéromes de la coronaire peut-elle la produire à elle seule? Potain et Rendu, dans le *Dictionnaire encyclopédique*, G. Sée, dans son récent ouvrage, accusent cette ischémie des coronaires d'être, par l'anémie cardiaque qui en résulte, la cause principale de la mort subite dans l'insuffisance aortique.

Nous avons eu dans le service, il y a quelques mois, un cas d'insuffisance aortique où il nous fut donné de voir l'oblitération presque complète des coronaires par des athéromes. Ce fait, où l'agonie dura environ trente-six heures, avec affaiblissement progressif de l'impulsion du cœur, prouve que l'anémie cardiaque peut produire la mort rapide mais non pas la mort subite. La mort subite, elle peut seulement la favoriser ; elle met le cœur dans de mauvaises conditions pour se mouvoir et transforme en syncope mortelle ce qui n'eût été qu'une simple lipothymie, mais il faut le trouble brusque de l'innervation pour produire la syncope et la mort subite. Dans la plupart des cas d'insuffisance aortique, en effet, le pouls est encore ample et bondissant, les contractions cardiaques conservent une certaine activité; survient une émotion ou un effort quelconque, le malade s'affaisse et succombe. Ce n'est pas le sang qui alors si brusquement a manqué au cœur, c'est l'influx nerveux.

G. Sée, se basant sur ce fait que les artères coronaires sont souvent altérées dans l'angine de poitrine et sur cette loi que l'olighémie des nerfs sensibles se traduit par des douleurs, explique ainsi la série de phénomènes qui se produisent : Anémie cardiaque ou ischémie du cœur, douleur consécutive à cette anémie et, consécutivement à cette douleur, excitation réflexe des branches motrices du spinal qui est le nerf d'arrêt du cœur. Rien ne prouve que la série des phénomènes morbides ne se produise pas dans l'ordre indiqué, pour les cas, qui sont loin d'être constants, où la syncope succède à la douleur, mais, ce qui est difficile à expliquer dans cette doctrine, c'est la soudaineté de l'anémie.

D'ordinaire, lorsque le cœur manque de sang par oblitération des coronaires, son impulsion faiblit d'une manière progressive, quelquefois rapidement progressive, comme chez notre malade, mais la mort frappe à la porte avant d'entrer. Ce qui est vrai cependant, c'est que les deux influences, l'anémie cardiaque et l'action nerveuse, sont le plus souvent combinées pour produire le drame morbide ; l'une prépare les voies ; l'autre frappe le grand coup.

Mauriac a aussi incriminé l'anémie artérielle et la congestion veineuse du cœur par suppression de la vis à tergo, mais d'une autre façon. D'après Mauriac, en effet, les valvules sygmoïdes devenues rigides dans les cas d'insuffisance, détournent le sang des coronaires, qui naissent, vous le savez, dans leur voisinage immédiat ; le sang artériel arrivant en moins grande abondance dans lo cœur, le sang veineux y stationne, d'où les altérations du muscle cardiaque ; mais ces lésions matérielles du muscle cardiaque ne peuvent pas, à elles seules, Mauriac le reconnaît comme Potain et Rendu, déterminer la mort subite ; elles préparent la voie à la secousse nerveuse qui vient brusquement terminer le drame morbide. La congestion veineuse du cœur, admise par Mauriac, se confond évidemment avec l'ischémie artérielle du cœur, admise et constatée par Potain et Rendu, et je ne crois pas qu'il y ait lieu de l'en distinguer cliniquement.

Enfin, la dégénérescence granulo–graisseuse du cœur, sans être spécialement liée, il s'en faut bien, à l'insuffisance aortique, l'accompagne souvent et peut être accusée de produire la syncope et la mort subite. Mauriac attribue à cette myocardite une grande part dans les accidents subits de l'insuffisance aortique. Je lui accorderai volontiers une action adjuvante mais un rôle assez restreint. Nous avons eu, surtout chez les alcoolisés et les vieillards, un certain nombre de cas où cette dégénérescence graisseuse du cœur était très-prononcée. Or, dans ces cas que voyons-nous ? L'impulsion cardiaque diminue ; elle devient très-faible alors cependant que la matité précordiale est très-étendue ;

les bruits systoliques s'effacent; le pouls faiblit, tantôt plus fréquent, tantôt, par contre, plus rare; les extrémités se refroidissent progressivement. Il y a, en un mot, une faiblesse progressive au lieu de cette suppression brusque qui caractérise la syncope dans l'insuffisance aortique.

Donc, Messieurs, plus ou moins aggravée par l'anémie cérébrale, plus ou moins favorisée par l'anémie artérielle, la congestion veineuse et la dégénérescence granulo-graisseuse du cœur, la syncope est toujours nécessaire pour produire la mort subite dans l'insuffisance aortique. J'ai dit la mort subite ; je n'ai pas dit la mort rapide, celle-là, une lésion matérielle peut suffire à la déterminer ; je n'ai pas dit non plus la mort presque subite, celle-là peut résulter d'une autre intervention nerveuse dont j'aurai prochainement à vous parler et qui agit par asphyxie, non par syncope.

Ce qui distingue cette syncope nerveuse, ce sont : d'une part, les phénomènes nerveux, qui la précèdent, tels que les douleurs rétro-sternales et les lipothymies; d'autre part, sa marche par saccades et par accès de plus en plus graves, précurseurs presque constants de l'accès mortel.

Ce qui distingue les lésions cardiaques qui viennent la favoriser ou joindre leur action à la sienne, ce sont, d'un côté, les symptômes qu'elles produisent et qui consistent en un affaiblissement graduel des contractions cardiaques ; d'autre part, la marche continue, plus ou moins rapidement progressive mais jamais soudaine des phénomènes morbides.

Le deuxième problème que nous présente l'étude des syncopes nerveuses dans les affections cardiaques est encore plus difficile que le premier. Les syncopes nées de l'insuffisance aortique diffèrent cependant de la plupart des autres syncopes, au point de vue diagnostique par les phénomènes qui les précèdent, au point de vue pronostique par la gravité qu'elles présentent.

Germain Sée a divisé les syncopes en trois catégories : elles seraient mécaniques, nerveuses ou organiques. Je préfèrerais, je l'avoue, une autre division.

La syncope étant la suspension simultanée des fonctions cardiaques et cérébrales, on pourrait peut-être admettre deux classes de syncopes, celles qui viennent de l'encéphale et celles qui viennent du cœur. Mais il y aurait une division encore plus naturelle : si le cœur s'arrête brusquement, ce n'est jamais, hors le cas de rupture dont nous n'avons pas à nous occuper pour le moment, parce que ses fibres musculaires refusent brusquement de se contracter ; c'est parce que son influx nerveux est troublé. Que la suspension fonctionnelle commence donc par le cerveau ou qu'elle commence par le cœur, la syncope est toujours dans son origine un phénomène nerveux.

On peut, d'après cette donnée fondamentale, établir trois grandes classes de syncopes : celles qui proviennent du système nerveux central; celles qui sont dues aux nerfs du cœur ; celles enfin que produit une action réflexe, ayant son point de départ dans le système nerveux périphérique.

Les syncopes d'origine centrale ont-elles pour cause la suspension primitive des fonctions de l'encéphale ou bien le défaut d'irrigation des centres nerveux, le contact des centres nerveux avec un sang appauvri ou altéré? c'est ce qu'il n'est pas souvent facile de déterminer. Toujours est-il que nous trouvons dans cette première catégorie les syncopes par émotion morale, les syncopes des femmes nerveuses, celles des chlorotiques, celles qui suivent les hémorrhagies, celles qui succèdent à l'inhalation de certaines substances toxiques, et notamment du chloroforme.

Ces syncopes peuvent céder à deux ordres de moyens plus ou moins efficaces suivant le mécanisme de leur production. D'un côté, les stimulants du système nerveux, les inhalations d'éther, d'ammoniaque, de substances plus ou moins excitantes; d'autre part, tout ce qui peut faire parvenir à l'encéphale un sang plus pur et plus abondant : l'exposition au grand air, qui vivifie le sang ; la position horizontale et même le décubitus la tête en bas, qui permettent au sang d'affluer et de séjourner en plus grande quantité dans les centres nerveux.

La connaissance des causes et le succès du traitement différencient suffisamment ces syncopes de celles qui naissent du cœur.

Les syncopes d'origine périphérique sont encore plus faciles à reconnaître et à distinguer.

Cl. Bernard a établi comme une règle générale que la syncope peut succéder à toute action perturbatrice violente et subite quelle qu'elle soit et sur quelque point que ce soit.

C'est ainsi que nous voyons la syncope succéder aux grands traumatismes, comme aux douleurs spontanées, celles, par exemple, de la colique néphrétique.

Cependant, certaines conditions préalables la favorisent. Ainsi, Tarchanoff a constaté que l'excitation du péritoine sain ne la produit pas tandis que l'excitation du péritoine enflammé la provoque.

Ce sont les excitations douloureuses qui la déterminent plus particulièrement, ou plutôt les excitations des nerfs de la sensibilité, qu'une action réflexe transforme en troubles de la motilité. François Frank a constaté que la syncope cardiaque se produit chez les animaux quand l'excitation périphérique est faite après l'ablation des lobes cérébraux.

Le siége de l'excitation primitive n'est pas sans influence sur la production de la syncope. La pression du testicule et celle de l'épigastre ont des effets communs sous ce rapport. François Frank a constaté qu'elle est produite assez facile-ment par l'excitation des narines, très-bien par celle de la portion sus-glottique de la muqueuse laryngienne, très-mal par celle du pharynx et de la trachée.

Toutes ces syncopes produites par une excitation péri-phérique peuvent être combattues par une autre excitation. Ce qu'une vive douleur a provoqué, une autre douleur, moins vive, le fait disparaître. Ce caractère thérapeutique joint à la notion étiologique de toute évidence qui s'impose suffit pour distinguer sans peine ces syncopes d'origine périphérique.

Quant aux syncopes qui proviennent directement des nerfs du cœur, celle qui naît de l'insuffisance aortique en est une comme je vous l'ai démontré, il n'y a pas de distinction clinique à établir ici, mais seulement une notion de physiologie expérimentale à rappeler, c'est que les excitations vives du pneumogastrique suspendent les mouvements du cœur en déterminant un arrêt diastolique de cet organe.

D'autres causes de mort subite peuvent survenir dans les affections cardiaques. On pourrait les prendre pour des syncopes alors qu'elles produisent la mort par un mécanisme tout différent. De ces causes, j'en connais deux principales : l'embolie et la rupture du cœur.

L'embolie peut produire la mort subite dans deux circonstances : 1° dans une affection du cœur droit déterminant une embolie pulmonaire ; 2° dans une affection du cœur gauche déterminant une embolie de la vertébrale. Les affections du cœur gauche se compliquent plus souvent d'une embolie de la carotide interne avec hémiplégie et phénomènes apoplectiques mais non pas mort subite. L'embolie de la vertébrale est un phénomène tellement exceptionnel comme conséquence d'une affection cardiaque qu'on peut cliniquement ne pas en tenir compte ; quant à l'embolie pulmonaire, elle n'a rien à faire avec le cœur gauche. Il en résulte que dans la mort subite par insuffisance aortique l'embolie n'intervient pas.

La rupture du cœur n'est pas non plus un accident de cette maladie, et par une raison bien simple ; l'insuffisance aortique produit une hypertrophie du ventricule gauche qui est un obstacle à sa rupture. Il est vrai qu'elle détermine tardivement, et consécutivement à l'hypertrophie, une dégénérescence graisseuse, mais celle-ci ne peut aboutir à la rupture d'un cœur hypertrophié. C'est donc la dégénérescence graisseuses qui succède à la myocardite, celle encore qui succède aux anévrysmes partiels, ou bien encore l'abcès de la paroi cardiaque, qui expose à cet accident dont la myocardite est la vraie coupable. Les symptômes de la maladie générale qui a produit la myocardite, ceux de la myocardite elle-même et la douleur violente qui accompagne la rupture lorsque la mort n'est pas immédiate, le sentiment d'anxiété avec pâleur et aspect hagard de la face qui se couvre de sueurs; tels sont les indices qui mettraient sur la voie de ce diagnostic si par hasard on avait à le poser.

En résumé, il résulte de la revue que nous venons de faire et de la discussion à laquelle nous venons de nous livrer que la syncope nerveuse est toujours ou coupable ou complice de la mort subite qui trop souvent vient terminer d'une manière soudaine la vie d'un malade atteint d'insuffisance aortique. Cette terminaison peut être prévue parce qu'elle est annoncée, et, grâce aux détails que je vous ai donnés, vous voyez qu'il est possible, dans chaque cas, de fixer à la syncope la part de responsabilité qui lui revient.

VII

TROUBLES NERVEUX DU TUBE DIGESTIF ET DE L'APPAREIL
RESPIRATOIRE.

Messieurs, l'ébranlement nerveux que produit une affection cardiaque peut s'étendre au-delà des nerfs du cœur.

Il est dans l'organisme un nerf qui distribue ses rameaux
à la fois au cœur, au poumon et à une partie du tube digestif. Lorsque les branches cardiaques du pneumogastrique
sont affectés, ses filets destinés à l'appareil broncho-pulmonaire et ceux qui se distribuent au tube digestif en
éprouvent parfois le contre-coup. De là des troubles nerveux dans ces deux appareils.

A propos de la péricardite, je vous parlais de la dysphagie, de la déglutition difficile et douloureuse qu'éprouvent
certains malades qui en sont atteints. Ce fait se répète
rarement dans les affections du cœur proprement dites.
Cependant Testa et Corvisart l'ont spécialement signalé et
un de nos malades nous l'a récemment présenté. Notre
ancien n° 10 de la salle Ducros, atteint de rétrécissement
mitral avec dilatation hypertrophique du cœur, s'est
plaint accidentellement d'une dysphagie qui n'a été d'ailleurs ni d'une haute intensité ni d'une longue durée.

Cet accident est en effet rare et léger. Les malades ne
s'en plaignent guère et le plus souvent ils ne s'en plaignent
que si vous les questionnez à ce sujet. Ignorant son existence, on peut le prendre pour une complication d'angine
simple ou d'angine rhumatismale, d'autant mieux que lé
rhumatisme peut produire alternativement ou simultanément l'angine et l'affection cardiaque. Le diagnostic en est
bien facile; il a pour bases le résultat négatif de l'explora-

tion du pharynx et une douleur concomitante qui se prolonge sur le trajet de l'œsophage.

Si les troubles pharyngiens sont rares et légers, les troubles gastriques sont, par contre, fréquents et quelquefois intenses. Vous pouvez en juger par ce qui se passe actuellement dans nos salles.

Il est peu de malades atteints d'affection cardiaque qui ne se plaignent d'une douleur épigastrique. Cette douleur est loin d'être uniforme. Tantôt, en effet, elle est superficielle et tantôt elle est profonde. Superficielle, elle est phrénique ou intercostale ; phrénique et accompagnée d'une douleur à la pression cervicale; intercostale, et accompagnée d'une douleur à la pression sur le côté ou dans le dos. Profonde, elle est cardiaque lorsque le cœur dilaté déborde, et alors la pression développe en elle un caractère syncopal, ou bien elle est gastrique, et alors c'est surtout l'ingestion des aliments qui la réveille ou, phénomène curieux déjà signalé par Corvisart, qui, par contre, la calme.

A la douleur vient, plus tard, et souvent beaucoup plus tard, se joindre la dyspepsie. Non-seulement la digestion est douloureuse ou tout au moins pénible, mais elle est lente et les malades éprouvent un sentiment de plénitude ou de gonflement. Ce n'est point là d'ailleurs, dans la plupart des cas, une simple sensation, c'est un fait réel, que vous avez pu constater chez deux au moins de nos malades, les nᵒˢ 5 et 8 de la salle Sainte-Elisabeth. L'estomac se laisse dilater à vide par des gaz, il se contracte avec moins de force pendant la digestion, comme si le pneumogastrique, pour concentrer son activité sur le cœur, la détournait de l'estomac.

Une autre forme que revêt cette dyspepsie, c'est la sensation d'un poids pendant le jour, le cauchemar pendant la nuit.

Mais, au milieu de ces douleurs et de ces lenteurs dans la digestion, la langue reste ordinairement belle, l'appétit se maintient, et, comme l'a fait observer Corvisart, il faut arriver à la période cachectique des affections cardiaques pour que l'appétit à son tour soit altéré, ce qui indique alors beaucoup moins un trouble de l'estomac qu'une sorte d'épuisement de l'organisme.

Cependant, il n'est pas tout à fait exceptionnel de rencontrer chez les cardiopathes un peu d'embarras gastrique avec un état nauséeux bien supérieur en intensité à l'enduit saburral de la langue. C'est l'état que nous offre actuellement le n° 14 de la salle Sainte-Elisabeth et sur lequel la rhubarbe agit d'une manière assez favorable. Je n'oserais me prononcer sur l'étiologie de cet embarras gastrique, qui est peut-être produit par une action réflexe sur le système sécréteur et vaso-moteur de l'estomac et du foie, pas plus que je ne le ferai sur quelques ictères légers et passagers qu'on peut observer à une période peu avancée des affections cardiaques. N'oublions pas que l'embarras gastrique est un phénomène fréquent, qui peut être produit par le repos prolongé, l'influence saisonnière et la médication employée.

Deux influences peuvent être incriminées dans la production des autres troubles gastriques : l'une est mécanique, c'est la pression exercée sur l'estomac par le cœur hypertrophié ; l'autre dynamique, c'est le trouble nerveux. Cette dernière est la vraie, car indépendamment de ce que la pression est impuissante à produire la dilatation atonique de l'estomac, elle est douteuse pour le cœur à travers le diaphragme, elle est certaine pour le foie et la rate hypertrophiés ; or, je ne sache pas que l'hypertrophie du foie ou de la rate produise des troubles gastriques par pure action mécanique.

C'est donc par l'intermédiaire du système nerveux que se manifestent, dans les affections cardiaques, certains troubles gastriques dont je vous ai signalé, mais dont je ne veux d'ailleurs exagérer la fréquence et l'intensité.

Cette influence nerveuse est sur l'appareil respiratoire plus puissante, je ne dirai pas mieux connue.

Elle y produit de la toux, des hémoptysies et des dyspnées. De la toux, c'est seulement probable ; des hémoptysies et des dyspnées, c'est, à mes yeux, certain.

La toux, dans les maladies du cœur, est fréquente, mais elle provient de causes diverses. Sans parler des bronchites accidentelles dont les maladies du cœur ne préservent pas, mais qu'elles aggravent et qu'elles prolongent, il y a la toux de la congestion bronchique par hypostase, la toux de la congestion pulmonaire et de la pneumonie cardiaque, la toux de la compression des bronches par le cœur hypertrophié et dévié ; mais on observe parfois aussi une petite toux sèche, sans signe physique qui y corresponde, sans lésion qui l'explique, et cette toux me paraît due à une action réflexe produite par l'altération du cœur ; ce serait une toux cardiaque comme il existe une toux gastrique. Ce diagnostic par exclusion me paraît non pas certain mais seulement probable.

Il est une autre toux plus rauque, plus sonore, que j'ai rencontrée chez des cardiopathes, et qui était accompagnée d'un ronchus laryngien de nature à me faire soupçonner l'existence de quelque anévrysme de l'aorte comprimant le nerf récurrent. Sa marche irrégulière et capricieuse a éloigné de moi cette opinion, et, plutôt que d'admettre une simple coïncidence, j'inclinerais à penser qu'il s'agissait encore d'une toux nerveuse par action réflexe.

Vous connaissez, Messieurs, l'hémoptysie classique des affections cardiaques. On la rencontre à une période avancée de la maladie, alors que la stase prolongée du sang dans le poumon s'accompagne d'une altération du parenchyme et d'une dégénérescence des vaisseaux. L'infarctus hémoptoïque, telle en est la cause ordinaire ; l'expectoration d'une petite quantité de sang altéré et plus ou moins mêlé à du détritus pulmonaire, tel en est le résultat habituel.

A côté de cette hémoptysie par cause mécanique et organique en même temps, il y en a une autre. Dès le début de sa maladie, le n° 8 de la salle Sainte-Elisabeth a craché du sang; elle a rendu en abondance du sang spumeux et rutilant; c'est même pour son hémoptysie que cette femme est entrée dans le service; elle avait de plus une congestion du sommet gauche, et ma première impression fut que nous nous trouvions en présence d'une poitrinaire; ce ne fut que le second examen qui nous fit découvrir une insuffisance mitrale. Cet accident s'est reproduit dernièrement avec des caractères analogues quant aux qualités du sang et avec une différence de siége en ce sens que le liquide a paru provenir du côté droit, ce qui est aujourd'hui difficile à apprécier, au milieu de la stase sanguine hypostatique que nous constatons aux deux bases et qui est due aux progrès de la maladie du cœur. Mais ce qui, par contre, était de nature à éclairer la pathogénie de cet accident morbide, c'est l'alternance établie entre l'hémoptysie, trouble vaso-moteur, et la névralgie intercostale, trouble de la sensibilité. Il y a eu d'abord névralgie intercostale à gauche, puis hémoptysie précédée et accompagnée de congestion à droite, cessation de l'hémoptysie et retour de la douleur; enfin, disparition de tous ces phénomènes, bientôt suivie de l'apparition des menstrues.

Il existe donc, en réalité, deux sortes d'hémoptysies dans les affections cardiaques : l'une, est la forme commune et la seule connue; elle peut se produire chez tous les sujets à une période avancée de l'affection cardiaque, précédée et accompagnée d'une stase prolongée du sang et de lésions pulmonaires qui s'accusent par des signes sthétoscopiques permanents; elle est caractérisée par une petite quantité de sang altéré; nous devons la combattre par la digitale et les toniques. L'autre, forme rare et pas du tout connue, appartient à la classe des hémoptysies nerveuses signalées par Carre, d'Avignon; elle se manifeste à peu près exclusivement chez les filles plus ou moins hystériques et chez les femmes mal réglées, y compris les femmes enceintes; elle se rencontre indifféremment dans toutes les périodes de la maladie, pouvant alterner avec d'autres troubles nerveux, accompagnée de signes d'auscultation fugitifs et quelquefois nuls, caractérisée par une quantité plus ou moins abondante de sang spumeux, justiciable des antispasmodiques, du succin et du bromure de potassium.

Que penser maintenant de la forme hémoptoïque des maladies du cœur, qui se présente dans la science sous le patronage puissant du professeur Sée? Que cette forme, pas plus que toutes celles qui reposent sur un symptôme ou sur un résultat final, ne résiste à l'analyse pathogénique.

Il y a une hémoptysie nerveuse, par trouble vaso-moteur du poumon, n'exigeant, pour se produire, qu'une condition, l'excitation du système nerveux sensitif ou moteur du cœur, hémorrhagie par action réflexe, comme, par exemple, les épistaxis que l'on rencontre encore. quoique plus rares, en pareil cas, et qui est, en quelque sorte, la réciproque de certaines palpitations qui succèdent à des troubles pulmonaires, c'est-à-dire de troubles de la motilité du cœur succédant à des troubles vaso-moteurs du poumon. La marche de l'affection démontre l'existence de cette forme; c'est une preuve clinique; elle suffit. Des preuves anatomiques, nous n'en avons pas dans les affections cardiaques proprement dites; nous en avons eu une dans un cas d'aortite aiguë chez cette femme qui a succombé au n° 6 de la salle Sainte-Elisabeth. Vous vous rappelez que le caractère éclatant du deuxième bruit à droite du sternum et la douleur rétro-sternale me firent diagnostiquer ici une aortite; que, bientôt nous observâmes des crépitants et des sous-crépitants, des frottements, de la matité à droite et que nous admîmes une congestion pulmonaire avec un peu de pleuropneumonie consécutive à l'aortite, sans nous expliquer le mécanisme de la production de ces phénomènes pleuropulmonaires. La malade a succombé avec une angoisse et une dyspnée hors de proportion avec les signes physiques. L'autopsie nous fit voir une aorte dilatée, tomenteuse, parsemée de larges plaques rouges qui résistaient au lavage;

il y avait aussi de la pleurite adhésive avec une congestion pulmonaire très-intense accompagnée d'un peu d'extravasation sanguine mais sans pneumonie ; il y avait enfin un peu de péricardite hémorrhagique ; c'est-à-dire que nous avons, en définitive, constaté, dans ce cas, la reproduction des troubles nutritifs et circulatoires qui se développent quelquefois dans la cavité thoracique après certaines expériences sur le système nerveux. Notre malade a eu dans la poitrine des troubles trophiques et vaso-moteurs dont l'aortite a été le point de départ. Ce n'est d'ailleurs pas la première fois que dans les aortites nous constatons des congestions pulmonaires avec ou sans hémoptysies indépendantes de toute cause mécanique. Evidemment, dans ces cas, c'est au système nerveux qu'il faut s'adresser pour trouver l'explication du mal et le remède.

Mais nous ne devons pas oublier qu'il y a un groupe bien plus nombreux d'hémoptysies dont la cause est toute matérielle et où l'on peut voir tour à tour entrer en scène, comme G. Sée l'a justement rappelé : une oblitération embolique des branches de l'artère pulmonaire, une congestion passive prolongée, un affaiblissement de l'impulsion cardiaque, enfin cette dégénérescence tantôt variqueuse, tantôt granulo-graisseuse des parois vasculaires, que Rigal a si bien étudiée. Quant aux raptus sanguins qui peuvent résulter de l'impulsion exagérée du cœur, ils n'ont existé que dans l'imagination de Corvisart et de Forget. Il faut ici régulariser la circulation, combattre la tendance inflammatoire, soutenir le cœur, tonifier les petits vaisseaux. C'est donc sur le système cardio-vasculaire qu'il faut agir, et cette forme ne doit pas être confondue avec la précédente.

Ces réserves que nous venons de faire relativement à la forme hémoptoïque des affections cardiaques, nous devons, quelque hardi qu'il soit, ne pas jurer par la parole d'un maître comme le professeur Sée, les reproduire au sujet de la forme dyspnéique des mêmes maladies.

Je vous signalerai d'abord deux dyspnées cardiaques qui certainement ne se ressemblent pas : l'une est douloureuse et l'autre congestive, l'une nerveuse et l'autre vasculaire. La première est produite par une cause dynamique, l'angoisse qui accompagne l'état morbide du plexus cardiaque; la seconde par une cause mécanique, l'engorgement congestif et inflammatoire du poumon qui devient imperméable à l'air.

De ces dyspnées, la première se rencontre surtout dans les altérations de l'orifice aortique; elle est toujours précédée ou accompagnée de douleur rétro-sternale et se produit souvent sans signes physiques du côté du poumon, sans œdème des extrémités, sans gonflement veineux du cou; elle suit une marche intermittente ou rémittente avec paroxysmes nocturnes; elle est soulagée par le chloral. La deuxième s'observe de préférence dans les altérations de l'orifice mitral; elle s'accompagne de signes d'auscultation très-nombreux du côté du poumon, de signes très-accusés de stase dans les veines du cou, d'un œdème plus ou moins étendu; elle suit une marche subcontinue; elle est soulagée par la digitale, les purgatifs et les diurétiques.

Il y a donc un contraste frappant entre ces deux dyspnées, qu'on ne peut réunir dans une seule forme morbide.

Ce n'est pas tout. J'en connais une troisième. Après la dyspnée douloureuse et la dyspnée congestive, il y a la dyspnée asthmatique, qui est nerveuse comme la première. Une des gloires de notre Provence, une des lumières de l'école française, le professeur Rostan, avait placé l'asthme sous la dépendance d'une lésion du centre circulatoire, opinion qui, pour les vieillards, est vraie dans une assez large mesure, ainsi que l'a reconnu le professeur Sée. Un fait m'a depuis longtemps frappé ; c'est la coïncidence de l'asthme classique, de l'asthme sifflant, avec les affections cardiaques. Cet asthme est remarquable par ses relations étiologiques, par ses caractères séméiotiques et par sa gravité pronostique.

Par ses relations étiologiques : l'influence de l'affection cardiaque était bien évidente. Si, dans certains cas, on pouvait expliquer la coïncidence des deux états morbides par l'action simultanée de la diathèse arthritique sur l'arbre broncho-pulmonaire et sur l'appareil cardio-vasculaire, j'ai vu aussi, à mesure que progressait une affection d'abord isolée du cœur, des individus qui n'étaient pas asthmatiques le devenir et présenter la dyspnée sifflante, très-souvent précédée par des palpitations ou des douleurs rétro-sternales. Ce sont surtout les affections de l'orifice aortique qui présentent cette complication.

Par ses caractères séméiotiques : il y avait ici les trois signes principaux de l'asthme ordinaire : l'inspiration pénible, l'expiration lente, la respiration sifflante; cet asthme m'a paru plus douloureux que l'asthme commun ; il accompagnait quelquefois la dyspnée douloureuse que je vous ai déjà signalée, et paraissait en quelque sorte s'y ajouter.

Par sa gravité pronostique enfin : je ne dirai pas que cet asthme est toujours mortel par lui-même, mais je sais qu'il est un présage de mort.

Deux opinions se trouvent en présence pour l'expliquer.

G. Sée croit à l'influence d'une congestion pulmonaire : l'action de la déclivité nocturne, celle de la distension gastrique, tels sont les arguments qu'il invoque et auxquels répond ce fait que je constatais encore ces jours derniers : Chez certains malades atteints de cet asthme cardiaque, on peut percevoir très-nettement le murmure vésiculaire jusqu'à la base des poumons; or, quand la congestion s'empare des poumons, elle commence par y supprimer le murmure vésiculaire.

Une action réflexe sur les rameaux du pneumogastrique explique bien mieux cet asthme, qui reproduit les phénomènes que détermine en physiologie expérimentale l'excitation centripète du pneumogastrique ; le caractère franchement intermittent de l'affection et la prédominance des sibilants nous obligent à placer le siége du mal dans les bronches plutôt que dans le poumon et dans le système nerveux plus que dans le système vasculaire.

Il existe donc une dyspnée asthmatique d'origine cardiaque ou aortique qui sera reconnaissable pour vous à ces deux caractères : une lésion cardiaque ancienne avec un asthme récent, ou un asthme récent chez un vieillard.

Cette dyspnée est importante à connaître à cause de sa gravité. J'ai suivi deux malades qui en sont morts et je suis convaincu qu'elle partage avec la syncope la responsabilité des morts brusques dans l'insuffisance aortique :

Un malade se retourne dans son lit et il meurt; c'est la syncope qui a produit la mort subite;

Un malade se sent étouffé; il manque d'air, il court à la fenêtre, s'y débat et y meurt; c'est la mort presque subite par asphyxie.

L'intervention du système nerveux provoque cette dyspnée dangereuse et mortelle; les modificateurs du système nerveux, les injections morphinées, entr'autres, pourront la prévenir et l'empêcher. C'est la conclusion pratique de ce débat.

Est-ce tout, Messieurs ? Non, pas encore. Il y a des troubles dans le rhythme respiratoire, que l'on aurait tort de vouloir réunir dans le type décrit par Cheyne et par Stokes, et où l'on voit alterner ou se succéder les respirations rapides et les respirations suspendues. C'est là un désordre respiratoire dont l'origine nerveuse ne saurait être contestée et dont le siége paraît être encore le pneumogastrique, bien que le mécanisme en reste encore obscur. Je ne l'ai observé jusqu'ici que dans les vieilles affections cardiaques avec dégénérescence graisseuse du cœur et altération athéromateuse de l'aorte chez les alcoolisés et les goutteux. Le passage de la position horizontale à la position verticale m'a paru propre à le provoquer.

Une grande et légitime préoccupation du professeur Sée a été de distinguer la dyspnée cardiaque des autres dyspnées. Seulement ce problème de diagnostic n'a pas le même aspect ni les mêmes difficultés dans les diverses formes que nous venons d'examiner..

Les dyspnées à distinguer des dyspnées cardiaques peuvent être divisées en quatre groupes :

1° Celles qui ont leur origine dans les voies respiratoires; c'est le groupe asthmatique avec ses trois variétés : l'asthme, le catarrhe, l'emphysème;

2° Celles qui viennent de l'abdomen; elles sont mécaniques et s'opposent au jeu du diaphragme;

3° Celles qui sont dues à une altération du sang, celle de l'anémie, celle de l'albuminurie;

4° Les dyspnées nerveuses, notamment celle de l'hystérie.

L'asthme ordinaire et l'asthme cardiaque se ressemblent complètement par leurs symptômes; c'est, dans les deux cas, la même inspiration difficile réclamant le concours des muscles du thorax, la même expiration prolongée, la même respiration sifflante et entendue à distance. Exception faite pour la douleur, plus fréquente et plus vive dans l'asthme cardiaque, on peut dire que le diagnostic ne repose pas sur les symptômes, mais seulement sur les causes et l'évolution du mal, c'est-à-dire sur la constatation de la lésion cardiaque antérieure et prédominante, et surtout de la lésion de l'orifice aortique, car, tandis que les altérations mitrales prédisposent particulièrement aux dyspnées congestives, les altérations aortiques engendrent les dyspnées nerveuses, douloureuses et asthmatiques.

La dyspnée catarrhale serait plutôt confondue avec celle qui provient de la stase sanguine dans les poumons et dans les bronches. Le diagnostic a de l'importance parce que la vie du malade peut en dépendre, mais il n'a pas de difficulté. L'existence du souffle cardiaque ou de l'irrégularité du rhythme dans la maladie du cœur, qui est ordinairement mitrale, les caractères des râles plus petits, plus craquants surtout, la submatité des bases à la percussion, voilà des

moyens bien simples de l'établir, tandis que dans le catarrhe il y a davantage de râles muqueux, que l'auscultation
du cœur y est quelquefois gênée par des râles secs, que
l'emphysème consécutif augmente la sonorité sous-claviculaire et que le malade expectore en abondance des crachats caractéristiques.

La dyspnée emphysémateuse accompagne ordinairement
les précédentes ; quand elle est isolée ou prédominante,
elle prend le caractère continu ou subcontinu, se rapprochant, par conséquent, de la deuxième forme de dyspnée
cardiaque ; dans les deux cas, les malades sont essoufflés
pour peu qu'ils montent ou marchent vite ; mais la voussure thoracique et la sonorité sous-claviculaire feront vite
distinguer cette affection de la pneumopathie cardiaque. Il
y a quelquefois une cause d'erreur contre laquelle je dois
vous prémunir ; c'est l'existence chez des emphysémateux
d'un souffle systolique de la pointe par dilatation du cœur
et insuffisance relative de la mitrale ; l'abaissement de la
pointe et la régularité du pouls vous mettront alors sur la
voie du diagnostic.

J'ai à peine besoin de vous mentionner le diagnostic des
dyspnées cardiaques avec les dyspnées diaphragmatiques
dues au défaut d'abaissement de ce muscle, qui peut être
paralysé ou retenu par une tumeur abdominale. Le changement qui survient alors dans le rythme respiratoire joint
aux signes si manifestes des tumeurs gazeuses, liquides ou
solides de l'abdomen, ne permettrait pas au médecin quelque peu attentif de confondre ces dyspnées avec celles,
quelqu'en soit le mécanisme, qui partent du cœur.

Les dyspnées par altération du sang méritent d'être examinées de plus près, qu'elles proviennent d'une diminution
dans la quantité ou d'un changement dans la qualité de ce
liquide, d'une anémie ou d'une urémie.

Les anémiques ont leur dyspnée, que l'on peut confondre
avec les dyspnées cardiaques chez ceux qui ont aussi des
palpitations et de l'œdème. Une émotion ou un effort peut

donner à cette dyspnée habituelle les proportions d'un véritable accès avec respiration haletante et accélérée ; mais il n'y a pas de signes physiques du côté du poumon ; c'est donc à une forme nerveuse de dyspnée cardiaque qu'elle ressemble. La confusion sera plus facile quand l'anémie s'accompagnera de souffle cardiaque. Mais n'oublions pas que ce souffle cardiaque de l'anémie siége d'ordinaire à la base et à gauche du sternum, qu'il est moins intense que les bruits vasculaires, et que la dyspnée anémique n'est ni aussi forte ni aussi douloureuse que la dyspnée cardiaque.

Les dyspnées urémiques peuvent être, par contre, très-intenses. J'en connais trois principales : 1° la dyspnée nerveuse nocturne d'origine centrale, avec céphalalgie et trouble oculaire ; 2° la dyspnée œdémateuse avec sous-crépitants à la base de la poitrine ; 3° la dyspnée asthmatique, probablement par action réflexe sur le pneumogastrique dont un filet se rend au plexus rénal droit. D'autre part, il y a trois moyens d'arriver au diagnostic : 1° l'auscultatino du cœur, les souffles d'un côté, les bruits de galop de l'autre ; 2° l'examen des urines ; 3° la recherche de la température, qui est abaissée dans l'urémie cérébrale, comme l'ont démontré Bourneville et Carvin. Rappelons-nous aussi les douleurs rétro-sternales de la dyspnée cardiaque.

L'oppression rétro-sternale se rencontre dans les dyspnées hystériques ; mais l'action des influences morales plus grande que celle des causes physiques, la boule qui monte de l'épigastre, le sentiment de constriction à la gorge, les sanglots, la douleur ovarienne à la pression, les plaques d'anesthésie éclairent vite le diagnostic. Il est des cas rares d'asthme hystérique, ceux d'Ettmüller, de Sauvages, de G. Sée, où l'affection présente l'aspect de l'asthme ordinaire et pourrait être confondue avec l'asthme cardiaque si on n'avait pour se guider la connaissance des antécédents, celle de l'état général du sujet, et au besoin l'exploration du cœur.

Vous voyez, Messieurs, par ces exemples, combien il faut distinguer en médecine. La dyspnée douloureuse n'est pas la seule dyspnée cardiaque ; elle doit être distinguée des autres, et les dyspnées cardiaques doivent à leur tour être distinguées des nombreuses dyspnées qui reconnaissent une autre origine. C'est seulement au prix de ce travail minutieux d'analyse clinique que nous parviendrons à donner aux indications thérapeutiques une base bien sûre.

VIII

LA FOLIE.

Messieurs, en rentrant des vacances de Pâques, vous avez trouvé au n° 10 de la salle Sainte-Élisabeth une femme qui avait été admise dans le service pour une toux quinteuse assez fatigante, développée, avec ces caractères du moins, depuis quelques jours seulement. En approchant d'elle, vous entendiez à distance des sibilants qui se montraient beaucoup plus nombreux à l'auscultation, en même temps que la percussion vous permettait de reconnaître une sonorité exagérée de la partie antérieure et supérieure du thorax.

Un examen plus complet de la malade vous révélait de plus l'existence d'un bruit prolongé principalement systolique de la pointe du cœur avec régularité complète de l'impulsion cardiaque et du pouls radial, sans stase veineuse, sans œdème des extrémités ni de la base du poumon.

Cette femme était enceinte ; elle avait même atteint le septième mois de sa grossesse.

Assez tranquille, assez raisonnable lors de notre examen, elle ne tarda pas à montrer par sa conduite que sa raison était profondément troublée ; tantôt triste et taciturne, tantôt inquiète et agitée, elle se leva une nuit, parcourut une partie de la salle en poussant des cris et se rendit auprès du lit d'une de ses compagnes qu'elle effraya sans qu'on ait pu comprendre dans son jargon italien ce qu'elle lui voulait. Cette agitation et des scènes analogues se sont répétées à plusieurs reprises pendant plusieurs jours qu'elle a passés dans nos salles ; on a cru même l'arrêter une fois dans une tentative de suicide, alors qu'elle semblait vouloir se précipiter par le balcon. Elle a enfin manifesté le désir de s'en aller, et, dans de pareilles circonstances, nous n'avons pu prendre la responsabilité de la garder plus longtemps.

Donc, cette femme avait une bronchite avec tendance asthmatique : elle avait une affection cardiaque, une lésion mitrale ; elle était enceinte ; elle était folle. Evidemment la réunion de ces phénomènes ne permettait pas de croire à une simple coïncidence ; des liens étiologiques devaient les unir entre eux.

La première pensée qui se présentait à notre esprit, une fois l'état bronchique et l'état cardiaque simultanément reconnus, c'était de rechercher s'ils ne dépendaient pas l'un de l'autre. Les affections du cœur peuvent bien produire des congestions et des inflammations broncho-pulmonaires, mais, d'un côté, nous nous trouvions en présence d'une bronchite emphytémateuse avec ses caractères classiques, sans stase sanguine à la base du poumon ; d'autre part, l'affection cardiaque, un mélange de rétrécissement mitral et d'insuffisance, était parfaitement compensée, avec régularité parfaite du pouls, absence complète d'œdème et de stase sanguine, absence de dilatation hypertrophique du cœur. L'état broncho-pulmonaire et l'état cardiaque étaient donc indépendants l'un de l'autre, et comme la diathèse rhumatismale produit isolément l'un et l'autre, rien de plus naturel que de les rattacher l'un et l'autre à l'action directe de la même influence diathésique, de l'influence rhumatismale.

L'explication de la folie était plus difficile. Trois causes pouvaient être soupçonnées de la produire : la diathèse arthritique, la grossesse et l'affection cardiaque.

Cette dernière, nous l'avons éliminée ici parce qu'il nous a semblé que c'était accuser sans preuves la lésion cardiaque alors que l'auscultation seule nous révélait sa présence et qu'absolument aucun signe rationnel, aucun trouble fonctionnel des viscères le plus directement en rapport avec le cœur ne trahissait une influence fâcheuse du cœur lésé sur un point quelconque de l'organisme.

C'est avec plus de réserve que nous avons exclu l'influence pathogénique de la grossesse, qui a été constatée dans un certain nombre de cas ; mais nous nous trouvions ici en dehors des deux périodes qui facilitent l'éclosion de la folie et qui sont le commencement et la fin, le début de la gestation et les jours qui suivent l'accouchement. Ensuite, dans les quelques cas que j'ai observés jusqu'ici, la folie de la grossesse portait de préférence sur les facultés affectives ; elle se traduisait par l'amour ou la haine plutôt que par le besoin d'agir, de gesticuler et de se mouvoir dont semblait animée notre malade.

Sans donc me prononcer d'une manière absolue, je me suis rattaché au diagnostic de folie arthritique, comme j'avais admis déjà le diagnostic de bronchite arthritique et d'affection arthritique du cœur. Deux raisons principales me paraissaient motiver ce diagnostic : d'une part, l'alternance assez nette chez notre malade entre la bronchite et la folie, car la bronchite a présenté un amendement considérable et rapide quand la folie s'est manifestée ; ensuite l'influence bien nette, constatée par moi dans d'autres cas, de l'arthritis sur la folie. Je me rappelle surtout deux femmes, de race arthritique l'une et l'autre, qui étaient alternativement affectées de mélancolie avec tendance au suicide et de gravelle urique. Quand elles rendaient du sable et des graviers avec ou sans douleurs néphrétiques, leur intelligence recouvrait sa lucidité et leur esprit sa gaieté.

Donc, Messieurs, chez notre malade, autant j'étais éloigné d'admettre l'influence de la lésion cardiaque sur la folie, autant, sans sortir de la réserve qu'exige la difficulté de la question, j'étais porté à considérer cette folie comme d'origine arthritique.

Une idée que j'ai eue et que peut être vous ne comprendrez pas, c'est, non pas que j'aie refusé à la folie de notre malade une origine cardiaque, mais que j'aie pu penser un seul instant à une pareille étiologie. Quels rapports, me diraient volontiers les moins expérimentés d'entre vous, peuvent exister entre les altérations du cœur et la folie ? quels liens peuvent rattacher à une lésion valvulaire des troubles intellectuels ?

Messieurs, il est un fait positif, que la clinique a depuis longtemps démontré et dont je viens aujourd'hui vous administrer les preuves : c'est celui de la coïncidence des affections cardiaques et de la folie. Il est un autre fait non moins positif mais beaucoup plus restreint et que je veux vous prouver aussi en vous signalant les causes d'erreur qui peuvent en faire exagérer la présence ; c'est celui de l'action pathogénique des affections cardiaques sur la folie. Il est un troisième fait que j'ai enfin à vous faire remarquer ; c'est que cette folie cardiaque est d'origine nerveuse et ne doit pas être confondue avec les troubles intellectuels qui résultent des désordres de la circulation cérébrale dans les mêmes affections.

A. La coïncidence des affections cardiaques et de la folie est un fait anatomique et clinique qui s'est depuis longtemps imposé à l'observation des praticiens.

La découverte de ce fait remonte aux premières recherches de l'anatomie pathologique. La folie avait été observée pendant la vie ; la lésion cardiaque fut trouvée après la mort. Elle fut en général assez vaguement décrite : ainsi Sennert parle de vices organiques du cœur dans la folie, Bonet de sécheresse du cœur ou bien encore d'excroissances papillaires de cet organe, observation également faite par Amatus Lusitanus. Sœmmering, Cruishank, Lieutaud, Guislain, sont aussi affirmatifs sans être plus explicites ; ils ont trouvé dans quelques cadavres d'aliénés de mauvaises conformations ou des vices organiques du cœur, observation qui a même été étendue à quelques criminels par Bonet et par Larrey, à un plus grand nombre de suicidés par Meckel Testa, Oslander.

Ces faits incomplets étaient épars dans la science ; ils furent presque tous réunis par Nasse dans une importante monographie publiée en 1818. Nasse observa pendant six ans un jeune homme qui présenta d'abord les signes d'une affection cardiaque, puis tomba dans une mélancolie prolongée ; inquiet et agité, il se croyait empoisonné. Nasse avait également remarqué que les enfants atteints de la maladie bleue sont particulièrement disposés aux accès de colère, ce que j'ai constaté aussi chez un enfant dont les accès de colère rendaient la cyanose à la fois plus manifeste et plus dangereuse.

Réunissant les observations recueillies par d'autres cliniciens, Nasse cite entre autres le fait curieux rapporté par Cox d'un homme qui, avec un pouls de 50 pulsations, était mélancolique, de 70 raisonnable et de 80 maniaque.

Généralisant enfin d'après ces faits, Nasse en déduit que les affections du cœur conduisent surtout à une folie d'un caractère que j'appellerai impulsif ; c'est une propension au crime, aux violences, au suicide ; et il conclut que l'aliénation mentale résulte quelquefois d'une « inflammation du cœur. »

Des faits analogues à ceux qui avaient été observés en Allemagne par Nasse ont été signalés en Angleterre par Burrows, en France par Saucerotte. En 1844, dans un travail intitulé : *De l'influence des maladies du cœur sur les facultés intellectuelles et morales de l'homme*, Saucerotte insiste sur les réflexions que doit suggérer l'accord de toutes les langues parlées à désigner le cœur comme le siége de la sensibilité morale et des passions qui en résultent, et il cherche ce qui a pu produire et généraliser cette opinion. L'explication cherchée, il la trouve dans les données de la clinique. Il y a en effet action réciproque des passions sur le cœur et du cœur sur les passions. Sept observations que relate Saucerotte lui servent à prouver l'influence des affections cardiaques sur les désordres de la pensée.

Troubler la sensibilité morale, surexciter les passions vio-

lentes, faire sentir vivement et agir brusquement, porter à
la tristesse, à la colère et au suicide ; voilà quelle serait
l'influence des affections cardiaques sur les facultés morales
plus encore que sur l'intelligence, d'après les premières
recherches de la clinique.

Les recherches ultérieures ont confirmé ces premiers
résultats. Ainsi, d'après Morel, l'insuffisance des orifices
produit des anxiétés avec tendance au suicide. Chez les ma-
niaques à type périodique, les exacerbations coïncident parfois avec de plus vives palpitations. D'après Burmann, c'est
la monomanie hypochondriaque avec anxiété qui se trouve
plus spécialement liée aux affections cardiaques. Maurice
Raynaud a signalé le fait d'un malade dont les accès
de lypémanie étaient manifestement liés aux recrudescences de l'asystolie, et celui d'un autre sujet qui était obsédé
par des idées de grandeur dont il était le premier à reconnaître l'absurdité. Peter, qui a si bien dit que le cœur physique est doublé d'un cœur moral, a rapporté le fait non moins
remarquable d'un homme politique belge, parvenu à une
période avancée d'une affection mitrale qui le retenait dans
son fauteuil ou dans son lit. Sous l'empire d'une hallucina-
tion, tout-à-coup il se lève, parle avec volubilité et fait deux
jours de suite le tour des Champs-Elysées. Puis son délire
se calme, il retombe dans l'impossibilité de se mouvoir et
retrouve jusqu'à la mort toute sa lucidité d'esprit. J'observe
actuellement en ville un homme atteint d'insuffisance mitrale
dont la folie, qui heureusement n'est pas complète, se
caractérise par ces deux tendances : une mélancolie avec impulsion au suicide contre laquelle il lutte en désespéré ; des
accès de violente colère au moindre prétexte. Je voyais également en ville l'année dernière un homme atteint d'affection cardiaque, d'ailleurs assez mal caractérisée, et pour
laqnelle il avait été réformé ; deux fois il s'est livré à des
tentatives non motivées de suicide ; la seconde fois on l'ar-
rêta au moment où il enjambait une fenêtre ; il fallut le conduire à l'asile des aliénés.

Ainsi donc nous retrouvons depuis Sennert jusqu'à nos jours le témoignage constant de la clinique.

L'anatomie pathologique, qui avait la première éclairé cette question, ne pouvait dans notre siècle rester muette. Contrairement à l'opinion isolée de Griesinger, elle a prouvé par des statistiques nombreuses la coïncidence des affections cardiaques avec la folie.

Différentes dans les proportions qu'elles donnent, ces statistiques concordent toutes dans leurs conclusions, depuis celle de Thyermann, qui a trouvé chez les aliénés des altérations du cœur ou de ses valvules dans un septième des cas, celle de Bayle dans un sixième, celle de Calmeil dans vingt-neuf pour cent, celle de Voppel dans douze sur soixante et quinze, jusqu'à la plus récente, celle de Dufour, dans quarante-quatre sur soixante et un.

Les lésions ont été tantôt valvulaires et tantôt musculaires. Dufour a démontré que les lésions mitrales sont les plus fréquentes de toutes : soit isolément, soit conjointement à d'autres altérations, les valvules mitrales étaient affectées trente fois dans sa statistique, dont vingt-trois fois assez gravement ; les valvules sygmoïdes l'étaient vingt-six fois. Dans quatorze cas, le muscle cardiaque était seul atteint, tantôt hypertrophié, tantôt en dégénérescence graisseuse. Toutes ces lésions occupaient le cœur gauche.

Voilà donc prouvée par le double témoignage de la clinique et de l'anatomie la coïncidence des affections cardiaques et de la folie.

B. — Mais la coïncidence ne suppose pas nécessairement la relation de cause à effet. Si elle autorise à présumer que la folie peut naître d'une affection cardiaque plutôt que l'affection cardiaque de la folie, ce qui serait par trop difficile à expliquer, elle ne permet nullement d'exclure cette opinion que la maladie cardiaque et la folie naissent dans ces cas plus ou moins simultanément d'une influence commune.

Et c'est ce qui a lieu. Il existe une diathèse qui, dans ses formes larvées, exerce sur l'organisme une action dont on ne connait pas assez la fréquence et les effets funestes. Cette diathèse est l'arthritis. On sait le mal qu'elle fait au cœur, on n'a pas assez étudié les troubles qu'elle produit dans le cerveau. Bien des cas de folie lui appartiennent. Il existe une intoxication qui devient de plus en plus répandue et dont le domaine pathologique s'agrandit chaque jour ; c'est l'alcoolisme, source abondante de lésions cérébrales et de lésions cardiaques, source surtout féconde de lésions vasculaires, ce qui est le moyen de troubler à la fois les fonctions du cœur et celles du cerveau.

Dans un certain nombre de cas, l'affection cardiaque et la folie coïncident comme les effets communs d'une même cause, de l'arthritis ou de l'alcoolisme.

Mais il est aussi des cas où la folie dépend de l'affection cardiaque, et leur existence est prouvée par le triple témoignage de l'anatomie, de l'étiologie, de la séméiotique.

L'anatomie apporte son témoignage quand elle constate dans les autopsies des aliénés la présence d'une lésion cardiaque et l'absence de toute autre affection capable de produire la folie.

L'étiologie présente les exemples de lésions cardiaques qui n'ont pas été précédées de rhumatisme et qui sont suivies de folie. Au tort d'être très-rares, ces faits joignent celui de n'être pas complètement démonstratifs, car l'affection cardiaque peut être d'origine rhumatismale sans avoir jamais été précédée de rhumatisme articulaire. Ainsi vous auriez pu croire que l'insuffisance mitrale de notre n° 5 de la salle Saint-Elisabeth n'était pas rhumatismale, et voilà qu'au bout de cinq mois de séjour dans nos salles pour son affection cardiaque, une première attaque de rhumatisme articulaire, la première qu'elle ait jamais eue, se déclare chez elle.

A la séméiotique appartiennent les meilleures preuves. Ce sont les faits plus nombreux où les symptômes de la folie portent l'empreinte de leur origine cardiaque ; cas de folie où, remarquez le bien, l'intelligence proprement dite n'est pas atteinte ou ne l'est que d'une manière tout-à-fait accessoire et transitoire ; où les troubles se concentrent sur la sensibilité morale et sur la volonté ; où le malade, tourmenté par la vivacité des impressions qu'il reçoit, tourmente les autres par l'activité qu'il déploie dans l'accomplissement de ses desseins. Esprits rarement hallucinés, et qui, s'ils éprouvent des hallucinations, y répondent immédiatement par des actes ; caractères rarement épanouis et ambitieux, le plus souvent tristes, mélancoliques et concentrés, toujours violents, ou bien mélancoliques et violents à la fois ; ce qui conduit ces pauvres malades à frapper les autres ou à se tuer eux mêmes. Le suicide est ici beaucoup plus fréquent que les violences, mais, comme Corvisart l'a justement observé, les malades y sont poussés par l'anxiété qu'ils éprouvent, de sorte qu'une folie complète n'est pas nécessaire pour les y porter.

C. — De même que nous avons distingué la dyspnée nerveuse provoquée par la maladie du cœur des dyspnées congestives qui naissent des mêmes affections, ne confondons pas, Messieurs, cette folie d'origine cardiaque avec les troubles intellectuels que l'on observe dans la dernière période des lésions du cœur.

La folie est une conséquence accidentelle qui peut survenir à une période peu avancée de l'affection cardiaque et disparaître plus tard. C'est le résultat d'un ébranlement nerveux produit par des souffrances continues et profondes et qui réclame avant tout des modificateurs du système nerveux. Les phénomènes terminaux que je vous rappelle actuellement sont par contre dans leur essence même des troubles circulatoires où l'intelligence ne s'altère que par suite de désordres survenus dans l'irrigation sanguine du cerveau.

Corvisart avait parfaitement saisi les caractères et le mécanisme de cet autre genre de troubles intellectuels, qu'il

attribue aux engorgements sanguins, aux infiltrations séreuses et aux altérations du sang qui, trop souvent dans les
affections cardiaques, se trouve pauvre en oxygène et riche
en carbone.

Dans une première période, qui est simplement prodo-
mique, la tête est douloureuse et lourde, pour me servir
d'un mot significatif. Dans une deuxième période surviennent des troubles intellectuels pendant le sommeil et surtout des rêves effrayants. Dans une troisième période enfin,
les troubles intellectuels se montrent aussi pendant la
veille ; on peut renconter le délire, les hallucinations et le
coma.

Une observation contenue dans la thèse de Limbo, qui a
sérieusement étudié cette question, montre bien quelle est la
nature de ce deuxième ordre de troubles intellectuels. Une
femme arrivée à une période avancée d'une affection mitrale se lève pendant la nuit parce qu'elle s'imagine qu'un
rat lui mord les pieds ; à l'examen ophthalmoscopique on
trouve une dilatation manifeste des veines rétiniennes ; il y
avait donc congestion encéphalique. Un autre malade du
même médecin croyait pendant ses rêves tomber d'un lieu
élevé dans un précipice ; la secousse de la chute le réveillait
en sursaut. Une troisième malade du même observateur a eu
pendant la nuit un accès de délire ; elle est tombée de son lit ;
pendant le jour elle reste dans le subdelirium et le coma,
répondant à peine aux questions qu'on lui adresse ; elle succombe promptement, et à l'autopsie on trouve l'encéphale
gorgé de sang.

Remarquez, Messieurs, que ce dernier ordre de troubles
intellectuels s'accompagne nécessairement des phénomènes
généraux de la défaite cardiaque ou de l'asystolie. Notez
aussi qu'on peut trouver à l'examen ophthalmoscopique des
signes manifestes de congestion cérébrale. Cependant je
vous laisserais dans une trompeuse illusion si je vous disais
que le diagnostic entre les deux catégories de troubles cérébraux est toujours facile. Ils se trouvent quelquefois combi-

nés ; alors les phénomènes concomitants sont des troubles circulatoires et on placerait volontiers sous leur dépendance tous les troubles nerveux. Mais la folie nerveuse d'origine cardiaque se distingue toujours à ses caractères séméiotiques : la mélancolie, l'anxiété, l'irritabilité, la violence dans les impulsions et la tendance au suicide.

Nous pouvons maintenant nous arrêter, Messieurs, j'espère en avoir dit assez pour vous démontrer que la folie coïncide souvent avec les affections cardiaques , que quelquefois la folie est la conséquence de l'affection cardiaque ; et que cette folie, qui résulte d'un ébranlement nerveux, diffère des troubles intellectuels qui proviennent des désordres survenus dans la circulation cérébrale.

IX

LES NÉVROSES CONVULSIVES.

Messieurs, les affections cardiaques, je vous l'ai dit et démontré, prédisposent à la folie et à certains genres de folie, c'est-à-dire à des troubles nerveux dans le domaine de l'intelligence et de la sensibilité morale. Prédisposent-elles aussi à des névroses de la motilité, à certaines névroses convulsives? telle est la question que nous allons examiner aujourd'hui.

Notre n° 14 de la salle Ducros, qui est atteint d'une dilatation du cœur avec insuffisance mitrale, mais surtout d'une aortite, a eu, il y a quelques jours, à la suite d'un accès de douleur précordiale, une crise convulsive d'un ordre intermédiaire à l'hystérie et à l'épilepsie. Il a senti une boule partir de l'estomac et s'arrêter derrière le sternum; puis il a perdu connaissance et il a eu quelques mouvements convulsifs sans écume à la bouche; il est bientôt revenu à lui sans hébétude et conservant très-net le souvenir, non de l'attaque elle-même, mais de son début. La présence de la boule indiquait un état hystériforme; la perte de connaissance était un indice d'épilepsie, dont d'ailleurs le malade n'avait aucun antécédent. Remarquez encore que la crise l'a surpris dans son lit, dans la position horizontale, sans autre cause occasionnelle que la douleur et peut-être une légère émotion morale.

Deux ordres de grandes névroses peuvent coïncider avec les maladies du cœur : la chorée d'un côté, l'hystérie et l'épilepsie de l'autre. Cette coïncidence est fréquente pour la chorée, rare pour l'hystérie et l'épilepsie. C'est probablement un fait de cette dernière catégorie que nous avons eu sous les yeux ; il m'aidera à vous prouver que l'influence directe des maladies du cœur sur les névroses, toujours très-limitée, est, malgré ce qu'on pourrait présumer d'après les coïncidences, beaucoup plus manifeste sur les affections épileptiformes que sur les affections choréiques.

A. — Rien de plus commun, Messieurs, que la coïncidence des affections cardiaques avec la chorée, surtout chez les enfants ; elle est si fréquente que c'est une règle clinique d'ausculter le cœur de tout enfant atteint de chorée. Dans douze cas de chorée mortelle rassemblés par Watson, dix fois le cœur a été trouvé malade.

Mais ici, moins encore que pour la folie, cette coïncidence n'accuse des relations de cause à effet. Dans la grande majorité des cas, ainsi que le démontrent les travaux français de G. Sée et de H. Roger, la lésion du cœur et la chorée sont les effets communs d'une même cause, la diathèse rhumatismale, et c'est si vrai qu'on les voit assez souvent non pas se suivre mais alterner. Un enfant dont le cœur est malade pourra, plus tard, devenir choréique, mais, plus souvent encore, chez un enfant choréique le cœur se prendra plus tard. Dans un cas de H. Roger, il y eut d'abord trois attaques de chorée simple ; à la quatrième, apparurent le rhumatisme et l'affection cardiaque. Donc, dans une première catégorie de cas, les affections cardiaques ne déterminent pas la chorée qui les accompagne.

Dans une seconde catégorie, les maladies du cœur produisent une chorée, et une chorée des plus graves, mais il s'agit de troubles morbides d'ordre purement mécanique et où l'ébranlement nerveux, la névrose, ne joue absolument aucun rôle. C'est en Angleterre qu'est née l'opinion qui fait dépendre la chorée d'une affection cardiaque. Elle se basait d'abord sur des faits cliniques, avec Bright, qui avait remarqué les relations de la chorée avec la péricardite. Elle est devenue une théorie mécanique avec Broadbent et surtout avec Tuckwel, qui ont placé la chorée sous la dépendance de l'endocardite végétante. D'après Tuckwell, il y a un genre de chorées graves avec manie ; elles proviennent d'une série d'embolies cérébrales détachées de végétations du cœur et produisent dans le cerveau des foyers nombreux de ramollissement, des foyers rares de ramollissement dans la moelle. Sans doute il faut tenir compte de ce fait que la chorée est, non pas une espèce, mais un genre morbide; cependant les expériences de Chauveau, celles de Legros et Onimus, prouvent que le siége de la plupart des chorées est dans la moelle et non dans le cerveau. Cette seconde catégorie de chorées, mécaniquement produites par une affection cardiaque, est donc exceptionnelle.

Une autre doctrine, s'appliquant à une troisième catégorie de cas, a ses principaux adeptes en Allemagne. C'est précisément celle qui fait de la chorée une névrose développée sous l'influence d'une affection cardiaque. La chorée, d'après Rosenthal, dans les maladies du cœur, provient d'une action réflexe, résultat d'une excitation partie du cœur. C'est, d'ailleurs, l'opinion qu'avait émise Bright et soutenue Cyon. Il faudrait, pour que la chorée se développât ainsi, une exagération congénitale dans l'excitabilité de l'appareil de coordination; du moins, c'est ce que pensent les auteurs de la théorie. C'est possible, Messieurs, mais ce n'est pas, pour moi, démontré. Je n'ai jamais observé, chez l'adulte, de chorées consécutives aux affections cardiaques; j'en ai observé plusieurs chez les enfants. Or, l'adulte supporte mal sa maladie du cœur; l'enfant, par contre, la supporte bien. Si donc il y avait une relation réelle de cause à effet entre la maladie du cœur et la chorée, cette action ne devrait pas être exclusive à l'enfant, qui n'a pas besoin d'affection cardiaque pour devenir choréique. Je ne nie donc pas, mais il me sera permis de conserver des doutes.

En résumé, vous pouvez considérer, dans les affections

cardiaques, la chorée par embolie comme exceptionnelle, la chorée nerveuse par action réflexe comme un peu hypothétique ou insuffisamment démontrée, et, bien que les rapports entre le rhumatisme et la chorée aient été exagérés, lorsque la chorée coexiste avec une affection cardiaque, c'est, dans la grande majorité des cas, que le rhumatisme a produit simultanément l'une et l'autre.

B. — L'action pathogénique des affections cardiaques sur les convulsions épileptiformes ne me paraît point passible des mêmes réserves. Notre malade est là pour témoigner de cette influence. Il a eu des mouvements convulsifs avec perte de connaissance ; ce sont là deux ordres de symptômes dont la réunion caractérise les accès épileptiformes.

Cette question touche de près à celle de l'épilepsie sénile, qui a été portée à la tribune académique par Trousseau ; à celle de l'éclampsie par dégénérescence artérielle, qui a été discutée par Peter dans sa clinique ; à celle enfin des épilepsies incomplètes par anémie du bulbe, qui a été indiquée par G. Sée dans son récent ouvrage.

Un malade de Peter éprouvait, de temps en temps, des vertiges avec perte consécutive de connaissance ; au vertige ne tardèrent pas à se joindre des secousses convulsives ; au bout de peu de temps, il revenait à lui et retrouvait tout de suite la lucidité de son intelligence. Jamais il n'avait eu d'accidents nerveux jusque-là, mais, en revanche, sa radiale était rigide, moniliforme, flexueuse ; il avait de l'insuffisance aortique et des douleurs rétro-sternales.

En présence de ces symptômes, Peter diagnostiqua une dégénérescence athéromato-calcaire généralisée du système artériel et attribua les accès épileptiformes à une anémie ou, suivant son expression, à une famine du bulbe, résultant de cette dégénérescence et comparable aux attaques d'éclampsie que l'ischémie du bulbe produit chez les animaux.

Bientôt, la dyspnée augmente, le pouls se ralentit et tombe successivement à 40, à 36, à 32 pulsations, et le malade succombe. A l'autopsie, on trouve les valvules sigmoïdes et la surface interne de l'aorte couvertes d'incrustations calcaires; les nerfs du plexus cardiaque sont englobés dans un foyer de phlegmasie chronique ; les vaisseaux du cercle de Willis sont peu altérés, mais l'artère basilaire est le siége d'une infiltration crétacée.

L'autopsie a confirmé l'opinion de Peter et justifié son diagnostic. Il serait téméraire de nier, dans ce cas, l'influence de l'anémie bulbaire sur les crises épileptiformes. Remarquez cependant que les douleurs rétro-sternales étaient permanentes ; que le plexus cardiaque était englobé dans un processus inflammatoire et que, malgré l'augmentation progressive de l'anémie bulbaire, pendant les derniers jours, et le ralentissement remarquable du pouls, qui a dû l'augmenter encore, les crises éclamptiques ne se sont pas reproduites ; donc un autre élément était venu s'ajouter à l'ischémie du bulbe pour les déterminer, et cet autre élément c'est l'élément nerveux, c'est la disposition convulsive née des excitations douloureuses du plexus cardiaque.

Cet autre élément est précisément celui qui prédomine chez notre malade. Lui aussi a de l'artérite, et j'en ai trois preuves : d'abord, la dilatation énorme et générale de son cœur, et non pas seulement de son ventricule droit, comme cela devrait être si l'emphysème très-modéré et l'insuffisance mitrale très-légère dont il est affecté en étaient la cause ; en second lieu, le plateau très-considérable qui, dans son tracé sphygmographique, suit la ligne d'ascension ; enfin, la persistance et l'intensité des douleurs rétrosternales. Mais la crise épileptiforme l'a saisi dans la position horizontale, alors qu'il était couché et, par conséquent, à l'abri de l'anémie cérébrale, et, de plus, cette crise a suivi chez lui un accès de douleur rétro-sternale.

D'autre part, vous rencontrerez quelquefois des vieillards qui n'ont aucune affection cardiaque ni aucune douleur rétro-sternale et cependant ont des pertes subites de connaissance avec, tantôt de l'aphasie et un peu d'hémiplégie, tantôt des crises épileptiformes, tantôt un état d'apparence syncopale. Ceux-là ont des athérômes dans l'encéphale et de l'anémie cérébrale consécutive à ces athérômes; cette anémie suffit, sans l'intervention d'un élément nerveux, pour produire ces crises qui se répètent jusqu'à la crise mortelle d'apoplexie ou de ramollissement aigu qui les enlèvera.

Donc, dans les affections cardio-vasculaires, l'intervention du système nerveux n'est nullement nécessaire pour produire les attaques épileptiformes, qui sont une conséquence de l'anémie cérébrale; mais elle peut quelquefois les favoriser faiblement et quelquefois aussi les favoriser fortement. Ce sont les douleurs rétro-sternales qui paraissent être alors le point de départ de l'excitation nerveuse qui, d'un point du système sensitif, se réfléchit sur le système moteur.

On peut, relativement à l'influence du système nerveux, diviser ces attaques épileptiformes en trois catégories : celles où l'action du système nerveux est nulle, c'est le cas tde l'éclampsie sénile; celles où cette action est très-faible, el paraît être le cas du malade de Peter; celles enfin où elle est puissante, c'est le cas de notre malade.

Et cette distinction n'est pas sans importance : en effet, la gravité de ces crises sera en raison inverse de l'action du système nerveux. L'éclampsie sénile aboutit à la mort au bout d'un temps qui n'est pas toujours bien long, parce que l'obstruction artérielle et l'anémie cérébrale qui en résulte sont intenses. Si, par contre, le rôle de cette obstruction artérielle est plus limité, plus probable deviendra la prolongation indéfinie de l'existence. C'est ce que nous espérons pour notre malade.

Remarquez encore, Messieurs, que, chez notre homme, l'attaque épileptiforme n'a pas été tout-à-fait simple; elle a été précédée d'une sensation analogue à la boule hystérique. Les affections cardiaques prédisposent—elles aussi à des crises hystériformes ? C'est la dernière question que je me propose d'examiner avec vous aujourd'hui.

Eh bien ! d'après les faits que nous avons actuellement sous les yeux et d'après l'ensemble des faits que j'ai observés, je répondrai non. Nous avons eu dernièrement dans le service pas mal de femmes atteintes d'affections cardiaques ; parmi elles plusieurs, et notamment le n° 8 de la salle Sainte-Élisabeth, avaient le tempérament hystérique, aucune n'a eu la moindre crise d'hystérie convulsive.

Donc les affections cardiaques ne produisent pas plus l'hystérie qu'elles ne produisent l'épilepsie. Mais, de même qu'elles provoquent des attaques épileptiformes, elles peuvent provoquer des attaques hystériformes, et cela dans des conditions déterminées, chez les hommes aussi bien que chez les femmes, chez les hommes plutôt que chez les femmes, non à cause du sexe mais par la nature de l'affection cardiaque qui leur donne naissance et qui est l'altération de l'orifice aortique avec ébranlement consécutif du plexus cardiaque et anémie cérébrale. L'affection du plexus cardiaque et l'anémie cérébrale paraissent être les deux facteurs de cet état hystériforme qui peut se confondre par des transitions bien ménagées avec l'état épileptiforme que nous venons d'étudier, comme le prouve l'exemple de notre homme dont l'affection participait à un degré inégal de ces deux états.

Cette question de l'influence pathogénique des maladies du cœur sur l'hystérie chez l'homme vient d'être traitée par Armaingaud, de Bordeaux, dont le travail repose sur deux observations détaillées.

Il s'agit, dans le premier cas, d'un ancien capitaine marin, âgé de 45 ans, homme dont les antécédents, l'âge, la profession, le tempérament n'indiquaient aucune disposition aux névroses. Il est successivement affecté d'anémie, de nervosisme et d'endocardite rhumatismale, trois formes que, à mes yeux, a successivement revêtues la diathèse arthritique ou, si vous le voulez, l'intoxication urique. L'endocardite lui laisse une insuffisance avec rétrécissement de l'orifice aortique, qui est pour lui une cause d'anémie cérébrale et de mobilité nerveuse. A la suite d'une légère émotion, il éprouve une douleur constrictive à l'épigastre avec sensation de boule ascendante suivie de constriction à la gorge, d'un sentiment de défaillance qui, sans lui faire perdre connaissance, l'oblige à s'étendre, et de quelques mouvements convulsifs dans les membres. Le tout se termine par des pleurs et une abondante émission d'urines très-claires.

Des crises analogues se répètent ; la position verticale longtemps prolongée en est une cause fréquente ; le malade ne peut d'ailleurs lire et travailler, se livrer à un exercice intellectuel que dans la position horizontale; une autre cause non moins évidente en est l'asystolie qui résulte de l'ascension rapide d'un escalier. La digitaline a eu raison de ces crises.

Vous voyez, Messieurs, combien ces accès se rapprochent de ceux qu'a éprouvés notre homme ; ils sont de même nature à l'intensité près ; la conservation de la connaissance et les sécrétions de la fin les font rentrer dans le cadre hystériforme au lieu du cadre épileptiforme, qui renferme les cas les plus intenses ; la douleur épigastrique a existé ici comme chez notre homme la douleur rétro-sternale ; l'influence de l'anémie cérébrale et celle de l'asystolie ont été plus évidentes; mais c'est au fond, à l'intensité près, la même affection.

Le second malade d'Armaingaud est un homme de 34 ans, atteint d'une lésion simultanée des orifices aortique et mitral. À la lecture d'une lettre qui lui annonce un revers de fortune, il se laisse tomber sur un fauteuil ; à ce sentiment de défaillance se joignent des convulsions cloniques des quatre membres ; des larmes abondantes terminent la crise. Les accès se renouvellent ; le choral, cet anémiant de l'encéphale, échoue complètement ; le nervosisme et la mobilité d'humeur s'accentuent. Les injections morphinées font disparaître à la fois ces phénomènes convulsifs, les vertiges, les éblouissements, les sensations de vide dans la tête pendant la station debout et les autres symptômes d'anémie cérébrale qui se produisaient dans l'intervalle des accès.

C'est en réalité le même cas que pour le premier malade d'Armaingaud, le même cas que pour notre malade et, sous certains rapports, le même cas que pour le malade de Peter, avec cette différence capitale que, le trouble nerveux ayant ici plus d'influence que l'oblitération vasculaire, ces malades ont guéri au moins provisoirement, tandis que le malade de Peter est mort rapidement.

Que conclure de ces faits, Messieurs ?

Que, dans les affections cardiaques et plus particulièrement dans les affections de l'orifice aortique, il peut se produire des phénomènes nerveux qui présentent deux degrés différents réunis entre eux par des transitions insensibles.

Ils sont hystériformes au degré le plus faible, épileptiformes au degré le plus fort.

Cette affection est ordinairement précédée d'une douleur épigastrique ou rétro-sternale et accompagnée d'un sentiment de défaillance.

Elle est le produit de deux facteurs, un élément vasculaire et un élément nerveux : d'une part, l'anémie cérébrale qui provient de la lésion cardiaque et de l'altération concomitante des artères ; d'autre part, un trouble nerveux qui consiste, soit en un état local, la douleur épigastrique ou rétro-sternal, soit en un état général, le nervosisme.

Les cas ou l'élément vasculaire prédomine sont les plus graves ; ils ont une marche fatale dont rien ne peut arrêter le cours.

Les cas où l'élément nerveux prédomine sont les moins graves ; on peut en obtenir la guérison au moins momentanée par les régulateurs de la circulation et surtout par les modificateurs du système nerveux.

Heureusement pour notre malade, il fait partie de la seconde catégorie.

Etudiant les troubles nerveux produits par les affections cardiaques, nous avons passé successivement en revue les troubles intrinsèques soit de la sensibilité, soit de la motilité du cœur, c'est-à-dire d'un côté les douleurs, de l'autre les palpitations et les syncopes, puis les troubles extrinsèques, d'abord dans l'appareil de la vie végétative, la digestion et la respiration, puis dans celui de la vie animale et intellectuelle, où nous avons trouvé des troubles dans les facultés mentales, c'est-à-dire de la folie, et des troubles de la motilité générale, c'est-à-dire des convulsions. Le moment est maintenant venu de jeter sur ces divers troubles morbides un regard d'ensemble et d'en faire l'objet d'une double étude, pathogénique d'abord, thérapeutique ensuite. C'est à l'étude pathogénique que nous consacrerons notre prochain entretien.

X

PATHOGÉNIE DES PHÉNOMÈNES NERVEUX
DANS LES AFFECTIONS CARDIAQUES.

Messieurs, après avoir constaté dans les affections cardiaques des phénomènes nerveux nombreux et variés, il nous faut essayer de comprendre comment ils se produisent et comment ils se groupent, c'est-à-dire aborder leur pathogénie, étude purement scientifique en apparence, pratique en réalité, puisque la pathogénie peut seule conduire à une thérapeutique sûre, à une thérapeutique qui sache ce qu'elle fait. D'ailleurs, la pathogénie nous occupera surtout au point de vue clinique ; nous chercherons moins à connaître ses processus qu'à les reconnaître au lit du malade.

Un fait clinique et physiologique en même temps nous frappe tout d'abord et s'impose à nous. Des troubles nerveux dans les affections cardiaques, les uns ont pour théâtre le système nerveux du cœur lui-même, ce sont les troubles fonctionnels du cœur ; les autres se produisent en dehors de ce système, sur des points en connexions plus ou moins intimes ou en rapports plus ou moins éloignés avec lui. Sur ce fait s'appuie une division toute naturelle de ces phénomènes morbides en deux groupes : troubles nerveux nés sur place et troubles nerveux développés à distance. Dans chacune de ces catégories, la perturbation nerveuse étant pour nous indiscutable puisqu'elle est cliniquement démontrée, il s'agit non plus d'en prouver l'existence mais d'en expliquer le mécanisme, et quelquefois, au lit du malade, d'en préciser le siége.

A. — Les troubles du premier groupe sont d'un côté des altérations de la sensibilité, c'est-à-dire les douleurs précordiales, d'autre part des altérations plus nombreuses de la motilité, les palpitations et les syncopes.

Si nous en recherchons le mécanisme, nous nous trouvons en présence de trois explications dont chacune paraît s'adapter à certains cas. La perturbation nerveuse peut avoir lieu par simple ébranlement nerveux, par névrite ou par névrose.

L'ébranlement peut être démontré en pathogénie et reconnu en clinique d'après les caractères combinés des symptômes et de la marche. Quand, en effet, à la suite d'une lésion cardiaque, se produit une douleur ou une palpitation, c'est évidemment que le système nerveux est entré en scène ; mais si la douleur et la papitation ne se reproduisent pas, c'est que le trouble du système nerveux ne persiste pas ; les nerfs ont été ébranlés, ils n'ont pas été lésés ; ils ont subi une excitation et non pas une altération. Aussi ces phénomènes n'arrivent-ils d'ordinaire que dans les états aigus ; dans les états chroniques, au contraire, quand un trouble nerveux se manifeste, il se prolonge ou il recommence.

Il y a dans l'ébranlement une différence entre le système nerveux de la sensibilité et celui de la motilité. Le rôle du premier est net et isolé, celui du second est intimement mêlé à celui du système musculaire. Quand une douleur se produit, les nerfs sont évidemment en cause ; quand c'est une altération de la motilité, souvent on ne sait s'il faut incriminer les nerfs ou les muscles. Cependant, quand le trouble est tout-à-fait passager, comme une palpitation ou une syncope, l'action prédominante du système nerveux est à peu près certaine, tandis que, quand le trouble est plus prolongé, comme dans l'affaiblissement des contractions et dans le relâchement plus durable qui constitue la dilatation, la lésion musculaire peut être la grande coupable.

Tandis que l'ébranlement nerveux explique les troubles temporaires, la raison principale des troubles permanents est dans la névrite cardiaque. C'est surtout aux travaux de

Peter et de Lancereaux que nous devons la connaissance de cette inflammation consécutive des nerfs du cœur dont l'existence n'est pas encore universellement admise.

C'est l'observation complétée par le raisonnement qui a conduit à incriminer ainsi l'inflammation des nerfs du cœur. Une première remarque a été faite, et nous la devons à Peter, c'est que, dans l'insuffisance aortique, lorsque des accidents subits arrivent, ces accidents que nous savons être si souvent précédés de troubles nerveux, l'origine de l'aorte est ordinairement malade. Sur 15 cas de mort subite dans l'insuffisance aortique rassemblés dans la thèse de Mauriac, il y en avait 12 où existaient des lésions concomitantes de l'aorte, et dans les trois autres, l'état de l'aorte n'était pas mentionné. Les 12 faits de Mauriac concordent avec les 17 d'Aran, les 5 de Morgagni, les 6 ou 7 de Santorini. A quoi attribuer cette action funeste de la lésion aortique ? Deux explications peuvent seules en être données : ou bien le vaisseau altéré se rompt, ce qui est tout-à-fait exceptionnel; ou bien l'altération vasculaire gagne le plexus nerveux qui l'environne, et il se produit une paralysie du cœur, comme le pensait déjà Cœlius Aurelianus. Cette lésion consécutive du plexus nerveux est difficile à constater anatomiquement ; il faut, comme pour la plupart des altérations du système nerveux, une minutieuse étude micrographique pour la trouver. Cependant Lancereaux et Peter y sont parvenus. Ils ont reconnu une prolifération inflammatoire de substance conjonctive étouffant l'élément nerveux. La clinique soupçonne volontiers cette affection quand les troubles de la motilité accompagnent les troubles de la sensibilité, quand il y a palpitations ou syncope avec douleur rétro-sternale ou accès plus complet d'angine de poitrine ; ce qui prouve bien que le système nerveux est atteint non pas seulement de névralgie mais d'inflammation.

Une remarque analogue devait être faite du côté du cœur. Quand un trouble nerveux se manifeste dans le cours d'une affection valvulaire, vous pouvez être presque certains de constater une altération musculaire du cœur, soit une dilatation, soit une dégénérescence. Evidemment alors ce n'est pas la lésion musculaire qui détermine des palpitations intermittentes et des accès de douleur ; mais le cœur a un système nerveux intrinsèque, et rien de plus facile à la dégénérescence musculaire que de gagner à son tour l'élément nerveux. Telle est, ce me semble, l'explication rationnelle de ces phénomènes, explication qui n'a pas encore reçu, que je sache, sa consécration anatomique.

Quoiqu'il en soit de ce détail, la névrite cardiaque est au point de vue pratique un grand fait dont la conséquence est que beaucoup de troubles morbides, qu'on attribuerait volontiers à la faiblesse, proviennent en réalité d'excitation et réclament non une médication tonique mais une médication calmante et révulsive.

L'existence de la névrite cardiaque, accident commun de diverses affections, explique comment les mêmes troubles fonctionnels peuvent naître de lésions différentes, comment en particulier l'angine de poitrine peut succéder à des altérations aortiques, à des altérations des coronaires, à des altérations des muscles cardiaques.

Les relations pathogéniques de la névrose sont encore plus étendues. Pour que des troubles fonctionnels même permanents se produisent dans les nerfs du cœur, leur inflammation n'est pas absolument nécessaire. Des influences morales et surtout les émotions violentes et pénibles peuvent retentir sur ce département du système nerveux. De grandes névroses et particulièrement l'hystérie peuvent y élire domicile. Certaines substances plus ou moins toxiques, comme le tabac, peuvent exercer sur lui une action élective, et les mêmes désordres qui se développaient tantôt sous une influence inflammatoire naissent ici de ces phénomènes obscurs provisoirement groupés sous le nom commun de névrose. Il y a seulement cette différence que la névrite ne s'enraye guère et conduit par une progression plus ou moins saccadée à un résultat fatal, tandis que la névrose, plus capricieuse dans ses allures, est manifestement moins grave dans ses résultats. Il y a pour nous entre la névrite et la névrose, cette autre différence non moins capitale que la première provient forcément d'une lésion cardiaque qui a gagné les nerfs du cœur, tandis que la seconde peut être indépendante des altérations cardiaques.

Telle est, Messieurs, dans ses grandes lignes, la question de mécanisme ; examinons maintenant la question de siége.

Qu'il y ait simple ébranlement, névrite ou névrose, l'état morbide peut affecter soit l'ensemble du système nerveux du cœur, soit une partie seulement de ce système.

C'est surtout dans la névrite qu'il affecte l'ensemble. Il en résulte que l'on trouve réunis les troubles de la sensibilité et ceux de la motilité, et qu'une même affection peut présenter, simultanément ou tour à tour, des douleurs et des palpitations. Il en résulte aussi que les troubles de la motilité doivent se succéder en passant par deux périodes : l'excitation d'abord, se traduisant surtout par des palpitations ; la dépression ensuite, qu'accusent surtout les lipothymies et les syncopes. Vous comprenez ainsi comment, dans l'insuffisance aortique, on peut observer non-seulement la douleur rétro-sternale pouvant aboutir à l'angine de poitrine, mais encore les palpitations et les syncopes mortelles. C'est souvent par la syncope qu'elle devient dangereuse et qu'elle tue.

Dans l'ébranlement, la névrite et la névrose, l'état morbide, au lieu d'envahir l'ensemble du système nerveux du cœur, peut se concentrer sur un seul point, et alors on peut, dans certaine mesure, d'après les symptômes produits, reconnaître le point envahi.

Le système nerveux du cœur se compose de deux éléments : celui qui vient du grand sympathique, celui qui naît du pneumogastrique. On reconnaîtra chacun de ces éléments à la nature de la douleur, aux troubles du mouvement, aux irradiations sur d'autres points du système nerveux.

Quand le grand sympathique est excité, la douleur est principalement *angoissante ;* elle s'accuse par un sentiment de constriction ; le trouble du mouvement est une accélération ou une palpitation ; l'irradiation se fait sur le système sympathique, et on peut observer la pâleur, les sueurs visqueuses, la petitesse du pouls, le refroidissement des extrémités, l'extinction de la voix, la perte des forces, le sentiment de défaillance.

Quand l'excitation gagne le pneumogastrique, la douleur est principalement dyspnéique, asthmatique, le malade *a soif d'air ;* le trouble du mouvement consiste en un ralentissement des intermittences ou des syncopes; l'irradiation se fait sur les nerfs des voies aériennes ou des voies digestives ; d'où l'oppression, le sentiment de strangulation, l'influence de la digestion pour provoquer le retour des accès.

Si les deux éléments sont simultanément affectés, ils se combinent pour produire les troubles de la sensibilité et les irradiations; ils se neutralisent dans leur action sur la motilité ; c'est ce qui fait qu'on peut observer, surtout dans l'angine de poitrine, des douleurs atroces avec des mouvements normaux.

Le problème clinique est beaucoup plus complexe quand on se trouve en présence de troubles de la motilité que lorsqu'on a simplement à observer des troubles de la sensibilité. Puisque, en effet, il y a dans l'innervation motrice du cœur deux systèmes antagonistes, l'un, accélérateur, qui passe presque tout entier par le grand sympathique et naît en majeure partie de la moelle, l'autre, modérateur, qui naît de l'encéphale et se transmet principalement par le pneumogastrique, lorsqu'un trouble de la motilité se produit, il est bien difficile de déterminer duquel des deux systèmes il provient, les effets de l'excitation de l'un étant semblables à ceux de la dépression de l'autre. Des palpitations, par exemple, peuvent naître également de l'excitation

des nerfs accélérateurs et de la dépression des filets modérateurs. Il n'y a qu'un moyen alors d'élucider la question,
c'est d'examiner dans leur siége et dans leur nature les
phénomènes concomitants ; — dans leur siége, rechercher
s'ils appartiennent au domaine du pneumogastrique ou à
celui du grand sympathique ; ainsi les troubles gastriques
et l'influence de la digestion permettent d'incriminer le
pneumogastrique ; — dans leur nature, considérer s'ils
consistent en une dépression ou en une excitation ; ainsi
notre n° 14 de la salle Ducros se plaignait, ces jours-ci, de
palpitations et de douleurs ; ces douleurs concomitantes
indiquent que les palpitations avaient, chez lui, une excitation pour cause, et qu'elles appartenaient, par conséquent,
au domaine du grand sympathique.

B. — J'arrive maintenant aux symptômes nerveux du
deuxième groupe, ceux qui se passent en dehors des nerfs
du cœur.

Ici les difficultés de la pathogénie résident non dans les
questions de siége mais dans les questions de mécanisme.
Il ne s'agit plus, en effet, de filets nerveux entremêlés dans
un plexus, mais de nerfs nettement isolés, possédant des
fonctions distinctes ; à la nature du trouble fonctionnel on
reconnaît le nerf affecté, tandis qu'on ne peut toujours
s'expliquer pourquoi et comment une altération des rameaux nerveux qui se rendent au cœur a son contre-coup
à une certaine distance de ces rameaux.

Dans ce deuxième groupe, nous trouvons trois catégories
d'éléments nerveux. Ce sont : 1° des branches séparées des
troncs nerveux chargés de l'innervation du cœur et qui se
rendent à d'autres organes ; elles proviennent du pneumogastrique ou du grand sympathique ; 2° des rameaux nerveux voisins des nerfs du cœur, les phréniques, les intercostaux ; 3° des parties du système nerveux éloignées du
plexus cardiaque et qui sont au service des facultés intellectuelles ou à celui de la motilité.

Sur la question du siége, le problème est, je le répète, généralement facile. Nous devons attribuer au pneumogastrique la dysphagie, les troubles de l'estomac ainsi que la toux et les dyspnées douloureuses ou asthmatiques. Au grand sympathique appartiennent les troubles vaso-moteurs du poumon et notamment les hémoptysies. Au phrénique, les douleurs aux insertions du diaphragme et les troubles dans les mouvements de ce muscle. Aux intercostaux les douleurs superficielles du thorax. Il est plus difficile d'indiquer les points de l'encéphale qui sont affectés dans la folie cardiaque, tandis que l'anémie bulbaire paraît être le point de départ des convulsions de même origine.

La question de mécanisme n'est pas identique dans ces divers cas. Pour les troubles du pneumogastrique qui portent sur le tube digestif et sur l'appareil broncho-pulmonaire, on peut invoquer l'ébranlement communiqué, l'action réflexe et le déplacement d'influx. Malgré les connexions qui existent entre les diverses parties du pneumogastrique, l'ébranlement communiqué n'est pas probable ; il faut que l'excitation morbide remonte jusqu'au bulbe par irradiation centripète et descende du bulbe par irradiation centrifuge, double mouvement qui constitue l'action réflexe. Le déplacement d'influx ne peut être démontré mais paraît vraisemblable pour les cas de dyspepsie et d'atonie de l'estomac qui sont la réciproque de ceux où l'angoisse précordiale suit le repas, comme si le pneumogastrique n'avait pas, chez certains sujets, une activité suffisante pour fournir à la fois au travail digestif et au supplément de force nerveuse que réclame le cœur malade.

Les troubles du grand sympathique paraissent dus à des actions réflexes ainsi que les névralgies intercostales. Pour les troubles du phrénique, le mécanisme peut être double. De même qu'à la suite de la péricardite, comme l'a démontré Bourceret, à la suite des inflammations de l'origine de l'aorte, comme l'a constaté Peter, le phrénique peut être englobé dans l'atmosphère inflammatoire. Mais il est des cas d'insuffisance mitrale avec dilatation cardiaque où cette inflammation n'existe pas, où la compression du nerf est improbable, et où les douleurs phréniques paraissent devoir être attribuées à l'action réflexe.

Dans les cas de folie cardiaque, le mécanisme est obscur comme le siége des troubles nerveux. Il est cependant certain qu'à la question des irradiations centripètes se joint celle des connexions nerveuses, c'est-à-dire des liens qui unissent entre elles des parties du système nerveux plus ou moins éloignées les unes des autres.

Enfin, dans les convulsions d'origine cardiaque nous trouvons réunis trois grands faits : 1° celui des irradiations centripètes ou ascendantes; 2° celui des connexions nerveuses; 3° celui des irradiations centrifuges ou descendantes. La réunion des irradiations ascendantes et descendantes permet les actions réflexes, celle des connexions nerveuses permet les actions réflexes à distance, c'est-à-dire d'un département à l'autre du système nerveux.

Quoiqu'il en soit d'ailleurs de ces questions de mécanisme, encore semées d'obscurités, il est deux faits qui peuvent momentanément vous suffire pour expliquer les troubles nerveux si variés que produisent les affections du cœur. Le premier, c'est qu'un nerf présente souvent des phénomènes morbides quand un nerf du voisinage a été atteint. Le second, c'est que, quand un état morbide affecte une partie quelconque du système nerveux périphérique, toutes les autres parties du système nerveux sont exposées à en recevoir le contre-coup.

Et ces données de la pathogénie nous conduisent à une grande conclusion thérapeutique : Lorsqu'un groupe de troubles nerveux se présente, ce n'est ni à l'ensemble de ces troubles ni surtout aux troubles secondaires que doit s'adresser le traitement; c'est à l'altération primitive dont les autres dépendent.

XI

TRAITEMENT RATIONNEL DES TROUBLES NERVEUX
DANS LES AFFECTIONS CARDIAQUES.

Messieurs, nous allons aujourd'hui faire œuvre difficile et pourtant nécessaire. La médecine a pour but final de guérir les malades, et la science qui n'aboutirait pas à l'art de guérir serait une science fausse ou tout au moins incomplète. Après avoir, dans une étude séméïotique, fait l'analyse des troubles nerveux qui naissent des affections cardiaques, nous avons, dans une étude pathogénique, tenté de les grouper par un travail de synthèse. De même que la première étude servait de base à la seconde, de même aussi [sur la seconde doit s'appuyer une troisième, et la pathogénie réclame comme corollaire et comme sanction la thérapeutique.

Nous allons donc appliquer à la thérapeutique les divisions que nous avons adoptées et les données que nous avons acquises en pathogénie. Nous examinerons successivement les troubles nerveux nés sur place et les troubles nerveux développés à distance.

A. Une donnée s'est dégagée de l'étude pathogénique des troubles nerveux nés sur place, à laquelle nous nous sommes livrés dans notre dernière réunion. C'est l'existence et, si je puis ainsi parler, la prépondérance de la névrite cardiaque, dont les conséquences comprennent et reproduisent celles de la névrose et de l'ébranlement nerveux.

De cette donnée découlent les principaux préceptes sur lesquels doit être basé le traitement des troubles nerveux locaux dans les affections cardiaques.

Il faut avant tout combattre la névrite cardiaque dans sa cause prochaine, en elle-même et dans ses effets.

Il faut la combattre dans sa cause prochaine, c'est-à-dire dans le travail morbide dont elle est en quelque sorte une continuation. Ce travail est dans le principe une artérite, une inflammation de l'aorte ascendante, inflammation qui se propage ensuite au tissu cellulaire voisin et aux nerfs voisins. Presque jamais l'insuffisance aortique ne se développe sans être accompagnée d'une altération de l'aorte ascendante, inflammation qui ne se borne pas à la tunique interne mais atteint ce vaisseau dans toute son épaisseur. Cette inflammation sera d'autant plus dangereuse pour le plexus cardiaque qu'elle s'accompagnera d'un développement de tissu conjonctif à sa surface externe, tissu conjonctif qui peut provoquer dans les filets nerveux une irradiation inflammatoire ou les envelopper dans une de ces constrictions dont ses propriétés rétractiles lui donnent le secret. Or, il est un remède qui possède une affinité spéciale pour les dégénérescences artérielles et qui passe même pour avoir guéri des anévrysmes ; il est un remède qui possède une puissante action résolutive sur les productions conjonctives. C'est l'iodure de potassium.

Voilà pourquoi vous me voyez employer l'iodure de potassium dans les affections cardiaques comme dans les artérites. Il était déjà connu assez avantageusement dans le traitement des maladies du cœur et il y donnait quelques succès bien qu'il ne pût rien et qu'il aurait eu tort d'agir contre l'état qui a été d'abord considéré comme une indication de son emploi : l'hypertrophie. Or, il se trouve précisément que l'hypertrophie vraie, où l'épaississement des parois l'emporte sur la dilatation des cavités, se développe surtout dans l'insuffisance aortique et dans les aortites, c'est-à-dire dans les affections qui exposent à la névrite cardiaque.

A cette action principale, l'iodure de potassium peut joindre, il faut le reconnaître, des actions accessoires ; il peut combattre en même temps la surcharge graisseuse du cœur et l'obésité qui entravent : la première, la circulation centrale, la seconde, la circulation capillaire, et augmentent ainsi les troubles produits par la maladie du cœur. Il peut enfin, par ses qualités eupnéiques, par son influence sur la muqueuse respiratoire et les nerfs respirateurs, combattre l'asthme cardiaque, propriété précieuse dont nous devons la pleine connaissance à Germain Sée.

Comme le professeur Sée, je prescris alors l'iodure de potassium à la dose de 1 à 3 grammes par jour, en solution dans de sirop d'écorce d'orange ou dans du lait, et je le continue un temps indéterminé à moins que survienne non pas de l'amaigrissement, qui est ici un bien, mais de l'adynamie, ou que le malade éprouve des troubles gastriques. Quant aux phénomènes d'irritation nasale, gutturale ou cutanée, rarement ils prennent des proportions assez fortes pour nous obliger à suspendre le médicament. Comme Sée également, je l'associe volontiers à la digitale quand l'arythmie et l'œdème réclament ce dernier agent, ou à l'opium quand l'estomac se révolte contre lui, ou bien quand la douleur, l'éréthisme nerveux, l'anxiété respiratoire, réclament un sédatif.

J'ajoute que la névrite cardiaque doit être combattue en elle-même ; et cela par deux moyens : d'un côté, les révulsifs, de l'autre, les sédatifs directs.

Je me rappelle avoir vu de vieux praticiens appliquer des cautères et des vésicatoires sur la région précordiale pour faire fondre l'hypertrophie du cœur. L'idée tout d'abord me parut naïve et en opposition formelle avec les données les plus positives de la science moderne. Je m'étonnais que 50 ans après la découverte de l'auscultation il y eût encore des médecins capables d'ignorer que l'hypertrophie du cœur est ordinairement la conséquence des altérations valvulaires, et que contre l'altération valvulaire nous ne pouvons rien. Nous ne pouvons rien contre l'altération valvulaire et nous ne faisons rien pour nos malades. Mes vieux confrères, avec leurs cautères, paraissaient soulager les leurs.

C'est que, croyant combattre l'hypertrophie, ils s'attaquaient à la névrite ; leurs cautères n'exerçaient pas une action résolutive contre l'hypertrophie, mais, ce qui est plus facile à comprendre, une action révulsive contre l'inflammation.

Cette action des révulsifs est particulièrement remarquable chez les sujets en puissance de diathèse, et surtout de diathèse goutteuse. On dirait qu'il se passe quelquefois chez eux à l'origine de l'aorte ce qui se produit autour de leurs jointures, un travail fluxionnaire auquel le système nerveux prend une part dont témoigne la violence des douleurs. Les révulsifs sur la paroi thoracique sont alors impérieusement indiqués, et tandis que dans les formes subcontinues il vaut mieux appliquer des cautères, dans les formes paroxystiques c'est aux vésicatoires qu'il faut recourir.

Mais, indépendamment des révulsifs, médication commune à toutes les inflammations et dont Dujardin-Beaumetz a, comme moi, constaté l'utilité, la névrite cardiaque a son remède dont l'action est directe et dont l'efficacité est remarquable. Ce remède, c'est le chloral. L'action du chloral n'est pas assez connue. On le considère comme un sédatif puissant mais comme un simple sédatif. Pour le système nerveux, c'est un antiphlogistique. J'en ai obtenu d'excellents résultats dans le traitement de la méningo-encéphalite. Dans un cas de myélite cervicale, au n° 11 de la salle Ducros, vous avez vu quels résultats étonnants il nous a donnés ; eh bien ! dans la névrite cardiaque consécutive à l'insuffisance aortique, son action est non moins remarquable. J'ai vu la douleur rétro-sternale, l'angoisse et la dyspnée céder au chloral ; des sujets dont l'existence était un vrai martyre lui devoir une existence facilement supportable, et dont la vie semblait toucher à son terme, vivre encore pendant des mois et des années. J'ai eu déjà occasion de vous citer le fait de ce malade atteint d'insuffisance aortique qui semblait devoir mourir d'un jour à l'autre et dont la vie, grâce au chloral, s'est prolongée encore 18 mois. J'en donne de 2 à 3 grammes par jour. Contrairement à la digitale, dont l'administration doit être suspendue au bout de quelque temps, l'emploi du chloral peut être continué indéfiniment. Si le pouls paraît un peu faible ou si la somnolence se prolonge, un peu de café pris dans la matinée suffit pour remédier à ses inconvénients sans diminuer ses effets utiles.

La névrite cardiaque doit être enfin combattue dans ses effets. Ici, l'action thérapeutique est à la fois moins puissante et plus variée.

Elle est moins puissante parce que ce n'est plus que la médication du symptôme ; elle a cependant son utilité car le symptôme, lorsqu'il est intense, peut faire courir au malade un danger immédiat. Règle générale, on serait porté à croire que dans cette période avancée de l'affection cardiaque la médication palliative doit être avant tout une médication tonique : fortifier, fortifier, tel est le cri que pousse partout la médecine moderne et qu'elle ne manque pas de faire entendre ici. Il est cependant une médication qui convient bien davantage à la nature des symptômes et au génie du mal. C'est beaucoup moins de fortifier qu'il s'agit que de calmer. La médication tonique doit céder le plus souvent le pas à la médication sédative.

Il y a place, d'ailleurs, pour plusieurs indications.

Elles sont basées sur la marche, sur la forme et sur le siége des phénomènes morbides.

Sur la marche, surtout, parce que souvent la maladie procède par crises et que ces crises peuvent être ou extrêmement douloureuses ou extrêmement dangereuses. Il faut donc agir au plus tôt pour calmer la douleur ou pour écarter le danger. Deux modes d'administration s'imposent alors au médecin : les inhalations et les injections sous-cutanées, les inhalations avec l'éther, le chloroforme, l'iodure d'éthyle, le nitrite d'amyle, les injections avec la morphine ; moyens entre lesquels il faut choisir suivant la forme du mal.

Par sa forme, le phénomène morbide appartient à un trouble du sentiment ou du mouvement.

Un malade souffre du cœur, il a une douleur précordiale ; devez-vous combattre sa douleur ? Certainement, vous le devez, et c'est là une indication importante car, en la remplissant, non-seulement vous le soulagez, ce qui est bien quelque chose, mais encore vous éloignez le danger qui pourrait naître pour lui d'une excitation réflexe, se repercutant sur le système nerveux moteur et pouvant produire la syncope avec mort subite, ou sur le pneumogastrique et pouvant provoquer la mort rapide par dyspnée douloureuse ou asthmatique ; ce qui est beaucoup.

Par quels moyens combattre cette douleur ? par le chloral ou par la morphine ; par le chloral en potion ou en lavement ; par la morphine en injections sous-cutanées, ou par les deux combinés. Mais le chloral agit mieux, à mon avis, que la morphine, qui est cependant bien utile. Un centigramme de morphine en injection, deux à trois grammes de chloral en lavement, ont le double avantage d'agir vite et d'agir bien ; la douleur ne leur résiste pas, alors même qu'elle a pris les proportions de l'angine de poitrine. Des autres moyens je ne vous parlerai pas ; on n'attaque pas un ennemi avec des flèches quand on possède des canons. Cependant, pour les cas où la douleur est faible et prolongée, les bromures de potassium et de sodium, calmants peu énergiques, peuvent, en agissant à la longue, rendre quelques services.

Il vous sera plus difficile de combattre les troubles de la motilité. Pour les palpitations, c'est non seulement difficile mais assez souvent inutile, parce que les palpitations par elles mêmes ne présentent pas de danger. Nous ne savons, d'ailleurs, si elles proviennent d'atonie des nerfs modérateurs ou d'excitation des nerfs accélérateurs, si, par conséquent, il faut les combattre par les toniques ou par les sédatifs. Règle générale, elles réclament les toniques : l'éther, par son action prompte, la digitale, par son action sûre et prolongée, paraissent être ici les meilleurs remèdes.

Et les syncopes, dans quels cas proviennent-elles de faiblesse ? Dans quels cas d'une excitation forcée du pneumogastrique ? C'est ce qu'il est bien difficile de déterminer. Si l'on pouvait discerner les cas où la syncope a lieu par arrêt du cœur en diastole sous l'influence de l'excitation du pneumogastrique, le curare, qui supprime l'action de ce nerf, l'atropine, qui la diminue, pourraient trouver leur indication ; mais en l'état actuel de la science nous devons bien nous garder de recourir à de pareils agents, d'autant plus que l'arrêt du cœur en diastole active vient d'être contesté par François Franck.

Dans les crises douloureuses, la tendance syncopale doit être combattue ou plutôt prévenue par les médicaments qui s'adressent à la douleur elle-même, et surtout par la morphine, qui a le pas sur le chloral. pour le traitement des crises douloureuses à tendance syncopale. En dehors des crises douloureuses, la syncope est le plus souvent le résultat de l'affaiblissement du cœur et réclame les toniques, parmi lesquels le café, l'alcool et le phosphore méritent une place à part. Enfin, dans la syncope, l'état cardiaque est doublé d'un état cérébral sur lequel nous avons prise par la position inclinée la tête en bas, par l'aération, par les stimulants, parmi lesquels je dois vous signaler surtout l'ammoniaque, l'éther, le nitrite d'amyle, dont quelques gouttes versées sur un mouchoir et placées devant les narines ont le double effet de congestionner et d'exciter l'encéphale. Rappelons-nous seulement que, d'après les expériences de Joly et Regnard, le nitrite d'amyle et tous les nitrites entravent l'hématose et que, par conséquent, la tendance asphyxique est une contre-indication formelle à leur emploi.

Enfin, le siége de ces troubles nerveux doit donner lieu à quelques indications encore obscures. Cependant les modificateurs du pneumogastrique ne sont pas ceux du grand

sympathique. L'arsenic agit surtout sur le grand sympathique, et c'est ainsi sans doute qu'il a paru rendre quelques services dans certains cas d'angine de poitrine. La
digitale et la belladone paraissent agir en sens inverse
sur le pneumogastrique, l'une pour le tonifier et l'autre pour
l'engourdir; mais il reste ici bien des problèmes à résoudre.

B. Le problème thérapeutique est moins compliqué quand
on se trouve en présence des phénomènes nerveux qui se
produisent en dehors du plexus cardiaque.

Tandis que le traitement des troubles nerveux nés sur
place gravite autour de la notion de la névrite, le traitement des troubles nerveux développés à distance a pour
base principale l'ébranlement nerveux.

De ces troubles, en effet, il n'y en a qu'un qui soit dû à
une inflammation propagée; les autres, assez nombreux,
proviennent d'ébranlement communiqué, car les irradiations centripètes et centrifuges qui constituent les actions
réflexes ne sont que ébranlements communiqués, et les connexions nerveuses ne sont qu'un moyen de faciliter l'extension du mal.

Le trouble qui est dû à l'inflammation propagée, c'est
une altération du nerf phrénique beaucoup plus rare à la
suite des lésions de l'orifice aortique qu'après la péricardite. Ici, ce qu'il faut combattre principalement, c'est
l'inflammation initiale, qui réclame des révulsifs sur la
région précordiale; ce qu'il faut combattre accessoirement,
ce sont les symptômes douloureux, phénomènes consécutifs
qui sont justiciables de la morphine.

Tous les autres phénomènes nerveux, qu'ils occupent la
paroi thoracique, la cavité abdominale ou les centres nerveux, qu'ils s'annoncent par des douleurs intercostales ou
brachiales, par des troubles gastriques, par des troubles
respiratoires, par des troubles intellectuels ou par des convulsions, réclament la même indication, celle de calmer
l'ébranlement nerveux, et dont la morphine, employée sur-

tout en injections, constitue le principal agent. Il faut engourdir le système nerveux et dans les cas de crise l'engourdir rapidement ; telle est, en un seul mot, la thérapeutique de ces accidents souvent si douloureux et parfois si dangereux, si variés dans leur aspect, si semblables dans leur mécanisme. Vous pourrez par des injections morphinées faire disparaître les douleurs de l'angine de poitrine, modérer les accès de l'asthme cardiaque, dissiper la folie, et, comme l'a fait Armaingaud chez un de ses malades guérir les convulsions. Gubler et H. Huchard ont rendu un service réel à la thérapeutique en appelant l'attention des praticiens sur les résultats que peuvent donner les injections morphinées dans le traitement des affections cardiaques.

Cependant à côté de cette indication générale se présentent quelque indications particulières dont les unes tiennent au siége et à la forme des symptômes observés, et les autres à la nature des causes dont l'action adjuvante vient se joindre à l'ébranlement nerveux.

Ainsi, dans les cas de troubles gastriques, vous m'avez vu employer avec quelque succès, suivant les indications, les gouttes noires anglaises pour la douleur, la noix vomique pour l'atonie contractile, la rhubarbe pour l'atonie sécrétoire. Dans les cas d'hémoptysie, le succin, modificateur efficace du système vaso-moteur ; dans les cas d'asthme cardiaque, l'iodure de potassium, si vanté par Sée, et qui m'a donné une fois des résultats remarquables, tandis que chez d'autres malades je me suis bien trouvé de la belladone, bien supérieure à mes yeux dans les dyspnées asthmatiques à la morphine, qui retrouve sa supériorité dans les dyspnées douloureuses ; vous pourrez essayer aussi l'iodure d'éthyle, recommandé par Sée, et la ciguë, que préconise Dujardin-Beaumetz. Rappelez-vous enfin que la morphine réussit dans les troubles intellectuels ou convulsifs avec anémie cérébrale, et le chloral dans les mêmes troubles avec hypérémie. Voilà pour les indications séméiotiques.

Quant aux indications étiologiques, je vous rappellerai

l'influence accessoire mais réelle constatée par Armaingaud dans les névroses cardiaques de l'anémie cérébrale et de l'asystolie ; —de l'anémie cérébrale, d'où l'action prophylactique et thérapeutique de la position horizontale, et celle de la morphine, qui congestionne l'encéphale, ainsi que l'utilité du régime, du fer et de l'air dans certains cas ; — de l'asystolie, d'où l'utilité de la digitaline pour dissiper les crises convulsives dans un cas d'Armaingaud.

En tenant compte de toutes ces données, vous pourrez, Messieurs, j'en ai la conviction, être utiles à vos malades atteints de troubles nerveux d'origine cardiaque. Vous l'avez vu et je ne saurais trop vous le répéter, la médecine vit de distinctions : distinctions séméiotiques, c'est la médecine ancienne, distinctions pathogéniques, c'est la médecine moderne, qui sont faites l'une et l'autre non pour s'exclure mais pour se compléter mutuellement.

LES TROUBLES NERVEUX DANS LES AFFECTIONS
BRONCHO-PULMONAIRES.

TROUBLES INTRINSÈQUES.

XII

TROUBLES DE LA SENSIBILITÉ.

Messieurs, dans les affections de l'appareil respiratoire, les troubles consécutifs du système nerveux jouent un rôle important et qui n'est pas suffisamment apprécié. C'est là un élément dont doit savoir tenir compte un médecin soucieux d'établir sur des bases solides et complètes son pronostic et son traitement.

Ce rôle de l'élément nerveux dans les affections de l'appareil respiratoire va être pour nous l'objet d'une étude détaillée, dans laquelle nous rechercherons successivement, d'un côté, les troubles nerveux locaux ou intrinsèques, ceux qui ont pour siége l'appareil nerveux de la respiration, d'autre part, les troubles nerveux généraux éloignés ou extrinsèques, soit qu'ils se produisent dans le système de la vie intellectuelle et animale, soit qu'ils se développent dans le système de la vie végétative.

Nous allons examiner aujourd'hui les désordres de l'appareil nerveux de la respiration qui se traduisent par des troubles de la sensibilité.

Les troubles thoraciques de la sensibilité sont au nombre de trois principaux : il y a la dyspnée, la douleur et la toux ; la dyspnée, sensation locale ; la douleur, sensation perçue à distance de l'impression reçue ; la toux, mouvement qui succède à une sensation dont le siége est plus ou moins éloigné de l'impression primitive ; la dyspnée, qui peut révéler l'état du parenchyme ; la toux, qui correspond un peu plus à l'état de la membrane interne ; la douleur, qui est souvent plus vive quand le mal occupe la surface externe.

A. — La dyspnée, c'est la véritable douleur des affections pulmonaires, et souvent ce n'est pas autre chose qu'une douleur. J'ai eu occasion de vous le dire au sujet de la pleurésie, la sensation de dyspnée, telle que l'accusent la plupart des malades, provient, non pas de l'étendue du parenchyme pulmonaire soustraite à l'action respiratoire, mais de l'état inflammatoire des tissus. Rappelez-vous une fois encore notre n° 4 de la salle Sainte-Elisabeth, cette jeune fille dont l'épanchement pleurétique avait produit une matité qui remontait jusque sous la clavicule et dont, par conséquent, le poumon gauche ne fonctionnait presque pas. Elle se plaignait d'un poids à l'estomac, elle sentait que sa respiration n'était pas complète ; mais, quant à une respiration anxieuse et pénible, quant à cette dyspnée douloureuse qui est la véritable dyspnée, elle l'ignorait. Dans un autre cas, ce sera un sujet atteint d'emphysème pulmonaire ; il aura une sonorité considérable de la partie antérieure du thorax, donc la partie antéro-supérieure de ses poumons fonctionne mal ; il aura, de plus, aux deux bases, des sous-crépitants et de la submatité qui indiquent un catarrhe compliqué de cette congestion que provoque, en bas, l'anémie d'en haut ; donc elle aussi la portion postéro-inférieure de ses poumons fonctionne mal. Et cependant, cet homme, au repos, ne se plaindra pas de dyspnée ; en dehors de ses accès d'asthme, il lui faudra une marche

rapide ou la montée des escaliers pour provoquer chez lui
une respiration haletante, précipitée, avec exagération des
mouvements du diaphragme et participation visible des
muscles pectoraux, en un mot, pour le rendre essoufflé.
Voyez aussi certains phthisiques dont les vastes cavernes
se sont creusées lentement ; notre n° 25 de la salle Aillaud
en est un ; il leur manque une partie du poumon ; ils ne se
plaignent pas de dyspnée. Mais que vos malades, au lieu
d'un vaste épanchement, aient une légère pleurésie fibrineuse ; qu'au lieu d'un emphysème pur et simple ils aient
une bronchite aiguë ; qu'au lieu de leurs cavernes ou
autour de leurs cavernes ils aient une pneumonie ; alors ils
se plaindront amèrement à vous de cette difficulté de respirer que nous traduisons par le mot dyspnée.

C'est qu'il y a, Messieurs, deux dyspnées différentes, je
dirai même opposées : la dyspnée douloureuse et la dyspnée en quelque sorte laborieuse ; l'une nerveuse quant à
sa cause, et l'autre musculaire quant à son remède naturel ;
la première où les mouvements respiratoires ne se font pas
parce que la douleur les arrête, la seconde où ils sont
exagérés parce que le jeu des muscles supplée à l'impuissance des poumons. La première est d'abord et surtout
une sensation, la seconde est surtout une action et ne
devient sensation pénible que lorsqu'elle acquiert des proportions considérables. C'est de la première que se plaignent les malades ; c'est la seconde que, quelquefois avant
eux, constate le médecin. La seconde est un vrai remède,
il faut la respecter tout en attaquant l'obstacle contre lequel
elle lutte ; la première, par contre, est à calmer par des
narcotiques, des antiphlogistiques, des révulsifs ; il faut la
supprimer comme un mal de plus, après avoir su entendre
en elle le premier cri que pousse le système nerveux du
poumon enflammé.

B. — Bientôt du même organe part un second cri dont
nous percevons l'écho. La dyspnée, douleur intérieure, est

accompagnée d'une douleur extérieure plus ou moins éloignée et plus ou moins violente.

Cette douleur mérite d'être étudiée dans son siége, dans
ses causes, dans ses caractères et dans son traitement.

Dans son siége, il est à remarquer qu'elle peut occuper
les nerfs de la paroi thoracique et même de la paroi abdominale. Je me rappelle avoir entendu Nélaton nous racon-
ter qu'il fut appelé, à Bordeaux pour un malade que l'on
croyait avoir la pierre et qui avait une pneumonie. Elle
peut occuper aussi le pneumogastrique et le phrénique
dans leur trajet cervical. Ordinairement limitées à un seul
point, ces douleurs peuvent quelquefois s'étendre ; j'ai vu
des femmes phthisiques, et vous en avez observé deux
dernièrement dans nos salles, chez lesquelles tout un côté
du thorax était douloureux ; Bouchut a insisté sur ces douleurs généralisées du thorax comme signe de tuberculisation aiguë et pouvant même servir pour le diagnostic, quelquefois si difficile, entre cette maladie et la fièvre typhoïde.

Dans ses causes, nous avons à distinguer les causes productrices et les causes provocatrices. Les causes productrices sont tantôt des névralgies réflexes et tantôt des
névrites. Beau a exagéré une idée vraie en plaçant toutes
ces douleurs sur le compte des névrites ; l'explication est
juste pour les cas assez rares où l'inflammation gagne du
poumon la plèvre et de la plèvre le nerf intercostal ; mais
elle est inadmissible pour ces douleurs initiales, pour ces
points de côté qui annoncent la naissance d'une pneumonie
ou d'une pleurésie. Parmi les causes provocatrices, la plus
importante est la pression limitée sur le trajet du nerf par
le doigt de l'explorateur. La douleur provoquée à la pression est la seule que l'on rencontre quand le pneumogastrique et le phrénique sont affectés ; elle peut, dans des cas
douteux et en quelque sorte incomplètement développés,
révéler une inflammation commençante. La douleur provoquée à la pression dans la fosse sus-épineuse peut servir
utilement au diagnostic d'une phthisie au début.

Ses caractères sont variables depuis la douleur vague, que la pression seule met en relief, jusqu'à la douleur vive et même la douleur violente qui arrache des cris à chaque secousse de toux ; depuis la douleur sourde et continue jusqu'à la douleur lancinante et intermittente ; sensation de contusion, de déchirement et de brûlure, comme dans les névrites et les névralgies du système cérébro-spinal, elle ne produit pas la sensation d'angoisse que donnent les douleurs profondes du grand sympathique.

Son traitement enfin, plus ou moins subordonné dans son efficacité permanente et définitive à l'évolution du mal qui l'a produite et à la nature névralgique ou inflammatoire de l'état nerveux qu'elle accuse, doit consister, si elle est intense, dans les injections morphinées, qui combattent surtout l'élément névralgique, et dans les mouches de Milan, qui conviennent à l'élément névralgique comme à l'élément inflammatoire. Quelques sinapismes et quelques applications térébenthinées, quelques sangsues ou simplement une chaleur un peu forte, triomphent sans peine des cas légers. La teinture de bryone intùs et extrà est ici un remède qui mériterait d'être mieux connu.

C. — Parmi les remèdes employés pour la douleur, il en est un qui convient aussi pour la dyspnée et auquel nous avons recours contre la toux : c'est la morphine ; la dyspnée, la douleur et la toux, trois phénomènes différents en apparence et qui réclament la même médication, parce que leurs différences extérieures masquent mais ne détruisent pas leur identité de nature.

Comme la dyspnée, comme la douleur, la toux, dans les affections thoraciques, est un acte nerveux, plus complexe, il est vrai, mais où une surexcitation de la sensibilité joue le principal rôle.

Au point de vue du mécanisme pathogénique, la toux est, dans son phénomène primordial, une impression ; dans son phénomène terminal, c'est un mouvement ; dans son phé-

nomène intermédiaire , qui est capital, c'est une sensation ; aussi est-ce à la sensation qu'on s'adresse lorsqu'on
veut calmer la toux.

Au point de vue des indications thérapeutiques, la toux
est exceptionnellement un acte curatif à favoriser, ordinairement un acte morbide à combattre. Utile pour chasser
les matières accumulées dans les voies bronchiques, elle
devient inutile quand les voies bronchiques ne sont pas
encombrées par des crachats, et nuisible, quand elle est
fréquente et violente, par l'ébranlement nerveux qu'elle
imprime à l'organisme. Dans ces cas, elle ne combat pas le
mal, mais elle l'annonce et elle l'augmente.

C'est que la toux est habituellement une sensation réflexe
provoquée par une impression produite et qui provoque un
mouvement brusque dans les voies respiratoires.

A la partie postérieure du pharynx se trouve un riche
plexus où s'entrecroisent des branches du glosso-pharyngien, du pneumogastrique, du spinal et du grand sympathique. Ainsi que l'a fait remarquer Guéneau de Mussy, il
y a là un appareil de coordination, car, d'un côté, placé à
cheval sur le bulbe et la moelle, le spinal paraît disposé,
d'après son origine même, à servir d'intermédiaire entre
les nerfs cérébraux et spinaux ; se joignant au pneumogastrique, il se distribue avec lui aux muscles du larynx ;
par ses rameaux propres, il innerve le sterno-mastoïdien
et le trapèze qui concourent aux mouvements inspirateurs
en fournissant un point fixe aux muscles intercostaux ;
enfin, dans le trapèze il s'anastomose avec la quatrième
paire cervicale, origine du nerf phrénique. D'autre part, la
cinquième et la septième paire rachidienne ont des anastomoses avec le pneumogastrique et le glosso-pharyngien ;
enfin, le grand sympathique fournit des nerfs vaso-moteurs
à tout l'appareil respiratoire.

Voilà donc, unis dans une action synergique, les divers
éléments nerveux des organes de la respiration.

Ces conditions anatomo-physiologiques étant données, il

est facile de comprendre les trois phénomènes successifs dont se compose la toux considérée en elle-même et qui sont : une impression reçue, une sensation perçue, un mouvement exécuté.

Il y a d'abord une impression, c'est-à-dire une excitation morbide sur un point quelconque de l'appareil respiratoire. Cette excitation est tantôt un travail inflammatoire sur l'enveloppe interne de cet appareil, sur la muqueuse des voies respiratoires depuis le pharynx jusqu'aux extrémités bronchiques ; tantôt une inflammation du parenchyme pulmonaire ; tantôt enfin une inflammation de l'enveloppe externe du poumon, la plèvre. Ces divers ordres d'inflammations provoquent toutes la toux et peuvent déterminer une toux sèche, comme le prouve l'observation clinique, contrairement à la théorie ancienne, qui ne voyait dans la toux qu'un effort expulsif. On comprend ainsi très-bien qu'une inflammation pleurale puisse déterminer la toux au même titre qu'une inflammation bronchique. On comprend aussi que des organes qui ne font pas partie de l'appareil respiratoire mais qui sont en communication avec les nerfs du plexus rétro-pharyngien puissent déterminer la toux ; c'est ainsi que se produisent les toux cardiaque, gastrique et utérine.

Cette excitation peut être aussi provoquée par un produit morbide dont la présence est un stimulant pour le système nerveux du voisinage. C'est ainsi surtout que, suivant la remarque faite depuis longtemps par Morton, des tubercules peuvent s'annoncer tout d'abord par une petite toux sèche avant qu'apparaisse aucun autre signe physique ou rationnel de la maladie.

Cette excitation peut être enfin produite par les corps étrangers proprement dits introduits dans les voies aériennes provoquant tout de suite une toux d'autant plus quinteuse que les organes de la respiration ont eu moins de temps pour s'accoutumer à leur présence : des poussières, des vapeurs acides, des liquides qui ont manqué l'œsophage, excitent évidemment la toux comme le fera, par un mécanisme plus complexe, un coup de stylet ou une balle pénétrant dans le thorax.

Il y a en second lieu, consécutivement à cette impression reçue sur des points divers, une sensation ordinairement perçue sur un même point, un sentiment particulier de prurit irrésistible dans l'arrière gorge. C'est l'excitation primitivement éprouvée par les nerfs sensitifs ou vaso-moteurs de l'appareil respiratoire qui se transmet à l'élément sensitif du plexus rétro-pharyngien. Ce prurit de l'arrière-gorge a dans la physiologie pathologique de la toux une importance immense, moins encore à cause de sa fréquence, qui est très-grande, que parce qu'il indique le chemin parcouru de l'impression primitive à la sensation secondaire.

Quelquefois, la sensation occupe aussi d'autres points sensibles et irrités de la muqueuse respiratoire ou d'autres points du trajet parcouru par les nerfs de la sensibilité pour se rendre au plexus. Mais il faut bien se garder de confondre ces sensations avec celles qui résultent des secousses imprimées à la cage thoracique par les quintes de toux. La sensation qui excite ordinairement la toux est moins une douleur qu'un chatouillement. C'est réellement un prurit.

Or, que fait un sujet qui éprouve un prurit ? Il ne peut résister au besoin de se gratter. C'est également ce que fait un sujet qui va tousser. Il gratte le point où le prurit se fait sentir, et il le gratte avec d'autant plus de force et en quelque sorte de rage que le prurit sera plus violent. C'est là le mouvement qui continue le troisième de ces phénomènes successifs. Comment gratter une surface où il est impossible de porter les doigts ? On gratte la surface interne des voies respiratoires en poussant vivement contre elle une colonne d'air. La toux n'est pas autre chose que la projection violente d'une colonne d'air sur la surface pruri-gineuse, projection qui se fait par une contraction saccadée et plus ou moins rapidement répétée des muscles respira-toires.

Les caractères de la toux peuvent présenter quelques variétés suivant la nature et suivant le siége de l'irritation qui l'a produite. Règle générale, la toux sera d'autant plus violente que le siége de l'irritation, sans atteindre le pharynx lui-même, sera plus rapproché du pharynx. Ainsi les toux laryngiennes seront d'ordinaire plus convulsives que les toux pulmonaires et pleurales. Quand il y a une toux quinteuse avec affection dans les parties profondes des voies respiratoires, il faut toujours soupçonner une lésion concomitante soit du larynx, soit des ganglions bronchiques. La coqueluche, le croup, la laryngite striduleuse ont chacune sa toux particulière, mais les caractères de la toux dépendent à la fois et du siége de la lésion et de la nature de l'inflammation qui la provoque.

Enfin la toux, considérée d'abord en elle-même et dans ses rapports avec les phénomènes morbides qui la précèdent et la provoquent, doit l'être aussi dans ses rapports avec les phénomènes qui la suivent et qu'elle produit, c'est-à-dire avec l'expectoration.

Les crachats que la toux expulse n'ont qu'une importance tout-à-fait restreinte au point de vue de la pathogénie et de la thérapeutique, parce que les cas où la toux a pour but l'expulsion des crachats, bien que nombreux, sont exceptionnels. Mais si l'expulsion des crachats est rarement un but, elle est souvent un résultat, et les divisions de toux basées sur la présence et la nature de l'expectoration, sans grande valeur au point de vue pathogénique, ne sont pas sans intérêt au point de vue seméiotique. Nous ne devons cependant pas négliger ce côté de la question où la toux apparaît comme un effort nécessaire pour l'expulsion des crachats.

Quand la toux est suivie d'expectoration, elle peut cesser d'être ce qu'elle est ordinairement, le symptôme d'un mal, qui devient à son tour une cause de malaise, pour devenir un remède utile, et par conséquent non plus un phénomène morbide à combattre mais un acte curatif à faciliter. Seulement il faut savoir que ce rôle est plus restreint qu'on ne le suppose : La toux joue un rôle limité dans l'expectoration qui, dans son abondance et sa facilité d'expulsion, n'est nullement subordonnée à l'intensité de la toux ; elle l'est même si peu que les malades toussent au commencement de leur affection et crachent à la fin ; et quand dans une affection grave le malade ne tousse pas, s'il faut craindre quelque chose, et il faut craindre beaucoup, c'est moins l'asphyxie qui résultera de ce défaut consécutif d'expectoration que l'adynamie que révèle ce défaut de synergie fonctionnelle.

Et maintenant, Messieurs, recherchons quelques unes des indications pratiques qui résultent de ces données.

Il en résulte que la toux, acte morbide dans la majorité des cas, doit être dans la majorité des cas combattue. C'est un phénomène nerveux d'ordre réflexe ; il faut donc la combattre par les modificateurs du système nerveux, l'opium, la belladone, les bromures, les cyanures, l'aconit, le phellandrium.— Ces remèdes peuvent être administrés à l'intérieur pour agir par absorption. Mais on peut rechercher aussi l'emploi des moyens révulsifs qui impressionnent les nerfs en rapports plus ou moins intimes avec ceux du plexus nerveux qui est le plus souvent mis en jeu dans l'acte de la toux ; le pharynx, la muqueuse respiratoire, la peau du cou, du thorax et de l'épigastre, reçoivent de ces nerfs ; mais, parmi les applications topiques, les plus puissantes seront celles qui modifieront les points les plus rapprochés du plexus. Voilà pourquoi les badigeonnages du pharynx avec une solution ammoniacale nous ont parfois donné de si beaux résultats. Voilà pourquoi il suffit quelquefois d'un peu d'eau froide ou chaude dans l'estomac ou dans le gosier pour calmer la toux à l'instant.

Mais il est des cas où la toux effort curatif ne doit pas être combattue : ce sont ceux où les voies aériennes sont obstruées. Dans ces cas, il faut chercher moins à la favoriser qu'à employer des remèdes qui expulsent les crachats sans faire tousser davantage : Ce sont le kermès et les antimoniaux en général, l'ipéca, le polygala, l'oxymel scillitique. Si, par contre, vous alliez, en employant des acides, surexciter la toux, vous auriez une expectoration plus problématique en même temps que vous entretiendriez le mal.

Telles sont, Messieurs, les principales des conclusions pratiques auxquelles doit nous conduire la connaissance de la nature nerveuse de la toux.

XIII

Messieurs, dans l'acte de la respiration les mouvements jouent un grand rôle. Ce sont des mouvements qui introduisent l'air dans la poitrine ; ce sont des mouvements qui l'en font sortir ; l'inspiration et l'expiration ne sont que des mouvements. Or, dans l'organisme, le mouvement a pour siége le système musculaire et pour cause le système nerveux. Dans les affections des voies respiratoires, il y a des troubles fréquents et profonds de la motilité, et ces troubles de la motilité proviennent en grande partie de changements survenus dans l'innervation.

Les nouveaux phénomènes morbides que nous avons à étudier aujourd'hui, ces troubles nerveux de la motilité, varient dans leur aspect comme ils varient dans leur siége. On peut les diviser en trois catégories que nous allons passer successivement en revue. Il y a en premier lieu les troubles des muscles extérieurs au poumon, diaphragme et muscles de la paroi thoracique ; il y a en second lieu les troubles des muscles intérieurs, c'est-à-dire des bronches et des vésicules ; il y a enfin les troubles dans les muscles du larynx.

A. — Les troubles dans les mouvements extérieurs de la respiration ne dépendent pas tous du système nerveux. Ils proviennent tantôt de causes dynamiques, tantôt de causes mécaniques, tantôt et plus souvent peut-être de ces deux ordres de causes réunies, et il est parfois bien difficile en médecine de faire la part de chacune d'elles.

Si l'on considère l'ensemble des mouvements respiratoires, on peut constater qu'ils sont modifiés dans leur intensité, leur fréquence et leur rhythme.

Quand leur intensité est modifiée, c'est toujours par le fait d'un changement dans l'innervation. Elle est augmentée par un effort salutaire, elle est diminuée par un affaiblissement de l'influx nerveux.

Lorsque, sous une influence morbide, le champ de la respiration se rétrécit ; quand les bronches et le larynx sont obstrués ; quand le poumon est altéré par une lésion de son parenchyme ou comprimé par un épanchement pleural, le diaphragme augmente ses contractions, les muscles pectoraux entrent en jeu, les mouvements de la paroi thoracique excités par un influx nerveux plus énergique deviennent plus étendus. C'est là un effort salutaire.

Dans d'autres cas, cet effort au lieu d'être général est localisé. Que le diaphragme soit impuissant à refouler les organes tuméfiés de l'abdomen, les muscles pectoraux fonctionneront avec énergie : que par contre les muscles thoraciques soient dégénérés ou paralysés, le diaphragme redoublera d'efforts. Ce sont là des mouvements utiles et quelquefois nécessaires, dont les uns, ceux qui sont généraux et d'ensemble, ont pour but d'écarter les dangers de dyspnée qui proviennent d'une affection des voies respiratoires, tandis que les autres, ceux qui sont localisés et partiels, sont ordinairement nécessités par une affection étrangère aux voies respiratoires.

C'est aussi le plus souvent sous l'influence d'une affection étrangère aux voies respiratoires que les mouvements des muscles qui enveloppent la cage thoracique sont diminués. Une paralysie ou une dégénérescence, telle est la cause ordinaire de ce trouble fâcheux. Vous connaissez tous l'atrophie musculaire progressive et la mort par asphyxie qui résulte des altérations qu'elle produit dans les muscles du thorax.

Mais les troubles respiratoires ne sont pas seulement les résultats de ces lésions ; ils peuvent aussi en devenir les causes, soit en produisant des paralysies, soit en provoquant des troubles trophiques. Parmi ces paralysies, la plus fréquente et la mieux connue c'est la paralysie dipthéritique

du diaphragme et dés muscles pectoraux par dégénérescence des nerfs ; il y a aussi celle du diaphragme par inflammation ou constriction du nerf phrénique dans certaines
pleurésies. Parmi les troubles trophiques, je vous ai fait
plusieurs fois observer ces altérations partielles et limitées
des muscles du thorax qui peuvent aboutir à une atrophie
manifeste alors qu'il y a encore fort peu d'émaciation générale. Pareilles lésions peuvent être observées aussi dans
le diaphragme, et Zahn a insisté sur cette cause aggravante de la dyspnée.

Vous observerez aussi dans les affections des voies respiratoires, et vous observerez souvent si vous le cherchez, un
changement dans la fréquence des mouvements de la respiration.

C'est là un signe important pour le diagnostic et pour le
pronostic.

Pour le diagnostic, par exemple, cette fréquence peut
vous servir à reconnaître la phthisie aiguë et parfois à la
distinguer de la fièvre typhoïde.

Pour le pronostic, elle vous sert à reconnaître un état
grave et à prévoir une issue funeste. Méfiez-vous par exemple des pneumonies où la respiration s'accélère ; quelle que
soit l'étendue de la lésion, et surtout si la lésion n'est pas
étendue, la mort n'est pas loin. Quand vous constaterez la
respiration précipitée, c'est comme si vous entendiez le
galop de la mort qui approche.

Sans doute cette accélération dans les mouvements respiratoires n'est pas exclusivement due à un trouble nerveux.
Trois éléments peuvent contribuer à la produire ; ce sont :
l'obstacle mécanique à la respiration, la fièvre et l'état nerveux. J'ai nommé le premier l'obstacle mécanique, mais je
ne saurais trop vous répéter que ce n'est pas la principale
cause de l'accélération respiratoire ; je ne cesserai de vous
remettre sous les yeux l'exemple de cette jeune fille qui avec
un vaste épanchement pleurétique comprimant une grande
partie de la surface pulmonaire n'avait que 22 respirations

par minute. La fièvre est-elle aussi une cause d'accélération des mouvements respiratoires? Sous son influence la respiration devient incomplète et précipitée. Enfin l'élément nerveux intervient quelquefois d'une manière puissante; l'accélération respiratoire est dans les maladies aiguës la forme sous laquelle s'annonce la paralysie ou l'atonie du pneumogastrique, qui est une des principales causes de la mort.

La fréquence de la respiration ne doit d'ailleurs pas être considérée seulement en elle-même mais aussi dans ses rapports avec la fréquence du pouls. Quand les rapports normaux entre la respiration et le pouls viennent à se rompre, c'est encore un signe que l'innervation du pneumogastrique est troublée.

Enfin les changements dans le rhythme des mouvements respiratoires peuvent provenir tantôt de causes mécaniques et tantôt de causes dynamiques.

Quand ils proviennent de causes mécaniques, c'est toujours par une altération des voies respiratoires et surtout par une lésion de la plèvre. Celle-ci, quand elle est altérée, arrête la libre expansion du thorax soit par des adhérences, soit par la douleur. C'est par un mécanisme analogue que se produit la respiration saccadée dans la phthisie au début.

Quand ces changements de rhythme proviennent de cause dynamique, c'est une perturbation nerveuse qui les produit' en troublant le jeu du pneumogastrique. L'irrégularité elle-même et l'irrégularité jointe à la lenteur constituent alors un pronostic des plus graves.

Ainsi donc, Messieurs, n'exagérons rien, ne voyons pas partout des troubles nerveux, mais sachons les reconnaître quand ils se produisent.

Les troubles de la motilité respiratoire sont plus difficiles à reconnaître quand ils occupent les fibres lisses de l'intérieur de l'arbre broncho-pulmonaire.

Ceux qui méritent le plus notre attention sont la paralysie

du poumon dans les affections aiguës graves, l'asthme et l'emphysème dans les cas chroniques.

Plus d'une fois dans les pneumonies et surtout pendant certaines épidémies auxquelles l'influence grippale n'était pas étrangère, j'ai vu promptement survenir une asphyxie que l'étendue des lésions ne justifiait pas. Alors, en même temps que le pouls devenait de plus en plus fréquent et petit, la respiration devenait de plus en plus haute et pénible. Tandis que l'auscultation donnait très-peu de signes, on entendait à distance des râles trachéaux ; la toux était rare et l'expectoration insignifiante. Ces phénomènes d'adynamie locale ne correspondaient pas toujours à une adynamie générale ; la voix était conservée, l'énergie musculaire encore puissante, et ces malades atteints de ronchus trachéal se débattaient dans leur délire avec une force dont une intervention vigoureuse ne triomphait pas toujours.

Suivant la remarque de Revilliod, la paralysie des pneumogastriques dans la dipthérie est plus étendue. C'est par l'appareil de la déglutition qu'elle commence et par la régurgitation des aliments qu'elle s'annonce. Elle peut s'étendre à l'innervation du cœur, ce qui est une cause de mort subite par syncope, mais elle frappe de préférence l'innervation du poumon, ce qui est une cause de mort rapide par asphyxie. Les expériences de Schiff l'ont prouvé, c'est le pneumogastrique qui anime les muscles de Reissessen dont le rôle est de présider à la circulation de l'air ; l'obstruction des bronches et l'emphysème du poumon sont le résultat de sa paralysie qui, je dois le dire, dans la diphthérie a été cliniquement constatée mais non anatomiquement démontrée.

Il y a là une source d'indications précieuses, et c'est ainsi que dans la paralysie pulmonaire l'emploi des stimulants, notamment du plus puissant de tous, le phosphore, et de l'un des plus rapides, l'acétate d'ammoniaque, pourra sauver bien des malades.

Je n'ai pas l'intention de vous lancer avec moi dans une

étude pathogénique de l'asthme et de l'emphysème; mais je ne puis me dispenser de vous rappeler ce fait, sur lequel a si justement insisté le professeur Sée, que l'asthme est expérimentalement reproduit par l'excitation centripète du pneumogastrique, tandis que la paralysie du même nerf, et une excitation exagérée peut être suivie de paralysie, est une cause d'emphysème. Je m'en tiens à cette donnée, d'autant plus remarquable que la pathologie expérimentale est très-souvent impuissante à reproduire dans leurs innombrables variétés les altérations nerveuses et leurs conséquences.

N'allez pas en conclure que la pathogénie de l'asthme et surtout de l'emphysème se réduit à ces deux mots : surexcitation nerveuse pour l'asthme, parésie consécutive pour l'emphysème. L'influence de la toux, celle de l'obstruction trachéo-bronchique, celle du catarrhe, où la toux et l'obstruction combinent leurs efforts, celle de l'altération atrophique des alvéoles pulmonaires, ne sauraient être oubliées.

Mais vous en retiendrez cette vérité clinique, admise de tous les grands praticiens depuis Van Helmont jusqu'à Lefèvre, confirmée de notre temps par Salter, par Niemeyer, par Sée, par Biermer et bien d'autres encore, que l'élément nerveux joue un grand rôle dans la pathogénie de l'asthme, quelquefois comme cause première, toujours comme cause prochaine des accidents.

Vous admettrez ainsi l'asthme nerveux que l'hystérie peut produire et qu'une colère peut provoquer. Vous admettrez, surtout, l'asthme nerveux qui a pour cause une excitation de la muqueuse bronchique, celle, par exemple, qui naît du contact d'une poussière irritante et dont une forme curieuse est l'asthme de foin, celle, surtout, qui naît d'une congestion, d'une inflammation ou d'un catarrhe des bronches. Vous admettrez encore l'asthme nerveux qui a son origine dans une action réflexe dont le point de départ est dans le cœur, l'estomac, l'utérus, peut-être même la peau.

Mais vous aurez soin surtout de vous appuyer sur ces données pour chercher des agents précieux du traitement de l'asthme dans des modificateurs du système nerveux, que vous les fassiez passer par les voies respiratoires, par les voies digestives ou par le tissu cellulaire sous-cutané. Les fumées narcotiques et les injections morphinées n'auraient pas tant de prise sur l'asthme si l'élément nerveux n'y jouait un grand rôle. Les agents qui impressionnent le système nerveux et parmi eux les sédatifs, ceux qui peuvent supprimer le spasme bronchique, y compris le chloral, devront donc occuper le premier rang dans le traitement de l'accès d'asthme, sans préjudice des remèdes qui conviennent au catarrhe bronchique dont il est si souvent une conséquence.

B. — Le larynx aussi peut être, dans les affections des voies respiratoires, le siége de phénomènes nerveux des plus importants et dont la nature avait été jusqu'à ces derniers temps méconnue.

Il m'est arrivé plus d'une fois, en approchant des phthisiques, de constater que leur voix était altérée et qu'ils faisaient entendre à distance un ronchus laryngien qui entravait l'auscultation pulmonaire. Je m'attendais à trouver de vastes lésions laryngées ; l'examen laryngoscopique nous démontrait que la muqueuse du larynx était pâle. Il s'agissait de phénomènes analogues à ceux que produit dans les anévrismes de l'aorte la compression du récurrent, et à ceux plus rares que détermine dans l'ataxie la paralysie du même nerf. Les recherches récentes de Semon en Angleterre et de Gonguenheimen France ont jeté une assez vive lumière sur cette question encore incomprise, et démontré que des troubles laryngiens dans la phthisie peuvent être dus à la paralysie des récurrents.

N'exagérons pas, Messieurs, et n'allez pas donner à mes paroles une signification qui est bien loin de ma pensée.

Les affections laryngées dans la tuberculose sont un fait

positif, fréquent même et hors de toute contestation. Elles
présentent même ce caractère remarquable d'offrir, comme
Otto Peinz l'a justement fait observer, non pas un type
unique mais de nombreuses variétés d'aspect, car la diathèse qui produit le tubercule s'accuse par les lésions les
plus diverses, que, pour le larynx, Doleris a récemment
essayé de grouper en quatre formes. On y trouve tantôt de
l'hypérémie, tantôt de l'anémie, tantôt une inflammation
catarrhale, tantôt une inflammation ulcéreuse, tantôt une
inflammation parenchymateuse, tantôt de l'œdème, tantôt
de la périchondrite hypertrophique ou nécrosique.

La pâleur anémique des tissus, qui vous frappe parfois
au premier examen, n'est pas une raison pour écarter de
votre esprit l'idée d'une affection inflammatoire ; elle est
due, comme l'a fait observer Ch. Fauvel, à la sclérose des
vaisseaux et à leur compression par une prolifération conjonctive.

Mais l'œdème, comme l'a constaté Doleris, est ici un
accident très-rare, et comme l'a observé Gonguenheim, les
symptômes que l'on attribue à l'œdème peuvent fort bien
appartenir à un trouble nerveux, à une paralysie des crico-
aryténoïdiens postérieurs, placés sous la dépendance des
récurrents.

D'après les observations cliniques de Gonguenheim,
d'après les expériences qu'il a faites avec la collaboration
de François Franck, les deux symptômes considérés comme
caractéristiques de l'œdème glottique, le bourrelet et l'inspiration sifflante, ne lui appartiendraient pas. Il y aurait
seulement de la toux, de l'aphonie, de la dyspnée modérée
sans paroxysmes, de la dysphagie parfois, en raison de
l'épiglottite. Je le répète, les accès de dyspnée, la dyspnée
inspiratoire surtout, et l'inspiration sifflante ne lui appartiendraient pas.

Par contre, dans deux observations soigneusement
recueillies par Gonguenheim, il y avait une aphonie incomplète, une oppression continuelle avec accès, une inspira-

tion sifflante perçue à distance. Cependant le larynx était très-ouvert, les replis aryténo-épiglottiques étaient à peine augmentés de volume. Mais les cordes vocales inférieures ne s'écartaient pas ; elles étaient séparées l'une de l'autre par un espace extrêmement faible, deux millimètres seulement. Elles étaient donc paralysées ; il y avait chez ces malades une paralysie des crico-aryténoïdiens postérieurs ou dilatateurs de la glotte, paralysie évidemment produite par une lésion des récurrents ; et ce qui confirme ce diagnostic, complètement conforme d'ailleurs aux observations de Feith et à celles de Nicolas-Duranty, c'est que chez un des malades de Gonguenheim il y avait dysphagie non des solides mais des liquides, ce qui a été signalé après la section des récurrents. La conclusion pratique a été l'emploi de l'iodure d'éthyle, modificateur non pas des tissus sous-muqueux mais du système nerveux.

Indépendamment de ce type de dyspnée laryngienne avec inspiration sifflante et difficile, on peut observer chez les phthisiques un type d'aphonie sans lésion apparente, tout à fait analogue à l'aphonie des femmes hystériques ; c'est l'inverse de ce que nous avons constaté tantôt qui se produit ; les constricteurs sont paralysés ; il y a défaut de rapprochement de la partie moyenne du bord libre des cordes inférieures.

Si on observait de plus près, on trouverait probablement d'autres troubles nerveux du larynx dans la tuberculose. Ceux que je viens de vous signaler doivent suffire pour vous démontrer l'existence de ces troubles.

Quant à leur mécanisme, si on peut accuser ici une action réflexe, on est en droit de se demander également si dans certains cas l'hypertrophie et la dégénérescence consécutive des ganglions trachéo-bronchiques n'interviendraient pas par compression.

Ce serait un point de pathogénie à élucider, car, si le phénomène est purement nerveux, les modificateurs du système nerveux, y compris l'électricité, devront être employés, tandis que si l'action mécanique des ganglions hypertrophiés se fait sentir, c'est à cette dégénérescence et à cette hypertrophie ganglionnaire qu'il conviendra de s'adresser.

Enfin, je vous rappellerai, pour terminer et en sortant un peu de notre sujet, l'importance de l'élément nerveux dans les accès de dyspnée croupale, admise par tous, mais démontrée surtout par Lallement dans sa thèse inaugurale.

Vous voyez, Messieurs, par ces exemples, combien les troubles de la motilité respiratoire dans les affections pulmonaires présentent de formes variées et soulèvent de difficiles problèmes ; mais si les difficultés qu'ils soulèvent vous découragent, l'importance des questions pratiques qui s'y rattachent doivent éveiller votre sollicitude et stimuler vos efforts.

XIV

PHÉNOMÈNES VISCÉRAUX.

Messieurs, le système nerveux des divers organes et des diverses fonctions de la vie végétative peut être secondairement affecté dans les affections broncho-pulmonaires et particulièrement dans la phthisie.

Les principaux viscères qui reçoivent le contre-coup de cet ébranlement nerveux sont le cœur, le tube digestif, le foie et le rein.

En dehors de ces organes, les fonctions qui sont ainsi perturbées sont la circulation générale et les circulations locales, certaines sécrétions et, sur certains points, la nutrition, comme en témoignent des congestions, des hyperthermies, des sueurs, des troubles trophiques.

Tels sont, Messieurs, les phénomènes nombreux et variés que nous avons à passer maintenant en revue. Nous nous occuperons aujourd'hui des troubles viscéraux.

Que le cœur puisse être affecté quand le poumon est malade, c'est ce qu'il vous sera facile de comprendre. Les obstacles à la circulation pulmonaire doivent, en effet, par un procédé mécanique, produire la dilatation du cœur; la cachexie qui accompagne les affections pulmonaires doit, par un trouble nutritif, produire l'atrophie du cœur; enfin, les altérations circulatoires ou nutritives du poumon doivent, par action réflexe, c'est-à-dire par un trouble nerveux, produire des changements dans la motilité du cœur.

C'est, en effet, ce qui a lieu.

Les obstacles dans la circulation pulmonaire ont pour conséquence la dilatation temporaire d'abord, puis permanente du cœur. C'est la lésion qui correspond à ce que j'ai appelé la forme asphyxique de la phthisie.

A l'émaciation générale de l'organisme, à ce que j'ai appelé la forme cachectique de la phthisie, correspond l'atrophie du cœur.

Enfin, aux troubles brusques et plus ou moins inflammatoires de la circulation pulmonaire correspondent certains désordres dans l'innervation motrice du cœur.

Bien des fois, chez des sujets qui avaient des hémoptysies abondantes ou des congestions étendues ou un dépôt considérable de granulations, j'ai observé simultanément la petitesse du pouls et des battements tumultueux du cœur.

Il semblait, au premier abord, que la congestion et l'hémoptysie devaient être actives, sous la dépendance d'une impulsion exagérée du cœur, de même qu'on avait admis des congestions actives du cerveau produites par la même cause. J'aurais donc été tenté de considérer les phénomènes cardiaques comme primitifs et dus à une surexcitation, les phénomènes pulmonaires comme consécutifs et résultant de cette surexcitation. C'eût été une erreur. En examinant les choses de plus près, on voit que la cause première du mal est l'invasion brusque du poumon par la tuberculose, avec poussée congestive ou sous une forme granuleuse, et que les troubles cardiaques sont purement sympathiques et d'ordre paralytique. Les contractions du cœur sont affaiblies, aussi le pouls est-il petit et dépressible; mais cet affaiblissement porte surtout sur le ventricule droit, qui se trouve directement placé en face de l'obstacle et se laisse distendre; d'où l'étendue de l'impulsion cardiaque que l'on perçoit. Plus tard, la répétition des mêmes crises rendra permanente cette dilatation qui est d'abord momentanée, et ce changement mécanique dans le volume du cœur prendra plus d'importance que le trouble dynamique qui prédominait au début.

Au point de vue du diagnostic, il importe de ne pas confondre le caractère plus éclatant des bruits du cœur dilaté avec la transmission exagérée des bruits normaux du cœur par le poumon induré ; l'intensité relative du second temps, l'étendue de l'impulsion précordiale et la petitesse du pouls éclaireront ici le praticien.

Au point de vue du pronostic, il est bon de noter que ces troubles fonctionnels du cœur se manifestent surtout dans la phthisie qui marche par saccades, dans laquelle on doit redouter une terminaison promptement funeste, mais où l'on peut aussi conserver l'espoir de retarder l'évolution du mal en entravant les mouvements fluxionnaires du poumon.

Au point de vue thérapeutique, les médicaments dont la raison et l'expérience prouvent ici l'efficacité sont ceux qui peuvent agir à la fois sur le système capillaire du poumon pour le décongestionner, sur le système moteur du cœur pour le tonifier, et sur le système nerveux pour le calmer. L'ergotine, la digitale, le tartre stibié à dose fractionnée sont dans ce cas ; le bromure de potassium a une efficacité plus douteuse ; on peut cependant l'ajouter à la digitale pour obtenir une action simultanée sur le système vasculaire et sur le système nerveux.

Quelques phthisiques sont atteints de simples palpitations, attribuées par Peter à une affection consécutive du pneumogastrique. On peut en rapprocher les irrégularités dans les contractions cardiaques qu'on observe quelquefois dans le cours des affections aiguës des voies respiratoires. J'ai connu un malade qui était sujet aux broncho-pneumonies et, à chaque atteinte, il avait une telle irrégularité du cœur qu'on aurait pu croire à une insuffisance mitrale des plus avancées. Je lui donnais de la digitale, du kermès et de l'alcool.

Des phénomènes analogues à ceux que nous constatons dans la phthisie existent aussi dans l'emphysème; un mécanisme identique les produit; mais il est possible qu'une influence commune produise simultanément la dilatation cardiaque et l'emphysème; une faiblesse primitive du pneumogastrique déterminerait à la fois le relâchement du poumon et du cœur.

Dans la pneumonie on observe parfois une fréquence et une petitesse du pouls auxquelles ne correspond pas une élévation considérable de température. Ces cas sont précisément les plus graves. Sans doute l'adynamie générale peut jouer ici un certain rôle ainsi que l'obstacle à la circulation pulmonaire; mais j'ai rencontré ce phénomène chez des sujets vigoureux et dont la lésion ne me paraissait pas étendue. A mes yeux, il se produit alors une parésie consécutive du pneumogastrique d'où résultent, pour le cœur, des contractions plus faibles et en même temps plus fréquentes. Il y a là un danger très-grand auquel on doit remédier par l'emploi des excitants du pneumogastrique. J'ai recours, dans ce but, à la digitale, n'ayant pas encore osé essayer la vératrine. Si l'adynamie générale paraît dominer cette faiblesse locale, c'est le phosphore qu'il faut employer.

Nous avons vu, Messieurs, que, lié au cœur par des connexions avec un même nerf, le pneumogastrique, l'estomac éprouve dans les affections cardiaques des troubles nerveux consécutifs; il en éprouve au moins autant dans les affections pulmonaires.

Rien n'est susceptible comme l'estomac de certains asthmatiques; il en est chez lesquels l'ipéca est vomitif à des doses vraiment homœopathiques; il en est qui, pendant les crises, rejettent tout ce qu'ils prennent, ce qui rend la médication difficile et incomplète. Rien n'est paresseux comme l'estomac de certains asthmatiques; il en est qui ne peuvent faire qu'un seul repas par jour; l'influx nerveux paraît chez eux se concentrer sur les voies bronchiques, où il s'épuise en éréthisme et en spasme. De même qu'il y a l'asthme gastrique, il y a aussi, par réciprocité, la dyspepsie asthmatique, l'un et l'autre, d'ailleurs, assez exceptionnels.

Dans la pneumonie, il ne peut être question de rattacher à l'élément nerveux les troubles dyspeptiques ; ce sont ceux de toute maladie aiguë fébrile : mais les vomissements sont fréquents ; ils existent dans un (cinquième des cas, d'après Grisolle, et ces vomissements si fréquents prouvent l'intervention toute spéciale du système nerveux. Les vomissements et la gastralgie au début des pneumonies, surtout chez les vieillards, peuvent tromper le médecin en lui faisant supposer de simples indigestions. C'est aussi d'un trouble nerveux que provient la tympanite stomacale par semi-paralysie, signe pronostique des plus graves.

Plus grave encore est dans sa signification la tympanite intestinale, parésie par action réflexe qui se produit dans certains cas à terminaison fatale, avant que l'arrivée des autres symptômes graves puisse faire incriminer l'état général. C'est probablement ici une action réflexe qui se passe dans le domaine du grand sympathique. J'en dirai autant d'une diarrhée aqueuse, abondante : il s'agit ici, bien entendu, de cas où l'on n'a ni abusé ni même usé du kermès et du tartre stibié.

Dans la phthisie, les troubles gastriques ont parfois une grande intensité.

J'ai vu des malades appartenant à des familles tuberculeuses qui se plaignaient de gastralgie bien avant que la tuberculose se révélât par d'autres signes. Brinton, qui a étudié cet état morbide sur une assez vaste échelle, a décrit, sous le nom de phthisie gastrique, une forme spéciale de dyspepsie prémonitoire de la tuberculisation, je dirais plus volontiers premier symptôme de la tuberculisation. Elle peut être mortelle, d'après Brinton, et, si le malade lui résiste, apparait bientôt une infiltration tuberculeuse à marche rapide. Cet état morbide est, à ses yeux, le résultat

d'une excitation du pneumogastrique, d'un trouble réflexe
produit par des tubercules encore dissimulés et analogue à
certaines névralgies faciales réflexes qu'on peut également
observer en pareilles conditions. Il est possible cependant
que toutes les dyspepsies et les gastralgies des phthisiques
n'aient pas la même origine. Les muqueuses ne sont pas à
l'abri des lésions de la tuberculose, et Bottentuit a, dans
son travail sur les gastrites chroniques, décrit la gastrite
des tuberculeux. La gastralgie au début de certaines phthisies n'en a pas moins, pour moi, la valeur séméïotique de
la douleur intercostale au début de certaines pneumonies ;
à mes yeux, certains phthisiques ont, en quelque sorte,
leur point de côté dans l'estomac. Elle a aussi la valeur
pronostique de l'agitation cardiaque au début de la phthisie, et peut faire redouter une invasion brusque et brutale-
ment rapide.

Si ce trouble de la sensibilité gastrique se montre de préférence à la première période de la phthisie, le principal
trouble de la motilité gastrique peut se montrer à toutes
les périodes et peut-être plus spécialement à la dernière.
Je veux parler du vomissement.

Sans doute, le vomissement peut, dans la phthisie, tenir
à des causes diverses, et il faut apprécier tous les éléments
de sa pathogénie ; mais toutes ces causes exigent comme
complément nécessaire une perturbation nerveuse. Tantôt,
en effet, le vomissement peut provenir d'un état inflammatoire de la muqueuse gastrique, comme le signale Guéneau
de Mussy, tantôt aussi d'une inflammation pharyngienne ;
tantôt il est provoqué par les quintes de toux ; tantôt il provient d'une lésion tuberculeuse de l'encéphale ; tantôt
encore il est causé par un engorgement des ganglions bronchiques capable de comprimer le pneumogastrique ; tantôt
enfin la lésion pulmonaire le produit directement, par
action réflexe des filets pulmonaires de la dixième paire
sur les filets gastriques. Mais toutes ces causes sont impuissantes sans le concours d'une excitation du pneumogastrique.

De cette pathogénie, il résulte que, pour arrêter les vomissements, on doit, d'un côté, combattre la cause première de cet accident, la lésion initiale qui a ébranlé le pneumogastrique, et, d'un autre côté, agir sur ce nerf lui-même, soit directement, par des sédatifs comme la morphine, soit indirectement, par des actions réflexes, et c'est ainsi que les emplâtres appliqués sur la région épigastrique, les emplâtres belladonés surtout, recommandés par Bretonneau, Trousseau, Guéneau de Mussy; c'est également ainsi que le bromure de potassium en solution saturée au pharynx, suivant l'exemple de Woillez, peuvent avoir des effets utiles. Peter, dans le même but, a eu recours à un moyen que vous m'avez vu employer avec un très-grand succès chez notre n° 25 de la salle Ducros; c'est le laudanum spécialement administré dans un peu d'eau avant le repas, pour calmer la toux avec vomissements qui suit l'ingestion des aliments. Voici le raisonnement de Peter, dont l'expérience clinique a prouvé la justesse. La tuberculose rend les pneumogastriques irrités dans le voisinage des tubercules, irritables dans tous leurs éléments. Dans ces conditions, le contact des aliments surexcite le pneumogastrique stomacal dont l'ébranlement surexcite à son tour le pneumogastrique respiratoire. De cette double surexcitation et de cet ébranlement communiqué naissent la toux et le vomissement. Il faut donc, dans ces cas, stupéfier d'abord le pneumogastrique stomacal peu avant le repas par un médicament rapidement absorbé : deux à quatre gouttes de laudanum dans un peu d'eau remplissent cette condition et atteignent ce but.

Il y a aussi, chez quelques phthisiques, une inertie sécrétoire de l'estomac, une dyspepsie proprement dite, dont il est plus facile de reconnaître l'existence que de déterminer l'origine. Ces malades éprouvent une pesanteur à l'estomac après le repas. Y a-t-il diminution sécrétoire par inflammation ? je ne le pense pas; la pâleur de la langue et les résultats heureux de moyens stimulants éloignent cette

hypothèse. Y a-t-il diminution sécrétoire par cachexie ?
non certainement dans les cas où ce phénomène est initial,
avant toute cachexie ; la cachexie, il est vrai, marche quelquefois alors avec une grande rapidité. Y a-t-il enfin simple
diminution dans l'influx nerveux sécrétoire de l'estomac,
correspondant par déplacement d'influx à la surexcitation
du système nerveux vaso-moteur du poumon ? j'inclinerais
à le croire, et cette explication cadre mieux avec les faits.
Toujours est-il que, dans ces cas, il convient d'employer
le remède vanté par Trousseau pour les dyspepsies et pré-
conisé par Peter pour la dyspepsie des phthisiques : quelques gouttes d'acide chlorhydrique dans de l'eau à la fin du
repas ; seulement, l'acide chlorhydrique excite quelquefois
la toux ; je me suis également bien trouvé du jus de citron
pris immédiatement avant le repas et de l'usage au dessert
d'oranges un peu acides.

Si de l'estomac nous descendons à l'intestin, nous trouvons encore chez les phthisiques trois sortes de troubles
nerveux : troubles du mouvement, la tympanite ; troubles
de la sensibilité, la colique ; troubles des sécrétions, la
diarrhée.

Ces troubles par action réflexe sont beaucoup plus rares
que ceux qui ont pour théâtre l'estomac. Sans doute les
phénomènes auxquels ils correspondent et par lesquels ils
peuvent s'accuser, la tympanite, les douleurs intestinales,
la diarrhée, sont fréquents, mais ces phénomènes sont ordinairement produits par d'autres causes.

La tympanite peut être due à ce que l'intestin, plus ou
moins paralysé, se laisse distendre par des gaz. Dans la
tuberculose, elle a ordinairement pour cause une inflammation tuberculeuse de l'intestin ou une invasion tuberculeuse
du péritoine ; mais ces deux explications, trop plausibles
dans les cas de tympanite permanente, ne s'adaptent plus
aux tympanites transitoires dont l'origine névro-paralytique
devient alors possible.

Les douleurs intestinales sont ordinairement provoquées par une entérite, et je crois peu aux douleurs d'entrailles par névralgie chez les phthisiques. Cependant Pidoux a signalé, et on observe quelquefois, des coliques peu intenses mais fréquemment répétées, sans diarrhée, et qui, si elles ne sont pas provoquées par des entérités, peuvent être attribuées à des névralgies avec d'autant plus de vraisemblance que les entérites sont souvent indolentes.

Ces douleurs ne sont pas communes; la diarrhée est, par contre, un phénomène extrêmement fréquent chez les phthisiques, et l'entérite tuberculeuse en est la cause habituelle. Il y a la diarrhée par inflammation, où le système nerveux n'a rien à voir, et la diarrhée par colliquation, à laquelle sans doute il participe, mais qu'il n'est pas seul à produire. Mais il y a aussi très-probablement la diarrhée par affection nerveuse, plus ou moins semblable à celle que Samuel et d'autres expérimentateurs ont produite par la section du grand sympathique. Ce qui me fait croire à l'existence de cette diarrhée, c'est un peu, dans certains cas, son alternance avec la toux; c'est beaucoup son alternance avec les sueurs; c'est encore l'action qu'exercent sur elle certains modificateurs du système nerveux en tête desquels figure l'opium.

Dans un treizième des cas, chez les phthisiques, l'ictère a été constaté; dans la grande majorité des cas, chez les phthisiques, l'altération graisseuse du foie a été observée. Dire que le système nerveux intervient puissamment dans les troubles hépatiques de la phthisie, ce serait plus que de l'exagération. Par ses connexions physiologiques avec les principaux viscères, avec le poumon, avec la rate et le rein, le foie est, en quelque sorte, le cœur de la vie végétative; il est peu de troubles de nutrition qui n'en proviennent ou n'y aboutissent. Chez le fœtus, quand le poumon est inerte, le foie se développe; chez l'adulte, quand le poumon est malade, le foie dégénère; mais, malgré les liens d'innervation que créent à ces deux organes leur commune dépendance du pneumogastrique et du grand sympathique, l'existence de troubles nerveux du foie dans la phthisie me paraît plus que problématique.

Cependant le foie des phthisiques se congestionne, et ces phénomènes d'ictère qu'on observe de temps en temps à une période peu avancée de la phthisie, alors qu'il n'y a pas de coliques hépatiques et de concrétions biliaires dans les canaux, ce sentiment de gêne et de pesanteur que quelques tuberculeux éprouvent à l'hypochondre droit, paraissent, plus encore que l'augmentation de volume de l'organe, témoigner en faveur d'une congestion passive, avec tendance à l'inertie fonctionnelle dont l'altération graisseuse serait le dernier résultat. Je vous donne cette explication sans en exagérer l'importance ; elle me paraît valoir celle qui fait du foie des phthisiques un entrepôt de graisse non utilisée par le fait du défaut de fonctionnement du poumon ; car il me semble que la fièvre est là pour brûler du combustible.

Ce que je me garderais bien d'affirmer pour la phthisie, je l'affirme sans crainte pour la pneumonie. Il y a, dans la pneumonie, des congestions hépatiques d'origine réflexe, pouvant aboutir à l'ictère et qui sont la réciproque de ces congestions pulmonaires que j'ai eu plusieurs fois occasion de vous signaler dans les inflammations hépatiques. Les pneumonies du côté droit les produisent un peu plus souvent qne les pneumonies du côté gauche ; celles de la base les déterminent un peu plus que celles du centre ; celles du centre beaucoup plus que celles du sommet. Il y a là évidemment une action réflexe vaso-motrice, tandis que dans la congestion hépatique de l'asthme et de l'emphysème, beaucoup plus fréquente celle-là, le reflux mécanique du sang dans l'arbre veineux joue le principal et probablement l'unique rôle.

Il y a encore, dans les affections des voies respiratoires, quelques troubles fonctionnels des reins, où le système nerveux peut intervenir dans certaines limites.

J'ai eu occasion de vous montrer que, règle générale, dans les affections thoraciques, quand prédomine la tendance asphyxique, il y a de la polyurie, tandis que si le mouvement fébrile est intense, on rencontre plus souvent l'oligurie. Dans ces troubles transitoires, la substance du rein n'est pas altérée; le système nerveux, qui joue un si grand rôle dans le développement des polyuries en général, peut donc être incriminé; cependant, les sueurs et le défaut de tension vasculaire qui accompagnent la fièvre peuvent avoir, sur la production de l'oligurie, plus d'influence que les troubles nerveux.

Enfin, dans la phthisie, on peut constater des troubles fonctionnels de l'ovaire, l'éréthisme au début, l'inertie à la fin. Je crois que le système nerveux n'intervient ni dans l'un ni dans l'autre de ces cas. La tuberculisation ou l'inflammation tuberculeuse des trompes, justement signalée par Siredey et par Brouardel, explique l'éréthisme du début et peut-être aussi, par contre-coup, les phénomènes hystériques qu'on observe parfois dans la première période de la phthisie. L'adynamie générale, l'épuisement de l'organisme, telle est l'explication naturelle de l'inertie terminale. Le système nerveux de l'appareil génital est alors épuisé au même titre que les autres éléments de cet appareil.

Ainsi donc, plus on s'éloigne de la sphère d'action du pneumogastrique, et plus on descend vers les parties inférieures du tronc, plus les troubles nerveux qui dépendent des lésions pulmonaires deviennent obscurs et limités.

XV

TROUBLES DANS LES CIRCULATIONS LOCALES

(CONGESTIONS, HYPERTHERMIES, HÉMORRHAGIES.)

Messieurs, indépendamment des phénomènes nerveux qu'elles produisent dans les viscères du thorax et de l'abdomen, les affections thoraciques peuvent déterminer des troubles nerveux dans les fonctions de la vie végétative. La circulation générale et les circulations locales, la température générale et les températures locales, des sécrétions diverses et notamment la sécrétion sudorale, la nutrition enfin, peuvent se ressentir de la perturbation qu'elles apportent dans la partie correspondante du système nerveux.

Il m'est impossible de vous préciser et même de vous affirmer la part que prend le système nerveux au mouvement fébrile qui accompagne un certain nombre d'affections aiguës et même chroniques des voies respiratoires. Ce serait soulever, sans avoir sous la main les éléments d'une solution complète, le problème de l'influence du système nerveux sur la fièvre. La doctrine qui place sous la dépendance du grand sympathique le mouvement fébrile tout entier est sans doute beaucoup trop étroite, et les combustions organiques viennent, en agissant surtout sur la température, joindre leur action à celle de la perturbation nerveuse, qui porte surtout sur le mouvement circulatoire. Nous distinguerions probablement deux ordres de fièvres : l'une qui paraît due à l'ébranlement nerveux qu'éprouve l'organisme par l'invasion subite d'un organe important ; l'autre qui provient de l'infection produite dans l'organisme par la résorption plus ou moins rapide de substances plus

ou moins septiques. Dans la pneumonie, on observe surtout
la première ; dans la tuberculose, on rencontre les deux,
aussi devons-nous distinguer avec soin la fièvre des premiers temps de la tuberculose, que l'emploi énergique de
modificateurs de la circulation, qui sont avant tout des modificateurs du système nerveux, peut calmer ou suspendre, et
celle des derniers temps, due surtout à la résorption de
matières purulentes ou septiques renfermées dans les
cavernes ou dans les bronches, et sur laquelle les modificateurs du système nerveux ont fort peu de prise.

Mais je ne veux m'occuper aujourd'hui que de certains
troubles des circulations locales où l'action du système nerveux vaso-moteur est plus simple et moins discutable.

A. — L'action du système nerveux s'accuse d'une manière
très-nette dans la congestion des joues qui produit à la fois
la coloration rouge des pommettes et l'élévation de la température dans la même région.

Du temps de Pinel, la rougeur de la joue correspondante
au côté affecté était considérée comme un indice d'inflammation pulmonaire et, jointe à la douleur de côté, permettait de diagnostiquer le côté envahi alors que la fièvre et
les crachats avaient démontré l'existence de la maladie.
Andral, ordinairement si sagace, n'avait vu dans cette rougeur qu'une influence de décubitus, influence qui n'est nullement nécessaire, comme l'avait observé Bouillaud, qui
s'en était tenu, comme les anciens, à la signification clinique,
sans saisir le mécanisme pathogénique de ce phénomène,
ce que firent également N. Guillot et Hip. Larrey. C'est à
Gubler que nous devons d'avoir de nouveau attiré l'attention sur ce symptôme et d'en avoir complété l'étude.
Gubler commença ses recherches en 1845 et les publia dans
l'*Union médicale* en 1857 ; il joignit à l'observation clinique
de la rougeur l'exploration physique de la température, et
donna de ce double fait l'explication physiologique.

Ce trouble local de la circulation dans les pommettes
mérite d'être étudié successivement :

1° Au point de vue nosologique ;

2° Au point de vue étiologique ;

3° Au point de vue séméiotique ;

4° Dans les rapports de ses phénomènes avec les troubles analogues des parties voisines ;

5° Enfin dans sa physiologie pathologique.

Si, nous plaçant au point de vue nosologique, nous recherchons les affections dans lesquelles ce trouble a été observé, nous trouvons :

La pneumonie franche , où , en même temps que la rougeur, Gubler a constaté une différence d'un degré et demi entre la joue du côté malade et celle du côté sain ;

La pneumonie surajoutée à la fièvre typhoïde, où la différence entre la température des deux joues a pu être un moment dans un cas de 3°, 4 ;

La forme thoracique de la fièvre typhoïde, où la rougeur et l'élévation de température sont généralement doubles mais plus prononcées du côté principalement affecté ;

La tuberculose accompagnée de phénomènes phlegmasiques ou fluxionnaires, soit qu'il s'agisse de vastes cavernes, soit que l'affection consiste en une invasion granuleuse à forme typhoïde ou à poussées inflammatoires ; la différence est encore ici de 1° à 3° ; dans les cas de lésions bilatérales, la coloration des pommettes et l'élévation de la température se montrent des deux côtés ; seulement cette élévation de température peut varier d'un moment à l'autre ;

Enfin, les mêmes phénomènes ont été observés par Gubler dans des bronchites aiguës ; ils ont été soupçonnés plutôt que positivement rencontrés dans des pleurésies exemptes de complications broncho-pulmonaires.

Voilà ce qu'a vu Gubler ; voilà ce que nous avons observé après lui.

Les éléments étiologiques qui m'ont paru intervenir ici sont d'un côté l'état local, sa nature et son siége ; d'autre part l'état général, fébrile ou adynamique.

La nature inflammatoire de la lésion locale est ici d'une grande importance ; la congestion des joues suit dans son évolution l'inflammation du poumon, croissant et décroissant avec elle ; elle ne lui est cependant pas subordonnée dans son intensité ni dans son étendue ; on ne peut mesurer la phlegmasie thoracique à la rougeur et à la chaleur des pommettes.

Le siége du mal a aussi une influence bien manifeste : la congestion des pommettes accompagne les inflammations du poumon plutôt que celles des bronches, et celles des bronches plutôt que celles de la plèvre ; dans le poumon, les inflammations du sommet paraissent posséder une action plus spéciale, ainsi que l'avait déjà constaté Bouillaud. J'ai observé assez souvent une rougeur bilatérale avec une inflammation unilatérale, et quelquefois même une action croisée, la rougeur de la joue siégeant d'un côté et l'inflammation pulmonaire de l'autre.

L'existence du mouvement fébrile est une condition nécessaire, à tel point que, lorsque la fièvre est rémittente, la rougeur et l'élévation locale de température se montrent pendant les paroxysmes et disparaissent dans leurs intervalles.

Quand la fièvre s'accompagne d'adynamie générale, la rougeur m'a paru plus prononcée ; je l'ai même observée dans la fièvre typhoïde avec des phénomènes pulmonaires insignifiants.

Les éléments séméiotiques observés ici sont d'un côté la rougeur, de l'autre l'hyperthermie.

Cette rougeur peut être d'un rouge vif dans les cas franchement inflammatoires, d'un rouge livide dans les cas adynamiques et asphyxiques. Dans les cas chroniques, ou plutôt dans les cas à répétitions fréquentes, tels que les tuberculoses à poussées, elle est moins uniforme ; on y remarque alors le développement de petits vaisseaux et, sur les limites des plaques, des taches isolées ou des points inégalement colorés, ce que vous avez pu constater chez la malade qui occupe actuellement le n° 15 de la salle Sainte-Elisabeth.

La rougeur occupe souvent une seule pommette , l'autre étant ou paraissant parfois plus pâle qu'à l'état normal ; mais souvent aussi elle envahit les deux avec une intensité inégale des deux côtés. La rougeur de la pneumonie franche est plus souvent unilatérale ; celle de la bronchite, de la forme thoracique de la fièvre typhoïde et de la tuberculisation est souvent bilatérale. Les parties qui environnent cette rougeur sont assez pâles, et cette pâleur relative rend souvent la rougeur plus évidente.

L'injection de la pommette n'est pas toujours facile à constater ; elle n'est pas non plus pathognomonique d'une inflammation pulmonaire. Masquée chez les individus à peau fortement colorée , elle peut être le résultat d'une disposition physiologique habituelle ou d'un état morbide tel que l'adynamie, une affection typhoïde, une affection cérébrale, une affection gastrique , une névrose , une intoxication comme l'alcoolisme, un accident, comme le frottement ou le décubitus latéral. Le complément et le correctif de ce signe se trouve dans l'exploration thermométrique de la joue.

Ne vous fiez pas trop non plus à l'élévation de température. Elle est extrêmement variable d'un sujet à l'autre, et d'un moment à l'autre chez le même sujet. Elle peut être de 35°, elle peut être de 41°, comme l'a constaté Gubler, à la même joue et chez le même malade ; cette différence se produisit dans l'espace de quatre jours. Le même observateur a constaté des différences sensibles en très-peu de temps. C'est que cette élévation de température doit être considérée non pas dans sa valeur absolue mais dans sa valeur relative.

La température de la joue du côté malade doit être comparée à celle de la joue du côté sain et à la température générale du corps.

La différence de température entre les deux joues est ordinairement de 1°, à 1°, 50 ; une fois Gubler a constaté une différence de 5°, 40, une autre fois de 3°, 40 ; mais dans ce

dernier cas le sujet était en sueur, et la joue malade ne
bénéficiait pas de l'abaissement de température produit par
l'évaporation de la sueur.

La température de la joue congestionnée a paru quelquefois à Gubler l'emporter sur la température centrale ; ainsi
dans deux observations la joue gauche a donné une température de 41° ou à peu près ; mais il faut un peut tenir
compte des procédés employés pour obtenir cette température, de l'action irritante ou plus ou moins échauffante de
l'ouate et des autres moyens isolants. Autre cause d'erreur :
on prend dans ces cas la température de l'aisselle ; or celle
ci peut être un peu plus élevée du côté malade que du côté
sain ; il faudrait donc, d'après Gubler, pour une appréciation exacte, la température rectale ; variable suivant l'élévation de la température centrale et subordonnée d'une
manière très-incomplète à cette température, l'élévation de
température de la joue congestionnée lui reste ordinairement inférieure de un à deux degrés.

Il est bon, Messieurs, de comparer entre eux ces deux
éléments, congestion locale et hyperthermie ; d'examiner
aussi leurs rapports avec les phénomènes morbides que
peuvent dans les mêmes circonstances présenter les parties
ainsi modifiées ; d'examiner enfin leurs rapports avec les
phénomènes analogues qui ont pour théâtre les parties voisines.

Ils sont liés l'un à l'autre par des rapports habituels mais
non par des rapports constants et nécessaires. Il n'y a pas
de rougeur sans élévation de température, mais il peut y
avoir élévation de température sans rougeur bien sensible ;
c'est ce qui est arrivé chez un malade de Gubler.

Il y a aussi quelques rapports entre ces troubles de la
circulation locale et certains troubles sécrétoires. D'habitude, quand la peau des pommettes est rouge et chaude,
elle est en même temps très-sèche et la transpiration y est
suspendue au moment même où elle est surabondante sur

le reste du corps. Dans un cas, j'ai observé le phénomène inverse : transpiration locale de la pommette droite et absence de rougeur sur le même point.

Ces troubles vaso-moteurs peuvent avoir aussi des rapports avec certains troubles trophiques de la même région, avec des éruptions. Des rapports d'affinité : Gubler a signalé l'herpès unilatéral des lèvres dans la pneumonie, comme il avait observé la rougeur unilatérale des pommettes dans la même affection. Des rapports de cause à effet : Gubler a vu un érysipèle localisé succéder à la rougeur congestive de la pommette.

Enfin ces phénomènes peuvent s'accompagner de troubles dans les parties voisines :

Du côté des yeux : les troubles oculo-pupillaires, suivant la remarque de Gubler, accompagnent rarement la rougeur des pommettes. Roque a signalé la dilatation des pupilles dans les affections thoraciques à marche aiguë ; je l'ai recherchée ; elle est très-rare ; elle est même quelquefois remplacée par la constriction des pupilles qui est très-prononcée par exemple chez notre phthisique du n° 3 de la salle Ducros.

Du côté des oreilles : la rougeur avec chaleur de l'oreille externe l'accompagne quelquefois, moins rarement d'après mes observations que d'après celles de Gubler.

Du côté du nez, les épistaxis la compliquent mais ne lui sont pas nécessairement liées. J'ai observé une fois une sécheresse remarquable et pénible des narines dont la malade se plaignait beaucoup ; c'était dans un cas de pneumonie.

Du côté de la langue, il y a souvent rougeur et même sécheresse, mais l'état général y est pour beaucoup.

Du côté des gencives, rappelez-vous ce liséré fluxionnaire dont Hippocrate avait constaté l'origine et la valeur pronostique quand il a dit : *In habitu phthisiformi cum febre, si fluxio ad dentes et gingivas coorta sit, ingens malum.* J. Franck, généralisant à l'excès a dit de son côté : ceux qui ont de fréquentes fluxions dentaires finissent par avoir une phthisie pulmonaire ; disons que la fluxion des gencives peut, comme la congestion des joues, annoncer les premières poussées de la tuberculose

Du côté du cerveau enfin, le délire ou le subdelirium ne l'accompagne pas souvent, non plus que les soubresauts tendineux ; j'ai cru remarquer cependant que, sans leur être fatalement liés, le délire et le subdelirium accompagnent plus volontiers les pneumonies avec congestion des pommettes que les autres pneumonies. C'est là d'ailleurs un fait que Gubler a nettement observé. Je ne suis pas en mesure de vous dire si les méningites récemment signalées comme complications de pneumonies étaient précédées de rougeur des pommettes, cette coïncidence n'ayant pas été recherchée par les auteurs qui ont étudié cette variété de méningite.

Voilà, Messieurs, je pense, une étude clinique assez complète de la congestion des pommettes dans les inflammations des poumons. Mais que vient faire cette étude à propos de nos recherches sur les troubles nerveux dans les affections des voies respiratoires ? La physiologie pathologique va nous le dire :

C'est qu'ici encore il s'agit d'un trouble nerveux, d'un trouble vaso-moteur qui a pour point de départ l'inflammation pulmonaire et pour théâtre le grand sympathique.

Lorsqu'on sectionne le cordon cervical du grand sympathique, entre autres phénomènes on observe une élévation de température de la joue, comme l'ont démontré d'abord les expériences de Cl. Bernard.

Lorsque dans un cas pathologique le cordon cervical du grand sympathique est altéré ou comprimé, entre autres phénomènes on observe la rougeur et la chaleur de la joue.

Seulement cette rougeur et cette chaleur de la joue sont ordinairement accompagnées de phénomènes analogues du côté de l'oreille ; il peut se produire de plus des transpirations locales abondantes ; il y a aussi dans les expériences sur les animaux une contraction permanente des pupilles et une diminution apparente du globe de l'œil.

Donc cette congestion des pommettes reproduit une des conséquences de la section du pneumogastrique au cou sans s'accompagner des autres conséquences de la même section. C'est que nous ne devons pas oublier que les expérimentations faites par la nature sous forme de maladie sont bien plus riches en variétés et en quelque sorte bien plus profondément analytique que les expérimentations pratiquées par les physiologistes sous forme de vivisection.

Nous nous trouvons donc en présence d'une action réflexe dans laquelle l'excitation des nerfs pulmonaires va retentir sur les centres nerveux pour de là se réfléchir sur les vaso-moteurs de la face. C'est un exemple de plus des sympathies que l'intermédiaire du système nerveux établit entre divers organes. C'est une action qui s'opère en sens inverse de celle dont témoigne le retour des mouvements de respiration lorsque chez un individu en syncope on excite la muqueuse du nez.

B. — A côté de ce trouble nerveux vaso-moteur que les affections thoraciques produisent dans les pommettes et qui s'accuse par deux phénomènes, la rougeur d'une part, la chaleur de l'autre, les affections broncho-pulmonaires produisent des troubles vaso-moteurs dans une partie de la surface cutanée beaucoup plus rapprochée d'elles, dans la partie de la peau du thorax qui recouvre la lésion. Seulement ces troubles ne s'accusent que par l'élévation de la température sans rougeur, et l'élévation de température est elle-même moins prononcée qu'à la joue; ce qui tient à ce que le système capillaire des joues est autrement riche que celui de la peau du thorax.

Au point de vue séméiotique, le phénomène que nous avons à étudier maintenant est donc moins sensible et moins complet que celui dont je viens de vous tracer. les principaux caractères. Mais il a une importance que l'autre n'avait pas. Tandis que la coloration des pommettes signalait clairement l'existence d'un état inflammatoire dans l'arbre broncho-pulmonaire mais indiquait à peine le côté de la lésion, la thermométrie locale de la paroi thoracique signale le point précis où siége la lésion.

Dès 1875, nous l'avons vu, Jobbé-Duval, élève de Peter, établissait dans sa thèse que la pleurésie produit une élévation de température du côté malade. Peter a depuis lors étendu le cercle de cette question. Il a constaté que cette élévation de température est plus considérable encore dans la pleuro-pneumonie. Gubler, qui a observé de son côté cette hyperthermie locale dans la pneumonie, a remarqué de plus que la température s'abaisse sensiblement quand la phlegmasie cesse. Mais c'est surtout sur la phthisie que se sont concentrées les recherches de Peter, dont un des buts a été d'éclairer le diagnostic de la phthisie avec la chlorose. Dans la phthisie commençante avec respiration saccadée, l'élévation de la température locale serait de un degré, 37 au lieu de 36 ; à la période de craquements elle serait de un à deux degrés. Vidal d'Hyères, dont les observations confirment celles de Peter, a noté que dans les formes bronchiques et inflammatoires cette élévation pourrait-être très-élevée; l'hémoptysie produirait un abaissement thermométrique.

Ces observations ont été contrôlées par Lereboullet, qui, sans infirmer les conclusions de Peter, formule cependant à leur égard certaines réserves.

Ces réserves sont sages, et les quelques recherches que nous avons faites dans le service nous ont permis de constater trois ordres de difficultés :

La première est expérimentale ; il est difficile d'isoler la partie que l'on veut examiner sans y produire une chaleur factice qui tient aux conditions nouvelles dans lesquelles se trouve la région que l'on vient de recouvrir.

La seconde est physiologique ; elle tient aux différences

que présentent les températures locales suivant le point que l'on examine et le moment où l'on examine. En effet, cette température varie suivant le point que l'on observe, et, sur ce point, suivant le moment où on l'observe. Lereboullet a constaté que la température moyenne du thorax est à droite de 35° 80, à gauche de 36° 22 ; mais il y a là bien des oscillations ; aussi quand on procède à une exploration thermométrique dans un cas morbide faut-il deux thermo-mètres simultanément appliqués sur des points symé-triques.

La troisième difficulté est d'origine pathologique. L'élé-vation de température, assez fréquente vis-à-vis le point affecté, n'y est cependant pas constante. J'ai eu occasion de vous citer l'exemple de ces deux voisins de lit à la salle Ducros, atteints de cavernes et de grosses lésions tubercu-leuses dont les signes étaient à peu près identiques ; chez l'un la température était plus élevée du côté malade et chez l'autre du côté sain. Lereboullet a trouvé en moyenne dans la tuberculisation pulmonaire une différence de un quart de degré en faveur des points correspondant aux lésions, ce qui, vous le voyez, n'est pas grand'chose.

Nous devons donc rechercher les températures locales du thorax dans les affections pulmonaires, sans cependant nous exagérer la valeur des signes qu'elles peuvent fournir.

Voilà pour le côté séméiotique de la question, sur lequel j'ai dû insister parce que c'est celui qui nous intéresse. Quant à son côté pathogénique, je ne vous en parle que pour vous rappeler que nous sommes ici en présence d'un trouble nerveux vaso-moteur produit par action réflexe.

Deux explications, en effet, pourraient seules nous rendre compte de ces élévations locales de température : ou bien c'est la température de la lésion qui se transmet physique-ment à distance, ou bien il y a une action physiologique, une action réflexe sur le système vaso-moteur. Cette der-nière explication est la seule admissible : l'élévation de température sur le point même de la lésion, pour plusieurs affections, est douteuse ; en admettant qu'elle existe, elle est permanente et elle est faible ; faible, elle ne peut se transmettre à distance ; permanente, elle ne peut produire des oscillations thermométriques importantes dans les points où elle se transmet. Entre cette explication contraire aux lois de la physique et une explication conforme aux données de la physiologie, nous ne saurions, ce me semble, hésiter un seul instant.

C. — Les congestions et les hyperthermies qui les accompagnent ne sont pas les seuls troubles dans les circulations locales qu'on observe dans les affections pulmonaires. Des hémorrhagies peuvent aussi se produire, qui ont leur valeur séméiotique, mais dont la pathogénie est plus difficile à établir.

En dehors des hémoptysies, je trouve dans les maladies des voies respiratoires deux hémorrhagies principales : l'une, par la muqueuse nasale, l'épistaxis ; l'autre, par la peau, le purpura.

L'épistaxis peut être observée surtout dans deux maladies pulmonaires, la pneumonie et la phthisie, tantôt pendant le cours de l'affection, tantôt vers sa période terminale ; au moment de la crise chez les pneumoniques, quand arrive l'asphyxie chez les tuberculeux.

Que l'épistaxis dans les affections des voies respiratoires soit toujours un phénomène nerveux, je me garderai bien de le prétendre ; j'aurai déjà bien assez de peine à vous faire admettre qu'elle l'est quelquefois. Nous devons donc reconnaître que la toux et la dyspnée la facilitent en entravant la circulation veineuse ; mais cette explication ne s'adapte pas aux cas de pneumonie où l'épistaxis est critique, ni aux cas de phthisie où l'épistaxis apparaît de bonne heure. Notez de plus que l'épistaxis se montre assez souvent du côté affecté ; qu'elle vient s'ajouter à la rougeur des pommettes et peut avoir la même signification ; qu'elle s'accompagne parfois d'un mouvement critique, ce qui indique de la part de l'organisme un effort général auquel participe plus spécialement le système nerveux, et vous admettrez comme moi qu'elle est dans certains cas, plus souvent peut-être qu'on ne pense, un phénomène d'ordre réflexe sur le système vaso-moteur.

Quant au purpura, son apparition chez l'adulte doit faire soupçonner la phthisie. Plusieurs d'entre vous doivent se rappeler un jeune homme qui a occupé il y a quelques mois le n° 32 de la salle Aillaud. Il était entré dans le service pour des douleurs de jambes suivies de l'apparition de taches purpurines. Nous n'eûmes rien de plus pressé que de l'ausculter et nous trouvâmes dans sa poitrine des lésions dont il ne se plaignait pas. Mais si, au point de vue séméiotique, ces taches purpurines indiquent la phthisie, au point de vue pathogénique elles annoncent quelquefois un trouble nerveux, ainsi que Laget l'a signalé dans sa thèse sur le purpura simple, que Couty l'a ensuite plus complètement démontré et que j'ai eu occasion de vous le prouver. L'origine nerveuse de ce purpura des phthisiques se prouve par les troubles de la sensibilité qui l'accompagnent et qui consistent en des douleurs parfois très fortes, exceptionnellement par des troubles de la motilité qui peuvent l'accompagner aussi ; par exemple, dans une observation de Leudet, le bras droit a été simultanément le siége d'une paralysie motrice et d'un purpura. Ce purpura entre donc dans la catégorie des troubles nerveux périphériques de la phthisie qui ont été particulièrement étudiés par Leudet et parmi lesquels je dois vous rappeler un autre trouble vaso-moteur, l'asphyxie locale ou arrêt de la circulation capillaire dans les extrémités, une des formes de l'état morbide découvert par Maurice Raynaud.

XVI

TROUBLES SÉCRÉTOIRES ET TROPHIQUES.

Messieurs, plusieurs de nos phthisiques transpirent beaucoup ; ils ne sont pas les seuls , et ne transpirent pas tous de la même façon.

Parmi les phénomènes morbides produits dans les affections pulmonaires par un trouble nerveux, une place d'honneur doit être réservée à certains désordres sécrétoires, aux sueurs.

Ces sueurs, on les rencontre principalement dans trois affections des voies respiratoires : dans la pneumonie ; dans l'asthme et les affections catarrhales ; dans la phthisie. Ce serait un tort de croire qu'elles ont dans tous les cas une même signification clinique et une même pathogénie.

Je vous signalerai trois sortes de sueurs dans la pneumonie : deux sont salutaires et l'autre est pernicieuse.

Dans la pneumonie commune, il y a d'abord un frisson, puis la peau est souvent chaude et sèche ; enfin, à mesure que l'amélioration se prononce, elle se couvre d'une douce moiteur. C'est là, avec des différences dans l'intensité et la durée des phénomènes, la succession des trois stades de la fièvre intermittente, ce qui permet de supposer que, comme pour la fièvre intermittente, le grand sympathique y participe.

Dans d'autres cas, au lieu d'une sueur peu abondante et prolongée, vient, au moment d'une crise, une sueur abondante. Que le système nerveux contribue à cette diaphorèse issue d'un mouvement critique, c'est certain, car, il n'y a rien de primitivement humoral dans ce phénomène, et un pareil effort de l'organisme ne peut se produire sans la participation du système nerveux. Mais en quoi consiste ici ce rôle du système nerveux? la sécrétion est-elle active ou passive? c'est ce que je ne saurais déterminer.

Dans d'autres cas, enfin, le pneumonique se couvre d'une sueur abondante et qui ne s'arrête pas. Méfiez-vous de ces sueurs profuses, surtout quand elles apparaissent à une époque voisine du début du mal et qu'elles s'accompagnent de sudamina plus ou moins nombreuses. Vous vous trouvez alors en présence de pneumonies ataxo-adynamiques : le système nerveux est fortement ébranlé ; ces sueurs profuses sont dues à cet ébranlement ; elles témoignent de ce que j'appellerai volontiers une colliquation suraiguë et promptement mortelle.

Tandis que la première espèce de sueur, la moiteur douce et modérée, devait être favorisée par l'aconit et l'ipéca ; tandis que la seconde, la sueur critique, devait être respectée, la sueur primitive et profuse doit par contre être énergiquement combattue et par des toniques du système nerveux, surtout par l'alcool non pas délayé ni chaud mais froid et concentré.

Dans l'asthme et le catarrhe, il y a deux sueurs, celle qui les précède et celle qui les suit. La première n'est pas une maladie, c'est une faiblesse. Deux causes principales la produisent ; d'une part, une cause mécanique, le développement adipeux, qui, chez beaucoup de catarrheux, gêne la circulation cutanée ; d'autre part, un défaut d'influx nerveux qui fait que l'on transpire davantage dès que l'on est affaibli par la maladie, par une émotion quelquefois ou même par l'approche d'un orage. Mais ces transpirations abondantes, les oscillations brusques dans la circulation cutanée dont elles témoignent, le refroidissement qui résulte de leur évaporation engendrent l'asthme et le catarrhe. L'asthme et le catarrhe, à leur tour, produisent des sueurs copieuses dues à des actions réflexes de l'enveloppe interne à l'enveloppe externe, de la muqueuse à la peau, par l'intermédiaire, en quelque sorte nécessaire, du système nerveux, sans qu'on puisse invoquer ici un déplacement de sécrétions, puisque ce sont précisément les sujets dont la sécrétion bronchique devient pathologiquement abondante qui transpirent davantage. Dans tous ces cas, que la sueur soit cause ou effet, ou qu'elle devienne tour à tour l'un et l'autre, elle est nuisible et doit être attaquée par un modificateur de la circulation capillaire ou plutôt du système nerveux qui le régit, l'hydrothérapie.

Dans la phthisie, enfin, je connais trois sueurs : la sueur locale, que j'appellerai volontiers sueur réflexe ; la sueur fébrile ; la sueur cachectique.

Je viens de vous rappeler à propos du catarrhe les sympathies étroites qui existent entre la muqueuse bronchique et la peau. Elles vous expliquent déjà comment toute affection des voies respiratoires expose à des sueurs et comment la sueur est un phénomène fréquent chez les phthisiques, sueur qui arrive la nuit parce que le sommeil favorise toutes les sueurs, surtout celles des sujets affaiblis ou qui respirent mal.

Mais la plupart des phthisiques ont des sueurs locales : les uns transpirent de la tête, d'autres du dos, d'autres de la région épigastrique, d'autres de la paume des mains. Pourquoi ces transpirations locales ? parce que il y a chez eux une disposition locale sur certains points du système nerveux, soit par des relations plus étroites avec les nerfs de l'appareil respiratoire, soit par une faiblesse innée qui empêche la résistance là où les autres éléments du même système ont été victorieux. Le fait est qu'une action réflexe est la seule explication rationnelle et même la seule explication possible de ces sueurs locales, qui sont heureusement combattues par des modificateurs du système nerveux en tête desquels doit être placée l'atropine.

Dans d'autres cas, la sueur est générale, mais précédée immédiatement par de la chaleur et de l'agitation, médiatement par du frisson. Cette sueur s'accompagne d'un calme relatif qui succède à un malaise plus ou moins intense ; c'est la fin d'un accès de fièvre où le stade prédominant a été le dernier. La quinine et surtout la digitale sont supérieures à l'atropine pour cet état où il vaut mieux s'occuper de la fièvre que de la sueur.

Dans d'autres cas, enfin, la sueur est également générale, quoique plus prononcée sur certains points. Le sujet est faible et respire mal; son état participe de la cachexie et de l'asphyxie ; ce sont les deux causes qui viennent ici favoriser l'adynamie du système nerveux de la peau. Vous donnerez encore l'atropine, mais l'atropine ne suffira pas, à moins que par des toniques comme l'alcool et par des agents capables de modérer les phénomènes pulmonaires, vous parveniez à combattre dans ses causes cette sueur colliquative.

Si les sueurs dans les affections pulmonaires sont variées dans leur mécanisme et si le système nerveux ne peut prétendre à les produire à lui seul, les troubles trophiques, c'est-à-dire les troubles locaux de nutrition, sont plus variés encore mais plus semblables entre eux par leur pathogénie, qui se résume en un désordre dans l'innervation.

Ces troubles trophiques ont trois siéges principaux : certaines séreuses; la peau ; la profondeur des tissus. J'omets à dessein les altérations des muqueuses, notamment de la muqueuse buccale, que jusqu'à nouvel informé nous devons rattacher à l'action directe de la diathèse.

Sur certaines séreuses, on observe des inflammations. Je laisse de côté toutes les inflammations tuberculeuses, qui, alors même qu'elles ne laissent comme trace de leur passage aucun tubercule, peuvent et doivent être rattachées à l'influence directe de la diathèse. Mais il y a deux séreuses qui sont susceptibles de s'enflammer dans la pneumonie, et il se trouve précisément qu'elles sont en connexions nerveuses avec le poumon. Ces deux séreuses sont celle qui enveloppe le cœur et celle qui recouvre le cerveau.

Rien n'est plus fréquent, en effet, que la péricardite dans la pneumonie, et souvent sans que l'autopsie puisse démon-

trer une relation de voisinage entre le poumon primitivement enflammé et le péricarde affecté, ce qui rappelle
forcément les péricardites que les physiologistes produisent
par section nerveuse. Mais la relation, quoique plus rare,
sera plus facilement acceptée pour la méningite, qui, à
cause de son éloignement, ne peut être expliquée par une
inflammation propagée.

Déjà, dans son travail publié en 1857, Gubler avait remarqué la fréquence du délire chez les pneumoniques dont les
pommettes sont congestionnées, et il avait émis l'hypothèse
que ce délire pourrait bien avoir pour cause une hypérémie
cérébrale et méningée semblable à celle dont la face est le
théâtre. Cette hypothèse a été depuis lors vérifiée par l'observation. En effet, le Dr Verneuil a publié, en 1873, une
thèse sur la congestion et l'inflammation des méninges dans
la pneumonie ; le Dr Surugue écrivit en 1875, sous l'inspiration de Vulpian, une thèse sur la méningite compliquant la
pneumonie ; en la même année Laveran fit paraître dans la
Gazette hebdomadaire un travail sur le même sujet qui
était également traité tout récemment dans le même journal par H. Barth et Poulin. Ces divers auteurs n'hésitent
pas à considérer la congestion et l'inflammation des méninges dans la pneumonie comme des phénomènes névro-
paralytiques d'ordre réflexe dans lesquels, comme le font
remarquer Barth et Poulin, une cause adjuvante telle que
l'alcoolisme suffit pour transformer en phlegmasie complète un état qui sans elle serait purement congestif.

Du côté de la peau, ce n'est plus la pneumonie mais la
phthisie qui produit les principaux troubles trophiques. Ils
ont été d'abord signalés par Leudet, dans un travail que les
Archives générales de la Médecine ont publié en 1864, et
constatés depuis par un certain nombre d'observateurs. En
1878, dans la *Gazette hebdomadaire*, Leudet revenant sur
cette question, a signalé entre autres troubles le zona dont
il a observé 17 cas sur 2000 phthisiques, zona toujours
accompagné d'autres troubles nerveux, et, dans un cas, de

névrite du radial. Plus récemment Dehme, de Dresde, a étudié l'érythème noueux dans ses rapports avec la phthisie.

Mais, parmi les troubles trophiques, ce sont surtout les altérations pigmentaires que cette maladie produit du côté de la peau.

Les pigmentations cutanées, dans la phthisie pulmonaire, ne sont pas extrêmement rares. Notre n° 15 de la salle Ducros nous en offre un exemple; je veux parler de ces larges taches brunâtres qui occupent chez lui, de chaque côté, la partie antérieure de la fosse temporale et s'étendent vers les pommettes, taches qui tranchent, par leur couleur plus foncée rappelant celle des mulâtres, sur la coloration déjà brune de sa peau qui, sur leurs limites, change de couleur sans transition. Il n'y a pas longtemps que j'observais des taches de même aspect et de même nature sur le front d'une dame phthisique qui n'était pas brune, qui n'était pas enceinte, et qui, depuis longtemps, n'avait reçu sur la figure aucun rayon de soleil. Nous avons à la salle Ducros un autre phthisique chez lequel la coloration brunâtre est très-accentuée à la face dorsale des mains sans l'être au visage; cependant, sa profession de typographe ne l'expose pas à l'insolation. A la même salle, et à côté de ce dernier malade, un autre sujet, le n° 6, a présenté une coloration tout-à-fait noire de l'ombilic et une large tache des dimensions de la main à chaque flanc; on aurait dit, sur ces points, la peau d'un nègre. Nous avions beau le laver avec soin et avec force; ces taches persistaient. Cet homme avait dans l'abdomen une dégénérescence ganglionnaire qui, d'après sa consistance squirrheuse, paraissait cancéreuse et non tuberculeuse; eh bien! la coloration cutanée nous fit porter le diagnostic de tuberculose. Bientôt le malade eut des sueurs nocturnes, de la toux et des phénomènes sthétoscopiques assez vagues du côté gauche. Il succomba assez brusquement, et l'autopsie nous révéla une dégénérescence tuberculeuse du péritoine, des ganglions mésentériques, du poumon gauche et d'une capsule surrénale.

Jeannin a fait des pigmentations cutanées dans la phthisie pulmonaire une étude spéciale. Il a constaté que certains phthisiques ont à la face une coloration qui rappelle le masque des femmes enceintes. Il a vu ces taches apparaître avec symétrie des deux côtés du nez, puis, de ces points centraux, rayonner et fusionner. Elles avaient une teinte sombre, terreuse, plombée, et consistaient en une accumulation de granulations pigmentaires qui ne dépassait pas le réseau de Malpighi. Jeannin suppose qu'elles sont dues à la lésion d'un organe de l'hématopoïese.

Constantin Paul a, de son côté, signalé une teinte sépia ou bistre débutant par le front au-dessus des sourcils et au-dessous des cheveux, se limitant par un bord blanc, s'étendant sur la figure pour s'arrêter court au voisinage de la barbe, respectant le menton, pouvant envahir le cou. Cet état, qu'on observe surtout chez les tuberculeux, peut se rencontrer aussi dans d'autres affections, telles que l'impaludisme et la syphilis.

Plus récemment, Guéneau de Mussy a étudié la pigmentation de la face dans la tuberculose abdominale. Il a remarqué des taches bronzées qui commencent ordinairement par la partie antérieure de la fosse temporale, s'allongent vers le front, vers la racine du nez, vers la région malaire, et s'accompagnent parfois d'une coloration analogue de la face dorsale des mains. Guéneau de Mussy remarque que cette coloration peut accompagner aussi d'autres affections abdominales, telles que la cirrhose ou le cancer de l'estomac. Il suppose que la cause en est dans une irritation nerveuse.

Messieurs, ces pigmentations sont réelles dans la tuberculose, et nous avons à en fixer la signification séméïotique et le processus pathogénique.

Au point de vue séméïotique, nous devons reconnaître que c'est un signe précieux mais nullement caractéristique qui indique la nature et le siége de la lésion. On observe ces taches dans les affections tuberculeuses plutôt que dans

les autres, de même que, parmi les affections des capsules
surrénales, les altérations scrofulo-tuberculeuses produisent plus facilement la maladie bronzée que les altérations
cancéreuses.

Parmi les affections tuberculeuses, celles qui occupent
l'abdomen les favorisent plutôt que les lésions pulmonaires,
et on peut même se demander si, dans les cas de phthisie
pulmonaire où on les observe, ils ne seraient pas dus à
quelque complication abdominale. Enfin, comme elles ne
sont point pathognomoniques, que des affections diverses,
celles surtout qui siégent dans l'abdomen, que des circonstances en quelque sorte physiologiques, comme la grossesse, que des influences extérieures, comme l'insolation,
peuvent également les produire, il ne faut y attacher d'importance qu'à la condition de s'être mis à l'abri de toute
erreur.

Au point de vue pathogénique, nous sommes conduits
par les faits à reconnaitre, avec Guéneau de Mussy, contrairement à l'opinion de Jeannin, qu'elles proviennent,
non d'une altération d'un organe de l'hématopoïèse, mais
d'un trouble nerveux, et cela parce que des affections différentes de siége et de nature peuvent également les produire, qu'on les observe dans les altérations cirrhotiques
du foie, comme dans les dégénérescences tuberculeuses
des poumons, des ganglions abdominaux et de la capsule
surrénale ; qu'elles se forment par plaques au lieu de consister en une pigmentation diffuse de la peau, et qu'elles
ne s'accompagnent d'aucune accumulation pigmentaire
dans le sang, ce qui prouve bien que ce sont des lésions
locales ayant la peau pour siége et le système nerveux pour
auteur. Ce sont des pigmentations semblables à celles
qu'on observe parfois chez les femmes nerveuses et mal
réglées et dont l'origine nerveuse a été signalée par Parrot,
troubles analogues par leur mécanisme à ces changements subits dans la coloration des cheveux, que peut
produire une violente émotion morale ou une secousse
physique.

Je passe sur le développement de poils que l'on rencontre chez certains poitrinaires. Les troubles trophiques produits par la phthisie peuvent ne pas s'arrêter aux surfaces et pénétrer dans la profondeur des tissus pour gagner successivement le tissu cellulaire, les muscles et les os.

Parmi ces troubles profonds, il en est deux qui méritent une mention spéciale : la déformation hypertrophique des extrémités des doigts et la déformation atrophique des parties supérieures du thorax.

Qu'est-ce qui produit ce développement des dernières phalanges chez les phthisiques? un trouble trophique, et, ce qui le prouve, c'est que j'ai observé un état analogue dans de vieilles lésions spinales. Le fait de notre ataxique du n° 13 de la salle Sainte-Elisabeth n'est pas concluant, car cette femme a, depuis quelque temps, des signes physiques de phthisie. Mais je n'insiste pas sur ces phénomènes dont le mécanisme est obscur. Ce qui me frappe davantage, c'est l'amaigrissement spécial que présentent, chez beaucoup de phthisiques, la fosse sus-épineuse et la région sous-claviculaire, alors même que l'embonpoint général est encore conservé. A ce phénomène remarquable au point de vue sémeïotique et curieux au point de vue pathogénique, je ne vois pas d'autre explication qu'un trouble trophique par action réflexe. Trouble trophique, action réflexe, voilà deux mots qui répondent à deux grandes propriétés du système nerveux, capables d'élargir singulièrement la sphère d'action de ce système; mais rappelons-nous que nous ne marchons pas encore en pleine lumière, et gardons-nous de prendre des hypothèses qui invitent aux recherches pour des vérités qui auraient reçu leur démonstration.

XVII

Règle générale, Messieurs, les affections pulmonaires ne troublent pas les fonctions intellectuelles. Mais en clinique toute règle souffre exception. Des troubles de l'intelligence peuvent survenir dans le cours des lésions du poumon. Comme la règle qu'elles infirment, ces exceptions ont leur raison d'être qu'il nous faut rechercher.

Dans la pneumonie, nous observons quelquefois le délire ; dans la phthisie nous rencontrons de loin en loin quelques cas de folie.

Le délire des pneumoniques n'a pas toujours la même origine.

Il tient dans certains cas à l'âge du sujet : les vieillards y sont plus exposés, sans doute parce que leur cerveau affaibli se trouble facilement.

Il provient, dans d'autres cas, des conditions préalables dans lesquelles se trouvait le sujet ; il faut un rien pour donner le délire à un alcoolisé.

Dans d'autres cas, il est dû à l'intensité de la fièvre, ce qui est rare ; plus souvent au génie même du mal, qui peut revêtir une forme ataxique ; quelquefois encore à la prolongation du mal ou à la multiplicité de ses atteintes, comme dans certaines pneumonies érysipélateuses.

Mais il y a un autre délire, qu'on observe plus fréquemment, malgré les dénégations de Grisolle, dans les pneumonies du sommet, bien qu'elles ne soient pas les seules à le produire, et que l'on peut rencontrer au début même de cette forme de pneumonie, annonçant en quelque sorte son invasion, ce qui prouve l'influence prédominante du siége et non de la gravité du mal. De ce délire, qui nous intéresse plus spécialement, deux explications ont été données ; la première, soutenue par Piorry, admet un trouble mécanique de la circulation cérébrale, une stase veineuse de l'encéphale due à la compression que le poumon tuméfié exercerait sur les vaisseaux du cou ; elle ne résiste pas à l'observation des faits, car j'ai vu le délire faire explosion alors qu'il y avait à peine un noyau de pneumonie remontant vers la fosse sous-épineuse. La seconde, émise par Gubler, est celle qui fait de ce délire une congestion par trouble vaso-moteur. D'après cette doctrine, il y aurait dans la pneumonie, du côté de la circulation cérébrale un trouble analogue à la rougeur des pommettes ; ce serait à un premier degré la cause de cette céphalalgie qui est si fréquente dans la pneumonie ; cette congestion, dans des cas rares, deviendrait suraiguë, c'est le délire, et dans des cas exceptionnels elle passerait à l'inflammation véritable ; ce serait la méningite. La congestion qui produit le délire a été d'ailleurs constatée, chez le vieillard surtout, comme Durand-Fardel, Hourmann et Dechambre l'ont signalé.

Le délire congestif par action réflexe dans la pneumonie me paraît justiciable de l'aconit, qui exerce une influence élective sur la circulation capillaire de l'encéphale. L'aconit convient encore, ainsi que la digitale et le tartre stibié, dans le délire qui accompagne une fièvre violente. Le musc convient mieux dans les formes ataxiques, et l'alcool est nécessaire aux alcoolisés.

Dans quelques cas, ce n'est plus simplement le délire, c'est une vraie folie, qui n'accompagne pas la pneumonie mais qui lui succède. Cette folie est, avec celle qui se montre à la suite de la fièvre typhoïde et du choléra, la plus fréquente des folies consécutives aux maladies aiguës. Meynier, qui en a recueilli 8 observations et qui a publié un travail sur ce sujet en 1865, l'attribue à une congestion permanente de l'encéphale et lui oppose un traitement tonique. Mais pourquoi cette congestion ? Y a-t-il eu encore ici, au début du moins, une action réflexe ? Y a-t-il eu perturbation nerveuse par secousse de l'organisme ? Je croirais plutôt à la première action qu'à la seconde, parce que la folie n'est pas toujours proportionnelle à l'intensité et à la persistance des phénomènes graves dans la pneumonie.

Ce que j'ai observé aussi chez les enfants, et dernièrement encore, à un degré plus prononcé que jamais, chez le fils d'un de nos confrères, c'est à la fin de la pneumonie et pendant quelque temps une suppression complète des facultés intellectuelles avec persistance des seuls instincts. L'enfant, quand on approchait une cuiller, ressemblait à l'oiseau qui reçoit sa becquée ; il ouvrait la bouche et avalait, mais il ne paraissait connaître personne et ne savait dire un seul mot ; puis peu à peu ses facultés revenaient et croissaient de la même manière que celles des enfants à la mamelle, mais avec un développement beaucoup plus prompt. Le petit malade renaissait à la vie intellectuelle et y faisait des progrès rapides jusqu'au retour complet à son état antérieur.

Si le délire qui accompagne la pneumonie est beaucoup plus fréquent que la folie qui la suit, dans la phthisie au contraire le délire, état suraigu, est beaucoup plus rare que la folie, délire prolongé.

Le délire proprement dit, on l'observe quelquefois dans la phthisie aiguë, où il est tantôt violent et tantôt typhoïde, produit par l'invasion brusque des sommets, par l'intensité de la fièvre, par l'état typhoïde du sujet, par l'altération granuleuse ou subinflammatoire des méninges.

On l'observe plus rarement à une période avancée de la phthisie lente, alors surtout qu'un état aigu est venu s'implanter sur l'état chronique, lorsque il y a de la fièvre, de l'anémie, de l'éréthisme nerveux et de l'insomnie. D'abord intermittent, il devient ensuite continu ; ordinairement calme, il devient quelquefois furieux.

On l'observe enfin dans le cours d'une phthisie quelconque lorsque le cerveau est brusquement envahi par l'affection tuberculeuse ; c'est alors une complication et non une con-séquence de l'état pulmonaire.

Dans tous ces cas, il faut exclure ou il faut singulière-ment limiter le retentissement de la lésion pulmonaire sur le système nerveux.

Le processus pathogénique par lequel la phthisie pulmo-naire conduit à la folie n'est pas suffisamment connu, mais la perturbation nerveuse y joue le principal rôle, car je veux parler seulement de ces folies que l'on n'a pu rattacher encore à aucune lésion déterminée des centres nerveux.

Leur existence est depuis bien longtemps admise en cli-nique. Hippocrate, dans ses prénotions coaques, déclare que dans la phthisie la suppression de l'expectoration pro-duit un transport avec délire loquace, interprétation un peu hasardée d'un fait remarquable d'observation, la suppres-sion des crachats chez les phthisiques subitement affectés de manie, alors cependant qu'ils sont porteurs de cavernes considérables. Généralisant cette remarque, Pinel, Georget, Griesinger, Rush, Wichelhausen et bien d'autres après eux ont signalé l'alternance des phénomènes cérébraux avec les signes rationnels de la phthisie pulmonaire. C'est donc là une question qui mérite d'être étudiée.

Je dois commencer, Messieurs, par vous prémunir contre toute exagération. La plupart des phthisiques conservent pendant toute leur maladie et jusqu'au bout la lucidité de l'intelligence et la sérénité du caractère. Leurs facultés intellectuelles et morales sont habituellement intactes, à moins que l'on considère comme un trouble la tendance d'un certain nombre d'entre eux à se faire illusion, tendance qui rappelle les dispositions d'esprit de Laënnec, phthisique à son insu.

Mais cette disposition n'est ni constante ni universelle. La folie dans la phthisie est un phénomène assez important pour que nous l'examinions successivement sous deux points de vue ; d'abord l'influence de la phthisie sur la folie ; ensuite l'influence de la folie sur la phthisie qui l'a produite.

L'influence de la phthisie sur la folie mérite d'être examinée successivement sous le rapport séméiotique et sous le rapport pathogénique. Sous quelles formes apparaît la folie qu'engendre la phthisie ? Par quel mécanisme la phthisie peut-elle provoquer la folie ?

Sous le rapport séméiotique, nous trouvons, avec des différences importantes de fréquence et d'intensité, les principales formes de folie.

, La plus remarquable est la manie aiguë, la folie furieuse, qui se manifeste brusquement à une période avancée de la phthisie. Le Mat, qui en 1875 a consacré sa thèse aux troubles psychiques de la phthisie, a particulièrement signalé cette forme ; ses observations 6, 7 et 8 en sont des types ; Hahn qui en 1874 a traité dans la sienne des complications nerveuses de la phthisie, en avait déjà réuni plusieurs faits caractéristiques ; je vais vous en signaler quelques exemples, que je lui emprunterai.

Voici d'abord une observation de Robbelen. La malade est une femme de 42 ans, parvenue à la dernière période de la phthisie ; elle a de la diarrhée colliquative, une faiblesse très-grande et une extrême maigreur. Tout d'un coup elle se jette hors de son lit, frappant des pieds et des mains tout ce qui l'entoure, et il faut une grande force pour la maîtriser. Cette honnête mère de famille se met toute nue, prend des posés obscènes, fait des gestes lascifs et montre une excitation génésique qui n'était ni dans ses habitudes ni dans sa nature. Elle parle avec volubilité, elle chante avec force ; on la calme en lui administrant du laudanum. Elle recommence le lendemain matin et meurt le lendemain après-midi.

Voici maintenant un malade de Wallach. C'est un jeune homme de 18 ans ; il est phthisique et miné par la fièvre hectique. Subitement saisi de folie furieuse, il déploie un développement de forces que sa faiblesse antérieure n'aurait jamais pu faire prévoir. En même temps la toux a diminué, la dyspnée a disparu, l'appétit est revenu. Mais à la manie

succèdent l'idiotie et l'apathie, les phénomènes cachectiques reviennent et le sujet succombe trois mois après l'explosion de la manie.

Nous nous trouvons maintenant en présence d'une malade
observée par Léopold. Celle-ci, jusqu'alors bonne épouse,
est tout-à-coup animée d'une haine implacable contre son
mari, parce qu'elle se figure que son mari veut la faire mourir de faim.

Je n'en finirais pas si je vous rapportais tous les faits de
manie aiguë dans la phthisie qui sont consignés dans la
science et qui se développent particulièrement pendant les
dernières périodes de la tuberculose. Wallach, Léopold,
Hahn, Le Mat en ont cité d'autres exemples que ceux dont
je vous ai déjà parlé; Abers, Budge, Down, Ellis, Jacobi,
Keber, Loiseau, Morel, Naumann, Peter et bien d'autres en
ont également rapporté.

Ce n'est pas cependant que chacun de ces faits en parti-
lier puisse être considéré sans conteste comme un cas de
folie ; ainsi le jeune homme de 29 ans dont parle Plettinck
est pris subitement d'un délire furieux ; il succombe et l'on
trouve chez lui, indépendamment des tubercules pulmonaires, un abcès du cerveau.

En dehors de cette manie furieuse qu'on observe principalement à la fin de la phthisie, il y a une mélancolie et une
irritabilité de caractère, une transformation morale qui ne
va pas souvent jusqu'à la folie et que j'ai particulièrement
observée au début de la même affection. Des accès de tristesse et de découragement, des impatiences et des colères
pour le moindre prétexte, des originalités et des bizarreries
de conduite et de désir ; voilà ce que j'ai eu maintes fois
occasion de rencontrer dans nos salles et de mieux étudier
chez les malades de la ville, dont le caractère antérieur
m'était mieux connu. Plus tard, c'est-à-dire pendant le
ramollissement tuberculeux et la cachexie lente, ces phénomènes se montrent rarement et disparaissent quand ils
s'étaient déjà produits ; les malades alors reprennent leur

gaieté et retrouvent leurs illusions. Cette observation, d'ailleurs, d'autres l'ont faite ; vous la trouvez également consignée dans la thèse de Le Mat. Il y a, remarquez-le, une sorte
d'opposition entre cette mélancolie et la manie dont je vous
parlais tantôt : l'une est en quelque sorte initiale et l'autre
est terminale, annonçant l'une le commencement et l'autre
la fin du mal, l'une, fréquente et l'autre rare, l'une, qui
guérit spontanément, l'autre, qui hâte la mort.

Cependant l'opposition n'est pas toujours aussi absolue
que je viens de vous le dire. Vous trouverez, par exemple,
dans la thèse de Le Mat un de ces faits qui relient entre
elles ces deux formes si différentes; c'est un cas où à une
mélancolie profonde succéda une violente exaltation.

Vous trouverez également dans la même thèse des exemples de différentes formes de folie développées dans la phthisie : ainsi le délire gai, le délire ordurier, le délire des
grandeurs, le délire de persécution. Bergmann a particulièrement observé le délire érotique; Simon a signalé le
délire ambitieux ; Steinthal a insisté sur ce qu'il appelle la
sitophobie ; Peter a remarqué la haine des aliments. J'observe en ce moment un phthisique de 70 ans, qui l'est
depuis longtemps et qui a pris les aliments en telle aversion, que, malgré lui, au lieu de les mâcher il les crache.
S'il y a tant de variétés de folie pour si peu de cas de folie
dans la phthisie, c'est que, comme l'observe Peter, chacun
apporte ici ses dispositions personnelles, et l'on tombe du
côté où l'on penche.

On peut dire en règle générale que la folie des phthisiques présente de nombreuses variétés, mais que, à part les
deux types principaux que je vous ai décrits, chacune de
ces variétés est très-rare. On peut aussi contester chaque
cas en particulier, parce que en définitive la phthisie ne
met pas à l'abri de la folie spontanée, mais on ne saurait
méconnaître la signification de ces faits considérés dans
leur ensemble. Ils prouvent que dans un nombre relativement limité de cas, et chez des sujets prédisposés, la
phthisie peut provoquer des troubles intellectuels.

Ce n'est pas tout, Messieurs, de savoir que la phthisie peut produire des folies et de connaître les formes de ces folies, il serait important de connaître aussi comment la phthisie arrive à les produire. Nous quittons ici le domaine de la séméiotique pour entrer dans celui de la pathogénie.

Nous voici en présence de plusieurs hypothèses : il est bien entendu que nous éliminons les cas de méningite tuberculeuse :

1° C'est par congestion ou inflammation de l'encéphale, ainsi que l'a supposé Bergmann ; seulement on peut opposer à cette opinion les faits assez nombreux où les résultats de l'autopsie ont été négatifs ;

2° C'est d'après Griesinger par altération du sang, par introduction dans l'encéphale d'un sang vicié ou défectueux ; s'il en était ainsi, la folie une fois produite ne disparaîtrait qu'avec sa cause ;

3° C'est par inanition cérébrale, suivant l'opinion de Simon et celle de Potain, conforme aux recherches de Clouston relatives à l'influence qu'exerce le cerveau mal nourri sur le développement du délire et de la manie. Il est probable que l'inanition cérébrale, tout-à-fait innocente des folies qui se manifestent pendant les premières périodes de la phthisie, contribue puissamment, par contre, à la manie des derniers jours ;

4° C'est par trouble nerveux consécutif à l'excitation des nerfs du plexus pulmonaire, soit qu'il y ait irritation centripète, comme le voulait Wallach, soit par les troubles réflexes des vaso-moteurs, comme l'a soutenu Loiseau. C'est la doctrine qui s'accorde le mieux avec la majorité des cas ; elle peut, pour la période cachectique, parfaitement s'allier à la précédente.

Mais la folie produite par la phthisie peut à son tour exercer sur la phthisie dont elle provient une action qu'il est bon de connaître.

Cette action remarquable peut se résumer en un mot :

La folie empêche ou supprime les signes rationnels de la phthisie.

Je dis d'abord qu'elle les empêche ; le fait a été signalé par Griesinger. Dans certains cas où les troubles psychiques ont apparu avant que les phénomènes pulmonaires aient pris une grande intensité, l'attention du médecin sur l'état du poumon n'a été éveillée que par le marasme. Il y a même des cas où la lésion pulmonaire n'a été constatée qu'après la mort.

Je dis ensuite qu'elle les supprime, c'est-à-dire qu'à l'apparition de la folie on peut voir disparaître la toux et l'expectoration même, comme l'a observé Georget, alors qu'il y a dans le poumon des cavernes en suppuration ; c'est en réalité ce qu'avait remarqué Hippocrate.

Cette suppression des signes rationnels de la phthisie peut-elle correspondre à une suspension de la phthisie elle-même ? C'est ce qui est plus douteux. Toujours est-il que Rush et Wichelhausen ont signalé l'alternance des phénomènes pulmonaires avec les troubles cérébraux à marche paroxystique, comme d'ailleurs Hahn et Le Mat en ont cité des exemples.

Cette suspension est sans doute le plus souvent plus apparente que réelle. Ainsi Mead raconte l'histoire d'une jeune fille arrivée au dernier degré de la phthisie et qui fut tout d'uu coup atteinte de folie religieuse avec mélancolie ; les phénomènes de phthisie parurent s'amender quelque temps, mais ce fut pour reprendre leur intensité et enlever rapidement la malade.

Quelquefois cependant la suspension est réelle, prolongée, même définitive. Ainsi Lynch a publié l'observation d'un phthisique qui devint fou et vécut encore 15 ans sans nouveau signe de phthisie ; Keber rapporte aussi le cas d'une femme de 50 ans atteinte de manie aiguë dans le cours d'une phthisie pulmonaire ; elle guérit des deux affections. Calmeil fait remarquer que de pareils faits ne sont pas communs ; regardez-les donc comme d'heureuses exceptions.

XVIII

HYSTÉRIE ET TROUBLES FONCTIONNELS
DANS LA VIE DE RELATION.

Messieurs, la femme qui occupe le n° 9 de la salle Sainte-Elisabeth est entrée dans le service pour une métrite avec rétroflexion compliquée d'anémie. Elle prétend n'avoir jamais eu ni affection pulmonaire, ni hystérie ; elle a eu l'une et l'autre depuis qu'elle est dans nos salles. Elle a eu du moins la boule hystérique, la douleur provoquée de l'ovaire gauche, une hyperesthésie assez étendue et des crises convulsives. L'hyperesthésie s'est manifestée surtout au côté gauche du thorax ; elle s'est accompagnée de toux, de sueurs nocturnes, de mouvement fébrile, de respiration rude et saccadée et même de quelques râles au sommet. Je ne dois vous exprimer qu'avec réserve mon opinion sur le processus qui unit entre eux ces divers phénomènes morbides.

Cette femme, Messieurs, était peu exposée à l'hystérie, que sa déviation utérine n'avait pas fait éclore ; elle était, par contre, prédisposée à la tuberculose. Son affection utérine a appelé les premières manifestations de la tuberculose vers la trompe et la région utéro-ovarienne en même temps que vers le poumon, et c'est sous l'influence combinée de l'affection utéro-ovarienne et de la phthisie que les troubles hystériques ont éclaté.

Par une coïncidence singulière, sa voisine du n° 10 est devenue, sous nos yeux, tuberculeuse et hystérique. Entrée dans le service pour un état typhoïde mal défini, elle n'a pas tardé à nous présenter les signes physiques et rationnels de la tuberculose, et c'est depuis que ces signes se sont produits que cette fille, qui n'avait jamais été hystérique, l'est devenue complètement et franchement. Elle aussi a de l'hyperesthésie ovarienne et thoracique ; elle aussi a la boule, mais elle a mieux encore que la boule, des attaques complètes d'hystérie convulsive. Ces attaques nous ont même présenté ce caractère remarquable qu'elles se sont reproduites périodiquement chaque soir à l'heure où nous constations la recrudescence du mouvement fébrile, et à la place même de cette recrudescence dont elles ont paru tenir lieu. D'ailleurs, depuis que les attaques convulsives ont éclaté, il y a eu une amélioration remarquable dans l'état général de la malade et même dans l'expansion vésiculaire, ce qui indique une diminution sensible dans la congestion périphérique aux tubercules.

Enfin, phénomène plus extraordinaire en apparence mais cependant facile à expliquer, notre n° 8 de la même salle, entrée dans le service pour une tuberculisation commençante, est devenue hystérique à son tour. Ici, c'est l'influence de l'imitation qui s'est fait sentir, c'est une sorte de contagion morale qui s'est produite. Cette fille et sa compagne atteinte d'insuffisance mitrale, qui occupe le n° 11 de la même salle, ont été fortement impressionnées par une crise convulsive du n° 10, et c'est alors qu'elles ont été affectées elles aussi d'hystérie convulsive.

Chez nos deux premières tuberculeuses, la phthisie a paru suspendre sa marche à mesure que l'hystérie s'est manifestée ; chez la troisième, dont les crises convulsives sont beaucoup plus faibles et plus rares, la phthisie paraît continuer son cours.

S'il était permis de conclure d'après trois faits, nous dirions que la phthisie peut exercer une action productrice sur l'hystérie et que l'hystérie peut exercer une influence favorable sur la phthisie. Mais cette question des rapports de la phthisie avec l'hystérie mérite d'être plus sérieusement examinée. Il s'agit de savoir si la phthisie peut réellement provoquer l'hystérie, et de rechercher ce que devient la phthisie une fois que l'hystérie s'est produite.

Deux praticiens de premier ordre, Pidoux et Leudet, ont observé précisément le contraire de ce que nous avons rencontré. En 1877, il n'est pas probable que son opinion se soit modifiée depuis, Leudet soutenait que l'hystérie convulsive cesse quand paraît la tuberculose. Pidoux, de son côté, remarque dans son ouvrage que la phthisie ne choisit généralement pas ses sujets parmi les hystériques. L'un et l'autre ont constaté que l'hystérie et la phthisie sont ordinairement atténuées par cette association. D'après Leudet, l'hystérie reste alors limitée à des troubles de la motilité et la phthisie a une longue durée. D'après Pidoux, c'est l'hystérie partielle et plus ou moins larvée qui se trouve associée à la phthisie et cette hystérie incomplète a encore le pouvoir de ralentir la marche de la phthisie.

Nous admettrons donc, en nous basant d'une part sur les faits que nous venons d'observer, d'autre part sur ceux qui ont été recueillis par ces médecins éminents, deux ordres de rapports de l'hystérie avec la phthisie :

1° La phthisie est productrice de l'hystérie ; c'est l'exception ;

2° La phthisie et l'hystérie sont antagonistes ; c'est la règle, où l'on voit la phthisie rendre l'hystérie plus incomplète et l'hystérie ralentir la marche de la phthisie.

Il y a un troisième rapport qui nous intéresse plus spécialement nous autres cliniciens ; c'est un rapport de simple similitude où l'hystérie simule la phthisie ; nous en avons un exemple chez la jeune fille qui occupe le n° 2 de la salle Sainte-Elisabeth.

Le premier ordre de rapports s'explique de deux manières : la phthisie peut provoquer l'hystérie par l'ébranlement qu'elle imprime à l'organisme et par les lésions qu'elle produit au voisinage de l'ovaire. Chez notre n° 10, on dirait que l'hystérie est la conséquence d'un ébranlement nerveux analogue à l'ébranlement circulatoire que produit le début de la tuberculose ; ce qui tendrait à le prouver, c'est cette espèce d'alternance dans laquelle les crises hystériques ont pris la place des recrudescences fébriles ; c'est aussi le retour à peu près périodique de ces crises et leur disparition sous l'influence de la quinine. Chez notre n° 9, c'est différent ; il y a une métrite, il y a une sensibilité exagérée de l'ovaire et de son voisinage, et bien que nous ne soyons pas en mesure d'affirmer qu'il existe une tuberculisation de la trompe, nous pouvons encore moins affirmer qu'elle n'existe pas.

Bien plus important que cette influence pathogénique très-restreinte et très-obscure de la phthisie sur l'hystérie est cet antagonisme qui fait que lorsque l'hystérie et la phthisie se trouvent réunies elles s'atténuent réciproquement.

Nous voyons bien peu d'hystériques devenir phthisiques ou rester hystériques en le devenant. Mais ce que nous observons quelquefois à l'hôpital, et plus souvent en ville, ce sont des cas de phthisie chez des névropathes. Notre n° 16 de la salle Sainte-Elisabeth est atteinte sinon d'hystérie complète du moins de névropathie et même d'un peu de folie, puisqu'elle murmurait, il y a peu de temps, de ce qu'on laissait ouverte une fenêtre qui était manifestement fermée. Remarquez en passant combien ces malades sont difficiles à soigner, se plaignant de tout, demandant sans cesse des remèdes et se gardant bien de les employer ; souffrant vraiment beaucoup et faisant souffrir leur entourage ; en réalité et par leur faute très-mal soignés et n'en mourant pas plus vite ; au contraire. C'est que, comme l'a justement observé Pidoux, les malades de cette catégorie n'appartiennent pas tout entiers à la phthisie ; une autre diathèse, ou tout au moins une autre maladie, a aussi sur eux des droits qu'elle fait valoir, et empêche la phthisie de disposer d'eux à son gré. Remarquez que c'est précisément ce qui arrive à nos malades, chez qui nous voyons la phthisie ralentir sa marche et s'accompagner de douleurs vives avec tendance à l'hyperesthésie générale.

Il y a d'autres hystériques qui paraissent être en proie à

la phthisie et qui sont en dehors, peut-être même à l'abri de ses atteintes. La jeune fille qui est couchée au n° 2 de la salle Sainte-Elisabeth a des antécédents tuberculeux dans sa famille ; elle crache du sang, je ne dirai pas quelquefois mais fréquemment et en abondance ; elle avait, il y a plus de trois mois déjà, une diminution sensible du murmure vésiculaire avec quelques râles au sommet et au centre du poumon droit, et cependant elle n'est pas phthisique ; j'espère même qu'elle ne le deviendra pas de longtemps ; elle est foncièrement hystérique ; sa congestion pulmonaire n'est qu'un trouble vaso-moteur produit par l'hystérie viscérale. Il n'y a, en effet, chez elle, ni craquements comme signe physique, ni élévation thermométrique, ni sueurs nocturnes, ni amaigrissement comme signes rationnels ; sa congestion pulmonaire, qui persiste avec des alternatives mais tend plutôt à diminuer, et qui occupe le même côté que la paralysie du bras, que la contracture de la jambe, que la douleur de l'ovaire et la douleur du genou dont elle a été successivement atteinte, finira par disparaître comme a disparu la congestion prolongée du sommet gauche que nous observions l'année dernière dans des conditions analogues chez une autre hystérique. Il faut bien se garder des erreurs de diagnostic dans des cas de ce genre : elles pourraient vous faire admettre entre l'hystérie et la phthisie une affinité qui n'existe qu'à titre d'exception.

Quant aux autres grandes névroses, je n'ai jamais constaté que la phthisie pût les produire. Grasset admet bien son influence sur certaines chorées, mais il faudrait prouver que dans ces cas la chorée ne dépend pas d'une lésion tuberculeuse de l'encéphale.

Mais si la phthisie ne produit pas des névroses complètes, elle peut cependant déterminer quelques troubles nerveux de la vie de relation.

Je ne vous parlerai pas des troubles dans les sens spéciaux. Il y en a chez les phthisiques, mais leur caractère nerveux est plus que problématique.

Les bourdonnements d'oreille, par exemple, et les sifflements avec ou sans douleur que Perroud attribuerait volontiers à des contractions et à des paralysies momentanées
des muscles des osselets, peuvent être aussi bien produits
par des congestions ou des inflammations commençantes ;
cependant, Hamernjk prétend avoir observé des surdités
sans lésion appréciable.

De même les amblyopies et les amauroses sont dues, au
moins pour la plupart, sinon à un dépôt tuberculeux au
fond de l'œil, du moins à une compression ou une inflammation des nerfs optiques ou bien encore à des altérations
rétiniennes. Bouchut insiste sur ce point, et récemment
Anger et Parinaud démontraient que la tuberculose peut
débuter par le fond de l'œil.

Mais les troubles de la sensibilité sont plus incontestables
et plus nombreux. Je vous rappellerai en passant les
névralgies occipito-cervicales ainsi que les douleurs dans
l'épaule et le membre supérieur, signalées dans quelques
observations de Hahn. Ces douleurs ne proviennent pas de
la phthisie pulmonaire mais d'inflammations tuberculeuses
de la base de l'encéphale ou de la moelle cervicale.

Il n'en est pas de même des névralgies faciales, qui ne
sont pas très-rares, et sur lesquelles Perroud a justement
insisté. Elles paraissent être le résultat d'une action réflexe
remontant par la pneumogastrique et se transmettant par
lui aux origines de son voisin dans le bulbe, le trijumeau.
Plus fréquentes sont les douleurs sus-claviculaires avec
irradiations dans le cou et les membres thoraciques, douleurs expliquées, d'après Bourdon, par les anastomoses des
premiers nerfs intercostaux avec le plexus brachial et cervical, ou mieux encore, d'après Bergson, par les relations
étroites du phrénique avec ces deux plexus. Plus difficiles à
expliquer sont le point sternal sur lequel a insisté Goyard
et les points spinaux décrits par Leudet, tous indépendants,
les derniers au moins, de la névralgie intercostale et rappelant l'irritation spinale des anglais. Perroud les localise aux

apophyses épineuses de la troisième et de la quatrième dorsale.

Plus difficiles encore à expliquer mais bien faciles à constater sont ces douleurs dans les membres sur lesquelles Beau a vivement appelé l'attention des praticiens et que nous rencontrons si souvent dans nos salles. Elles ont été d'abord appelées arthralgies parce qu'elles siégent surtout aux jointures, aux épaules assez souvent, aux poignets, ce qui est rare, aux genoux, ce qui est commun. Elles ont reçu plus tard, de Barbrau et de Beau lui-même, le nom de mélalgies ou douleurs des membres, attendu qu'elles siégent souvent en dehors des articulations : dans le nerf sciatique, où la névralgie serait rebelle, d'après deux observations de Peter, et passagère, d'après les remarques de Perroud : deux faits que nous avons observés l'année dernière à la clinique témoignent en faveur de l'opinion de Perroud ; dans les muscles, dont les contractions peuvent devenir douloureuses, ce qui a fait donner, par Gubler, à ces douleurs, le nom de myalgies ; dans les os, comme chez un malade de Peter, à qui il semblait que sa jambe allait se casser ; à la superficie, enfin, où il n'est pas rare de rencontrer une hyperesthésie cutanée.

A côté des hyperesthésies viennent se placer les anesthésies, qui sans doute paraissent plus rares parce qu'elles sont moins recherchées. Leudet et Auguste Ollivier les ont spécialement signalées ; Perroud a reconnu qu'elles existent rarement isolées. Je ne puis y attacher une grande importance depuis qu'ayant recherché des points d'analgésie chez tous mes malades, j'en ai trouvé chez la plupart.

La motilité peut être, chez les phthisiques, affectée comme la sensibilité, mais les troubles de la motilité ont à la fois moins de fréquence et plus de gravité.

J'en connais trois principaux : le tremblement, la contracture et la paralysie.

Le tremblement, qui est analogue au tremblement sénile,

provient plus souvent de faiblesse générale que de faiblesse locale.

Leudet n'a signalé qu'un cas de contracture. Perroud a remarqué que ces contractures occupent de préférence les extrémités des membres supérieurs et qu'elles sont bénignes. Elles viennent par crises et coïncident avec le ramollissement des cavernes.

Les parésies et les paralysies sont moins rares. Elles sont ordinairement limitées. Nous avons actuellement dans le service, au n° 15 de la salle Ducros, un homme dont les membres possèdent encore une certaine force et qui ne peut se tenir assis dans son lit qu'avec le secours de ses bras. Leudet et Perroud ont décrit des paralysies partielles et passagères. Ainsi, Leudet cite un cas de paralysie motrice avec analgésie transitoire de la main gauche, un autre cas de paralysie de l'avant-bras avec purpura, un cas encore de paralysie des extrémités avec cyanose. Perroud raconte le fait d'une jeune fille qui eut à plusieurs reprises de la paralysie avec fourmillements dans le bras et la main gauches, et chez qui l'autopsie fut complètement négative. Nous avons eu dans le service un cas de paralysie du bras gauche bientôt suivie de mort; l'autopsie ne put être pratiquée. Peter a insisté sur la signification pronostique de ces paralysies qui précèdent de très-peu la mort, qu'elles se produisent sous forme de monoplégie, de paraplégie ou d'hémiplégie commençant par le bras.

Ces troubles de la sensibilité et de la motilité des membres inférieurs ne sont pas propres aux phthisiques. J'ai observé également chez des asthmatiques des douleurs, des contractures, des sensations de faiblesse dans les jambes, jamais, il est vrai, de paralysie complète.

Deux explications ont été données de ces phénomènes morbides. D'un côté, Leudet, influencé par le travail de Kohler, où certains symptômes de la méningite spinale sont attribués à la compression exercée par les plexus veineux intrà-rachidiens, frappé aussi des recherches de Verneuil sur les rapports des racines nerveuses et de leurs ganglions dans l'intérieur des trous de conjugaison avec les plexus engaînants, attribue les symptômes spinaux de la phthisie à une congestion des veines intrà-rachidiennes par gêne de la circulation pulmonaire, et Peter se rallie à cette opinion. D'autre part, Perroud, se basant sur le caractère limité ou unilatéral de la plupart de ces troubles et sur le siége de quelques-uns aux membres supérieurs, croit pouvoir leur assigner une origine réflexe, explication plus rationnelle dans certains cas, mais qui est dans tous bien difficile à démontrer. Une conséquence thérapeutique s'y rattache ; eh bien ! règle générale, vous atténuerez ces phénomènes nerveux bien plus par une médication modificatrice du système nerveux que par des antiphlogistiques ou des révulsifs appliqués le long de la colonne vertébrale.

Vons le voyez, Messieurs, il y a encore bien des problèmes à résoudre dans cette vaste question des troubles nerveux consécutifs aux affections broncho-pulmonaires. Nous avons parcouru un chemin bien long et cependant nous ne sommes pas allés jusqu'au bout ; nous vous avons ouvert une voie, appliquez-vous à la suivre ; c'est à vous qu'il appartiendra de la rendre plus sûre et de la pousser plus loin.

DEUXIÈME PARTIE

DES PHÉNOMÈNES MORBIDES CONSÉCUTIFS AUX TROUBLES NERVEUX

LE SYSTÈME NERVEUX ET LA FIÈVRE.

I

DE L'INFLUENCE PATHOGÉNIQUE DU SYSTÈME NERVEUX DANS LA FIÈVRE.

Messieurs, l'esprit humain, quoi qu'on en ait dit, ne peut s'arrêter à la contemplation pure et simple des phénomènes ; il veut en pénétrer le mécanisme et en connaître les causes. C'est ce qui, de tout temps, est arrivé en médecine au sujet de la fièvre, et, pas plus que les anciens, les modernes, malgré leur amour du positif, n'ont pu résister à ce besoin d'explication qui est dans le fond de notre être.

Je ne vais cependant pas vous dire tout ce qu'ont pensé nos prédécesseurs, ce que pensent nos contemporains et ce que nous devons penser nous-mêmes sur cette vaste question. Je ne tenterai pas de la traiter dans son ensemble, mais seulement au point de vue de l'intervention du système nerveux. Pour bien comprendre la fièvre, il faudrait l'examiner en médecin qui connaît l'unité humaine et considère dans son activité l'homme vivant. Ce serait le seul moyen de savoir comment, dans l'organisme, le trouble se produit, la lutte s'engage et le calme revient. Il serait beau, mais il est bien difficile d'étudier ainsi le mouvement fébrile dans son ensemble et dans son but. Plus timide et homme de mon temps, je le considèrerai seulement en physiologiste et je préfèrerai aux aperçus plus vastes de la synthèse les résultats plus sûrs de l'analyse.

En nous plaçant à ce point de vue restreint qui ne permet de voir que les organes et non plus l'homme, l'agrégation et non plus l'unité, nous trouvons dans l'organisme, d'une part, des éléments excitables, ce sont les tissus ; d'autre part, des éléments qui les excitent, ce sont les nerfs.

Dans la physiologie pathologique de la fièvre, le principal problème à résoudre est celui de savoir si l'excitation naît spontanément dans les tissus ou si elle y est provoquée par les nerfs.

Etablissons d'abord ce qu'est la fièvre, sinon dans sa nature et dans son but, du moins dans son expression phénoménale. Nous examinerons ensuite plus en détail les tentatives que la névro-pathologie a faites pour placer la fièvre sous sa dépendance.

A cette question : qu'est-ce que la fièvre ? la clinique ancienne et la physiologie moderne ont répondu : c'est une chaleur contre nature, *calor prœter naturam*. Le mot pyrexie vient du grec et signifie feu ; il a été dernièrement remplacé par le mot hyperthermie qui, d'une manière moins expressive mais plus exacte, signifie la même chose. Les anciens, à l'exemple de Galien, dissertaient sur le rôle de la chaleur dans la fièvre ; les modernes, armés du thermomètre, mesurent l'intensité de la fièvre à l'élévation de la température.

Les uns et les autres ont raison. L'élévation de la température est le phénomène essentiel et primordial de la fièvre. La physiologie moderne a démontré que les autres phénomènes qui l'accompagnent ou qui la suivent, fréquence du pouls, troubles nerveux, altérations musculaires, en sont les conséquences, ou du moins que l'hyperthermie peut suffire à les déterminer. Quand on élève artificiellement la température d'un homme sain ou d'un animal, le pouls s'accélère, le système nerveux se trouble, et, si la chaleur est intense, le système musculaire peut s'altérer. Liebermeister a constaté que la modification de la température précède celle du pouls, et Thomas a observé que la fièvre, chez la mère, accélère le pouls du fœtus. La chaleur est un excitant des fibres cardiaques, des fibres musculaires en général et du tissu nerveux. Il n'est donc pas impossible que les symptômes de la fièvre dépendent tous de l'hyperthermie ; il faut bien cependant se garder de l'affirmer, parce que les actes de l'organisme sont extrêmement complexes ; mais ce qui est positif et à l'abri de toute contestation, c'est que la chaleur est dans la fièvre le phénomène capital, sur lequel doivent se concentrer les efforts du médecin et les recherches du physiologiste.

Qui expliquera l'hyperthermie aura, par cela même, à peu près complètement expliqué la fièvre.

C'est ce que la névro-pathologie a parfaitement compris. Aussi s'est-elle évertuée à résoudre le problème de l'hyperthermie dans la fièvre.

Sa première doctrine a consisté à la faire dépendre d'un trouble de circulation consécutif à une perturbation du système nerveux vaso-moteur. L'action nerveuse vaso-motrice venait d'être découverte ; son influence sur les températures locales venait d'être constatée ; rien de plus naturel et en quelque sorte de plus légitime que de généraliser cette action du grand sympathique et de lui attribuer la fièvre. C'est ce que firent tout d'abord Cl. Bernard et Marey. Dans la fièvre comme après l'excitation du grand sympathique, il y a tout d'abord une contracture assez généralisée des vaisseaux capillaires dont on peut constater très-nettement l'existence aux extrémités des membres, pendant la stade de frisson. Dans la fièvre, au second stade, comme après la section du grand sympathique, il y a augmentation de chaleur et de rougeur des téguments. Seulement, cette chaleur qui là était locale, ici devient générale ; cette rougeur qui là était circonscrite et vive, est ici diffuse et légère. C'est un effet général modéré au lieu d'un effet local violent ; le mal a gagné en étendue, il a perdu en intensité.

Quant à la transpiration qui termine certains accès fébriles, si on se rappelle l'influence du grand sympathique sur les sécrétions et ces sueurs locales qui ont suivi la section de plusieurs de ses filets, on est tout porté à placer sous l'influence d'un trouble général et de nature paralytique du même nerf les sueurs générales qui jugent l'accès de fièvre.

La fréquence plus grande des battements du cœur vient, d'après Marey, se rattacher, à titre secondaire, au relâchement des vaisseaux : en effet, la contractilité vasculaire est jusqu'à un certain point régulatrice de la contractilité cardiaque, et il est aujourd'hui démontré que le cœur bat d'autant plus fréquemment que les capillaires lui offrent moins de résistance. Dans d'autres cas cependant, le nerf sensitif du cœur, découvert par Cyon et dépendant du pneumogastrique, paralyserait par action réflexe les capillaires cutanés, de sorte que le cœur, sous l'influence d'une altération du sang, pourrait être, avant les capillaires, le point de départ du mouvement fébrile.

Quant à l'ampleur du pouls, que l'on constate également dans certains mouvements fébriles, elle tiendrait, d'une part, à l'abaissement de la tension artérielle, résultat de la dilatation des capillaires, d'autre part, à la dilatation des tuniques artérielles qui, elles-mêmes, se laisseraient aussi distendre.

Telle est la théorie primitivement issue des expériences de Cl. Bernard et des explications de Marey. Elle est claire et elle rend un compte exact de l'enchaînement des phéno-

mènes. Les troubles vasculaires sont, dans la fièvre, consécutifs à des troubles nerveux qui passent par deux périodes
successives : excitation, atonie.

Mais cctte théorie a un point faible, et c'est précisément
le point essentiel : l'explication de la chaleur fébrile. La
température du corps est manifestement élevée dans la
fièvre ; or, un trouble général de la circulation capillaire
ne peut pas augmenter la production de la chaleur, mais
seulement en modifier la distribution, en favoriser, comme
dit Marey, le nivellement. Un changement dans la distribution de la température consécutif à un désordre dans la
circulation capillaire ; telle a donc été tout d'abord l'explication donnée.

Cette explication n'a pu résister à ces deux objections
décisives : l'augmentation de température est réelle ; elle
est antérieure aux troubles vaso-moteurs.

L'élévation de température est réelle et ne tient pas seulement à une répartition plus uniforme de la chaleur, moins
parce que le thermomètre dans la fièvre s'élève quelquefois
très-haut que parce que l'on constate une augmentation
sensible et parfois considérable des produits de combustion dans l'urine, dans l'air respiré, dans le sang.

Ai-je besoin de vous rappeler ici les résultats multipliés
de l'expérimentation moderne ? L'urée, que Hirtz appelle
la scorie du foyer de combustion animale, augmente dans
l'urine sous l'influence de la fièvre. C'est Sidney Ringer qui
établit le parallélisme des variations de ce principe et de
la température dans la fièvre intermittente. C'est W. Mül-
ler, c'est Catel qui observent son augmentation dans la
fièvre traumatique. C'est Moss qui la retrouve dans la scarlatine et dans les maladies fébriles en général. C'est Murchison qui proclame que la température est d'autant plus
élevée que la quantité d'urée rejetée est plus considérable ;
c'est Brattler qui veut calculer la quantité d'urée émise
d'après le degré de la température ; c'est Desnos qui du
parallélisme des deux phénomènes conclut à leur identité.

On est sans doute allé trop loin dans cette voie ; l'augmentation de l'excrétion d'urée est soumise à d'autres conditions que la chaleur fébrile. Comme l'ont justement reconnu Charvot, A. Robin, Unruh, Du Castel et d'autres encore, le prétendu parallélisme entre la chaleur fébrile et l'excrétion d'urée n'existe pas ; mais il n'en est pas moins vrai que sous l'influence de la chaleur fébrile, l'urée augmente dans l'urine, surtout les premiers jours, comme elle augmente aussi sous l'influence d'une élévation artificielle de température, ce que prouvent les expériences de Naunyn sur les chiens, celles de Bartel sur l'homme, celles de Schleich sur lui-même.

De même, par l'action de la fièvre, l'acide carbonique augmente dans l'air expiré. C'est ce que démontrent les recherches de Leyden dans la fièvre récurrente, le typhus, la pneumonie, celles de Liebermeister dans la fièvre intermittente, celles de Silujanoff dans les fièvres artificielles. Seulement les expériences de Senator prouvent que cette augmentation n'est pas considérable.

Enfin, sous l'influence de la fièvre, les produits de combustion augmentent dans le sang. Picard y a signalé l'accumulation de l'urée et Chalvet celle des matières extractives, ce qui semble indiquer des combustions plus actives, malgré la diminution de capacité respiratoire du sang constatée ces derniers temps par Mathieu et Maljean.

Mais ce n'est pas tout. Dans la fièvre, l'élévation de température précède le trouble vaso-moteur. Avant le frisson, qui est le premier phénomène vasculaire et nerveux de la fièvre, la température du corps est déjà augmentée ; avant le frisson, les urines peuvent renfermer une plus forte proportion d'urée. La chaleur fébrile et l'augmentation d'urée ne peuvent donc être attribuées à la dilatation vasculaire qui suit le frisson.

Manifestement vaincue sous cette première forme, la théorie vaso-motrice de la fièvre a reparu bientôt sous un autre aspect. Française d'origine, elle est devenue allemande. Aux travaux de Cl. Bernard et de Marey ont succédé ceux de Traube et de Senator. La doctrine qui faisait dépendre la chaleur fébrile de la dilatation capillaire et du nivellement de la température a été remplacée par celle qui l'attribue à la constriction des capillaires et au défaut de déperdition de calorique.

Déjà Marey, obligé de constater dans la fièvre une élévation réelle de température, l'avait attribuée à la suppression des causes de refroidissement. C'est de cette idée que se sont emparés les partisans attardés de la théorie vasomotrice. Traube a fait dépendre du frisson tous les phénomènes fébriles, rattachant tout le mécanisme de la fièvre à la contraction des artérioles de la peau; c'est, à ses yeux, de cette contraction que dépend la diminution de refroidissement dû au rayonnement de la surface du corps; puis, par défaut de sang, les sécrétions cutanées se tarissent, il y a cette sécheresse que Schenk appelait la constipation de la peau, et partant plus de refroidissement par évaporation de la sueur; les muqueuses aussi se sèchent et leur évaporation diminue. Senator constate expérimentalement le spasme des vaisseaux de l'oreille chez des animaux dont il provoque la fièvre et s'empresse de proclamer que la grande cause de la chaleur fébrile est dans la contraction et le rétrécissement des artérioles cutanées, tandis que dans des observations cliniques Weyscheider retrouve chez des fébricitants l'anémie et le refroidissement des extrémités dus au spasme vasculaire. Buss, de Stuttgard, cherche à expliquer ce spasme par l'action irritante des substances fébrigènes, tandis que Huter voudrait faire intervenir l'oblitération des petits vaisseaux par des vibrions, des bactéries, des globules altérés. Enfin Wassilewsky croit pouvoir établir que la chaleur varie en raison inverse des pertes insensibles.

Telle est la doctrine de Traube, soutenue depuis, amplifiée et ornementée par Senator : constriction vasculaire comme cause première, rétention ou défaut de déperdition de calorique comme cause prochaine de la chaleur fébrile.

Voici maintenant quelques objections qui lui ont été opposées :

Il y a un défaut évident de proportion entre la chaleur fébrile, qui est considérable et de longue durée, et le frisson qui est court, qui peut être partiel, qui peut manquer.

L'évaporation cutanée est conservée, parfois même exagérée dans certains cas, notamment dans des fièvres rhumatismales où des sueurs abondantes n'empêchent pas l'élévation thermométrique. D'ailleurs les expériences de Leyden, celles de Frey, celles de Pudzinowitsch, ont démontré qu'il n'y a pas de parallélisme entre la diminution de l'évaporation cutanée et l'augmentation de la température.

L'augmentation d'urée dans l'urine et d'acide carbonique dans l'air expiré indique des combustions plus actives et une production exagérée de calorique.

Enfin, la calorimétrie donne la démonstration expérimentale de cet excès dans la production de chaleur chez les fébricitants. A l'aide d'un calorimètre spécial, Leyden mesure la chaleur produite par la jambe d'un malade et trouve qu'elle dépasse de beaucoup la normale. Liebermeister, par la méthode des bains, constate que le fébricitant produit plus de chaleur que l'homme sain et maintient, par les mêmes procédés que lui, sa température à un niveau constant.

La théorie de Traube ne résiste pas à de pareils faits et avec elle succombe la doctrine qui explique la fièvre par un trouble vaso-moteur.

Battue sur ce terrain, la doctrine qui place la fièvre sous la dépendance du système nerveux a bientôt reparu sous une autre forme. Ce n'est plus l'action vaso-motrice de ce système, c'est son influence thermique qu'invoquent la dernière théorie de Cl. Bernard et celle plus vague de Liebermeister.

Le grand sympathique a, d'après Cl. Bernard, la mission de mettre un frein à l'exagération des actes de combustion et de dédoublement. Si son activité se ralentit, la dénutrition s'accélère. Telle est la théorie qu'admettent aussi Tcheschichin, Wachsmuth, Weber, en y ajoutant l'hypothèse d'un centre modérateur. Mais elle est combattue par Vulpian, qui rejette beaucoup moins l'influence thermique du système nerveux que la localisation de cette influence dans une partie de ce système.

La physiologie expérimentale est venue donner à cette conception l'appui de ses faits. Cl. Bernard produit un abaissement de la température centrale par l'électrisation des nerfs du plexus cervical ; Mantegazza obtient le même résultat par l'électrisation du sciatique, tandis que Snalzow et Rœhrig déterminent des élévations de température par des excitations diverses des nerfs périphériques. Cl. Bernard enfonce un clou dans le sabot d'un cheval et produit ainsi une fièvre locale qui n'a plus lieu si on a préalablement coupé les nerfs sensitifs de la région, résultat positif que ne détruisent pas les expériences négatives de Breuer et de Chrobak. Il faut donc en passer par là : le système nerveux peut exercer une influence thermogène.

S'ensuit-il que toute élévation de température soit forcément sous sa dépendance ? Non, et par une raison majeure, c'est que cette action ne peut être qu'excitante et non productrice. Il stimule les tissus et ce sont les tissus qui produisent. La chaleur est le résultat des actes de la vie nutritive et le système nerveux ne peut intervenir qu'en donnant à ces actes une impulsion nouvelle. Qu'elle provienne de combustions plus actives ou de fermentations plus rapides, la chaleur fébrile a, comme la chaleur normale, sa source dans les tissus ; c'est un trouble de nutrition, c'est une dénutrition plus hâtive. Influencée ou provoquée dans un grand nombre de cas par les troubles nerveux, la fièvre n'est pas fatalement sous la dépendance de ce système ; elle ne lui est pas liée par des rapports nécessaire des cause à effet.

Telle me paraît être la vérité sur ce point important de pathogénie auquel sont attachées de graves questions de pratique. Le phénomène essentiel et primordial de la fièvre étant l'élévation de la température, diminuer la chaleur du corps serait atténuer et simplifier les conséquences de cet état morbide. Seulement il ne servira de rien de soustraire du calorique si ce calorique doit se reproduire avec rapidité et abondance, ce qui arrive aux fébricitants. C'est non pas à la chaleur produite mais à la production de chaleur qu'il faut s'adresser. Cette chaleur provenant des fonctions nutritives, il faudrait, pour la combattre, ralentir les mouvements de combustion ou de fermentation.

Il semblerait donc tout d'abord que les modificateurs du système nerveux n'ont rien à faire dans le traitement de la fièvre. Mais comme la nutrition et la chaleur animale peuvent être excitées ou modérées par le système nerveux, il se trouve que les modificateurs du système nerveux, tels que la quinine, l'aconit et la digitale, occupent une place importante dans le traitement de la fièvre. C'est à ce titre aussi qu'agissent les procédés hydrothérapiques, et, s'ils sont utiles dans la fièvre typhoïde, ce n'est pas en proportion de la chaleur produite mais de la part prise par le système nerveux au développement des phénomènes morbides. De sorte qu'en réalité, et faute de médicaments qui s'appliquent à la cause prochaine encore obscure du mal, les modificateurs du système nerveux sont encore les remèdes les plus efficaces et les plus rationnels que nous ayons pour guérir la fièvre.

II

UN PROBLÈME DE PYRÉTOLOGIE QUE L'INTERVENTION
DU SYSTÈME NERVEUX
NE RÉSOUT PAS : L'UTILITÉ DE LA FIÈVRE.

Nous sommes médecins, Messieurs, et non pas seulement physiologistes. Nous avons dernièrement abordé en physiologistes le problème de la fièvre et constaté le rôle pathogénique du système nerveux dans la chaleur fébrile. En présence d'un sujet aussi capital que celui de la fièvre, je croirais faire œuvre mauvaise si je vous apprenais à l'étudier en simples physiologistes qui, constatant un trouble fonctionnel, se bornent à en rechercher la cause prochaine. Examinons aujourd'hui la question en médecins, non pas sous tous ses aspects, elle est trop vaste, mais sous un de ses aspects les plus curieux, et, au risque de perdre de vue l'action pathogénique du système nerveux, qui n'est qu'une épisode d'une grande histoire, considérons le mouvement fébrile dans son ensemble et dans son but, recherchons dans la fièvre la réaction victorieuse de l'organisme et démontrons cette proposition, qui, tout d'abord, paraîtra paradoxale : l'utilité de la fièvre.

Après vous avoir fait reconnaître et comprendre l'intervention du système nerveux, je vous prouverai ainsi que la médecine n'est pas tout entière dans cette intervention et qu'il faut savoir regarder au-delà d'elle.

Je vous entretenais récemment d'une malade de la salle Sainte-Elisabeth qui nous présentait un phénomène moins exceptionnel encore que singulier, la rareté du pouls. Occupons-nous aujourd'hui d'une malade de la même salle, qui nous a offert le phénomène précisément inverse, un mouvement fébrile à type intermittent. Pour arriver au diagnostic dans le premier cas, nous avons dû faire appel aux données acquises par la science moderne; pour baser notre pronostic dans le cas actuel, il nous faut revenir aux saines notions que la science antique nous a léguées.

Notre n° 3 de la salle Sainte-Elisabeth a été atteinte d'accès de fièvre intermittente, et j'affirme que l'apparition de cette fièvre a été ici un bien relatif; elle a été je ne dirai pas précisément un remède mais le signe d'une amélioration dans l'état morbide. Je vais vous le prouver, en vous indiquant ce que signifie la fièvre dans l'impaludisme, ce qui m'amènera à vous démontrer l'utilité de la fièvre en général.

Notre malade est récemment arrivée de Corse. Tant qu'elle est restée en Corse, tant qu'elle était soumise aux émanations palustres, son organisme subissait sans résistance les effets des miasmes délétères; elle n'avait point de fièvre, mais la cachexie palustre la minait peu à peu.

Elle quitte la Corse; elle se soustrait aux miasmes paludéens, et c'est alors seulement que, son organisme secouant sa torpeur, des accès de fièvre se déclarent. Les accès fébriles se sont produits évidemment au moment où sa situation sanitaire s'améliorait, c'est-à-dire au moment où elle a cessé de respirer l'air empoisonné ; il semblait qu'elle pouvait alors tenter une résistance et une sorte d'élimination du miasme morbigène.

C'est là, Messieurs, un fait remarquable, surtout parce que ce n'est pas un fait isolé. Ce que nous avons observé chez cette femme, nous l'avons constaté maintes et maintes fois. Il nous arrive à chaque instant des malades qui n'ont eu des accès de fièvre qu'à partir du moment où ils ont quitté l'Algérie.

D'autre part, il est de règle que lorsqu'un individu atteint d'impaludisme tombe dans la cachexie, les accès fébriles s'éloignent chez lui, diminuent d'intensité et finissent par disparaître. Au début, lorsque l'organisme encore vigoureux lutte contre le mal, il y a des accès fébriles violents et rapprochés ; plus tard il n'y a plus de fièvre lorsque l'organisme est vaincu.

Est-ce à dire, Messieurs, que les accès de fièvre intermittente soient nécessairement un bien et qu'il faille non seulement les respecter mais en quelque sorte les encourager ? Telle n'est certainement pas ma pensée. Si nous devons souvent imiter la nature, plus souvent encore nous avons à la diriger. Très-souvent, en effet, elle manque de mesure, et une réaction modérée qui pourrait rendre d'utiles services est remplacée par une réaction intense ou prolongée qui devient un mal de plus. Si on ne doit pas mettre sur le compte de la fièvre tous les effets de l'impaludisme, il ne faut pas oublier non plus que la fièvre, par les combustions exagérées qu'elle produit, par les congestions viscérales qu'elle provoque, par la dépense nerveuse qu'elle nécessite, vient souvent ajouter sa part de maux aux troubles morbides déterminés par l'impaludisme.

Que doit donc faire le médecin ? Respecter la fièvre quand elle est récente, légitime, et témoigne d'un réveil de l'organisme ; mais la modérer et la combattre quand elle se prolonge et augmente d'intensité ; s'appliquer surtout à remplacer la réaction morbide, remède et mal en même temps, par une de ces réactions physiologiques comme l'hydrothérapie sait en provoquer.

C'est ce que nous avons fait chez notre malade. Après avoir laissé la fièvre s'établir, les accès devenant intenses et persistants, nous les avons combattus avec succès par l'usage combiné de l'hydrothérapie et du bromhydrate de quinine, qui nous a réussi alors que le sulfate n'avait pas été toléré.

Voilà, Messieurs, réduite à de justes proportions, l'utilité de la fièvre chez notre malade et chez les sujets atteints d'impaludisme. Dans quelques cas elle est un moindre mal, dans d'autres un bien limité et probable plutôt que certain. Vous en conclurez tout au moins qu'on a bien tort d'appeler fièvre intermittente cette intoxication que nous nommons impaludisme, c'est-à-dire de prendre pour la maladie elle-même un de ses effets, qui n'est pas le plus terrible et qui peut quelquefois être considéré comme une réaction salutaire.

Mais si telle est l'utilité de la fièvre intermittente, quelle est l'utilité de la fièvre en général? c'est la question plus grave que nous allons maintenant examiner.

La doctrine de la fièvre médicatrice appartient, Messieurs, à l'école de Cos. C'est Hippocrate qui l'a promulguée, surtout dans ses aphorismes et ses prénotions coaques, qui, avec les épidémies, sont les livres hippocratiques par excellence.

Natura morborum medicatrix, avait dit le père de la médecine, la nature guérit les maladies ; et le mouvement fébrile était considéré par lui comme une réaction salutaire de l'organisme contre le principe morbide. La fièvre pouvait avoir deux ordres d'utilité : elle pouvait jouer un rôle favorable dans l'évolution de l'état morbide dont elle faisait partie ; elle pouvait être un remède efficace contre des maladies antérieures.

Cette doctrine hippocratique sur l'utilité de la fièvre n'avait cependant rien d'absolu et souffrait d'importantes exceptions. Il y avait pour Hippocrate deux ordres de fièvres inutiles ou même dangereuses : d'un côté les fièvres symptomatiques d'une lésion locale ; d'autre part les fièvres mal réglées ou malignes, ces dernières tout à fait incapables de ramener à l'état normal la crase des humeurs, rôle dont s'acquitteraient très-bien les fièvres bénignes. Il y a là, avec des expressions surannées, pâles reflets d'une science rudimentaire, la lumière de grands principes que le praticien ne doit jamais perdre de vue.

Les médecins de Rome virent les choses de moins haut que les médecins de la Grèce antique ; ils ne surent pas non plus garder la même mesure. Tandis que Galien s'applique à retrouver dans la fièvre l'influence toujours nuisible soit de la chaleur, soit de la putridité, on voit Asclépiade renoncer à toute médication dans les pyrexies, dont le principal remède est à ses yeux la fièvre elle-même. Moins épris des systèmes et cherchant davantage les distinctions pratiques, Celse, celui-là même qui préconisa le traitement des fièvres par l'eau froide intus et extrà, soutint que dans certains cas il faut tâcher d'exciter et d'allumer la fièvre afin de provoquer une réaction salutaire. Ces opinions médicales sur le rôle utile de la fièvre ne trouvèrent pas, dans un pays sujet aux fièvres pernicieuses, un grand écho dans les populations, qui, pour désarmer la fièvre, objet de leur terreur et symbole de la maladie, lui élevèrent, au récit de Pline, un temple sur le mont Palatin.

Ce culte de la fièvre, ce n'est plus la superstition, c'est la science qui le reprend au dix-septième et au dix-huitième siècle ; elle le doit alors non plus à la crainte qu'elle inspire mais à un sentiment exagéré du rôle utile qu'on lui attribue.

Deux doctrines prennent alors naissance, ou plutôt une même doctrine sous deux aspects différents.

Vers le milieu du dix-septième siècle, l'Hippocrate anglais, Sydenham, a transformé l'aphorisme de l'Hippocrate grec : *natura morborum medicatrix*, en cet autre aphorisme : *naturæ morborum medicatrices* : la nature même, l'essence des maladies est d'être médicatrices : elles représentent les efforts de l'organisme dans sa lutte contre les agens morbides qui l'assaillent. D'après cette doctrine, la plus médicatrice des maladies c'est évidemment la fièvre.

Un peu plus tard, au commencement du dix-huitième siècle, apparaît la doctrine de Stahl, qui est une transformation de celle d'Hippocrate et le perfectionnement de celle de Sydenham. Aux yeux de Stahl, l'âme humaine est cette force qu'Hippocrate avait désignée par le mot un peu vague de nature. Les maladies et en particulier la fièvre sont des réactions salutaires qu'elle provoque. Jugez si avec de pareilles idées on devait exagérer l'utilité de la fièvre. On alla si loin qu'à cette époque il fallut publier un livre pour tempérer les éloges qu'on décernait à la fièvre : ce livre avait pour titre : *De limitandâ febris laude.*

Ce fut une voix sans écho. L'enthousiasme des partisans de la doctrine stahlienne s'imposa même aux chefs des doctrines rivales. On vit l'émule de Stahl, F. Hoffmann, qui pourtant fut solidiste, accorder à la fièvre le don de chasser les impuretés et de prévenir les putréfactions ; *fuligines expellit et putrefactionem prohibet.* On vit Boerhaave, le chef des iatro-mécaniciens, la considérer comme étant souvent la meilleure cause de guérison ; *et sœpè sanationis optima causa.* On vit Stoll, l'humoriste, professer que la fièvre est un acte vital qui a pour but d'écarter la mort ; *affectio vitœ conantis mortem avertere.*

Ces idées ne tardèrent pas à pénétrer en France. A Marseille un praticien éminent, Raymond, l'illustre auteur du *Traité des maladies qu'il est dangereux de guérir*, insiste sur l'utilité de l'élément fièvre dans les pyrexies exanthématiques ; c'est elle qui, à ses yeux, met heureusement au dehors la matière de la petite vérole, de la rougeole, de plusieurs éruptions cutanées.

Tandis qu'à Marseille Raymond limite et précise, d'après l'observation clinique, l'utilité de la fièvre, à Montpellier Grimaud, plus théoricien, étend outre mesure le rôle de cette intervention salutaire pour laquelle, indépendamment de la fièvre de dépuration, il crée la fièvre d'accroissement et la fièvre d'acclimatement. C'était là d'ailleurs la doctrine non pas seulement de Grimaud, mais de l'école de Montpellier tout entière ; aussi un des plus illustres représentants de cette école, Bordeu, fait-il jouer un grand rôle à l'excitation fébrile dans le traitement thermal ; aussi faut-il voir, dans un concours qui eut lieu en 1787 et où la question de l'utilité de la fièvre fut posée, les éloges décernés à l'état fébrile par les deux coucurrents qui traitent ce sujet, Dumas et surtout Pujol. Ce dernier, précédé d'ailleurs par Baillou et Nicolas Massa, s'aventura jusqu'à dire que si le mercure guérit la syphilis, c'est parce qu'il procure aux malades une fièvre lente de plusieurs mois.

De pareilles exagérations devaient provoquer une réaction non moins aveugle. Deux doctrines survinrent qui renversèrent complètement ces idées : la doctrine physiologique, qui subordonnait la fièvre à l'inflammation et en faisait, par conséquent, l'effet fatal d'un état morbide, c'est le système de Broussais, et la doctrine anatomique, semblable à la première mais plus large, qui place tout symptôme sous la dépendance d'une lésion ; c'est le système de ce qu'on appelait hier l'école de Paris, de ce qui est aujourd'hui la science moderne ; aussi voit-on les représentants les plus autorisés de cette école, Grisolle, par exemple, refuser à la fièvre tout caractère médicateur et la considérer comme étant toujours un mal.

A côté de ces tendances extrêmes, s'est plus récemment accusée une tendance plus sage, plus modérée, qui n'est en quelque sorte que le retour à la doctrine hippocratique. Nous la voyons représentée à Paris par Trousseau et Pidoux, qui ont, dans leur *Traité de Thérapeutique*, consacré quelques bonnes pages à la fièvre médicatrice provoquée par les agents pyrétogéniques ; à Montpellier, par Jaumes et par Girbal qui l'ont défendue, le premier, dans son grand ouvrage, et l'autre, dans un mémoire spécial.

Cette tendance est, à mon avis, la vraie ; elle mérite d'être suivie et d'être étudiée ; elle repose à la fois sur les grandes doctrines médicales, qui apprennent à suivre dans son évolution l'organisme réagissant sous l'impulsion morbide, et sur les faits cliniques au besoin expliqués par les données de la science moderne.

La fièvre peut donc, suivant les circonstances, être utile ou nuisible. Ne recherchant aujourd'hui que ses avantages, nous trouvons qu'elle peut être utile dans les deux catégories de cas indiquées par Hippocrate et que nous allons passer rapidement en revue.

Je dis d'abord qu'elle peut exercer une action salutaire sur l'évolution de l'état morbide dont elle fait partie.

C'est ce que nous voyons dans plusieurs circonstances :

1° Dans l'impaludisme, puisque c'est à son occasion que la question s'est posée pour nous. Je vous ai dit l'utilité restreinte mais quelquefois réelle de la fièvre intermittente. Il est à remarquer, et je vous l'ai fait observer plusieurs fois, que la maladie va entrer dans une voie meilleure lorsque des sueurs plus abondantes terminent les accès; on voit quelquefois alors se dissiper l'engorgement hépatique et splénique, et il y a eu une pratique en honneur parmi les anciens médecins, surtout ceux de Montpellier, qui consistait à ne couper la fièvre qu'après le septième jour, pratique aujourd'hui tombée en désuétude parce qu'elle a été trop généralisée. Il n'est pas dit que quelques accès de fièvre ne guérissent pas un léger impaludisme. Ne voit-on pas, en effet, assez souvent, après quelques accès de fièvre, l'impaludisme s'effacer spontanément, ce qui a fait la fortune de plus d'un spécifique.

2° Dans les pyrexies proprement dites. Nous en trouvons de deux catégories. Dans l'une, qui comprend la plupart des fièvres éphémères et synoques, la fièvre paraît être en réalité un mouvement dépuratif de l'organisme. Vous verrez, dans votre pratique, des sujets qui, de temps en temps, et quelquefois d'une manière périodique, éprouvent un sentiment de lassitude, de l'inappétence et de vagues malaises; à la fin ils ont un mouvement fébrile suivi d'une éruption ou d'une hémorrhagie ou d'une sécrétion critique, et cette sorte de fièvre critique, qui survient surtout au printemps, lui rend la santé. Voilà ce que l'observation clinique a de tout temps constaté. La physiologie pathologique nous l'explique. Ce travail exagéré de combustion interstitielle que détermine le mouvement fébrile, avec production exagérée de chaleur, d'urée, d'acide carbonique et mouvement accéléré de dénutrition, débarrasse l'organisme d'une série de substances, acide urique, matières extractives, résultats de combustions incomplètes, qui, par leur séjour et leur accumulation dans l'organisme, peuvent devenir la cause d'une foule de phénomènes morbides et en particulier de manifestations herpétiques ou surtout arthritiques.

Mais dans la grande pyrexie, la fièvre typhoïde, la fièvre est plus souvent nuisible qu'utile. Elle est nuisible à cause de son intensité même et des accidents que peut produire l'élévation énorme de température. Ce n'est pas une raison, pour croire cependant qu'elle ne soit jamais utile. J'ai vue il est vrai, des cas exceptionnels où une réaction fébrile intense au début a paru abréger singulièrement la durée de la dothinentérie et où la maladie, qui paraissait d'abord très-grave, s'est ainsi rapidement amendée. A côté de ces cas où l'utilité d'une réaction intense et franche est seulement possible, il en est deux où les inconvénients du défaut de réaction fébrile doivent frapper tous les yeux. Vous voyez d'un côté des cas mal dessinés, où l'adynamie domine et où la réaction fébrile ne se montre pas ; on les appelle souvent des fièvres muqueuses. Savez-vous alors ce qui arrive ? la maladie traîne et n'en finit plus ; ce n'est pas trois septénaires qu'elle dure, c'est souvent cinq à six septénaires, et souvent la convalescence ne survient qu'après que le thermomètre vous aura indiqué de petites réactions fébriles ou un petit retour d'un mouvement fébrile continu qui avait été insuffisant ; on dirait que la fièvre s'y prend à deux fois pour expulser le mal. D'autre part, savez-vous quel est un des accidents les plus redoutables et qui méritent le plus d'être surveillés dans la dothinentérie ? c'est la chute brusque de la fièvre, c'est le collapsus qui parfois succède à une réaction exagérée. Il y a pire encore ; ce sont les cas où la fièvre est partielle et incomplète, où, par exemple, avec une élévation manifeste de la température centrale coexiste un refroidissement des extrémités, cas que les anciens accusaient de malignité et où je dois vous rappeler en passant les beaux succès que nous a donnés l'éther phosphoré.

S'il y a toujours nécessité que la fièvre soit modérée, il y a donc quelquefois nécessité encore plus urgente à ce que la fièvre soit soutenue et surtout régularisée. La méthode hydrothérapique employée avec énergie et prudence est, je dois aussi vous le rappeler, un des meilleurs moyens que nous ayons de réveiller et de régulariser cette réaction.

3° Dans les pyrexies exanthématiques, l'utilité de la fièvre modérée est non moins définie. A côté des scarlatines et des varioles à réaction trop intense, placez les exanthèmes, quels qu'ils soient, rougeoles, scarlatines, varioles à réaction insuffisante, et vous verrez que ce sont précisément les cas qui exposent aux accidents subits pendant leur évolution, aux maladies graves pendant la convalescence. C'est ce que Raymond de Marseille avait admirablement mis en lumière. La fièvre mérite bien alors cette définition de P. Frank : *Naturæ instrumentum quo à puris impura secernuntur.*

4° Dans les phlegmasies, l'utilité de la fièvre est infiniment plus restreinte. Nous avons même l'habitude de mesurer la gravité d'une pneumonie d'après l'ardeur fébrile. Cependant cette règle n'est pas sans exception, et quand nous voyons survenir une pneumonie sans fièvre, chez un vieillard ou un sujet débilité, nous sommes encore plus inquiets que quand nous observons une pneumonie avec forte fièvre chez un adulte. Il n'en faut donc pas trop, mais il en faut un peu.

5° Dans certaines maladies infectieuses, notamment dans le choléra, la réaction est un phénomène que le médecin doit forcément provoquer ; elle devient un bien relatif, car mieux vaut encore la réaction fébrile même typhoïde que l'algidité prolongée.

6° Dans les maladies constitutionnelles en général et dans l'arthritis en particulier, l'intervention de la fièvre est bien plus fréquemment et bien plus franchement utile. Comparez, quant à la durée, le rhumatisme fébrile et le rhumatisme apyrétique ; le premier est beaucoup plus court et ne laisse pas de traces sur les articulations. Mais encore faut-il que cette réaction fébrile soit modérée. Dans les cas rares où elle acquiert une haute intensité, elle peut devenir dan-

gereuse, soit par elle-même, soit par les symptômes cérébraux qu'elle provoque ; et c'est pour la modérer comme
pour combattre ses phénomènes cérébraux qu'il faut recourir aux bains froids. J'ai remarqué de plus que certains
arthritiques sont sujets à des courbatures avec mouvement
fébrile et que ces courbatures fébriles éloignent chez eux
les crises articulaires. C'est probablement ainsi qu'agit dans
le traitement des affections diathésiques la fièvre thermale,
l'excitation fébrile produite par les eaux minérales.

Il est une seconde catégorie d'états morbide où la fièvre
ne fait point partie intégrante de la maladie mais se montre
seulement comme affection intercurrente et où la perturbation qu'elle provoque peut être réellement utile.

L'école hippocratique a exagéré ce genre d'utilité de la
fièvre.

On l'observe d'abord dans les névroses. *Febris spasmos
solvit*, avait dit Hippocrate, et cette loi s'applique assez
bien aux phénomènes hystériques ; mais pour l'école hippocratique la fièvre, et surtout la fièvre quarte, est un remède
contre le tétanos, l'épilepsie, la manie, ce qui n'est rien
moins que démontré.

Là où les médecins anciens ont posé des lois, les médecins modernes ont apporté des faits. D'après un fait observé
par Henri Roger, un hoquet rebelle, datant déjà de sept
à huit mois, parut être suspendu par une variole fébrile.
D'après les faits observés par Trousseau, la coqueluche, état
morbide où un élément spasmodique se joint à un catarrhe
spécifique, peut être coupée par un état fébrile intercurrent.
Enfin, d'après les faits constatés par Germain Sée, la chorée n'est coupée par la fièvre que si elle est déjà parvenue
à sa période décroIssante, ce qui encore n'est pas constant,
suivant la remarque de Roger.

Nous conclurons donc que l'utilité de la fièvre, pour avoir
été exagérée par plusieurs écoles médicales, n'en existe pas
moins dans certains cas déterminés, sans préjudice des

inconvénients et des dangers qu'elle peut avoir dans d'autres cas. Il n'y a donc rien en elle, comme en beaucoup d'autres choses, qui soit absolument bon ni absolument mauvais ; c'est au médecin habile à établir des distinctions.

Nous conclurons aussi d'une manière générale que nous ne devons ni accepter les yeux fermés ni repousser de parti pris les règles posées par les diverses écoles. Chacune doit nous apporter son tribut de notions utiles comme chaque science doit nous fournir aussi son tribut d'applications pratiques.

Presque toujours, dans ces derniers temps, nous avons fait ensemble des excursions aux avant-postes de la science moderne ; j'ai voulu vous transporter une fois au quartier général de la science antique, et c'est ainsi que j'espère vous amener à répéter avec moi cette grande parole de Baglivi :

Novi veteribus non opponendi, sed, quoad fieri potest, perpetuo jungendi fœdere. Non, certes, il ne faut pas opposer les anciens aux modernes, mais les unir dans une alliance perpétuelle.

LE SYSTÈME NERVEUX ET L'INFLAMMATION.

III

DE L'INFLUENCE PATHOGÉNIQUE DU SYSTÈME NERVEUX SUR LES INFLAMMATIONS.

La fièvre est une inflammation générale; l'inflammation est une fièvre locale. Voilà, Messieurs, deux grandes paroles, qui ont le tort peut-être de transformer en identité ce qui n'est qu'une simple similitude, mais qui ont le double avantage de constater les affinités de la fièvre avec l'inflammation et de proclamer que l'une et l'autre ont pour siége l'intimité même de nos tissus.

D'après cette première donnée, vous pouvez déjà présumer que la rôle du système nerveux dans l'inflammation doit ressembler beaucoup au rôle du système nerveux dans la fièvre. Nous avons vu la fièvre consister dans un changement de l'activité nutritive et le système nerveux, impuissant à la produire, très apte à la provoquer. C'est aussi son rôle dans l'inflammation. Ainsi comprise, on peut dire que son influence est grande et que bien souvent des inflammations se manifestent sur les sollicitations du système nerveux.

C'est cette influence pathogénique du système nerveux sur les inflammations qui va être aujourd'hui l'objet de nos études; question intéressante s'il en fut, mais question difficile et qui est liée à d'autres questions plus vastes et plus obscures encore.

Pour arriver à la solution de ce problème, il faut en effet en avoir déjà résolu deux autres :

Il faut connaître d'abord la part qui revient au système nerveux dans la nutrition normale.

Il faut connaître ensuite le mécanisme et la pathogénie de cette nutrition déviée qu'on nomme l'inflammation.

A défaut de notions complètes et précises, nous avons quelques données. Ces données, je vais vous les communiquer ; elles vous permettront de comprendre comment et dans quelles limites le système nerveux peut intervenir dans la pathogénie des inflammations.

Etudions donc d'abord ces conditions préliminaires qui doivent nous éclairer. Nous passerons ensuite en revue les faits qui, à défaut d'une doctrine complète, nous permettront de formuler une opinion.

A. — Au milieu d'une multitude de théories, quatre doctrines principales de la nutrition ont été successivement proposées :

La première veut que cet acte soit purement et simplement une succession de phénomènes physico-chimiques ; c'est la théorie qui fait de la cellule un laboratoire en miniature, la soumettant aux lois communes de la matière.

La seconde attribue à la molécule organique une activité propre, en même temps qu'une indépendance absolue ; c'est la doctrine organo-dynamique, qui voit dans l'organisme autre chose que les phénomènes physiques et n'y admet pas l'intervention de forces distinctes de la matière.

La troisième place l'activité nutritive des tissus sous la dépendance d'une partie déterminée des centres nerveux ; c'est la théorie des centres et des nerfs trophiques. On peut la considérer comme l'héritière plus ou moins légitime des doctrines aujourd'hui trop abandonnées qui plaçaient l'organisme sous la dépendance d'une force supérieure.

Enfin la quatrième doctrine, celle de l'avenir, est celle qui coordonnera les trois précédentes dans une vaste synthèse.

Avec la première, elle admettra que des actes physico-chimiques s'accomplissent dans la nutrition ; elle pourra même aller jusqu'à reconnaître que la nutrition se réduit en dernière analyse à des actes physico-chimiques. Ce sont toujours en effet des changements de consistance et de température, des combinaisons et des transformations de substance.

Mais ces actes s'opèrent dans des conditions et sous des influences que les forces physico-chimiques sont impuissantes à développer. Le végétal opère sur le minéral qui le nourrit et avec lequel il forme des principes nouveaux ; avec des sels que ses racines puisent dans le sol, avec de l'acide carbonique que ses feuilles empruntent à l'air, le végétal fait de l'albumine, des graisses, de l'amidon. L'animal, qui avec des herbes fait de la chair, opère sur le végétal, qu'il s'assimile et transforme en sa propre substance, des changements que le creuset du laboratoire est impuissant à reproduire, et lui communique ainsi des propriétés que le creuset du laboratoire est impuissant à lui donner.

Il y a donc dans la nutrition l'intervention d'une activité nouvelle, supérieure aux phénomènes physico-chimiques et que la molécule organisée possède à l'exclusion de la substance minérale.

Pour que cette activité se manifeste, il n'est pas nécessaire que le système nerveux la développe.

J'en ai trois preuves péremptoires : ce qui se passe chez le végétal et l'animalcule qui n'auront jamais de système nerveux ; ce qui se passe chez l'embryon qui n'en a pas encore ; ce qui se passe chez l'homme en dehors de l'action nerveuse.

Dans tous les rangs du règne végétal, nous voyons l'utricule, qui n'a point de système nerveux, opérer l'acte de nutrition le plus difficile et le plus complexe, la transformation de la matière minérale en matière organique.

Au plus bas degré de l'échelle animale, nous voyons d'abord l'amibe qui s'assimile les particules nutritives, puis les spongiaires, les polypes et mille autres espèces qui se développent, se nourrissent et se reproduisent sans l'intervention du système nerveux.

Enfin, au plus haut degré de cette échelle, nous voyons, sans l'intervention du système nerveux, l'ovule qui, au contact du spermatozoïde, se développe, se nourrit, et devient un embryon, puis un fœtus qui sera un homme. Chez cet homme, la nutrition s'opère en des tissus privés de nerfs, les cartilages, les tissus épithéliaux. Le développement rapide des tumeurs volumineuses dépourvues de nerfs, le succès des greffes animales où de vastes lambeaux cutanés sont séparés des centres nerveux, de même que le succès de la transplantation du périoste démontrent le même fait.

La nutrition peut donc se passer des nerfs ; la cellule possède une activité propre, seulement, au nom des doctrines spiritualistes, nous devons ajouter que rien ne prouve que cette activité soit primordiale et non transmise, que la cellule agisse en tant que cellule et non en tant que cellule vivante.

Mais si les nerfs ne sont pas nécessaires à la nutrition, le système nerveux cependant intervient dans la vie nutritive, et ce serait une erreur aussi grave de nier cette intervention que de lui subordonner la nutrition tout entière.

L'action du système nerveux sur la nutrition des tissus est double :

1° Il contribue à leur apporter les matériaux de la nutrition ;

2° Il contribue à stimuler l'activité nutritive de leurs molécules.

La première est l'action vaso-motrice ;

La seconde est l'influence trophique.

Vous connaissez la première, et je n'ai pas besoin de vous en démontrer l'existence ; quant à son importance, elle est limitée, et un organe abondamment pourvu de sang ne subit pas de changements importants dans sa constitution moléculaire si son activité nutritive n'est pas modifiée.

De son côté, la seconde est aujourd'hui parfaitement établie grâce aux notions acquises par la science moderne, parmi lesquelles il faut citer, au point de vue physiologique, les expériences de Waller sur les dégénérescences des nerfs sectionnés qui ont été le point de départ de la théorie de Samuel sur les nerfs trophiques, et au point de vue clinique, les faits aujourd'hui nombreux de gangrène fessière consécutive à certaines lésions de l'encéphale et les faits plus nombreux encore d'atrophie musculaire consécutive à certaines lésions de la moelle.

Il est donc positif que, sans être absolument nécessaire à la nutrition, le système nerveux peut intervenir comme un stimulant puissant de l'activité nutritive. D'où l'on peut conclure que, sans absorber la pathogénie des lésions organiques, l'influence du système nerveux doit occuper une place importante dans la production des troubles de la vie végétative, et que, sous ce rapport, un horizon nouveau s'ouvre à l'étude des maladies nerveuses, horizon au moins aussi vaste que celui où se déroulent les troubles de la vie de relation.

De même qu'il y a dans la nutrition deux éléments : l'apport des matériaux par l'appareil circulatoire que meut le système nerveux, et la transformation qui s'opère à l'aide de ces matériaux dans les molécules organiques; il y a dans l'inflammation deux actes : un changement dans le mouvement d'apport; un changement dans les transformations organiques.

Chacun de ces deux actes peut se produire isolément, mais souvent ils se combinent et forment des associations où l'impulsion première appartient tantôt à l'un et tantôt à l'autre. Isolés, ils diffèrent complètement l'un de l'autre, bien qu'on les ait désignés par le même nom. Ce sont des actes tout-à-fait distincts qui peuvent se réunir dans un travail commun.

Le premier, le changement dans le mouvement d'apport, est à son premier degré une congestion pure et simple, une dilatation permanente plus ou moins moniliforme des petits vaisseaux précédée d'une courte constriction. Ici l'intervention du système nerveux vaso-moteur est évidemment toute puissante.

Ce type a été considéré comme le modèle de l'irritation ou du premier degré de l'inflammation. *Ubi stimulus ibi affluxus*, disait un ancien aphorisme que Broussais avait adopté. Aussi cette irritabilité que Haller avait d'abord placée dans le système musculaire, que Brown avait transportée dans le système nerveux et que Virchow devait plus tard étendre aux cellules de tous les tissus, Andral l'a-t-il concentrée dans le système vasculaire et a-t-il converti l'irritation en hypérémie.

Cependant, c'est là le type le plus incomplet d'inflammation. Ainsi que l'a fort justement fait observer Virchow, dans les faits expérimentaux comme dans les observations cliniques, la congestion active peut persister pendant des semaines sans être suivie de troubles dans la nutrition. Chez notre n° 33 de la salle Aillaud, nous avons vu, sous l'influence d'une lésion nerveuse, la congestion conjonctivale persister avec intensité non plus pendant des semaines mais pendant des mois, en ne provoquant que des altérations nutritives insignifiantes ; dans d'autres cas d'inflammation oculaire, l'ulcération de la cornée est souvent centrale, tandis que sur le bord, où se trouve l'hypérémie, son tissu demeure transparent et intact.

Mais souvent, aussi, le processus morbide ne s'arrête pas à la simple congestion. Au ralentissement de la circulation par congestion peut succéder un arrêt par obstruction. De cette obstruction vasculaire peut résulter un exsudat. On a voulut attribuer à l'exsudat un grand rôle dans l'inflammation. C'est la théorie allemande de Rokitansky, fille de la théorie anglaise de John Hunter sur la lymphe plastique et mère de la théorie française de Ch. Robin sur le blastème.

L'intervention du système nerveux figure dans ces théories comme cause première de l'obstruction vasculaire. Le sang accumulé dans ses vaisseaux peut laisser échapper sa partie séreuse, c'est l'œdème inflammatoire; faite à la surface des séreuses, cette transsudation devient un épanchement. Dans d'autres cas, sortent des vaisseaux certains éléments figurés, d'où résulte la formation d'éléments nouveaux dans les tissus enflammés ; ce sont les inflammations plastiques. Dans d'autres cas, enfin, il y a, suivant la doctrine de Conheim, longtemps combattue, aujourd'hui généralement admise, extravasation non plus seulement d'hématoblastes mais d'hématies et surtout de leucocytes ; c'est la diapédèse des leucocytes par les stomates ou par les parois altérées du vaisseau, grâce à la pression intravasculaire et aux mouvements amiboïdes : ce sont les inflammations purulentes.

Tous ces phénomènes peuvent à la rigueur dépendre d'un désordre dans l'innervation vaso-motrice, mais, à mesure que l'on descend les degrés de . cette échelle, l'influence vaso-motrice a plus de difficulté à se faire accepter. Si, sans nul doute, elle provoque facilement les simples congestions, on a beaucoup plus de peine à comprendre qu'elle détermine des obstructions vasculaires assez complètes pour forcer les éléments solides du sang à sortir des vaisseaux. Comme l'a sagement observé Virchow, si l'hypérémie mécanique peut produire une turgescence, le gonflement dû à l'irritation résulte beaucoup moins d'une simple transsudation que d'une augmentation parenchymateuse active, d'un accroissement dans la nutrition. Il y a donc les plus grandes réserves à faire sur cette définition de Rokitansky , résumé du processus que je viens de vous exposer : L'inflammation est un travail morbide qui commence par la stase et finit par l'exsudation. On ne peut non plus attribuer d'une manière exclusive à ce processus les caractères classiques de l'inflammation tels que les comprenaient les anciens : rougeur, tumeur, chaleur et douleur, phénomènes dont la théorie vaso-motrice revendique la paternité.

Mais il y a aussi des inflammations dans les tissus dépourvus de vaisseaux ; il y a des inflammations sans turgescence vasculaire où le système nerveux ne peut intervenir, où du moins l'influence vaso-motrice ne saurait être mise en cause. La cellule possède une irritabilité nutritive, et une excitation quelconque, en stimulant cette irritabilité, provoque l'inflammation qui n'est pas autre chose que la surexcitation morbide d'une propriété des tissus. Par le fait de cette surexcitation nutritive, le tissu attire à lui une quantité beaucoup plus considérable de substance, qui tantôt y restera transformée en produit morbide, tantôt retournera dans les parties environnantes. Ce mouvement exagéré d'importation, pour ainsi dire, a comme conséquence immédiate la turgescence du tissu enflammé. Mais à la surexcitation nutritive succède plus ou moins rapidement l'atonie nutritive et c'est ainsi qu'un tissu enflammé finit souvent par être remplacé par un autre tissu plus simple, plus rudimentaire, plus semblable au tissu conjonctif commun.

Tels sont les phénomènes propres à l'inflammation dans les tissus dépourvus de vaisseaux et qui appartiennent probablement à bon nombre d'inflammations dans les tissus vasculaires. Ils consistent en une surexcitation momentanée d'une propriété de ces tissus, l'activité nutritive. La congestion vasculaire et la stimulation nerveuse paraissent être, dans ce second ordre d'inflammations, des phénomènes collatéraux c'est-à-dire consécutifs.

Voilà, Messieurs, les deux genres tout-à-fait différents d'inflammations qui peuvent se produire dans l'organisme et dont le point de départ est tout-à-fait opposé, l'un, paraissant avoir son origine dans les centres nerveux et l'autre dans la molécule organique.

Ces deux processus si différents par leur origine et si souvent séparés peuvent cependant se réunir et se réunissent souvent, ce qui tient à ce que, entre la molécule organique et le système nerveux de sa région, alors qu'il n'y a pas continuité anatomique, il y a cependant grande affinité, union intime dans la vie normale et la vie morbide.

Qu'on excite la molécule, aussitôt un mouvement fluxionnaire se produit dans les vaisseaux voisins, placés sous la dépendance des centres vaso-moteurs. Qu'on détruise un centre nerveux vaso-moteur, aussitôt, dans un point déterminé du corps, non-seulement la circulation capillaire, mais la vie nutritive elle-même se ralentit ou se suspend.

C'est ce qui fait que, dans un grand nombre de cas, l'inflammation, quelqu'en ait été le point de départ, nerveux ou moléculaire, est un phénomène complexe auquel participent tous les éléments qui entrent dans la composition d'un organe. D'abord primitivement nutritive ou primitivement névrotique, l'inflammation finit par devenir nutritive et névrotique à la fois.

Telles sont, Messieurs, les principales données scientifiques qui nous permettent de présumer, de comprendre et d'apprécier le rôle du système nerveux dans les inflammations ; nous avons mieux à faire, c'est de le constater ; maintenant la parole est aux faits.

B. — Les faits nous permettent de suivre l'influence phlogogène du système nerveux dans son siége, dans son mode de production, dans sa nature.

Dans son siége d'abord. Nous la retrouvons sur les divers organes et sur les divers tissus.

Sur les divers organes. Je vous en donnerai bientôt la démonstration détaillée pour le poumon, qui est le plus vasculaire de tous les organes et le plus sujet par conséquent à ce genre d'inflammations où l'influence vaso-motrice occupe le premier rang. Pour l'œil, vous en avez eu récemment sous les yeux un exemple où la congestion permanente l'emportait de beaucoup sur l'inflammation proprement dite. Ne croyez pas cependant qu'il en soit toujours ainsi. Tout récemment Laborde produisait la fonte purulente de l'œil par la section de la racine descendante de la cinquième paire, résultat conforme aux expériences plus anciennes de Magendie et de Ch. Bell, Je sais bien que Snellen a voulu attribuer ces inflammations à une cause simplement mécanique, au contact permanent de poussières irritantes avec une muqueuse privée de sensibilité. Mauvaise objection, Messieurs. Depuis que Schiff a publié ses recherches sur l'ophthalmie par lésion du trijumeau avec conservation de la sensibilité, Bock et Friedreich ont observé des faits où, là sensibilité restant intacte, l'ophthalmie s'est développée ; j'ai vu par contre un cas d'hémiplégie avec hémianesthésie où, malgré l'insensibilité de la conjonctive, l'ophthalmie ne s'est pas produite, tandis que dans un fait expérimental de Samuel, il y avait ophthalmie produite par altération du trijumeau dans un œil hypéresthésié. Chez notre n° 33 de la salle Ducros, le phénomène oculaire le plus intense et le plus prolongé a été la congestion : l'inflammation, révélée par de petites taches sur la cornée et par quelques granulatïons sur les paupières, a précédé l'anesthésie, qui n'a jamais été complète. L'inflammation de l'œil peut donc être la conséquence directe d'une lésion nerveuse, et le fait est aujourd'hui si bien établi qu'introduisant en France une méthode déjà employée avec succès en Allemagne, Abadie et Boucheron traitent aujourd'hui l'ophthalmie sympathique par la section des nerfs de l'œil.

Ce qui est vrai pour un organe de la tête, l'œil ; ce qui est vrai pour un organe de la poitrine, le poumon, l'est également pour un organe de l'abdomen, le rein ; c'est ce que prouvent à la fois la clinique, qui rappelle les observations de Teissier sur les albuminuries d'origine nerveuse ; la physiologie, qui invoque les expériences de Schiff, où l'on voit à la suite de lésions du système nerveux, le rein présenter les caractères de la maladie de Bright au deuxième degré.

J'ajoute que nous retrouvons l'influence phlogogène du système nerveux sur les divers tissus.

Sur la peau, elle n'est pas douteuse ; et le zona nerveux en est une preuve classique. L'érysipèle de la face par lésion du trijumeau ne repose guère par contre que sur les deux faits d'Anstie. Sur le tissu cellulaire sous-cutané, où Couyba nous a décrit les irritations inflammatoires presque phlegmoneuses qui peuvent succéder aux lésions traumatiques des nerfs ; où Fischer nous a dépeint les panaris des doigts et des orteils par traumatisme nerveux, lésions qui sont d'ailleurs devenues classiques depuis les observations recueillies par les chirurgiens américains pendant la guerre de sécession.

Sur les muqueuses, vous avez observé cette action chez notre malade, où elle a produit la rougeur, la desquammation et les excoriations de la muqueuse buccale. Schiff, à la suite des lésions de la couche optique et de la moelle allongée, l'a constatée sur l'estomac où elle peut déterminer le ramollissement ecchymotique, l'ulcération et la perforation. Il y a aussi, il y a surtout de l'inflammation dans ces angines que Marotte appelle des fébri-névralgies de l'isthme du gosier et du pharynx, et qui cèdent à la quinine, ce modificateur par excellence du système nerveux. Il y en a également dans ces hémiglossites auxquelles Guéneau de Mussy attribue une origine nerveuse.

Sur les séreuses, je ne vous cacherai pas que Vulpian a hésité à admettre la même action, malgré les expériences de Brown-Séquard qui prouvent que les lésions des centres vaso-moteurs retentissent plus particulièrement sur ces membranes ; malgré celles de Cl. Bernard, qui démontrent l'existence des pleurésies et des péricardites par lésions des centres nerveux : malgré celles de Goujon, qui a produit des méningites suppurées en blessant la partie cervicale du grand sympathique ; enfin malgré les péritonites consécutives à l'ablation du ganglion semi-lunaire, dont la pathogénie peut seule, il me semble, être contestée, avec celle de quelques pleurésies consécutives à la section des nerfs du cou.

Sur les synoviales, nous retrouvons la même influence cliniquement démontrée par les arthropathies ataxiques si bien étudiées par Charcot et son école, et prouvée expérimentalement par les résultats que Brown-Sequard a obtenus sur le cobaye.

Enfin, sur le tissu osseux, cette action se révèle par ces fractures spontanées que produit chez les ataxiques cette ostéite raréfiante récemment étudiée par Feuvrier.

Examinées dans leur mode de production, ces inflammations d'origine nerveuse nous apparaissent sous deux formes : les unes, sont dues à une action directe, dans les cas de lésion d'un nerf ou d'un centre nerveux ; les autres proviennent d'une action réflexe et il y en a de plusieurs catégories.

Si on considère le mode primitif d'action, l'on en voit, en effet, qui proviennent d'un trouble de nutrition ou d'une inflammation née sur un autre point, comme dans les pneumonies consécutives aux affections rénales ; d'autres, qui succèdent à une impression perçue, à un trouble de la sensibilité, comme ces abcès périnéphrétiques sur lesquels Trousseau a si bien reconnu l'influence de la douleur; d'autres encore, qui résultent d'une impression non-perçue ; tel paraît-être le cas des inflammations à frigore dont, il est vrai, en dehors de l'action réflexe, deux théories ont été proposées : celle de Rosenthal, qui imagine que le sang refroidi à la surface de la peau arrive trop froid aux viscères, et celle de Billroth, qui suppose la rétention dans le sang de principes excrémentitiels que la peau ne rejette plus.

Si on considère le siége de l'action, l'on en trouve qui naissent sur place, provoquées par une épine ou une tumeur ; d'autres, qui proviennent d'un point voisin, comme dans les pneumonies produites par les calculs biliaires, d'autres, d'un point symétrique, comme l'ophthalmie sympathique, d'autres, enfin d'un point éloigné, comme la cystite par refroidissement des pieds.

Examinées enfin dans leur nature, ces inflammations par névropathie sont le plus souvent congestives ou fluxionnaires par trouble vaso-moteur, et c'est dans cette catégorie qu'il faut sans doute ranger la plupart des pneumonies nerveuses; quelques-unes, par contre, sont purement trophiques avec modification dans l'irritabilité nutritive; telles sont certaines altérations musculaires et l'ostéite raréfiante des ataxiques ; d'autres, enfin, paraissent complètes, soit avec simple exsudat comme dans les pleurésies expérimentalement produites par Cl. Bernard, soit avec fonte suppurative, comme dans les ophthalmies provoquées par Magendie et par Laborde.

Concluons, Messieurs, de tous ces faits, que l'inflammation par trouble nerveux est aussi fréquente dans son existence que variée dans son siége et dans ses modes de production ; son étude est aussi intéressante pour le savant qu'importante pour le praticien.

IV

LES PNEUMONIES NERVEUSES (1).

Il existe des pneumonies nerveuses. Il y en a qu'un trouble nerveux produit et d'autres auxquelles un trouble nerveux participe. Trois pneumonies ont une origine exclusivement nerveuse : la pneumonie par lésion du pneumogastrique, celle par lésion de la moelle et celle par lésion de l'encéphale. Deux pneumonies sont soumises à l'influence encore mal déterminée du système nerveux : la pneumonie palustre et la pneumonie commune. Voilà ce que nous allons établir aujourd'hui.

A. — La *pneumonie par lésion du pneumogastrique* a été produite par l'expérimentation physiologique et constatée par l'observation clinique.

Legallois, à la suite de la section du pneumogastrique au cou, a observé l'hépatisation pulmonaire. Cl. Bernard et après lui d'autres physiologistes, notre collègue Livon entre autres, ont répété cette expérience et observé des lésions diverses.

Comme Legallois, ils ont quelquefois rencontré l'hépatisation rouge plus ou moins étendue ou seulement en noyaux disséminés ; par exception, l'hépatisation grise, signalée notamment par Vulpian.

Plus souvent, ils ont produit une pneumonie analogue à la pneumonie catarrhale de l'homme. Il y a congestion, infiltration d'un liquide qui peut renfermer de nombreux leucocytes, desquammation épithéliale ; les cellules pulmo-

---

(1) Leçon publiée dans la *Gazette des Hôpitaux*, décembre 1878.

naires sont alors comblées par le liquide et par les cellules épithéliales détachées.

Indépendamment de cette pneumonie proprement dite, il pent y avoir simple congestion et infiltration œdémateuse, il peut y avoir aussi des noyaux d'hémorrhagie et des ecchymoses sous-pleurales. Il peut y avoir également emphysème et bronchite avec accumulation dans les bronches d'une plus ou moins grande quantité de mucus.

Ces lésions, comme le remarque Schiff, peuvent être doubles alors cependant qu'un seul nerf a été lésé, à cause des anastomoses que s'envoient réciproquement les deux pneumogastriques dans le plexus pulmonaire.

Des altérations analogues à celles que les physiologistes ont provoquées, nous autres cliniciens, nous les avons observées dans leur développement spontané.

Il y a environ deux ans, au mois de mars 1876, un malade succombait dans le service à un cancer œsophagien. Ce malade mourut de faim, mais il eut du côté du poumon des noyaux de dégénérescence, des poussées de congestion et des foyers de pneumonie.

Les noyaux de dégénérescence siégeaient exclusivement au sommet droit, près de l'altération œsophagienne ; c'était une propagation.

Les poussées de congestion, plus prononcées à droite, étaient accusées par leurs signes physiques et par leur marche. Les signes physiques consistaient en des sous-crépitants fins mêlés de sibilants et en un souffle léger à l'expiration. La marche était encore plus caractéristique, puisque ces signes disparaissaient au bout de deux ou trois jours.

Les foyers de pneumonie furent encore plus incontestables, puisque nous les avons trouvés à l'autopsie. Il y en avait de deux catégories : au sommet du poumon droit, les noyaux de dégénérescence étaient entourés chacun d'une atmosphère inflammatoire ; à la base du poumon gauche il y avait un vaste foyer d'hépatisation, aussi éloigné que possible des points dégénérés.

Ce fait avait à mon avis une haute valeur. Je m'en suis servi pour faire pénétrer dans votre esprit une vérité encore inconnue et pour vous en donner l'explication. *La fréquence de la pneumonie dans le cancer de l'œsophage*, ses nombreuses variétés de siége et de forme dans cette maladie ; telle est cette vérité. *Son origine nerveuse par altération du pneumogastrique*, telle est cette explication.

Quelques rapides recherches m'avaient en effet permis de trouver dans la science près de vingt observations où cette pneumonie était soit décrite, soit mentionnée. Tantôt l'hépatisation se montre par îlots, comme dans l'observation de Vigla ; tantôt elle revêt l'aspect d'une pneumonie commune double parvenue au deuxième et au troisième degré, comme dans une observation de Béhier et dans une autre de Chassaignac ; tantôt il y a des abcès du poumon, comme dans une observation de Bernardus, où existait un abcès du poumon gauche, et dans celle de Watson, où des points purulents étaient disséminés dans le poumon gauche ; tantôt l'inflammation aboutit à une sorte de ramollissement et d'état putrilagineux, comme dans un fait de Grisolle ; tantôt enfin elle se termine par gangrène, comme dans un fait de Millard où, à la suite d'un cancer épithélial de l'œsophage, s'était développée la gangrène du lobe inférieur gauche.

La fréquence de ces pneumonies dans le cancer de l'œsophage prouve qu'elles ne sont pas une simple coïncidence. Elles ne sont pas non plus une altération de voisinage, car le plus souvent elles se sont développées à une grande distance de l'œsophage et des points dégénérés du poumon. L'on en trouve une explication toute naturelle dans les rapports de l'œsophage avec le pneumogastrique.

Ces rapports sont surtout intimes pour le pneumogastrique droit. Placé dans le sillon qui sépare l'œsophage de la trachée, ce nerf fournit au niveau de la bifurcation trachéale des filets nombreux qui s'anastomosent avec ceux venus du pneumogastrique gauche pour former le plexus pulmonaire. Quant au pneumogastrique gauche, après avoir croisé la face antérieure de la crosse aortique, il passe verticalement en arrière de la bronche gauche et envoie ses rameaux s'anastomoser avec ceux du pneumogastrique droit. Ensuite les deux pneumogastriques restent accolés à l'œsophage, le gauche en avant, le droit du côté droit, puis en arrière du même canal. Dans les cancers de la partie moyenne de l'œsophage, gagnant comme le nôtre les tissus et les organes voisins, il est impossible que les pneumogastriques ou leurs rameaux ne soient pas plus ou moins altérés; aussi avons-nous déclaré que le pneumogastrique était lésé et que la lésion du pneumogastrique était la cause de la pneumonie de la base chez notre malade ainsi que de la plupart des pneumonies qui se développent dans le cancer de l'œso-phage. En effet, notre chef de clinique, le docteur Garcin, a constaté que le pneumogastrique droit était, dans une étendue de trois centimètres, englobé dans la dégénérescence; ses faisceaux étaient dissociés, ses tubes isolés les uns des autres, les cylindres d'axe en grande partie remplacés par des granulations graisseuses.

La pneumonie consécutive au cancer de l'œsophage a donc pour cause une altération du pneumogastrique. C'est une pneumonie nerveuse.

Cette pneumonie est analogue à celle que les physiologistes produisent par la section du pneumogastrique. Si elle se présente sous plusieurs aspects, elle paraît avoir une tendance assez prononcée à l'hépatisation grise, à la suppuration et à la gangrène, ce qui s'explique par l'état général des malades : ils sont cachectiques, ils souffrent d'inanition, et c'est précisément la condition que Cl. Bernard a signalée, pour que, à la suite d'une lésion des vaso-moteurs, de simples congestions deviennent des inflammations suppuratives.

Quatre mois après la leçon que j'avais consacrée à ce sujet, le docteur Hanot publiait dans les *Archives générales de Médecine* un mémoire intitulé : *Du rapport entre l'anévrysme de la crosse de l'aorte et la pneumonie caséeuse*. Il avait été précédé dans cette voie par Abersohn d'abord et surtout, par Hérard et Cornil ensuite. Ces auteurs ont été amenés par des faits cliniques à soutenir l'opinion que les anévrysmes de la crosse de l'aorte peuvent, en comprimant le pneumogastrique et par irritation continue, produire les lésions de la pneumonie chronique qui simulent quelquefois la tuberculose. Hanot, soutenu en ce point par Baréty et par Pitres, inclinerait plutôt à croire que la compression de l'artère pulmonaire joue un certain rôle dans la production de cette pneumonie.

Il n'est donc pas absolument certain que ce soit là dans tous les cas une pneumonie nerveuse. C'est seulement probable. Si sa marche est plus lente que celle qui dérive du cancer œsophagien ; si son évolution plus longue aboutit à une altération caséiforme plutôt qu'à la suppuration et à la gangrène, c'est sans doute parce que l'altération du pneumogastrique y est moins brusque et moins complète ; il s'agit ici d'un nerf irrité et progressivement comprimé plutôt que rapidement dégénéré.

Mais c'est bien plus une pneumonie nerveuse qu'une pneumonie caséeuse. Les recherches d'Hanot, conformes à celles de Ducastel, nous montrent un tissu rosé, de consistance tremblotante, des alvéoles remplies d'une matière colloïde renfermant des éléments vésiculeux, quelques cellules épithéliales et embryonnaires, le tout sans granulations.

De son côté, notre chef de clinique, le docteur Garcin, a constaté l'existence d'une pneumonie chronique à l'autopsie d'un sujet qui était mort d'un anévrysme de l'aorte ; l'aspect extérieur de cette pneumonie, dont malheureusement l'examen microscopique n'a pas été fait, indiquait un état en quelque sorte colloïde et non pas caséeux.

Qu'il s'agisse d'une section produite par le scalpel du physiologiste ou d'une lésion diagnostiquée par l'expérience du clinicien et constatée par le microscope de l'anatomiste, le procédé par lequel l'altération du pneumogastrique déter-

mine des troubles broncho-pulmonaires est identique dans
tous les cas. Quel est ce procédé ? quel est le mécanisme
par lequel s'opère cette filiation de phénomènes morbides ?

Plusieurs explications en ont été données.

La première est celle de Mendelsohn. Elle s'applique
moins à la pneumonie en particulier qu'aux troubles respiratoires en général, qu'elle attribue à la paralysie des cordes
vocales. En effet, la section des récurrents paralyse tous les
muscles du larynx, sauf le crico-thyroïdien ; les dilatateurs
de la glotte ne fonctionnent plus, d'où rétrécissement de la
glotte et caractère plus particulièrement laborieux des
inspirations ; les troubles respiratoires seraient la conséquence de ce phénomène primitif.

J'ai observé la paralysie du récurrent dans des anévrysmes de l'aorte ; il y avait un cornage particulier, pas de
pneumonie. Le cornage par altération probable du récurrent,
nous l'observons en ce moment chez un de nos ataxiques, le
n° 11 de la salle Ducros; ici, encore, pas de pneumonie,
mais seulement un ronchus qui a évidemment son origine
dans les parties supérieures des voies respiratoires.
D'ailleurs, Cl. Bernard a prouvé par une expérience con-
cluante que les troubles laryngés ne peuvent produire, après
la section du pneumogastrique, les altérations pulmonaires.
Il a observé les mêmes lésions du poumon chez des animaux auxquels il avait préalablement pratiqué la trachéotomie et placé une canule qui permettait à l'air, quel que
fût l'état du larynx, de pénétrer toujours dans les poumons.

Traube a imaginé une autre théorie qui n'a eu que trop
de succès.

L'introduction de parcelles alimentaires dans les voies
aériennes y produirait une atmosphère inflammatoire. C'est
la transformation en loi générale d'un fait exceptionnel qui,
constaté par Vulpian, a entraîné sa conviction. D'ailleurs,
l'expérience de la canule qui ferme la trachée aux aliments
répond encore à cette théorie, et c'est une mauvaise
défense que d'accuser alors l'inflammation de la trachéo-

tomie ; si cette influence était réelle, il ne serait plus permis de pratiquer la trachéotomie dans le croup, ni dans aucune autre affection.

Vulpian a incriminé la perte de sensibilité et Longet la paralysie des fibres lisses, d'où viendrait l'accumulation de mucosités, ce qui pourrait expliquer les phénomènes bron-chiques et non pas les phénomènes pulmonaires.

Devant l'impuissance de ces théories, la physiologie actuelle tend à ne pas attribuer au pneumogastrique lui-même ces lésions vaso-motrices du poumon dont j'ai en vain cherché la description dans le grand travail d'Arloing et Tripier sur les fonctions du nerf vague.

En tournant ses regards d'un autre côté, Schiff a enfin trouvé la voie. Ces altérations pulmonaires de nature con-gestive ou inflammatoire ne proviennent pas du pneumo-gastrique lui-même, mais des fibres vaso-motrices que le grand sympathique est venu lui apporter. Cette opinion, également développée par Genzmer, paraît être la vraie solution du problème.

B. — Si l'origine des troubles vaso-moteurs du poumon est dans le grand sympathique, la vraie source de la prin-cipale innervation vaso-motrice du poumon, est dans la région supérieure de la moelle, dont le grand sympathique est au cou en grande partie une émanation. Des troubles de la circulation pulmonaire, *des pneumonies pourront donc se produire quand la région cervicale de la moelle sera atteinte.*

C'est précisément ce que nous venons de constater chez un malade affecté de ramollissement de la partie supérieure de la moelle, et qui a fini par succomber à une pneumonie.

Je vous rappellerai en peu de mots l'histoire si complexe et si étonnante de notre malade.

Ce malheureux, qui a occupé pendant les six derniers mois de l'année 1877, du 28 juin au 29 décembre, le n° 33 de la salle Aillaud, avait 27 ans. Il avait habité quelque temps l'Algérie et n'avait eu, ce que nous voyons assez souvent, les fièvres qu'à son retour à Marseille, il y a dix-huit mois environ.

Il y a un an, il entrait à l'hôpital de la Conception pour des épistaxis abondantes qui, en dépit de la théorie moderne sur l'anémie cérébrale comme cause de sommeil, se produisaient toujours pendant son sommeil. Il en sortit au bout de quelques mois, après avoir essayé sans succès les traitements les plus divers.

C'est la répétition quelquefois périodique de ce symptôme qui lui fit demander, le 28 juin, son admission à la clinique. Il avait, de plus, une injection et une vascularisation assez prononcées des conjonctives oculaires, une rougeur avec granulations des conjonctives palpébrales, une petite tache blanchâtre sur la cornée droite et un peu de photophobie.

Recherchant une cause commune à ces deux ordres d'effet différents, j'examinai s'il n'y avait pas une paralysie de la cinquième paire déterminant à la fois des troubles vaso-moteurs dans l'œil et dans le nez ; je trouvai, en effet une analgésie du front, du nez, des paupières, des pommettes, des lèvres, de la face externe des oreilles et de la partie antérieure de la langue avec perte du sens du goût dans cette dernière région ; les conjonctives et quelques points disséminés de la peau conservaient un reste de sensibilité. Il y avait évidemment une paralysie du trijumeau, mais les hémorrhagies et les congestions pouvaient s'expliquer tout aussi bien par une altération du grand sympathique cervical.

Ce n'était là qu'une première période de la maladie. Le 21 novembre, en survint une seconde pendant laquelle tous les soirs, presque à heure fixe, le malade fut pris de convulsions sur lesquelles nous ne nous arrêterons pas aujourd'hui, pour ne pas nous écarter trop longtemps du sujet principal de notre étude. Elles furent générales, symétriques et rebelles à la quinine.

A cette période en succéda, le 10 décembre, une troisième

pendant laquelle les phénomènes convulsifs perdirent de leur intensité, mais où se produisirent des troubles divers du système nerveux. Des douleurs se déclarèrent dans les poignets d'abord, puis elles envahirent à peu près tout le corps. Des contractures légères les accompagnaient parfois aux avant-bras et aux mollets. Il y eut de la faiblesse généralisée, mais sans paralysie proprement dite. Il y eut aussi quelques phénomènes intellectuels, une excitation assez habituelle et par moments une agitation très-grande qui se traduisait par le besoin de changer de place, de parler, de gesticuler, de se disputer avec les voisins ou avec les infirmiers. Il y eut enfin quelques troubles des vaso-moteurs, surtout prononcés aux membres supérieurs, où nous avons observé d'abord pendant quelques jours une demi-algidité, puis de la rougeur, un peu de chaleur et des saillies érythémato-papuleuses à la face dorsale des mains et des poignets. Plusieurs congestions pulmonaires avaient été constatées à partir du 21 août.

Enfin, le 22 décembre, survint une quatrième et dernière période. Assez subitement l'insensibilité de la face et de la langue a disparu, les épistaxis se sont arrêtées, les phénomènes oculaires se sont très-fortement amendés, et ces troubles morbides, qui avaient résisté à tous les remèdes, se sont enfuis tout d'un coup sans médication.

Mais en même temps deux phénomènes d'ordre différent, et d'une bien autre gravité, se manifestaient.

Le délire d'abord ; ce délire, qui avait commencé pendant la période précédente, mais qui se bornait alors à de l'agitation et à des emportements de caractère plutôt que de se traduire par des actes déraisonnables, a été remplacé par un délire vrai, complet, avec hallucinations, accès de fureur, menaces de mort contre le chef de clinique.

Les troubles pulmonaires ensuite, qui sont survenus deux jours après le délire, et n'ont, par conséquent, pas pu le produire. Ils ont commencé par une congestion vers le centre des deux poumons, se rapprochant à droite de la fosse sous-épineuse, à gauche, où le foyer était, le premier jour, plus considérable, occupant tout le côté au niveau du mamelon. Cette congestion double était caractérisée surtout par des sous-crépitants fins et des sibilants. Dès le lendemain, la congestion était, à droite, devenue une pneumonie avec crachats rouillés d'abord, puis verdâtres, mouvement fébrile, râles crépitants et souffle. Cette pneumonie a envahi successivement, et de haut en bas, le poumon droit ; ses signes étaient moins accusés à gauche ; elle se compliquait bientôt d'une pleurésie à droite, annoncée par une matité très-forte à la base et un léger bruit de frottement à la partie moyenne. Le septième jour, 28 décembre au matin, le malade avait la température de la main à 40°, presque aussi élevée que celle de l'aisselle, qui marquait 40°,2 ; des râles trachéaux et soixante-douze respirations à la minute ; on aurait dit qu'il allait succomber ; il y eut cependant l'après-midi une certaine amélioration, et c'est seulement dans le milieu du huitième jour, le 29 décembre, à deux heures, que le malade s'affaissa brusquement et rendit le dernier soupir.

A l'autopsie, pratiquée le 30 décembre, à deux heures, par un temps froid, et le cadavre étant dans un état parfait de conservation, congestion de tous les viscères, congestion intense et généralisée des poumons, qui sont rouges, violacés, et s'affaissent très-peu à l'ouverture du thorax. Le poumon gauche renferme dans sa partie centrale un foyer d'hépatisation rouge ; le poumon droit un foyer d'hépatisation grise ; des adhérences assez lâches existent à sa partie moyenne, des fausses membranes très-épaisses à sa partie inférieure.

Le cœur n'a aucune lésion d'orifice, mais sa fibre musculaire est jaune et pâle.

A l'ouverture du crâne nous trouvons quelques adhérences de la dure-mère et une vascularisation très-développée, sans que des coupes multipliées fassent découvrir des lésions dans le cerveau, le bulbe et la protubérance.

La moelle se présente à la région cervicale comme une masse en bouillie, ramollissement qui contraste d'une manière frappante avec l'état de ses parties supérieures et inférieures, très-dures et très-résistantes au scapel. La lésion est limitée entre la troisième et la sixième vertèbre cervicales, et ses limites sont très-nettement tracées. Le cordon spinal semble transformé en détritus granuleux; le centre est détruit, mais la périphérie est mieux conservée; les méninges sont intactes.

L'examen immédiat à l'état frais, pratiqué par le docteur Garcin, montre dans ce détritus granuleux de grandes cellules à plusieurs noyaux et de tout petits éléments embryonnaires. L'examen que notre chef de clinique fait de coupes durcies à l'acide chromique donne des résultats distincts sur les divers points observés. Sur une première coupe, pratiquée à la limite supérieure de la portion ramollie, il n'y a plus de trace de la structure normale, exception faite pour quelques vestiges de la corne postérieure droite; la trame conjonctive est très-développée, et les éléments embryonnaires jeunes sont en abondance. La section hémilatérale de la région ramollie permet de voir au centre un espace très-clair avec trame conjonctive fine renfermant des cellules ellipsoïdes, de grandes cellules à deux ou trois noyaux, des cellules à un noyau et des noyaux isolés. Les cellules se confondent en partie à la périphérie de l'espace clair avec des amas plus épais du tissu conjonctif qui a remplacé la substance nerveuse; quelques-unes prennent alors l'aspect fusiforme. Enfin, à la partie inférieure de la région cervicale, la substance grise centrale est très-nette, très-distincte, le canal est rétréci, mais la corne antérieure est confuse et altérée.

Dans le poumon, un grand nombre d'alvéoles sont oblitérées; l'épithélium manque sur quelques points et la cavité est remplie d'éléments épithéliaux, de leucocytes et d'éléments embryonnaires. Le tissu conjonctif interalvéolaire, très-abondant, est en voie de prolifération.

En résumé, dans ce cas remarquable, après une série de phénomènes morbides dont nous avons été les témoins étonnés, nous avons trouvé à l'autopsie trois ordres de lésions : la congestion généralisée des viscères et la myocardite qui trahissaient l'impaludisme, le ramollissement de la moelle cervicale, la pneumonie double. Il n'est pas à croire que cette dernière affection fût spontanée, c'eût été le seul cas intérieur de pneumonie que nous aurions observé depuis assez longtemps ; elle n'avait pas non plus le caractère et les allures de la pneumonie directement produite par l'impaludisme ; on peut donc et on doit supposer qu'elle a été le résultat de la lésion spinale qui était chez notre malade l'affection primordiale des centres nerveux, les troubles céphaliques n'étant que des phénomènes secondaires ou d'irradiation.

Cette interprétation est d'autant plus rationnelle que déjà, à la suite des lésions des parties supérieures de la moelle, Ollivier (d'Angers) avait signalé des congestions vives des poumons, et Vulpian des broncho-pneumonies. Vulpian, dans ses *Leçons sur les maladies du système nerveux*, est très-catégorique à cet égard. Il accuse de ce méfait l'altération intra-médullaire des racines d'où proviennent les filets sympathiques destinés au poumon, et il cite à l'appui l'observation d'un homme atteint de zona avec douleurs violentes de névralgie intercostale. Pendant son séjour à l'hôpital, cet homme fut pris deux fois de broncho-pneumonie qui, les deux fois, fut précédée d'un redoublement d'intensité dans la névralgie. Pneumonie, zona, névralgie intercostale, étaient vraisemblablement ici les trois conséquences diverses d'une même affection spinale.

L'origine spinale que Vulpian soupçonnait à la pneumonie de son malade, nous pouvons, ce me semble, avec non moins de raison, la supposer chez le nôtre.

Mais une autre question se présente à nous.

Cette pneumonie consécutive à une lésion de la moelle et vraisemblablement développée par elle, avait-elle, chez notre malade, quelques caractères spéciaux ?

Comme signes physiques, nous pouvons répondre non. Les crépitants, le souffle, la matité à la percussion, s'observaient ici comme ailleurs. Des sous-crépitants plus nombreux, des sibilants plus disséminés indiquaient une congestion périphérique plus étendue, mais ne suffisaient pas pour constituer des caractères différentiels.

Comme signes rationnels, les crachats ne nous ont offert de remarquable qu'une coloration d'un vert particulier que je n'avais jamais rencontrée, mais que je me garderais bien de considérer comme autre chose qu'un simple accident. La température a eu par contre une marche bien digne d'attention; elle s'est en quelques heures élevée à 39°, puis 40°, et s'y est maintenue avec quelques oscillations insignifiantes pendant toute la maladie; nous étions donc bien loin des allures cycliques de la pneumonie commune. Quant au pouls, autre fait singulier; il n'a pas été compté les premiers jours, mais il avait peu de fréquence, puis il s'est élevé tout à coup à 136.

L'analyse des urines, qui résume les actes de la nutrition, a donné ici des résultats bien différents de ceux qu'on obtient dans la pneumonie commune; au lieu d'une diminution importante des phosphates, nous avons eu une augmentation considérable des phosphates; au lieu d'une augmentation excessive d'urée, 40 grammes et plus, nous avons eu une augmentation modérée d'urée, 30 grammes seulement.

Le siége et la marche de l'affection avaient aussi quelques caractères qui ne sont pas habituels. Tandis que dans les pneumonies communes d'une certaine étendue la congestion se change en inflammation, excepté celle qui se montre quelquefois du côté opposé, qui est tardive etconsécutive à la gêne de la circulation pulmonaire, nous avons eu ici une congestion primitive et persistante; nous avons, de plus, à gauche, où la pneumonie devait s'arrêter à l'hépatisation rouge, observé dès le premier jour une congestion plus forte que celle qui, à droite, précédait et entourait l'hépatisation grise. De plus, la pneumonie a, chez notre malade, procédé à droite de haut en bas, au lieu de marcher de bas en haut, comme c'est l'habitude.

Quant aux lésions, elles auraient pu donner lieu à un accident spécial, les hémorrhagies et notamment les ecchymoses sous-pleurales, qui ont été souvent constatées dans les expérimentations physiologiques, et qui manquaient chez notre malade; en revanche, et conformément aux expériences de Cl. Bernard, qui a produit la pleurésie en même temps que la pneumonie, nous avons observé, non pas une de ces pleurites légères qui sont les compagnes obligées des pneumonies, mais, à droite, au-dessus du diaphragme, une pleurésie vraie, intense, avec développement prononcé de fausses membranes. Cette multiplicité des congestions viscérales accompagnant l'inflammation pulmonaire donnait aussi à l'autopsie de notre malade un cachet particulier qu'on ne retrouve pas dans les pneumonies communes.

Nous devons bien nous garder de conclure d'après un seul fait, mais nous ne devons pas non plus nous refuser à en chercher la signification Ce fait signifie qu'une pneumonie peut se développer sous l'influence d'une lésion de la moelle cervicale, et que cette pneumonie a quelques caractères spéciaux.

C. — Si les pneumonies par lésion de la moelle ne sont pas encore classiques, on ne saurait en dire autant des *pneumonies par lésion de l'encéphale.*

Celles-ci, la science les admet aujourd'hui sans conteste, grâce au double témoignage de la physiologie expérimentale et de la clinique.

La physiologie moderne a, en effet, mis hors de doute l'influence des altérations de l'encéphale sur la circulation pulmonaire.

Brown-Séquard, en lésant le pont de Varole au voisinage des pédoncules cérébelleux, a déterminé des ecchymoses et des apoplexies du poumon sans qu'il y eût blessure ou irritation des nerfs vagues, car les mêmes phénomènes se produisent lorsqu'on a préalablement coupé ces nerfs au milieu du cou. Cette influence suivrait la moelle épinière jusqu'aux points d'où émergent les racines des premiers ganglions sympathiques du thorax ; ce serait donc, physiologiquement constatée plus haut, c'est-à-dire à l'encéphale, celle-là même que nous avons cliniquement constatée plus bas, c'est-à-dire à la moelle cervicale.

Vulpian, qui a consacré tout un travail à l'étude des ecchymoses et des suffusions sanguines produites par des lésions du système nerveux, a observé également, dans un grand nombre d'expériences, des ecchymoses des poumons à la suite des lésions de l'encéphale.

Nothnagel a vu des hémorrhagies pulmonaires survenir chez des lapins dont le cerveau était mis à nu et chez lesquels il blessait, à l'aide d'une épingle, une région spéciale de la surface cérébrale, située près du sillon qui existe sur cette surface.

Enfin, comme pour servir de trait d'union entre la physiologie et la clinique, A. Ollivier a écrit son mémoire sur l'apoplexie pulmonaire unilatérale dans ses rapports avec l'hémorrhagie cérébrale.

Tandis que les troubles de la circulation pulmonaire provoqués par les physiologistes consistaient surtout en des hémorrhagies, les troubles de la circulation pulmonaire constatés par les cliniciens dans les affections cérébrales consistaient surtout en des inflammations, c'est-à-dire en des pneumonies.

Ces pneumonies sont souvent doubles, presque toujours hypostatiques, ordinairement latentes et aux allures insidieuses. Durand Fardel a posé comme une loi que les sujets atteints de ramollissement du cerveau meurent toujours d'une affection pulmonaire, et la statistique de Engel semble témoigner en faveur de cette loi. La coïncidence n'est sans doute pas aussi nécessaire qu'on a voulu le dire, ainsi

que le remarque Charcot, mais elle n'en est pas moins
réelle, incontestable, comme l'ont depuis longtemps prouvé
les observations de Cruveilhier, d'Andral et de Piorry.

Je ne ferai que vous rappeler à ce sujet les quelques faits
dont nous avons été, ces derniers temps, témoins.

A la salle Ducros, n° 16, a succombé, en août 1877, un
homme atteint d'encéphalite chronique, diffuse et généralisée, bien que plus prononcée à la surface qu'à la profondeur, et aux parties antérieures qu'aux parties postérieures.
Cet homme avait aussi une congestion intense des deux
poumons, allant dans quelques points jusqu'à la pneumonie,
notamment à la base du poumon gauche. Un épaississement de la plèvre et quelques adhérences pleurales étaient
le complément obligé de cette congestion et de ces noyaux
d'inflammation, qui n'étaient pas des phénomènes ultimes,
car nous les avions constatés bien longtemps avant l'agonie.
L'artérite dont cet homme était également affecté pouvait
bien avoir contribué à produire les lésions cérébrales, mais
ses plaques étaient ailleurs trop disséminées pour créer
dans la circulation générale un obstacle capable de produire
la congestion pulmonaire, dont l'affection cérébrale était en
réalité la principale coupable.

L'exemple de la femme qui a succombé en août 1877, au
n° 14 de la salle Sainte-Élisabeth, est plus contestable parce
que cette femme, âgée de cinquante ans, avait une insuffisance aortique ; elle avait aussi une encéphalite chronique,
et elle est morte d'une pleuro-pneumonie double. Les
plèvres présentaient une couche membraneuse épaisse et
étendue sans liquide, mais avec un petit exsudat purulent à
droite ; de ce côté, les deux tiers inférieurs du poumon
étaient envahis par l'hépatisation grise, tandis qu'à gauche
la pneumonie n'a pas dépassé la seconde période. Cette
pleuro-pneumonie double, latente, insidieuse, était évidemment secondaire ; l'affection cardiaque aurait bien pu la
produire, mais elle n'avait pas l'aspect des pneumonies cardiaques, ne s'accompagnait pas de l'ensemble des phéno-

mènes de la stase capillaire et de l'asystolie, et se développait précisément dans l'affection cardiaque qui expose le moins aux phénomènes pulmonaires. Il y a donc de grandes présomptions pour en rendre responsable l'affection cérébrale.

Voici encore un exemple qui, à cause d'une affection cardiaque concomitante, mérite discussion. Le 2 mai 1877, Michel Oberto était apporté à l'Hôtel-Dieu dans un état d'apoplexie complet. Il mourait le 5 juin après nous avoir présenté des phénomènes cérébraux, des phénomènes cardiaques et des phénomènes pulmonaires. Les symptômes cérébraux ont été le coma, l'hémiplégie droite et l'aphasie. L'état cardiaque s'est révélé par un bruit de souffle au premier temps et à la pointe. Les troubles pulmonaires se sont manifestés d'abord sous la forme d'une congestion mobile et capricieuse qui disparut vers le milieu de mai. Ils recommencent vers le 24 mai. Ce jour-là, le malade se plaint de toux et de dyspnée. Nous trouvons à droite, dans toute la hauteur, une diminution du murmure vésiculaire, des râles sibilants et sous-crépitants fins, à gauche des crépitants par bouffées disséminées, de la respiration soufflante, de la submatité. Ces signes s'amendent le lendemain, mais le surlendemain 26 les râles crépitants et le souffle indiquent l'invasion définitive de la pneumonie à gauche. Le 27, la respiration est très-rude, mais moins soufflante, les râles crépitants sont plus gros. Il y a ainsi des alternatives d'aggravation et d'amélioration dans les signes physiques et dans la dyspnée jusqu'au 31 mai. A partir de ce jour, les phénomènes thoraciques vont en s'aggravant en même temps que les phénomènes cérébraux ; la respiration stertoreuse et le coma complet sont les avant-coureurs de la mort. A l'autopsie, nous trouvons, conformément au diagnostic porté, un ramollissement cérébral par embolie de l'extrémité supérieure de la carotide interne, une endocardite mitrale ulcéreuse, une congestion pulmonaire double avec noyaux de pneumonie. Ici encore c'est l'affection cérébrale qui a la responsabilité des accidents pulmonaires, car l'affection cardiaque qui a causé l'embolie mettait peu d'obstacle à la circulation générale et n'avait produit aucune stase dans la circulation capillaire des extrémités.

Voici, pour terminer, un cas où le jugement est plus difficile. En septembre 1877, un homme de quarante-deux ans, fortement alcoolisé, atteint de pneumonie du sommet droit et de congestion pulmonaire, meurt subitement. A l'autopsie, nous trouvons à ce sommet un noyau d'hépatisation grise, sur les autres points une congestion généralisée, au centre du poumon gauche un noyau d'hépatisation rouge. Il y a de plus une altération graisseuse du cœur et un ramollissement très-notable du cervelet avec quelques petites plaques jaunes de la basilaire qui est épaissie. Il est probable qu'ici la lésion cardiaque a produit la mort subite ; il est possible que le ramollissement du cervelet ait produit la pneumonie double avec vastes congestions, telles que se présentent à nous la plupart des pneumonies d'origine nerveuse.

D. — On peut élargir ce débat et se demander si le système nerveux n'a pas aussi quelque influence sur la pneumonie palustre et la pneumonie commune.

La possibilité d'une action nerveuse dans la pneumonie palustre repose pour nous sur deux bases ;

D'un côté, l'importance de l'action nerveuse dans les phénomènes de l'impaludisme en général ; d'autre part, l'existence de pneumonies par action nerveuse.

Si les symptômes de l'impaludisme accusent des troubles dans l'innervation, si les accès de fièvre intermittente légitime indiquent un trouble dans les centres vaso-moteurs surexcités d'abord, paralysés ensuite ; si les accès de fièvre pernicieuse et les congestions viscérales d'origine palustre dérivent également d'un trouble vaso-moteur ; si de plus des troubles vaso-moteurs peuvent produire des pneumonies, pourquoi la pneumonie palustre ne se développerait-elle pas sous cette influence ?

L'examen des cas de pneumonie palustre tend à corroborer cette opinion. Ces pneumonies, *par leurs lésions*, appartiennent à la classe des congestions plutôt qu'à celle des inflammations proprement dites; *par leurs allures* surtout, elles échappent aux lois de la marche continue que suivent les inflammations pour prendre la marche par soubresauts qui appartient plus spécialement au névroses; *par leur traitement* enfin, elles cèdent à la quinine comme le font les autres affections palustres, comme le font aussi les névralgies. C'est donc là probablement un exemple de plus de l'influence du système nerveux sur les troubles de la vie végétative.

Le cas si remarquable que nous avons eu sous les yeux, et dont je vous ai tantôt résumé l'histoire, tend de plus à nous faire connaître quel est le point du système nerveux central qui est principalement affecté dans l'impaludisme en général et dans les pneumonies palustres en particulier. Le sujet, en effet, était paludéen; il n'avait pas d'autres antécédents morbides que l'impaludisme, et, si la lésion de la moelle cervicale a eu une cause, c'est forcément l'impaludisme qu'il faut incriminer.

Mailliot, guidé par le système de Broussais, avait écrit un *Traité des fièvres ou irritations cérébro-spinales intermittentes*. Mailliot avait peut-être beaucoup plus raison qu'on ne le suppose, et le poison palustre, au lieu d'agir d'abord sur le sang, pourrait bien porter son action primitive et directe sur les centres vaso-moteurs de la moelle et du bulbe.

C'est ainsi qu'on expliquerait très-bien, comme on l'a déjà fait d'ailleurs en accusant le grand sympathique, les fièvres intermittentes simples : excitation de ces centres correspondant au stade de frisson, bientôt suivie de la dépression annoncée par le stade de chaleur, achevée par le stade de sueur.

C'est ainsi que s'expliquent également les fièvres pernicieuses, algides, diaphorétiques, pulmonaires, cérébrales à

types variés, syncopales : ces dernières, probablement
dues non pas simplement à des troubles des centres vaso-
moteurs spinaux, mais à l'extension du mal l'origine à bulbaire du pneumogastrique.

C'est ainsi que s'expliqueraient encore, ce qui n'a pas été
fait, que je sache, les phénomènes céphaliques de l'impaludisme ; cette céphalalgie névralgique, si commune, par
extension du mal à la racine descendante du trijumeau ; ces
céphalalgies gravatives, si fréquentes aussi, par troubles
circulatoires intra-crâniens, et, comme cette action vaso-
motrice peut être hyperémique ou anémique, suivant que
prédomine l'excitation ou la torpeur, on a ainsi la loi des
résultats opposés fournis par les autopsies chez les sujets
morts de fièvre pernicieuse à forme cérébrale.

C'est enfin ce qui expliquerait cette tendance aux congestions viscérales que je vous ai signalée depuis longtemps,
d'après l'observation clinique, dans les cas d'impaludisme,
congestion plus prononcée d'habitude dans les viscères
abdominaux, la rate d'abord, le foie ensuite, le rein en
troisième lieu, mais qui envahit aussi les viscères thoraciques où l'on observe les *congestions pulmonaires hâtives
et les inflammations pulmonaires tardives* et qui peut
remonter aussi jusqu'aux organes de la cavité crânienne,
surtout dans les cas aigus. Les altérations du sang ne sont
probablement que le résultat des lésions viscérales.

C'est, vous le voyez, pour l'empoisonnement palustre,
toute une pathogénie nouvelle, plus complète et plus rationnelle que celles qui ont été proposées jusqu'ici : altération
primitive des centres vaso-moteurs, tout particulièrement
dans la moelle cervicale ; lésions viscérales par trouble de
la circulation capillaire ; phénomènes secondaires ; altérations du sang consécutives aux lésions des organes de
l'hématopoïèse, phénomènes tertiaires et résultat final. La
pneumonie palustre serait un épisode dans cette histoire ;
elle aurait sa place marquée parmi les phénomènes secondaires de l'impaludisme.

Il est plus difficile de se faire une opinion, même provisoire et risquée, sur le *rôle, cliniquement manifeste, du système nerveux dans la pneumonie commune* (1). Toutefois, je ne saurais négliger la distinction établie par Douillard des pneumonies en deux catégories : fluxion de poitrine et phlegmon du poumon. Dans l'une, prédomine l'élément vasculaire ; dans l'autre, l'élément cellulaire ; dans la première, le trouble circulatoire ; dans la seconde, le trouble nutritif, et j'inclinerais à croire que la fluxion de poitrine est plus spécialement sous la dépendance d'une perturbation nerveuse.

J'en vois la preuve *dans ses lésions*, engouement et hépatisation rouge, sans hépatisation grise. Elle a un génie fluxionnaire plutôt qu'inflammatoire, puisqu'elle a horreur de la suppuration, et qui dit fluxion dit trouble de la circulation capillaire ; qui dit trouble de la circulation capillaire, les causes mécaniques étant éliminées, dit trouble de l'appareil vaso-moteur.

J'en vois la preuve *dans sa marche*, brusque dans l'invasion, rapide dans la disparition, contrairement au phlegmon, qui gagne de proche en proche les parties voisines, commence par un point limité pour s'étendre par progression graduée et n'abandonne que lentement les parties qu'il a frappées.

J'en vois la preuve *dans sa cause,* impression de froid sur la peau, action réflexe sur le poumon ; acceptée comme vraisemblable, dans ce cas particulier, par Vulpian, l'action réflexe est une action nerveuse particulièrement féconde en troubles de la circulation capillaire.

J'en vois la preuve *dans son traitement*, ipéca, tartre sti-

----

(1) Cette leçon, faite le 3 janvier 1878, est antérieure à la communication de Fernet à la Société clinique, le 28 février, sur la pneumonie zona du poumon et les altérations du pneumogastrique dans la pneumonie. C'est ce qui explique pourquoi le nom et le travail de Fernet ne sont pas cités.

bié, qui agissent d'une manière dynamique sur la circulation pulmonaire et portent sur le bulbe leur principale action ; aconit, digitale, modificateurs énergiques du système nerveux, impuissants à combattre les inflammations complètes.

J'en vois enfin la preuve *dans les phénomènes nerveux concomitants et consécutifs.* Le frisson et la fièvre violente précèdent plutôt qu'ils ne suivent la lésion, parce qu'ils proviennent directement de la secousse imprimée au centre vaso-moteur ; les sueurs, souvent abondantes, critiques quelquefois, peuvent exister dès le début et accuser une perturbation vaso-motrice des plus graves et un danger prochain, de même que les éruptions miliaires; les crises terminales, les épistaxis en particulier, sont également des troubles vaso-moteurs. La douleur de côté n'est au début qu'une action réflexe sur le système sympathique du cou ; le délire peut n'être que la conséquence d'une action réflexe sur les vaso-moteurs de la périphérie du cerveau ; les vomissements, les palpitations peuvent provenir d'une action réflexe sur le pneumogastrique, le tremblement musculaire trahit une perturbation plus grave du système nerveux. Tous ces signes indiquent dans la pneumonie comme un ébranlement du système nerveux. Plusieurs d'entre eux sont discutables, mais ils ont dans leur ensemble une haute signification. Ils prouvent en définitive qu'entre ce type des inflammations qu'on nomme la pneumonie et ce qu'on appelle les névroses, la distance est quelquefois moins grande qu'on ne le croirait tout d'abord.

V

LES ARTHRITES NERVEUSES.

(A PROPOS D'UNE ARTHROPATHIE DANS UN CAS DE MYÉLITE.)

Messieurs, notre n° 26 de la salle Aillaud nous a présenté deux ordres de phénomènes dont les uns devaient induire et ont réellement induit le médecin en erreur et les autres devaient révéler au médecin l'origine première du mal. Les premiers sont des douleurs pseudo-rhumatismales ; les seconds sont des troubles trophiques dont l'eschare au sacrum était l'expression la plus accentuée.

Quand ce malade a été, pour la première fois, observé par nos confrères de la ville, il n'était pas encore paralysé ; il marchait avec difficulté mais surtout avec douleur ; les articulations des membres inférieurs étaient douloureuses et même un peu tuméfiées ; le diagnostic rhumatisme fut porté. Quand il est entré dans nos salles, il avait encore ce gonflement douloureux des jointures, qui était même appréciable aux membres supérieurs, et il n'hésita pas à nous dire qu'il était atteint de rhumatisme. Mais déjà les mouvements de ses membres inférieurs étaient plus difficiles que douloureux, et surtout un phénomène dominait la scène morbide : une énorme eschare s'était formée au sacrum et dans la région environnante, eschare qui, en se détachant, avait mis à nu une vaste plaie, fétide et assez volumineuse pour loger tout entière ma main étendue ; les muscles dénudés et l'os lui-même étaient aperçus au fond de la plaie. En présence de cette eschare, le doute n'était pas possible ; nous avions affaire à une arthropathie et à des troubles trophiques produits par une myélite.

Ces deux phénomènes, l'arthrite et l'eschare, dont l'association nous éclairait tout de suite sur le diagnostic à porter, ne sont pas, sachez-le bien, des épisodes exceptionnels dans l'histoire des myélites; dans certaines myélites, leur présence est la règle. Il est donc juste de rechercher leurs conditions pathogéniques aussi bien que leurs caractères cliniques. C'est ce que nous allons faire aujourd'hui pour l'arthrite et ce que nous ferons très-prochainement pour l'eschare; ce qui me permettra de vous montrer sous un de ses aspects l'action pathogénique du système nerveux sur certaines inflammations articulaires et sur certaines gangrènes.

Les douleurs articulaires dont a souffert notre malade sous l'influence de sa myélite aiguë centrale et la qualification de rhumatismales qui leur a été donnée appellent notre attention sur les arthropathies que peuvent produire les affections des centres nerveux en général et les myélites parenchymateuses en particulier, ainsi que sur les rapports des arthropathies avec le rhumatisme. Ce sont les deux questions que je me propose d'examiner avec vous aujourd'hui.

A. — Les affections des centres nerveux sont susceptibles de déterminer des douleurs et des altérations inflammatoires dans les articulations.

J'en vois une première preuve dans l'arthropathie des hémiplégiques; une seconde preuve dans l'arthropathie des ataxiques; une troisième preuve dans l'arthropathie de la myélite centrale, dont nous nous occuperons plus spécialement.

L'arthropathie des hémiplégiques a été surtout étudiée par Scott Alison, par Brown-Sequard et par Charcot.

On la rencontre surtout à la suite du ramollissement cérébral en foyer, accessoirement à la suite des foyers d'hémorrhagie cérébrale.

C'est entre quinze et trente jours après l'attaque apoplectique qu'on l'observe, au moment de l'apparition de la contracture tardive. La tuméfaction, la rougeur, la douleur articulaire rappellent les phénomènes du rhumatisme articulaire aigu. Les gaînes tendineuses participent au mouvement morbide. Charcot a démontré qu'il s'agit d'une synovite avec végétations, multiplication des éléments nucléaires et fibroïdes qui constituent la séreuse articulaire, augmentation de nombre et de volume de ses capillaires; dans les cas intenses, exsudation séro-fibrineuse à laquelle se mêlent des leucocytes.

Il y a une autre arthropathie des hémiplégiques décrite par Hitzig, mais celle-là n'est ni nerveuse dans son origine ni inflammatoire dans sa nature. Elle occupe l'épaule; on la rencontre dans les hémiplégies anciennes et paraît provenir du déplacement des surfaces articulaires occasionné par la paralysie des muscles.

L'arthropathie des ataxiques, étudiée surtout par Charcot, Ball, Bourneville, Blum, Jos. Michel, a pour lieux d'élection les genoux, les épaules et les coudes. Son début est le plus souvent brusque. Du jour au lendemain un gonflement considérable se produit; après quelques jours, la tuméfaction diminue, il reste une hydarthrose, puis l'arthrite déformante se développe avec sa tendance à l'atrophie des extrémités articulaires et des muscles qui s'y insèrent, avec ses luxations consécutives. Le point de départ est, d'après Charcot, dans une lésion de la substance grise des cornes antérieures. Il n'est pas étonnant, d'après ce siége, que l'arthropathie puisse accompagner aussi l'atrophie musculaire progressive, ainsi d'ailleurs que l'ont démontré Patrubau, Remak et Rosenthal.

Ce que les affections cérébrales peuvent produire, ce que peuvent produire des affections spinales à marche chronique, certaines affections spinales à marche aiguë peuvent également le déterminer, et, parmi elles, la myélite aiguë centrale.

Cette arthropathie se présente sous une forme aiguë et peut, comme notre homme nous en a offert l'exemple, revêtir des aspects divers.

Il est des cas où les douleurs sont le seul symptôme. Elles courent, comme chez notre malade, d'une articulation à l'autre, occupant de préférence les jointures des membres inférieurs, particulièrement les genoux et les articulations tibio-tarsiennes, pouvant envahir aussi les membres supérieurs, et notamment les épaules.

Dans d'autres cas, les douleurs sont plus fixes et une certaine tuméfaction vient s'y joindre. Nous avons observé chez notre homme, d'une manière bien manifeste, cette tuméfaction douloureuse sans rougeur au genou droit.

Il est aussi des cas, et c'est ce qui s'est encore, à un moment donné, présenté chez notre malade, où la douleur est accompagnée de tuméfaction et de rougeur, ce que nous avons observé à son cou-de-pied droit.

Il en est encore où cette tuméfaction ne se borne pas aux jointures, mais envahit les tissus environnants; vous en avez eu la preuve à la partie inférieure de la jambe droite chez notre malade.

Des phénomènes concomitants accompagnent ces symptômes articulaires : parmi eux je vous signalerai surtout les eschares précoces et la paraplégie. Ce sont ces trois symptômes réunis, arthropaties, eschares, paraplégie, qui constituent un faisceau pathognomonique. La paraplégie est ordinairement le premier phénomène observé; chez notre malade, le premier phénomène observé a été la douleur, car il promenait encore les premiers jours de son pseudo-rhumatisme. L'eschare vient ensuite, comme on le voit dans une observation de Moynier où la paraplégie ouvrit la scène en janvier; l'eschare la continua en février, et l'arthropathie la compléta au commencement de mars. Le plus souvent ces trois ordres de phénomènes mettent un temps beaucoup plus court à se réunir. L'atrophie musculaire, qui manquait chez notre malade, peut venir se joindre à ce cortége morbide où l'on observe encore des urines ammoniacales, symptôme important de myélite, la fréquence avec petitesse du pouls et la dyspnée qui annoncent que la maladie a gagné les parties supérieures de la moelle. Souvent, par contre, comme chez notre homme, la sensibilité est conservée, ce qui prouve que le système postérieur de la moelle est demeuré intact. La température, enfin, peut présenter des modifications considérables dont les lois ne sont pas encore fixées ; tantôt très-élevée, tantôt très-inférieure, ce qui, d'après Parinaud, serait la règle, elle présente souvent une élévation passagère pour s'abaisser ensuite au-dessous de la normale. Chez notre homme, nous avons successivement comparé les données thermométriques aux résultats de l'exploration du pouls, la température centrale à celle des extrémités et celle d'un côté à celle de l'autre côté. Au début, la température axillaire étant de 37°,5 à 37°,9, le pouls, dépressible, oscillait entre 90 et 110 ; à la fin, la température s'étant élevée à 38° et 39°, le pouls était descendu à 68. Ce désaccord est à noter comme signe d'affection spinale. Il y a eu peu de différence entre la température centrale et celle des extrémités ; celle des mains s'est maintenue entre 36° et 37° ; celle des pieds, d'abord élevée à 37°, a baissé progressivement jusqu'à 32°. Les différences entre les deux côtés n'ont été que de quelques dixièmes de degré.

Ce n'est pas à sa nature même que la myélite centrale doit de produire ces arthropathies. C'est à son siége, et ce qui le prouve, c'est qu'on voit des myélites d'origine bien différente les produire également. A côté de la myélite alcoolique dont notre homme était convaincu, on trouve des myélites spontanées, comme dans les cas de Gull et de Moynier ; des myélites consécutives au mal de Pott, ce qui est tout à fait exceptionnel, car, ainsi que vous l'avez constaté chez notre ancien n° 13 de la salle Ducros, la myélite du mal de Pott est périphérique et volontiers circulaire,

mais ce qui a été cependant observé par Mitchell et par
Charcot; des myélites consécutives à une lésion traumatique de la moelle, comme en témoignent les faits de
Viguès et de Joffroy. Toutes ces myélites produisent des
arthropathies parce qu'elles sont centrales et surtout parce
qu'elles atteignent les cornes antérieures de la substance
grise, comme tendent à le démontrer les travaux de Charcot et de son école.

L'autopsie de notre sujet confirma cette manière de voir.
Il y avait ouverture de l'articulation sacro-coccygienne au
fond de l'eschare ; la dure-mère était altérée dans sa partie
inférieure seulement ; l'arachnoïde était intacte, ce qui
prouve l'action prédominante de l'inflammation centrale.

Huit coupes ont été pratiquées. Au renflement cervical,
l'aspect des cornes était un peu confus; dans la dernière
corne antérieure, il n'y avait plus de distinction possible.
La région dorsale présentait des désordres profonds qui
allaient en diminuant de haut en bas; dans les trois premiers segments, les cornes étaient complètement détruites;
au troisième, on voyait une hémorrhagie, une hématomyélie
consécutive. A la région lombaire, les altérations étaient
très-légères. D'accord avec la loupe, le microscope a démontré au docteur Garcin la destruction des cellules et la
production de quelques éléments conjonctifs jeunes.

B. — La ressemblance extérieure des phénomènes articulaires développés par la myélite centrale avec les symptômes du rhumatisme articulaire aigu, ressemblance qui,
si l'on se borne à l'examen des surfaces affectées, peut
paraître une identité complète, soulève la question des
rapports de cette arthropathie avec le rhumatisme, question que Mitchell, de New-York, avait déjà abordée et
qu'une récente communication de Vallin à la Société médicale des Hôpitaux a mise à l'ordre du jour.

Cette question est double : il y a le point de vue pathogénique, que je me contenterai d'indiquer, parce que je

crois qu'une solution du problème serait actuellement prématurée; il y a le point de vue clinique, où l'on peut, ce me semble, poser les bases d'un diagnostic ordinairement exact.

Au point de vue pathogénique, Mitchell, frappé de la ressemblance des phénomènes articulaires consécutifs à la lésion spinale et de ceux que produit le rhumatisme, a eu une idée hardie qui était peut-être un trait de génie : il a fait du rhumatisme une affection spinale. Cette idée n'obtint d'abord aucune adhésion ; elle frappa par sa singularité, qui la préserva de l'oubli. Elle a été reprise aujourd'hui, et Ernest Besnier, qui s'est beaucoup occupé de rhumatisme, a de la tendance à faire de cette maladie une affection spinale. C'est aller peut-être un peu vite et s'exposer à ne tenir aucun compte des causes locales qui produisent des rhumatismes partiels, et de la vitalité, de l'activité propre des surfaces articulaires. Toujours est-il que la question mérite d'être étudiée soigneusement et longtemps.

Au point de vue clinique, que le rhumatisme articulaire soit ou non une affection spinale, il s'agit de rechercher si l'on peut, oui ou non, distinguer cette affection des arthropathies que produisent les myélites centrales.

La communication de Vallin à la Société médicale des Hôpitaux prouve que le problème est plus complexe encore puisqu'il faut, parmi les manifestations du rhumatisme aigu, réserver une place au rhumatisme spinal, à un rhumatisme qui se fixe sur les enveloppes de la moelle au même titre que sur les séreuses.

Recherchons donc d'abord comment on peut distinguer la myélite centrale avec arthropathie du rhumatisme articulaire. Nous examinerons ensuite les caractères spéciaux du rhumatisme spinal aigu et les différences qu'il présente avec la myélite centrale.

Les moyens de diagnostic, nous ne les trouvons pas dans les caractères objectifs et subjectifs des symptômes articulaires, où les phénomènes de douleur, gonflement et rougeur peuvent être identiques dans les deux cas, et l'on comprend qu'en se bornant à l'examen des symptômes, Mitchell soit arrivé à identifier la myélite centrale et le rhumatisme.

Mais une différence commence à se manifester quand on considère le siége de ces troubles articulaires qui débutent, dans la myélite, par les membres inférieurs pour y rester souvent limités et qui n'envahissent que plus tard les membres supérieurs où ils ont toujours moins d'intensité.

Cette différence s'accentue davantage quand on suit la marche de ces phénomènes articulaires, marche extrêmement irrégulière dans le rhumatisme aigu polyarticulaire, passant d'une articulation à l'autre, disparaissant sur un point pour y revenir plus tard, dans cette affection morbide et capricieuse; marche beaucoup plus régulière dans la myélite, où elle envahit progressivement de bas en haut les diverses articulations, sans abandonner les points primitivement affectés.

Mais le diagnostic s'élucide si, au lieu de limiter son regard aux articulations, le médecin examine son malade tout entier.

Il remarquera des rapports avec d'autres troubles nerveux, et, parmi eux, en première ligne, des paralysies; non pas cependant que les altérations articulaires se manifestent nécessairement, comme l'a dit Charcot, sur des membres primitivement paralysés; le fait de notre malade proteste contre cette loi par trop absolue. Au lieu de la paralysie, il pourra, comme chez notre homme, n'exister quelque temps que de la parésie, et parfois il sera difficile de distinguer l'entrave aux mouvements apportée par la douleur de celle qui provient du défaut de force motrice.

Il y aura aussi parfois, mais généralement plus tard, dans la myélite, des fourmillements, des picotements et autres troubles de la sensibilité. Il est à remarquer que ces troubles de la sensibilité consistent surtout en des hyperesthésies du côté où prédomine la paralysie, et des anesthésies du côté où la paralysie est moindre ; c'est-à-dire que dans la myélite les troubles de la sensibilité et de la motilité, quand ils ne sont pas généralisés, sont croisés. L'existence et les caractères de ces troubles, qui ne sont pas constants, constituent un précieux moyen de diagnostic.

Il y a encore, dans les deux maladies, quelques troubles sécrétoires ; des sueurs générales abondantes dans le rhumatisme, quelquefois une sueur plus ou moins froide, visqueuse et localisée dans la myélite ; des urines acides et chargées d'urates dans le rhumatisme ; des urines alcalines, ammoniacales, chargées de muco-pus et de phosphates dans la myélite, comme chez notre malade ; de la constipation dans le rhumatisme à sa période ascendante ; dans la myélite quelquefois, comme chez notre homme, des selles abondantes et aqueuses qui paraissent tenir à une paralysie consécutive du grand sympathique abdominal.

Il y a aussi des changements dans la circulation et la température : fièvre primitive avec élévation modérée mais générale et uniforme dans le rhumatisme ; élévation ou abaissement notable dans certains cas de myélite, en désaccord avec le pouls, et distribution irrégulière de la température, plus particulièrement modifiée dans les parties inférieures du corps.

Il y a encore des modifications nutritives, des eschares à formation rapide, des atrophies musculaires qui appartiennent spécialement à la myélite, bien que Tabourin ait publié, dans les *Archives Générales*, un travail sur le rhumatisme scapulaire atrophique et l'atrophie musculaire rhumatismale ; ce rhumatisme-là pourrait bien être une myélite.

Il y a enfin des phénomènes viscéraux. Ils sont surtout thoraciques dans le rhumatisme, où dominent les symptômes cardiaques ; ils sont surtout abdominaux dans la myélite, qui produit la tympanite par atonie intestinale.

De sorte, qu'en résumé, si on examine le malade uniquement dans l'aspect des phénomènes articulaires, on conclut à l'identité du rhumatisme et de la myélite ; on conclut au contraire à des différences profondes et radicales si on examine, non pas les articulations douloureuses, mais la maladie tout entière.

Quant au rhumatisme spinal aigu, sa ressemblance avec la myélite centrale est encore plus superficielle.

Dans la première observation de Vallin, nous voyons un malade rhumatisant pris presque subitement d'une paralysie qui abandonne le membre inférieur gauche pour se porter au membre supérieur droit. Cette paralysie erratique est bientôt remplacée par les phénomènes articulaires et par la péricardite. Dans la deuxième observation du même auteur, c'est une hyperesthésie généralisée qui domine d'abord la scène ; des symptômes articulaires lui succèdent, puis des troubles respiratoires. Dans la troisième, il s'agit d'un trouble unilatéral, hémiparésie avec hémianesthésie du même côté, ce qui doit forcément faire éliminer ce fait en rendant plus vraisemblable l'origine encéphalique que l'origine spinale de l'affection. Dans aucun de ces cas, il n'y eut mouvement fébrile, contrairement à ce qui se passe dans le rhumatisme cérébral.

A la suite de la communication de Vallin, Rendu a présenté à la Société médicale des Hôpitaux une observation bien propre à élucider le diagnostic différentiel que nous étudions. La femme qui en était le sujet avait au genou et aux articulations tibio-tarsiennes un gonflement douloureux qui rappelait tous les caractères du rhumatisme subaigu ; il y avait plus de gonflement encore autour qu'à l'intérieur des articulations ; le coude était également affecté ; la température n'était que de 37°, mais le pouls précipité battait jusqu'à 160. La formation d'une eschare au sacrum fit songer à la possibilité d'une affection médullaire ; bien que la sensibilité restât intacte, la contractilité musculaire s'affaiblit ; il y eut un peu d'incontinence des urines et des selles ; à la fin il y eut un œdème énorme des membres, les escha res se multiplièrent et la malade mourut dans le collapsus.

Il s'agissait d'une myélite. Les genoux, dont la synoviale était injectée, contenaient une sérosité jaunâtre avec beaucoup de globules de pus.

Ces diverses observations vous montrent les caractères propres du rhumatisme spinal et de la myélite centrale et vous permettent de noter les principales différences qui existent entre ces deux affections.

Le rhumatisme spinal diffère de la myélite par la mobilité plus grande et l'intensité moindre des expressions phénoménales et par les rapports d'alternance des troubles locomoteurs avec les phénomènes articulaires, qui, au lieu de se présenter comme les conséquences de la maladie, en sont ici plutôt le remède, par déplacement du mal. Il en diffère aussi par certaines complications viscérales, telles que les péricardites. C'est donc une affection qu'on peut distinguer de la myélite centrale parce qu'elle est superficielle au lieu d'être profonde ; parce que sa mobilité et ses complications trahissent son origine rhumatismale ; parce qu'elle ne produit pas les phénomènes graves ou dangereux, les eschares en particulier, que l'on observe dans la myélite centrale.

Nous maintiendrons donc, au point de vue clinique, à la myélite centrale son existence indépendante des affections rhumatismales en même temps que son influence comme cause spéciale d'arthrites ou d'arthropathies.

VI

LES GANGRÈNES NERVEUSES.

(DES ESCHARES DANS LES MYÉLITES.)

Messieurs, des deux phénomènes qui ont spécialement fixé notre attention chez le .n° 26 de la salle Aillaud, l'un n'était que douloureux, c'est l'arthropathie, l'autre était douloureux et dangereux en même temps ; c'est l'eschare.

Nous nous sommes occupés spécialement de l'arthrite ; nous ne pouvons faire moins d'honneur à l'eschare, d'autant plus que cette action pathogénique du système nerveux que nous recherchons dans les faits cliniques nous la retrouvons ici sous une forme spéciale et peut être pour vous inattendue.

Ce n'est pas d'aujourd'hui cependant que l'influence des troubles nerveux sur les gangrènes a été signalée. Dès 1857, Zambaco avait consacré sa thèse à la gangrène par troubles nerveux, et, en 1862, Maurice Raynaud faisait connaître dans la sienne la gangrène symétrique des extrémités qui est une névropathie. Ce sont, à mes yeux, et avant bien d'autres, les deux travaux les plus remarquables sur la question. La thèse de Raynaud nous montre la gangrène succédant à une perturbation vaso-motrice ; celle de Zambaco nous signale la gangrène directement produite par un trouble trophique.

Nous savons aujourd'hui que les gangrènes ne proviennent pas de la suppression d'influx nerveux ; qu'on peut, ainsi que Hebreard et Wolf l'ont fait avec succès, couper tous les nerfs d'un membre, ou, à l'exemple de Brown-Sequard, sectionner la moelle, sans produire cet état morbide ; mais que, au contraire, la galvanisation d'un nerf ou d'un ganglion, comme dans les expériences de Gasser, ou sa compression et son irritation, comme dans les faits de Brown-Sequard et de Paget, peut provoquer l'ulcération et la gangrène.

Les eschares du sacrum dans les myélites sont une variété de ces gangrènes par perturbation nerveuse.

Signalées d'abord en Angleterre par Bright et par Brodie, spécialement décrites en Allemagne par Samuel sous le nom de decubitus acutus, ces eschares à marche rapide ont été beaucoup mieux étudiées en France par Charcot, dans ses leçons sur les malades du système nerveux.

Je me propose d'examiner sucessivement avec vous : les conditions pathologiques dans lesquelles on les observe ; les symptômes qu'elles présentent ; les accidents qu'elles provoquent ; le traitement qu'on peut leur opposer.

A. — Les affections spinales qui produisent ces eschares peuvent être considérées dans leur nature, dans leur siége et dans leur mécanisme.

Dans leur nature, nous remarquons d'abord qu'un certain nombre d'entre elles sont traumatiques. De nombreux faits de fractures ou de luxations de la colonne vertébrale recueillis par Bright, Brodie, Jeffreys, Ollivier d'Angers, Wood, témoignent en faveur des influences traumatiques.

Comme l'a établi Gurlt d'après une analyse de 270 cas, les eschares sont fréquentes à la suite des lésions spinales avec déplacement des vertèbres ou de leurs fragments, et apparaissent de bonne heure. Dans un cas de Buchner, où une chute d'un lieu élevé entraîna la diastase complète des sixième et septième cervicales, la mort survint au bout de soixante heures et déjà le décubitus était très-prononcé. Dans un cas de Jeffreys relatif à une fracture de la quatrième dorsale, une eschare était formée dès le quatrième jour. C'est aussi le quatrième jour que l'eschare se manifesta dans un cas de fracture de la septième cervicale observé par Colliny, et c'est le treizième jour seulement qu'on la vit apparaître dans un fait d'Ollivier d'Anger, où la fracture portait sur la douzième dorsale. Dans quelques cas, un de Brodie, un de Jeffreys, un de Wood, dès la fin du deuxième jour apparaissaient les bulles qui annoncent l'eschare ; mais, d'après la statistique de Gurtl, c'est du quatrième au cinquième jour qu'on aperçoit les signes précurseurs.

Ce sont surtout les lésions de la région cervicale à la partie inférieure et de la région dorsale qui les déterminent ; seulement, tandis que la statistique d'Ashurt semble établir que les troubles de nutrition deviennent d'autant plus fréquents que la lésion descend plus bas, celle de Gurlt paraît démontrer que les lésions des parties supérieures de la moelle y exposent davantage.

C'est spécialement quand ces lésions sont suivies de phénomènes inflammatoires, infiltrations purulentes ou abcès, qu'on voit ces eschares se produire : ce qui est fréquent, parce que les esquilles dans la moelle jouent le rôle de corps étrangers comme l'épine dans le doigt.

Il y a aussi les eschares qui se développent à la suite d'une influence traumatique indirecte, à la suite d'un effort, par exemple, comme tendrait à le prouver une observation de Gull : C'est le cas d'un employé des docks de Londres, qui, en soulevant un fardeau, ressentit dans le dos une douleur subite ; le lendemain, il était paralysé ; quatre jours après, il avait une eschare : son urine était ammoniacale ; il mourut au bout de dix jours, et l'autopsie fit reconnaître un ramollissement inflammatoire de la moelle au niveau de la cinquième et de la sixième dorsale.

Comme la myélite traumatique, la myélite aiguë spontanée produit quelquefois les mêmes eschares. Ce sont surtout des myélites à début brusque, à évolution rapide. L'eschare survient très-peu de temps après la paralysie, le cinquième jour dans un cas de Duckworth ; le dixième, dans ceux de Joffroy, Voisin et Cornil; le neuvième et le douzième dans ceux d'Engelken. Le décubitus aigu accompagne aussi, comme dans un cas de Duriau, l'hématomyélie, qui paraît d'ailleurs n'être qu'un accident de la myélite centrale. Un état aigu venant compliquer un état chronique peut également le produire, comme l'a constaté Charcot; l'inflammation provoquée par une tumeur des parties centrales de la moelle le peut également, comme l'a démontré Mac-Dowells; de même l'irruption soudaine dans la cavité rachidienne du pus provenant d'un abcès chez un sujet atteint de mal vertébral, ainsi que Charcot l'a observé. Voilà les principales conditions dans lesquelles se manifestent les inflammations spinales d'où résultent les eschares.

Ainsi d'un côté des affections spinales traumatiques agissant quelquefois par compression, le plus souvent par irritation; d'autre part, des affections spinales spontanées d'origine inflammatoire ; telles sont ces maladies considérées dans leur nature.

Si on les considère dans leur siége, il faut les examiner successivement dans le sens vertical et dans le sens horizontal.

Dans le sens vertical, vous remarquerez que le point de départ peut être la partie inférieure de la région cervicale et toute la région dorsale. Le siége en est plus facilement déterminé dans les affections traumatiques et notamment dans les fractures. A l'autopsie de notre homme, vous avez vu que le siége principal de la lésion, très-étendue d'ailleurs, c'était la partie supérieure de la région dorsale. Brodie et Charcot s'accordent à penser que les eschares sont plus hâtives quand l'altération spinale est située plus haut.

Dans le sens horizontal, où nous trouvons tour à tour la substance blanche et la substance grise. Dans la substance blanche, les cordons antérieurs, destinés à la motilité, ne peuvent être incriminés, de même qu'une grande partie des cordons latéraux et postérieurs, destinés à la sensibilité. Charcot ne mettrait pas à l'abri de tout soupçon les faisceaux blancs postérieurs, parce que les irritations de certaines parties de ces faisceaux déterminent quelquefois de petites éruptions cutanées et des altérations épidermiques qu'on peut rencontrer dans l'ataxie locomotrice.

C'est dans la substance grise qu'en est le point de départ, mais non également dans toutes ses parties. Les cornes antérieures, dont les lésions produisent l'atrophie musculaire, ne contribuent pas aux eschares, qui manquent toujours dans la paralysie infantile. Les cornes postérieures paraissent y contribuer, mais d'une manière moins constante et moins puissante que la partie centrale de la substance grise.

Voilà pour l'étiologie du décubitus. Passons maintenant à la pathogénie, c'est-à-dire qu'après avoir constaté la nature et le siége des lésions qui le produisent, tâchons de connaître leur mécanisme. Comment les affections spinales déterminent elles ces eschares ?

Remarquez d'abord que c'est non par suppression fonctionnelle mais par excitation. La section de la moelle ne produit pas d'eschares, tandis que l'inflammation de la moelle en produit, l'inflammation qui s'accuse par les caractères de la myélite aiguë ou suraiguë.

Remarquez en second lieu, que cette action trophique est indépendante de l'action motrice et de l'action vaso-motrice, puisque la paraplégie se montre souvent sans eschare et que l'eschare n'est ni fatalement consécutive, ni régulièrement proportionnelle à la paraplégie ; d'ailleurs les expériences de Brown-Sequard ont démontré que dans les hémiplégies provoquées par un traumatisme de la moelle, on peut rencontrer d'un côté la paralysie du mouvement et des vaso-moteurs avec hypéresthésie, de l'autre, celle de la sensibilité et les eschares.

Remarquez, en troisième lieu, que ce trouble trophique n'est nullement lié aux troubles de la sensibilité, avec lesquels cependant il est en rapports plus intimes qu'avec les autres désordres fonctionnels. Chez notre malade, en effet, avec une immense eschare coïncidait la conservation presque complète de la sensibilité ; chez un malade de Jeffreys l'eschare apparut quand la sensibilité revint.

Remarquez enfin que la pression n'exerce qu'une influence

insignifiante sur la formation de ces eschares, comme le prouve la rapidité de leur production, comme le démontrent aussi ces eschares unilatérales qui se développent dans des cas de lésion traumatique de la moelle ayant déterminé une hémiparaplégie. Comparez, sous ce rapport, notre n° 26 de la salle Aillaud, qui a eu une eschare au bout de quelques jours, avec notre n° 13 de la salle Ducros, paraplégique depuis plusieurs mois, et qui, malgré son immobilité prolongée, n'a pas la moindre eschare.

B. — C'est, dans la très-grande majorité des cas, à la région sacrée que ces eschares se forment, au-dessus et en dedans du siége de prédilection des eschares de cause cérébrale, qui occupent la région fessière d'un seul côté.

Les eschares spinales occupent la ligne médiane et s'étendent aux parties voisines symétriquement de chaque côté, excepté toutefois dans quelques cas de traumatisme, où elles sont unilatérales et se forment du côté opposé à la lésion.

A cette eschare principale peuvent s'en ajouter d'autres favorisées par la pression, surtout à la région trochantériennes où elles se développent de préférence du côté où le malade appuie. On peut en trouver encore à la partie interne du genou, au talon, par exception, à la pointe des omoplates ou sur les régions olécrâniennes ; sur les points aussi où des sinapismes ont été appliqués. Ces eschares nouvelles sont le plus souvent bilatérales et symétriques.

Quelques jours et parfois même quelques heures après le début de l'affection spinale ou sa brusque exacerbation, il se développe sur certains points de la peau une ou plusieurs plaques érythémateuses avec infiltration du derme par de nombreux leucocytes.

La teinte de la peau est tantôt rosée, tantôt rouge sombre ou violacée ; il y a parfois aussi une tuméfaction phlegmoneuse.

Apparaissent ensuite, au bout d'un jour ou deux, les vésicules ou les bulles qui se développent vers la partie centrale de la plaque, renfermant un liquide tantôt incolore, tantôt opaque et plus ou moins brun.

Quelquefois le mal ne va pas plus loin ; d'autres fois, ces vésicules se déchirent, laissant à nu une surface parsemée de plaques bleuâtres par infiltration sanguine du derme ; ces plaques se réunissent ; l'eschare se constitue et gagne en profondeur. On peut voir au fond les muscles, les tendons, les os eux-mêmes.

Plus tard, peut parfois se développer un travail de réaction, d'élimination, suivi, dans les cas heureux, de réparation souvent lente et entravée dans sa marche.

C. — Ces eschares exposent à des accidents divers ; ce sont les accidents communs des vastes plaies :

A la cachexie par déperdition abondante, comme peuvent en produire les plaies à large surface qui suppurent indéfiniment. C'est alors que surviennent l'amaigrissement progressif et la petitesse du pouls, phénomènes que vous avez pu observer chez notre malade, qui nous était cependant arrivé avec une figure florissante contrastant singulièrement avec les vastes eschares dont il commençait à être porteur.

Aux complications que trop souvent produisent les plaies : infection purulente avec abcès métastatiques dans les viscères, phénomènes rares constatés cependant par Billroth, qui a observe ainsi chez un malade six à huit abcès à la surface des reins, et par Milderdorf, qui a observé des abcès métastatiques dans les poumons ; infection putride avec fièvre rémittente, complication aussi fréquente que la précédente est rare ; embolies gangréneuses, thrombus imprégnés d'ichor gangréneux, rencontrés par Foville, Charcot et Ball, bien avant que, suivant une jolie expression de Charcot, la théorie de l'embolie fût germanisée.

Ces eschares exposent de plus à des accidents spéciaux qui dépendent du siége des lésions :

Aux désordres consécutifs du système nerveux. Si un désordre nerveux a été la cause première du mal, le mal à son tour peut produire, comme dernier effet, un désordre nerveux. Il y a dénudation du sacrum, destruction du ligament sacro-coccygien, ouverture consécutive du canal sacré ou de la cavité de l'arachnoïde. Le pus et l'ichor viennent baigner la dure-mère et, si celle-ci est détruite en un point, pénétrer jusque dans la cavité de l'arachnoïde. Il s'en suit tantôt une méningo-myélite ascendante purulente, tantôt une méningo-myélite ascendante ichoreuse, produite par la présence du liquide qui irrite et qui même, comme Baillarger l'a signalé, peut imbiber et teindre le système nerveux en lui donnant une coloration bleuâtre ardoisée. C'est là, comme Ollivier d'Angers l'avait reconnu, et comme l'admet Charcot, notre guide dans toute cette étude, la principale cause des accidents cérébro-spinaux qui terminent rapidement la vie dans un grand nombre d'affections de la moelle. Cependant, si nous devions en juger par ce qui s'est passé chez notre malade, cette opinion serait exagérée : l'ouverture du rachis s'est produite chez lui, mais c'est l'inflammation primitive de la moelle avec destruction de la substance grise qui a déterminé la mort : la diarrhée, due en partie peut-être à la paralysie du grand sympathique, la dyspnée, l'affaissement cardiaque l'ont tué par extension de la myélite à la région cervicale, comme d'ailleurs l'autopsie l'a prouvé.

D. — Les conséquences des escharres sacrées, en nous prouvant qu'effets des affections spinales, ces escharres deviennent à leur tour causes d'accidents divers et de la plus haute gravité, nous indiquent la voie thérapeutique à suivre. Il faut, d'une part, combattre l'affection primitive de la moelle qui a produit l'eschare ; il faut, d'autre part, attaquer directement l'eschare elle-même, afin d'en atténuer les effets.

Le grand moyen de traitement des myélites en général

consiste dans la cautérisation et notamment dans l'emploi des raies de feu, que, règle générale, je ne saurais trop vous recommander. Vous comprenez qu'en présence des eschares, bien qu'elles soient placées trop bas pour produire une révulsion utile, on n'ose recourir à un pareil moyen.

Il y a deux remèdes auxquels on peut recourir : l'un, est l'arsenic, qui, probablement par l'action qu'il exerce sur le système nerveux, est le grand modificateur des troubles trophiques ; l'autre, est l'ergotine, dont l'action élective sur les affections de la moelle mérite d'être remarquée. Vous me direz : l'ergotine produit la gangrène. Je vous réponds : raison de plus pour l'employer dans la gangrène, car nous voyons souvent une substance produire à dose thérapeutique des effets opposés à son action toxique. J'essayerai volontiers aussi, à une période peu avancée du mal, le chloral qui nous a donné de trop bons résultats dans la méningo-encéphalite et dans la myélite avec paraplégie pour ne pas nous en promettre aussi dans toutes les myélites aiguës. A une période plus avancée, quand les forces diminuent et que la cachexie gagne du terrain, l'alcool est indiqué ainsi que le phosphore.

Quant au traitement de l'eschare, sans doute le vin aromatique, les balsamiques, le baume du Pérou additionné d'huile de ricin recommandé par Trousseau pour les eschares des dothinentériques, trouvent leur application parce qu'ils ont leur utilité. Il y a cependant deux moyens que je trouve ici supérieurs à tous les autres : une solution de chloral non pas concentrée mais au vingtième, antiseptique en même temps qu'analgésique et cicatrisante, mais surtout l'iodoforme incorporé à un corps gras, au cinquantième et même en solution plus concentrée ; c'est un moyen plus sûrement encore antiseptique et cicatrisant.

Sans doute, le résultat que grâce à ces moyens nous avons obtenu n'est pas merveilleux, puisque le malade a fini par succomber, mais nous avons prolongé son existence pendant plus d'un mois. Le médecin qui nous l'avait adressé, le

docteur Bos, rencontra sa femme huit jours après son entrée
et fut tout étonné de ne pas la voir en habit de veuve ; il
m'en a manifesté sa surprise. Si le malade nous était arrivé
plus tôt et si l'affection avait été moins intense, peut-être
aurions nous pu le guérir de son eschare et l'empêcher de
mourir de sa myélite, grâce à l'action combinée des moyens
locaux et généraux que je viens de vous rappeler.

L'INFLUENCE DES TROUBLES NERVEUX
SUR LES CONGESTIONS ET LES HÉMORRHAGIES.

VII

DES CENTRES VASO-MOTEURS AU POINT DE VUE CLINIQUE.

Messieurs, dans le fait si remarquable qui s'est déroulé sous vos yeux au nº 33 de la salle Aillaud, et dont je vous ai rappelé les principaux détails dans notre entretien sur les pneumonies nerveuses, vous avez vu apparaître successivement des phénomènes congestifs des muqueuses, notamment de la conjonctive et de la langue, puis de la peau, où des plaques rougeâtres et un pointillé de même couleur se sont montrés au visage, au cou, à la face dorsale des mains et des poignets, enfin des viscères, où une congestion poussée jusqu'à l'inflammation a occupé les poumons et une partie de la plèvre droite, pendant qu'une congestion intense envahissait le foie, la rate et le rein.

Ces troubles de la circulation capillaire avaient, au moins pour la plupart, sinon pour tous, leur origine dans un état morbide des centres nerveux, dans un ramollissement de la moelle cervicale. Il y avait congestion parce que certains centres vaso-moteurs étaient affectés. C'est pourquoi je me propose d'étudier avec vous, aujourd'hui, au point de vue clinique, la question des centres vaso-moteurs.

Trois problèmes me paraissent devoir être examinés, sur lesquels notre fait, même succinctement rappelé, n'est pas sans projeter quelques lumières :

1° Les conditions anatomiques des centres vaso-moteurs : leur étendue, leur multiplicité, leurs siéges principaux ;

2° Leur action physiologique, ses principaux modes, sa transmission, les influences qui la mettent en jeu ;

3° Les rapports qui les unissent entre eux, rapports de continuité, de suppléance et d'antagonisme.

A. — Le système vaso-moteur a dans les centres nerveux une *étendue* immense. Contrairement à l'opinion primitivement soutenue par Nasse, qui attribuait exclusivement à la moelle l'action vaso-motrice, Schiff a placé dans le bulbe rachidien le centre vaso-moteur unique du corps. Il en a donné comme preuve ce fait, avant lui constaté par Vulpian et Philippeaux, que si l'on pratique une hémisection de la moelle allongée on déterminera un échauffement, c'est-à-dire une paralysie des vaso-moteurs de toute une moitié du corps, aussi bien de la tête que des membres. Bezold a paru compléter cette démonstration en prouvant que le bulbe est le centre des actions réflexes vaso-motrices de tout l'organisme. Owjaniskow, qui a cherché à préciser les limites de ce centre, a constaté que, dans le bulbe, les éléments qui constituent les centres vaso-moteurs occupent, non pas précisément la ligne médiane, mais les côtés de cette ligne, ce qui explique comment leur lésion peut être suivie de troubles dans la circulation capillaire d'un seul côté.

Mais l'ensemble des recherches faites sur ce sujet ne permet pas de circonscrire dans le bulbe les limites de ce centre. Liégeois a constaté des phénomènes de dilatation vasculaire bien en avant, par la section des pédoncules cérébraux qui intéressait probablement les couches optiques. Je vous citais dernièrement le fait d'une apoplexie cérébrale avec prédominance de l'hémianesthésie sur l'hémiplégie, où, probablement par lésion de la capsule interne et de la couche optique, il y avait congestion pulmonaire double, avec prédominance dans le côté paralysé. Vulpian et Carville ont observé des troubles vaso-moteurs par lésion expérimentale des hémisphères. Eulenburg et Landois ont observé que la destruction de certaines régions corticales antérieures augmente de 5 à 7 degrés la température du côté opposé, tandis que leur excitation électrique abaisse la température. Cette région calorifique serait autour du sillon de Rolando. Ces recherches ont été confirmées par Plitzig. De leur côté, Lépine et Bochefontaine ont constaté que la faradisation de ces surfaces produit une augmentation de la tension sanguine appréciable à l'hémodynamomètre, et diminue la fréquence du pouls. Il y aurait à la fois action directe et croisée ; l'action croisée serait plus forte que l'action directe.

Donc, en haut, le centre vaso-moteur s'étendrait jusqu'à l'écorce cérébrale en suivant les pédoncules cérébraux et les couches optiques.

En bas, il ne s'étend pas moins. Le fait de notre malade du n° 33, qui était atteint d'un ramollissement de la moelle cervicale, tend à prouver qu'en bas il descend au moins jusqu'à la partie supérieure de la moelle. Dans cette question de l'étendue du centre vaso-moteur, ce fait vient plaider la cause de la moelle cervicale ; il prouve que cette partie de la moelle possède une action vaso-motrice, et il semble indiquer que cette action se fait sentir surtout sur les muqueuses de la face et les méninges cérébrales, ensuite sur les viscères thoraciques et abdominaux, accessoirement, et dans des limites très-restreintes, sur la peau. Les expériences de Vulpian, où l'on voit une lésion de la partie dorsale de la moelle, déjà coupée à la région cervicale, produire des troubles vaso-moteurs dans les membres inférieurs, les nombreuses observations cliniques où les altérations de la moelle produisent des changements de température, démontrent que ce centre se prolonge plus bas encore, et, de même qu'en haut nous l'avons vu remonter jusqu'à la périphérie de l'encéphale, en bas nous le voyons descendre jusqu'aux parties inférieures de la moelle.

Mais il n'y a pas qu'un seul centre vaso-moteur; il y en a plusieurs. Cette proposition relative à la *multiplicité* des centres vaso-moteurs s'appuie sur trois arguments d'importance inégale :

1° Le défaut de valeur des résultats produits par la section du bulbe, qui paralyse également les mouvements volontaires sans que le bulbe soit un centre pour les mouvements volontaires ;

2° Le fonctionnement isolé des vaso-moteurs de chaque organe ;

3° Enfin et surtout les expériences et les observations relatives aux ganglions du grand sympathique.

Les ganglions sympathiques, tout-à-fait indépendants et autonomes d'après les uns, placés par les autres sous la dépendance absolue de la moelle, paraissent avoir, d'après les recherches les plus modernes, une demi-autonomie. Liégeois coupe sur une grenouille toutes les origines du ganglion cervical supérieur et conserve tous les filets qui vont vers l'œil et vers la langue ; les phénomènes oculo-pupillaires sont peu prononcés ; mais, si on enlève ensuite les ganglions, ils s'accentuent bien davantage. Vulpian a publié des faits du même genre. Cl. Bernard a remarqué que les phénomènes oculaires dans la paralysie du trijumeau sont beaucoup plus prononcés quand il y a lésion du ganglion de Gasser.

Là est pour moi la solution, et le fait de notre malade peut être invoqué en faveur de cette manière de voir. Chez lui, les phénomènes oculaires existaient, mais avec assez peu d'intensité pour qu'il fût difficile d'y reconnaître les caractères de l'ophthalmie produite par la paralysie des trijumeaux ; ce fut une congestion prolongée pendant plusieurs mois plutôt qu'une véritable inflammation ; c'est qu'un seul des centres vaso-moteurs de la conjonctive avait été atteint, le centre spinal ; ceux qui proviennent du grand sympathique avaient été respectés. Notre fait apporte donc un faible témoignage en faveur de la multiplicité des centres vaso-moteurs.

Ces divers centres vaso-moteurs ont des *siéges* divers, et les arguments qui ont servi à établir leur multiplicité servent aussi à déterminer le siége de chacun d'eux.

Indépendamment du centre bulbaire, il y a probablement le centre protubérantiel, les centres cérébraux dans la couche optique et vers la périphérie; il y a les centres spinaux; il y a enfin les centres ganglionnaires disséminés dans le système sympathique.

Notre fait sert à établir le siége d'un centre spinal pour les muqueuses et les séreuses de la tête, différent du centre sympathique, l'influençant peut-être, mais ce dernier restant distinct, car il influe davantage encore sur les dimensions de la pupille et l'ouverture de la paupière que sur la circulation capillaire du visage.

B. — Malgré les revendications des allemands en faveur de Stilling et de Nasse, il est évident que c'est aux nombreuses expériences de Cl. Bernard d'abord, de Brown-Séquard et de Vulpian ensuite, que nous devons de connaître l'action physiologique du système vaso-moteur.

Nous avons à examiner ici la nature de cette action, sa transmission, les influences qui la mettent en jeu.

Dans sa *nature,* elle est vaso-constrictive ou vaso-dilatatrice.

L'excitation de la partie vaso-motrice du système nerveux, provoquée particulièrement par l'électricité, contracte les vaisseaux; leur section les dilate; ils sont vaso-constricteurs. C'est ce qui a été tout d'abord et surtout démontré pour l'action de la partie cervicale du grand sympathique sur les vaisseaux de la tête.

Il est à remarquer que la congestion qui succède à cette paralysie n'est pas nécessairement inflammatoire; elle peut, comme chez notre malade ainsi que chez certains ataxiques, durer des semaines et des mois, sans qu'il se produise une véritable inflammation; à tel point que, si la paralysie disparaît, du jour au lendemain cette congestion rebelle et permanente s'efface sans laisser de traces. Ainsi, comme le remarque Vulpian, Pourfour du Petit, John Reid et les premiers auteurs qui ont indiqué la rougeur de la conjonctive au nombre des effets de la section du cordon cervical du grand sympathique, ont eu tort de croire qu'il s'agissait d'une véritable inflammation. La congestion crée une disposition à ces phénomènes inflammatoires que fait naître dans l'œil une excitation par les poussières, partout ailleurs un affaiblissement du sujet, mal nourri, en proie à une diathèse ; que favorisent encore, phénomène remarquable qu'a signalé Cl. Bernard, des saignées fréquemment répétées, en d'autres termes, les influences débilitantes dont l'action est plus certaine que celle des impressions irritantes.

Une congestion qui constitue une imminence morbide pour l'inflammation, tel est donc l'effet de la suppression ou de la suspension de l'influence vaso-motrice. Le fait de notre malade confirme cette règle. Voilà du côté des yeux un état congestif qui persiste plus de deux ans et qui passe si peu à l'état inflammatoire qu'il met moins de deux jours à disparaître.

Ce qui est parfaitement vrai pour la muqueuse oculaire ne l'est plus autant pour le parenchyme pulmonaire. Par la section du cordon thoracique du grand sympathique, ce sont des pneumonies et, d'après Cl. Bernard, contredit par Vulpian, des pleurésies qui se développent ; mais il est à remarquer que ces inflammations-là, règle générale, ne suppurent pas, et que l'hépatisation pulmonaire se rapproche davantage des congestions que des inflammations proprement dites ; c'est en réalité une fluxion. Notre fait vient à l'appui des expériences de Cl. Bernard ; il est contraire à l'opinion de Vulpian, puisque il y a eu pleurésie sans traumatisme du cou. Il est vrai qu'on pourra nier ici l'influence vaso-motrice ; il est toujours si facile de nier ; mais qu'admettre alors ? une pleuro-pneumonie à frigore ? il serait étonnant que le seul cas intérieur de cette affection que nous ayons observé depuis longtemps se fût précisément rencontré chez cet homme.

La congestion par atonie vaso-motrice s'accompagne d'une élévation de température et d'une augmentation dans la sécrétion sudorale de la partie affectée ; il semble, en somme, que le territoire privé de ses nerfs vaso-moteurs a plus d'activité circulatoire et nutritive ; aussi, chez notre malade, le docteur Garcin a-t-il observé sur certains points du crâne une élévation de température de 4 à 5 degrés.

Par l'excitation des vaso-moteurs, l'effet inverse se produit, les artérioles et les veinules se resserrent, le sang prend dans les veines une teinte plus sombre, il circule moins activement dans les capillaires, la peau pâlit, sa température s'abaisse, la sueur s'arrête, les propriétés vitales paraissent affaiblies.

Mais à côté des nerfs vaso-constricteurs, il y a aussi les nerfs vaso-dilatateurs, découverts par Cl. Bernard. Les filets anastomotiques fournis au lingual par la corde du tympan ont cette action. Son électrisation active tellement le mouvement circulatoire que le sang artériel arrive dans les veines sans avoir perdu sa couleur, et l'écoulement de la salive est en raison de cette activité. Vulpian a constaté la même action sur les vaisseaux de la langue. Cl. Bernard croit qu'il y a d'autres dilatateurs ; que la branche auriculo-temporale du trijumeau a une action dilatatrice sur les vaisseaux de l'oreille, et de même l'extrémité terminale du pneumogastrique sur les vaisseaux du rein. Vulpian croit qu'il est difficile de reconnaître ces vaso-dilatateurs, mais qu'ils existent probablement partout, comme les constricteurs. Schiff pense que le cordon cervical du grand sympathique renferme à la fois des fibres vaso-dilatatrices et vaso-constrictives, ces dernières étant plus nombreuses.

Il est bien difficile de distinguer cliniquement la paralysie vaso-motrice et l'excitation vaso-dilatatrice, dont les effets paraissent identiques. Cette difficulté n'existait qu'en partie dans le cas de notre homme, car, à la tête, l'hyperthermie, coexistant avec l'anesthésie, ne pouvait tenir comme elle qu'à une influence paralytique ; mais cet homme avait aussi aux doigts une semi algidité qui rappelait le phénomène du doigt mort et je ne suis pas en état de vous dire si elle tenait à une suspension de l'action constrictive ou à une paralysie de l'action dilatatrice.

Constriction, dilatation, telle est donc la double influence du système vaso-moteur. Mais cette influence comment se transmet-elle ? De même que son origine n'a pas un centre spécial, sa transmission ne se fait pas par des filets spéciaux. De même qu'elle peut naître dans la moelle aussi bien que dans l'encéphale et dans les ganglions sympathiques aussi bien que dans la moelle, elle peut se transmettre par les filets crâniens, rachidiens et sympathiques.

Je vous citerai comme preuve de la transmission par les nerfs rachidiens celle qui se fait par la sciatique et que l'on a constatée dans une foule d'expériences, que nous observons aussi dans certaines névralgies de ce nerf. Les nerfs du plexus cervical, comme l'a constaté Vulpian, amènent à la tête des fibres vaso-motrices. Parmi les vaso-moteurs de la langue, le lingual vient du trijumeau, la corde du tympan vient du facial. A l'oreille du lapin, on trouve à la fois, suivant la remarque de Vulpian, des vaso-moteurs de trois provenances : les nerfs auriculaires du facial, les nerfs auriculaires fournis par les paires cervicales, ceux enfin qu'envoie le cordon du grand sympathique. Il nous est impossible de déterminer si chez notre malade la paralysie a suivi le cordon du grand sympathique ou le trajet du trijumeau ; cette dernière opinion peut être à la rigueur soutenue par ceux qui se rappellent certaines expériences de Cl. Bernard, où ces phénomènes oculaires ont été obtenus par la section du trijumeau entre la protubérance et le ganglion de Gasser.

Qnant aux influences qui mettent en jeu cette double action des vaso-moteurs, elles sont, comme nous l'avons vu, excitantes ou dépressives ; elles ont lieu au foyer du mal, au voisinage ou à distance ; ces dernières sont dites réflexes.

Je vous ai indiqué déjà les effets opposés des actions excitantes et dépressives, telles qu'on les obtient dans les expériences physiologiques, excitantes surtout par l'électricité, dépressives par la section des cordons ou l'ablation des ganglions moteurs. Ces deux ordres d'actions se rencontrent en clinique, mais d'une manière inégale, suivant qu'elles ont lieu au contact immédiat, au voisinage ou à distance.

Au contact d'un travail morbide, qu'il y ait ramollissement ou tumeur, l'effet paralytique est la règle, l'effet excitant est l'exception. C'est ce qu'on voit, par exemple, dans les foyers hémorrhagiques de l'encéphale, qui produisent la paralysie des vaso-moteurs dans les organes. C'est ce qu'on observe également dans les tumeurs du cou, qui compriment le grand sympathique, et qui, suivant leur siége, peuvent déterminer des congestions vers la face ou vers le poumon. Chez notre malade, c'est l'effet paralytique qui s'est produit, par lésion du système vaso-moteur de la partie cervicale de la moelle, et la preuve qu'il y avait bien paralysie des vaso-constricteurs, c'est qu'il y avait en même temps paralysie de la sensibilité ; d'ailleurs la lésion spinale était une lésion destructive, un ramollissement.

Au voisinage d'un travail morbide, il peut se faire une atmosphère pathologique qui empêche d'apprécier au juste les phénomènes propres à la région affectée. C'est l'analogue de ce qui se voit dans les expérimentations physiologiques, au moyen surtout de l'électricité, où l'excitation s'étend souvent bien au-delà de la zone sur laquelle l'expérimentateur voudrait concentrer son action. De même dans un travail pathologique, surtout lorsqu'il s'agit d'une tumeur, des symptômes peuvent se produire dans des points plus ou moins voisins de la partie atteinte. Cette action-là est ordinairement excitante, et c'est ainsi, je crois, que chez notre malade, la lésion siégeant à la partie supérieure de la moelle, nous avons observé des convulsions généralisées et symétriques qui paraissaient partir du mésocéphale.

Enfin, à distance du travail morbide initial, une altération nerveuse peut déterminer une action réflexe qui peut se faire de l'appareil vaso-moteur aux appareils de la sensibilité et du mouvement ou réciproquement. C'est ainsi que dans le premier cas nous voyons une congestion viscérale provoquer tantôt une névralgie de la paroi correspondante, tantôt un spasme ou une parésie des muscles environnants. Dans le second cas, nous nous trouvons en présence de troubles vaso-moteurs dont il n'est pas aisé de définir la nature, excitation ou paralysie. Rien n'est plus commun que les rougeurs réflexes de la peau et les congestions réflexes des viscères. Vulpian les attribue à l'action des fibres nerveuses vaso-dilatatrices; ce serait donc une excitation. Une congestion par action réflexe provient-elle de paralysie des vaso-constricteurs ou d'excitation des vaso-dilatateurs? Voilà une question que, comme le physiologiste, le clinicien se pose et se trouve très-souvent impuissant à résoudre.

C. — Les rapports qui unissent entre eux les divers éléments vaso-moteurs sont des rapports de continuité, de suppléance et d'antagonisme.

Les divers éléments du système vaso-moteur sont reliés entre eux dans les centres nerveux par des fibres nombreuses, hors des centres nerveux par les filets du grand sympathique.

Cette continuité est démontrée : d'un côté, par des preuves anatomiques, et d'un autre côté par des preuves physiologiques et cliniques.

Les preuves anatomiques ne sont pas complètes : hors des centres nerveux, oui, puisqu'on peut suivre les filets du grand sympathique; dans les centres nerveux, non, car on n'a pu saisir encore les connexions du grand sympathique avec les centres spinaux.

Les preuves physiologiques et cliniques sont plus concluantes : elles sont données par les actions réflexes qui se font d'une partie à une autre du système vaso-moteur ; par exemple, du poumon qui s'est enflammé aux pommettes qui se congestionnent ; du rein qui s'est également enflammé à la peau dont les capillaires se contractent, enfin de l'utérus enflammé à l'encéphale congestionné. Elles sont moins solidement appuyées sur l'extension de la congestion d'un point à un autre, quand il y a en même temps, comme dans notre cas, ou successivement, congestion des divers viscères et de la peau. Notre fait clinique est important, surtout en ce qu'il tend à prouver que le grand sympathique cervical emprunte, au moins en partie, son action vaso-motrice à la moelle spinale, connexion que la physiologie avait admise mais que l'anatomie n'a pas encore clairement démontrée.

Les rapports de suppléance peuvent, eux aussi, être considérés comme positifs. Schiff a remarqué que la rougeur de la langue, consécutive à la section du trijumeau, ne dure que quelque temps et disparaît. Vulpian a constaté la rougeur de la langue également après la section du trijumeau et après celle du ganglion cervical du grand sympathique. Cl. Bernard a observé que les paralysies vasculaires de la tête, consécutives à l'arrachement du ganglion cervical du grand sympathique, disparaissent au bout de quelque temps. C'est évidemment, comme l'a avancé Vulpian, que des fibres vaso-motrices amenées par les nerfs crâniens et par le plexus cervical, et qui ne sont qu'auxiliaires lorsque le grand sympathique est intact, entrent plus activement en jeu lorsque le cordon cervical est coupé ou le ganglion cervical supérieur arraché.

Enfin les rapports d'antagonisme résultent nécessairement de l'opposition dans les fonctions, puisque, de même qu'il y a pour le cœur des filets accélérateurs et des filets d'arrêt, il y a pour les vaisseaux des vaso-constricteurs et des vaso-dilatateurs. Aussi certains phénomènes morbides

produits par la section de certains nerfs disparaissent-ils
quand leurs antagonistes ont été coupés. Ainsi Cl. Bernard
a remarqué que dans l'ophthalmie par lésion du trijumeau
l'ablation du ganglion cervical supérieur semble retarder
les désordres de nutrition. Sinitzin va plus loin : il a reconnu
que l'introduction d'un morceau de verre dans la cornée d'un
lapin chez lequel le ganglion cervical a été préalablement
enlevé ne donne lieu le plus souvent à aucune réaction, et
que les phénomènes oculaires qui se produisent après la
section des trijumeaux sont empêchés ou guéris par la section de ce ganglion. Il est vrai que Sinitzin a été contredit
par Eckardt. Sans pouvoir rien affirmer, je ne serais pas
étonné que, chez notre homme, la disparition subite des
congestions dans les muqueuses de la face ait été due à
l'invasion d'un centre antagoniste par le processus morbide.

Vous voyez donc que dans la question de l'innervation
vaso-motrice notre fait touche à des problèmes du plus
grand intérêt et à la solution desquels l'observation clinique
peut contribuer largement.

VIII

HÉMORRHAGIES ET CONGESTIONS D'ORIGINE NERVEUSE.

Messieurs, parmi les phénomènes morbides que nous a présentés le n° 33 de la salle Aillaud, celui qui tout d'abord a captivé son attention et attiré la nôtre, celui qui l'a décidé à venir réclamer nos soins, c'est la répétition quotidienne des épistaxis.

Ces hémorrhagies avaient produit chez lui une anémie notable avec souffle dans les vaisseaux du cou et même souffle cardiaque. Il fallait en constater la cause pour instituer contre elle un traitement rationnel. Cette cause n'était ici ni dans un état local de fosses nasales ni dans un état général du sujet : elle provenait, vous le savez maintenant, d'une lésion du système nerveux.

Trois lésions différentes du système nerveux peuvent produire l'épistaxis; ce sont : une altération du grand sympathique cervical, une altération du trijumeau, et une altération de la moelle cervicale.

Pour reconnaître l'origine nerveuse de ces hémorrhagies, il y a deux moyens principaux, qui pouvaient être utilisés l'un et l'autre chez notre malade : exploration de la température locale ; constatation des troubles nerveux concomitants. C'est la réunion de ces deux ordres de signes qui nous a permis d'affirmer, sans la moindre hésitation, que chez notre malade l'épistaxis était d'origine nerveuse.

Pour reconnaître le point du système nerveux qui est l'origine de l'épistaxis, il y a aussi quelques moyens. L'altération du grand sympathique cervical qui produit des épistaxis est ordinairement une tumeur, et les épistaxis

qu'elle détermine sont ordinairement unilatérales ; chez
notre malade, point de tumeur au cou, épitaxis bilatérales ;
donc cette cause devait être éliminée. Quand l'épistaxis
provient d'une lésion du trijumeau, elle est accompagnée
d'anesthésie du visage ; c'est ce qui avait lieu chez notre
malade et ce qui m'a porté à croire que le trijumeau devait
être ici incriminé. Enfin, quand l'épistaxis a sa cause dans
la moelle spinale, il y a des troubles de la température dans
la sphère d'action de cette partie de la moelle : c'est ainsi
que s'explique chez notre homme la chaleur à la nuque,
que nous aurions dû faire entrer en ligne de compte dans
le diagnostic. — Quand on trouve à la fois cette anesthésie
de la face et cette élévation de température en dehors de la
sphère d'action du trijumeau, il est à croire qu'une double
influence agit pour produire les épistaxis, et c'est sans
doute pour cette raison qu'elles ont été rebelles chez notre
malade.

C'est là, Messieurs, un fait singulier et tout d'abord étonnant qu'un état morbide du système nerveux puisse produire une hémorrhagie ; c'est là cependant un fait positif,
plus fréquent que vous ne le pensez peut-être, et que la
physiologie et la clinique démontrent surabondamment;
c'est de plus un fait scientifique et dont il est aisé de vous
donner l'explication.

Je profiterai donc de l'occasion qui nous est offerte par
notre malade pour consacrer notre entretien d'aujourd'hui
à vous démontrer d'abord, à vous expliquer ensuite les
hémorrhagies par perturbation nerveuse.

A. — De tout temps, mais sous des noms divers et avec
des explications différentes, l'influence du système nerveux
sur les hémorrhagies a été constatée. Cette influence était
pour Hippocrate celle de la nature, aux yeux de Stahl celle
de l'âme, d'après Copland celle de la force vitale; Haller et
Cullen la considéraient comme un spasme, Brown comme

une paralysie vasculaire, Lordat comme une sympathie dans laquelle interviendrait un élément nerveux. En réalité, elle a été constamment admise ; mais c'est seulement à notre époque qu'elle a été positivement démontrée par des faits cliniques et expérimentaux et reconnue dans son origine, qui est une perturbation du système nerveux vaso-moteur.

Elle a été prouvée pour les hémorrhagies des muqueuses. Cl. Bernard, je vous l'ai dit, a déterminé des épistaxis par la section du grand sympathique cervical ; ce qui me rappelle que, dans le causus et les autres fièvres, Hippocrate avait signalé les douleurs du cou comme signe précurseur des épistaxis qui peuvent provenir alors de phénomènes spinaux tels que la fièvre typhoïde les provoque.

Vous connaissez tous et même vous avez tous pu constater l'influence des émotions morales et notamment de la colère sur la production des épistaxis, surtout chez les enfants, car chez les adultes, cette influence se borne le plus souvent à la rougeur de la face ; on est rouge de colère comme on est pâle de frayeur.

Vous avez tous pu constater aussi la fréquence des épistaxis chez la femme au moment des règles et quelquefois dans leur intervalle sous forme de menstruation supplémentaire ; or, comme j'ai eu dans d'autres circonstances occasion de vous le démontrer, les menstruations supplémentaires proviennent souvent de névroses vaso-motrices.

Sur la muqueuse gastrique, les hémorrhagies par cause nerveuse sont également très-fréquentes. Ici nous trouvons encore au premier rang les déviations menstruelles, et c'est avec raison qu'en 1875 Lorey a fait sa thèse sur les vomissements de sang supplémentaires des règles. Croyez-vous qu'en pareille occurence, il y ait excès de sang dans l'organisme de la femme ou lésion de la muqueuse stomacale ? nullement ; ce sont là des congestions par erreur du système nerveux. Puech sur 200 cas de ces hémorrhagies supplémentaires a trouvé qu'elles s'étaient faites 25 fois par la muqueuse nasale, 10 fois par l'intestin, 32 fois par l'estomac. J'ai observé une de ces hématémèses ces jours derniers chez une cuisinière qui n'avait plus eu ses règles depuis deux mois, ce qui m'avait fait bien à tort soupçonner l'influence d'un état qui fort heureusement n'existait pas.

On peut discuter sur l'origine nerveuse de ces menstruations supplémentaires; voici des hémorrhagies dont l'origine nerveuse ne saurait être discutée.

Cruveilhier est, je crois, le premier qui ait démontré cliniquement l'influence d'une lésion du système nerveux sur les hémorrhagies de la muqueuse digestive.

Andral a chez des apoplectiques constaté la rougeur de l'estomac et, dans un cas, l'hémorrhagie.

Par les lésions des centres nerveux, surtout des couches optiques et des pédoncules cérébraux, Schiff a déterminé des ecchymoses dans la muqueuse de l'estomac.

Vulpian a démontré que des congestions extrêmement violentes avec hémorrhagie intestinale peuvent se produire sous l'influence de lésions expérimentales de l'isthme de l'encéphale. Vulpian a vu aussi l'ecchymose de l'estomac chez le chien après la section du trijumeau; mais le trijumeau est bien près de la protubérance, qui peut être atteinte et où l'inflammation peut se propager.

D'après Ebstein, les hémorrhagies de la muqueuse de l'estomac peuvent avoir lieu aussi, soit qu'on excite à plusieurs reprises pendant plusieurs heures le nerf sciatique, soit qu'on lèse le labyrinthe auditif, soit qu'on blesse les tubercules quadrijumeaux antérieurs. Déjà Brown-Séquard avait observé des hémorrhagies intestinales à la suite de la cautérisation du sciatique ; Coutagne avait constaté des hémorrhagies gastriques et intestinales dans les affections chroniques du cerveau ; Pincus et Samuel avaient trouvé les mêmes lésions à la suite de l'extirpation du plexus solaire et du ganglion semi-lunaire.

Il est bien possible que l'ulcère simple de l'estomac, où se produisent des hématémèses parfois si abondantes, ne soit chez les chlorotiques et les hystériques pas autre chose qu'une affection nerveuse dans son origine ; car les hémorrhagies et les douleurs ne sont pas en proportion de la lésion, et une ulcération de la muqueuse peut provenir d'une perturbation nerveuse. N'avons-nous pas vu chez notre malade du n° 33 de la salle Aillaud des épistaxis abondantes et répétées se produire en même temps que de légères excoriations de la muqueuse nasale sous une influence névropathique? D'ailleurs, Schiff a trouvé à la suite des lésions des couches optiques et de la moelle allongée, le ramollissement ecchymotique de la muqueuse digestive pouvant aller jusqu'à l'ulcération et l'hémorrhagie.

Dans les voies respiratoires, où la muqueuse bronchique se continue avec l'intérieur des vésicules pulmonaires de manière à ne former qu'une vaste surface, on peut constater aussi l'influence manifeste du système nerveux sur les hémorrhagies.

La clinique et la physiologie expérimentale contribuent chacune à cette démonstration.

La clinique s'était déjà prononcée avec Jos. Frank qui avait proclamé l'existence d'une pneumorrhagie spasmodique ou nerveuse. Dans sa thèse sur les apoplexies pulmonaires, Duguet avait également reconnu l'influence des lésions nerveuses. Auguste Ollivier a consacré à cette question son mémoire sur l'apoplexie pulmonaire unilatérale dans ses rapports avec l'hémorrhagie cérébrale. Ce qu'Ollivier a démontré pour des lésions matérielles, Carre l'a également prouvé pour des troubles fonctionnels dans son mémoire sur les hémoptysies nerveuses. Celles-ci se divisent en deux catégories : Les unes proviennent d'une altération matérielle des centres nerveux ; dans un cas, il y avait une myélite chronique avec symptômes d'atrophie musculaire progressive ; dans un autre, atrophie musculaire avec phénomènes bulbaires ; dans un troisième, congestion de la moelle et irritation spinale. Les autres sont dues à un simple trouble fonctionnel ; c'est ainsi qu'on observe l'hémoptysie dans l'hystérie, comme Carre l'a constaté après Pomme, après Briquet, après Puech, et comme nous en avons eu nous-mêmes un exemple récent ; c'est ainsi qu'on observe également l'hémoptysie dans l'épilepsie, comme, après Delasiauve, Carre l'a signalé. Carre fait, dans l'hémoptysie nerveuse, jouer le principal rôle au grand sympathique, qui est en connexion avec la moelle, le bulbe et peut-être des parties plus élevées du cerveau. Dans toutes ces névroses, il y aurait exagération du pouvoir excito-moteur de la moelle, conformément à la doctrine de Longet.

La physiologie expérimentale a, de son côté, fourni un témoignage encore plus explicite. Nous avons vu, dans les hémorrhagies des muqueuses, intervenir successivement des parties diverses du système nerveux : les couches optiques et les pédoncules avec Schiff, l'isthme avec Vulpian, le grand sympathique avec Pincus et Samuel, les nerfs crâniens, représentés par le trijumeau, avec Vulpian, les nerfs spinaux, représentés par le sciatique, avec Ebstein et Brown-Séquard. Ici encore l'influence pathogénique peut naître de plusieurs points différents. Nothnagel a démontré l'action de la surface du cerveau : sur les lapins dont le cerveau était mis à nu et chez lesquels il blessait avec une épingle une région spéciale de la surface cérébrale, il a vu survenir des hémorrhagies pulmonaires. Vulpian et Carville ont reconnu l'influence des hémisphères dont les lésions expérimentales leur ont révélé l'existence de troubles vaso-moteurs divers. Nothnagel a encore prouvé celle des couches optiques, Brown-Séquard, celle de la protubérance et des points qui avoisinent les pédoncules cérébelleux ; Vulpian celle des points voisins du quatrième ventricule ; Brown-Séquard, enfin, celle de la moelle cervicale.

Voilà donc, comme les muqueuses, le poumon exposé aux hémorrhagies d'origine nerveuse. Les autres membranes et les autres organes peuvent présenter aussi des hémorrhagies de même nature.

Les autres membranes d'abord : les séreuses, où des

ecchymoses ont été observées par Brown-Séquard, surtout à l'endocarde et au péricarde, dans un tiers des cas environ des lésions du pont de Varole ; à la plèvre dans plus de la moitié des cas ; les lésions du côté droit du cerveau les produisent plus facilement. Charcot a également constaté les hémorrhagies du péricarde, du côté opposé à la lésion.

Des hémorrhagies dans les articulations et surtout dans la hanche du côté opposé ont été observées par Albertoni à la suite des lésions profondes qui ont leur siége en arrière du sillon crucial chez le chien. Le même auteur en a noté aussi chez l'homme à la suite de lésions des pédoncules cérébraux et, dans un cas de plaie de la moelle qu'il a observé des hémorrhagies s'étaient produites dans toutes les jointures, même dans celles des phalanges, avec une abondance excessive.

La peau ensuite : au péricrâne, où Charcot a observé des ecchymoses du côté opposé à la lésion ; à l'oreille, où Brown-Séquard a produit chez le cochon d'Inde les hémorrhagies interstitielles du pavillon par des lésions diverses du système nerveux, tandis que Bouchard a déterminé le même phénomène par la section cervicale du grand sympathique ; au visage, où Jaccoud signale avec raison les hémorrhagies punctiformes du nez et du front comme symptômes de l'épilepsie larvée, hémorrhagies que Delasiauve et Trousseau ont également signalées sur la poitrine et sur divers points du corps ; au mamelon, où Puech et Raciborski ont observé des ecchymoses et des hémorrhagies chez les femmes nerveuses et mal réglées ; aux cuisses et aux jambes, où j'en ai plusieurs fois constaté l'existence chez les femmes de la même catégorie, ce qui est loin d'ailleurs d'être exceptionnel.

Sur la peau on peut voir encore ces hématidroses ou sueurs de sang dont l'existence et l'origine névropathique ont été surtout démontrées par Parrot. Bernutz en a rencontré deux cas chez des hystériques, et Carre un cas chez un homme atteint d'accidents cérébraux.

Il n'est pas jusqu'à certaines hémorrhagies traumatiques qui ne puissent provenir d'un trouble nerveux et être pour cette raison justiciables de la quinine, comme Verneuil nous a donné le droit de le penser par les observations consignées dans son travail sur les névralgies traumatiques secondaires précoces.

J'arrive maintenant aux organes et je trouve dans le foie des ecchymoses que Brown-Séquard y a produites en blessant le pont de Varole ; dans les voies urinaires, des hémorrhagies, bien plus nombreuses et bien plus variées. La clinique nous rappelle l'observation de Breschet, où une néphrorrhagie était liée à une irritation de la moelle épinière ; celle de Monod, où, en même temps qu'une lésion de la moelle, on trouva des caillots dans le bassinet et l'uretère ; le travail d'Auguste Ollivier sur la congestion et l'apoplexie rénales dans leurs rapports avec l'hémorrhagie cérébrale ; il se produit alors plus de congestions que d'hémorrhagies. Ce sont les vastes foyers du corps optostrié, les lésions de la base, les piqûres du quatrième ventricule qui les déterminent en même temps que des hémorrhagies pulmonaires. La physiologie expérimentale, de son côté, nous rappelle les ecchymoses de la paroi vésicale observées par Joffroy chez un chien dont il avait lésé la moelle ; les ecchymoses du rein, produites dans des conditions analogues par Brown-Séquard ; l'apoplexie du rein droit, que Carville a provoquée en lésant les hémisphères cérébraux.

Les capsules surrénales sont soumises aux mêmes influences. Brown-Séquard, et après lui Vulpian et Bouchard, ont constaté, à la suite des altérations spinales, la formation d'hémorrhagies interstitielles dans ces organes. C'est ainsi que s'explique, à mes yeux, la coïncidence assez fréquente, et récemment encore observée dans le service du professeur Girard, entre le mal de Pott et les affections capsulaires. Il y a donc des maladies d'Addison d'origine névrotique comme il y a des maladies de Bright d'origine névrotique, ainsi que le démontrait une fois de plus, dans le congrès du Havre, le professeur Teissier, de Lyon.

L'utérus aussi est soumis à cette loi. Marrotte a constaté l'influence des névralgies lombaires sur les métrorrhagies et même sur les hématocèles rétro-utérines; Cahen l'a aussi prouvée dans un travail que les *Archives de Médecine* ont également publié. C'est d'ailleurs l'influence qui domine le grand fait de la menstruation et y joue un tel rôle que nous devons lui consacrer une étude spéciale.

La plupart de ces types d'hémorrhagies nerveuses se rencontrent dans les fièvres intermittentes pernicieuses hémorrhagiques. Nous avons vu dans le service un cas d'épistaxis intermittentes qui a cédé à la quinine. Bontex, de Lyon, a publié un cas analogue. Il y a aussi la forme cardialgique avec hématémèses, signalée par Lévêque; l'hémoptoïque, dont Millet et Boyer ont rapporté des exemples; la pétéchiale, observée à Copenhague, en 1652; les hémorrhagies intermittentes des opérés signalées par Bouisson; la fièvre métrorrhagique dont Lecomte d'Eu a rapporté un exemple probant.

Je veux rester dans le domaine des faits positifs, sans quoi j'aurais à vous mentionner les actions nerveuses réflexes comme causes d'hémorrhagies quand il existe dans le poumon une épine tuberculeuse ou dans l'utérus un corps fibreux; également dans les congestions et les hémorrhagies cérébrales par impression de froid, signalées par Bamberger et par Bouchard; dans les hémorrhagies qui surviennent au début des maladies aiguës ainsi que dans les hémorrhagies critiques.

B. — Quel est, Messieurs, le mécanisme par lequel se produisent ces hémorrhagies nerveuses?

Brown-Séquard, réinventant une théorie de F. Hoffmann, en a accusé la contraction des veinules, d'où accumulation du sang dans les capillaires jusqu'à la rupture. Il dit avoir vu, par contre, des parties du poumon anémiées par contracture artérielle. Vulpian ne croit pas à l'efficacité des contractions veineuses ; il a en vain faradisé le premier ganglion thoracique et les nerfs qui en partent, pour déterminer une anémie notable. La faradisation des nerfs vagues n'a pas donné de résultats plus satisfaisants. Vulpian croit à la cessation du tonus vasculaire, d'où congestion pouvant aller jusqu'à la rupture ; mais il n'ose conclure. Bouchard, dans sa thèse sur la pathogénie des hémorrhagies, se tient dans des termes encore plus vagues. L'hémorrhagie n'est, à ses yeux, qu'un accident de la fluxion et celle-ci peut avoir pour cause une incoordination du système nerveux vaso-moteur. Carre remarque que les hémorrhagies ne coïncident jamais avec la phase du spasme vasculaire dans les maladies convulsives, où il y a pâleur de la face et concentration du pouls; mais après le spasme arrivent la paralysie et l'hémorrhagie.

Il y a là en réalité deux faits primordiaux : 1° la subordination des petits vaisseaux aux nerfs vaso-moteurs; 2° leur défaut de résistance. Privés de la tonicité que les nerfs leur donnent, ils se dilatent, d'où la fluxion; dilatés, ils se rompent, d'où l'hémorrhagie.

Entre ces deux phases, il y a même une phase intermédiaire. A mesure que les vaisseaux se dilatent, leur paroi s'amincit, les éléments qui la composent s'écartent, ce qui permet le passage de certains éléments du sang et non pas des autres, ce qui produit des hémorrhagies incomplètes où de la sérosité s'écoule avec une petite quantité de globules ; c'est du sang pâle qui sort et qui fait croire à une anémie qui peut fort bien ne pas exister : exemples, certaines épistaxis et certains flux menstruels.

S'il y a des différences dans les éléments du sang épanché, dans le caractère complet ou incomplet des hémorrhagies, il y en a aussi dans la fréquence des hémorrhagies sur les divers points du corps. Ces différences de fréquence suivant le siége tiennent, comme les premières, à des con-

ditions physiques qui viennent en quelque sorte s'ajouter
aux conditions dynamiques ou vitales de l'innervation. Les
parois vasculaires n'ont pas partout la même force de
résistance et ne sont pas partout également soutenues.
Après les vaisseaux des néo-membranes, il n'y en a pas de
plus friables que ceux de la pituitaire, aussi les épistaxis
sont-elles les plus fréquentes des hémorrhagies. Moins un
vaisseau est recouvert, moins il est soutenu et, par conséquent, plus il est exposé aux ruptures; aussi les hémorrhagies par les membranes sont-elles beaucoup plus fréquentes que les hémorrhagies parenchymateuses et surtout que
celles des membres dont les vaisseaux bénéficient de la
pression concentrique des muscles, et, parmi les hémorrhagies par les membranes, celles qui ont lieu par les muqueuses sont-elles plus fréquentes que les hémorrhagies
par la peau, plus résistante et plus rétractile. Voilà comment des circonstances accessoires viennent s'ajouter à
cette action primitive et prédominante : l'influence du système nerveux comme cause d'hémorrhagies.

IX

LE PURPURA NERVEUX.

Messieurs, vous avez tous pu remarquer chez notre ancien n° 33 de la salle Aillaud, pendant les derniers jours de la vie, un certain nombre de taches rouges, disparaissant momentanément par la pression du doigt pour reprendre leur couleur immédiatement après : elles occupaient de préférence la partie antérieure de la poitrine et la face dorsale des mains. On les voyait un jour ; le lendemain on ne les retrouvait plus. Elles n'étaient accompagnées d'aucun prurit. Ces taches, petites et peu saillantes, s'accompagnaient au poignet de plaques rouges plus larges, plus saillantes, ressemblant à celles de l'urticaire sans déterminer de démangeaisons et qui disparaissaient avec rapidité dans l'espace de quelques heures.

C'est là sous ses deux aspects, l'aspect papuleux et l'aspect ortié, un phénomène tout-à-fait identique à celui qu'Hebra et surtout Laget ont signalé comme constituant le premier degré, la période congestive de certaines formes de purpura. Si le mal avait été plus intense ou plus prolongé, une seconde période lui aurait succédé, une période non plus simplement congestive mais hémorrhagique. C'est pourquoi, puisque nous avons commencé à nous occuper de l'influence du système nerveux sur les hémorrhagies, j'ai voulu vous signaler d'une manière plus spéciale l'action du système nerveux sur cette affection essentiellement hémorrhagique qu'on appelle le purpura et en général sur les hémorrhagies qui se font du côté de la peau.

C'est à Couty qu'il appartient d'avoir nettement démontré l'influence pathologique du système nerveux sur certains purpuras ; mais c'est à notre collègue Laget que revient l'honneur d'avoir mis en relief la dilatation paralytique des petits vaisseaux qui constitue le purpura urticans ou en forme du moins la période initiale.

L'existence du purpura nerveux est démontrée par la clinique. Ainsi, Vidal a cité le cas d'une femme qui, dans un état de santé parfaite, apprit brusquement la mort accidentelle de son mari et fut deux jours après atteinte de purpura généralisé. Parrot rapporte aussi un cas de purpura avec ipiotaxis à la suite d'une violente colère. De pareils faits suffisent pour rendre incontestable le purpura nerveux, qui n'a, du reste, pas besoin d'émotions morales pour se produire et qu'on peut reconnaître à ses caractères propres.

De son côté, la physiologie expérimentale prouve l'existence d'hémorrhagies sous-cutanées par lésions nerveuses ; ainsi, Bouchard a produit des hémorrhagies de l'oreille par la section du grand sympathique au cou, et Brown-Sequard a déterminé des hémorrhagies de la peau par diverses lésions du système nerveux.

Mais de ce que l'influence nerveuse peut déterminer des purpuras, il ne résulte pas que tous les purpuras soient d'origine nerveuse. Ne généralisons donc pas outre mesure, et nous limitant d'abord à l'étude d'une espèce distincte du genre purpura, bornons-nous à en fixer les caractères et en établir la pathogénie.

Les caractères, on peut les fixer d'après les observations rassemblées par Couty. Ils résultent moins de l'aspect du purpura lui-même que des phénomènes concomitants.

Conty, réunissant à une observation qu'il a recueillie avec Villemin, celles qu'il a pu rassembler en les empruntant à divers auteurs, reconnaît à l'affection trois ordres de caractères : 1° poussées de purpura ; 2° troubles intestinaux, 3° œdèmes cutanés.

Ces éruptions de purpura sont de petites taches ne s'effaçant pas toutes par la pression du doigt, se produisant brusquement ou par poussées très-courtes ; n'augmentant une fois produites ni en nombre, ni en dimensions. Elles sont d'un rouge vif au début et peuvent faire une légère saillie, elles affectent même quelquefois la forme ortiée et peuvent s'accompagner, comme dans une observation d'Ollivier d'Angers, de taches ortiées à couleur blanche. Le lendemain elles sont violacées et sans saillie appréciable. Elles mettent environ cinq jours à disparaître, en passant par toutes les teintes de la résorption ecchymotique.

L'éruption occupe le plus souvent les membres, surtout les membres inférieurs; par exception, on la rencontre aussi au tronc et à la face. Il n'y a pas de rapports entre l'abondance de l'éruption et l'état général : le malade de Villemin eut dix–neuf hémorrhagies et guérit; celui de Cruveilhier n'en eut qu'une et mourut.

Dans la marche, il faut noter la brusquerie des éruptions et l'irrégularité de l'évolution. Ce sont des saccades d'éruptions inégales comme intensité et séparées entre elles par des intervalles inégaux.

Les mêmes caractères de brusquerie se rencontrent dans les accidents gastro-intestinaux : vomissements bilieux, coliques violentes, ventre douloureux à la pression, tantôt rétracté et tantôt tympanisé, durée de ces crises intermittentes variant entre quelques heures et deux jours.

L'œdème cutané est tantôt borné au voisinage des articulations et tantôt généralisé ; il est douloureux, présente des changements dans sa coloration et des irrégularités dans sa marche.

Vue d'ensemble, l'affection présente également des brusqueries et des irrégularités; aucune règle ne paraît présider à la succession des symptômes. Tantôt et le plus souvent prédomine le purpura ; quelquefois, comme dans le cas de Villemin, prédominent les troubles intestinaux ; il y a des cas où prédomine le gonflement douloureux des jointures, ce qui leur a valu le nom de purpura rhumatismal. Dans certains cas, des trois ordres de symptômes deux seulement se manifestent, comme dans une observation de Bouchut et une de Latour, où il n'y avait que l'éruption et la diarrhée. C'est ainsi que Couty arrive à distinguer dans la maladie quatre formes : 1° tableau complet des trois symptômes ; 2° association du purpura avec les œdèmes ; 3° association du purpura avec les troubles gastro-intestinaux ; 4° purpura seul.

Mais qu'est-ce qui prouve l'origine nerveuse de cette affection ? Pour l'ensemble morbide, Couty admet l'influence nerveuse d'abord par exclusion, en se basant sur la santé en apparence parfaite des sujets, sans altération du sang et sans lésions des organes de l'hématopoïèse ; ensuite par observation clinique, en s'appuyant sur les caractères capricieux, la marche capricieuse du mal, sans modification de l'état général ; ce qui est dans les allures des névropathies. On peut ajouter à ces arguments celui de la symétrie dans l'éruption, signalée par Testut pour certains purpuras et qui est un caractère des affections cutanées d'origine nerveuse ; on peut s'appuyer également sur les troubles simultanés de la sensibilité cutanée, les anesthésies et les hyperesthésies qu'a observées Rendu.

Pour chaque groupe de symptômes, nous trouvons aussi des raisons spéciales d'incriminer le système nerveux. Les troubles gastriques peuvent être comparés aux crises gastriques des ataxiques ; les vomissements, la rétraction du ventre et la constipation peuvent être considérés comme les résultats d'une excitation nerveuse ; le ballonnement et la diarrhée seraient par contre des indices de paralysie. Les arthralgies peuvent rappeler celles qu'on observe chez les ataxiques et les saturnins. Les œdèmes rappellent les œdèmes névropathiques qui depuis les expériences de Ranvier forment une classe intéressante que nous aurons prochainement à étudier. Le purpura enfin peut être comparé à l'hématidrose, qui est nécessairement nerveuse, comme l'a démontré Parrot, et peut s'accompagner d'ecchymoses ; or la physiologie expérimentale a mis hors de doute l'existence des ecchymoses nerveuses, démontrées surtout par Brown-Séquard.

Bien que basée sur un plus grand nombre d'analogies
que de preuves directes, la conception de Couty sur l'origine nerveuse de l'espèce de purpura qu'il a étudiée est, en
effet, la plus satisfaisante, celle qui en l'absence d'altérations du sang et des vaisseaux explique le mieux le purpura
lui-même et qui s'applique également aux phénomènes
concomitants considérés comme des troubles de l'innervation vaso-motrice.

Mais un fait frappe dans la lecture du mémoire de Couty,
c'est que certaines observations rapportées dans ce travail
ont été déjà utilisées, soit pour l'étude du purpura urticans,
comme une observation de Laget, soit pour celle du purpura simplex, comme une observation d'Ollivier, soit pour
celle du purpura rhumatica, comme les observations
d'Henoch. Y aurait-il là un air de famille, et ces diverses
espèces de purpura ne seraient-elles en réalité que les formes diverses d'un même mal, dans la production duquel
prédominerait l'influence du système nerveux vaso-moteur?
C'est ce que nous avons maintenant à examiner.

De toutes les espèces du genre purpura, la plus complète,
la plus typique est celle dont Laget nous a donné une description excellente sous les noms de purpura urticans et de
purpura simplex à forme exanthématique.

L'urticans est la forme typique, la forme complète, parce
que c'est celle où l'on peut suivre les diverses phases de
l'évolution du mal.

Dans la première période, on constate souvent deux phénomènes : des papules et des plaques. Les unes et les autres
sont saillantes ; elles sont rouges mais d'une rougeur qui
disparaît sous la pression du doigt pour reparaître immédiatement après sans qu'il y ait, comme dans le prurigo et
l'urticaire, du moins dans la majorité des cas, la moindre
démangeaison.

C'est là exactement le phénomène que nous avons rencontré chez notre malade. Laget l'a expliqué par une congestion sans extravasation, ce qui fait que la pression chasse

momentanément le sang des vaisseaux. Cette congestion est elle-même sous la dépendance d'une dilatation paralytique des vaisseaux par trouble vaso-moteur, comme Laget l'a parfaitement indiqué. C'est cet aspect de l'éruption qui lui a fait donner par Laget le nom de purpura exanthématique, mais la nature du mal refuse cette appellation d'exanthème; il n'y a pas ici la période d'incubation, l'invasion fébrile, la marche cyclique, les propriétés contagieuses.

La maladie peut s'arrêter à cette première période et les taches peuvent s'effacer, mais quelquefois, rarement peut être, apparaît une seconde période, qui me paraît exister plus manifestement pour les papules que pour les plaques ortiées et particulièrement dans les régions où la peau a une certaine densité ; c'est celle où les taches saillantes ne disparaissent pas complètement sous la pression du doigt ; ici la congestion a été suivie d'une petite extravasation, dans une partie où le sang n'a pu trouver à se répandre librement.

Il y a enfin une troisième période ; c'est celle du purpura proprement dit, où l'on observe ces petites taches rougeâtres que vous connaissez tous, qui ne disparaissent pas à la pression du doigt et qui sont de petites hémorrhagies; elles arrivent promptement et l'on croit à un purpura d'emblée quand on n'a pas vu le malade la veille au soir.

Ainsi, comme phénomènes locaux, le processus est le même que pour le purpura nerveux.

Comme phénomènes généraux ou concomitants, nous trouvons tantôt un début brusque tantôt quelques prodromes tels que lassitude, douleurs de membres, parfois légers frissons, quelquefois d'abord poussées de purpura ordinaire puis apparition des taches et des papules, dans d'autres cas l'éruption est précédée de douleurs et de gonflements articulaires. Pendant la période d'état, pas de fièvre ; l'œdème, signalé par Villemin est presque un symptôme normal d'après Laget ; tantôt mou et indolent, tantôt dur, rouge et douloureux, on l'observe surtout aux malléoles. Il y a des douleurs dans les membres, surtout au début, des gonflements articulaires quelquefois; dans un cas, une hydarthrose aiguë s'était développée au genou droit; il y avait une fois aussi une cyanose limitée de la peau. Laget ne parle pas d'accidents intestinaux, mais un cas d'Ollivier, où ces accidents étaient mentionnés, est rattaché par lui au purpura urticans.

Vous voyez par là combien le purpura urticans se rapproche du nerveux. C'est la même affection avec prédominance de certains symptômes, dans l'un des papules et des plaques du début, dans l'autre des œdèmes et des phénomènes intestinaux. Donc si le purpura nerveux est réellement un état névropathique, il en est de même du purpura urticans.

Entre le purpura urticans et le purpura simplex, il n'y a d'autres différences, comme Laget l'a fait remarquer, que l'apparition d'emblée, en apparence du moins, des taches purpurines dans le simplex; mais les deux affections se transforment l'une dans l'autre et se mêlent, ce qui fait que, contrairement à l'opinion de Willan et conformément à celle de Hébra, il faut considérer l'urticans non pas comme une espèce du genre mais simplement comme une variété de l'espèce du purpura simplex.

Ici les phénomènes généraux sont les mêmes que dans l'urticans. Certaines raisons doivent de plus être invoquées en faveur de l'origine nerveuse de ce purpura : d'abord les douleurs profondes des membres qui vont être ou sont atteints, ce qui prouve une perturbation nerveuse dans la région et non, comme je l'avais cru d'abord avec Beau, les signes de l'invasion des parties profondes par le mal ; ensuite les troubles de la sensibilité cutanée, anesthésies et hyperesthésies signalées par Rendu ; enfin pour certains cas, ceux de Vidal et de Parrot, l'influence des émotions morales. Donc ici encore partout le même mal, partout son origine névropathique.

Vient ensuite la péliosis rhumatica, purpura rhumatica

de Hébra : état général plus affecté, quelquefois fièvre et
légers frissons, gonflements articulaires, œdème mobile.
L'éruption est tout à fait analogue à celle du purpura simplex, plus intense cependant. C'est toujours la même maladie avec symptômes plus intenses et phénomènes articulaires plus accentués. Cette prédominance des phénomènes
articulaires ne change pas l'origine névropathique du mal,
maintenant que nous savons les rapports qui existent entre
les lésions des parties centrales du système nerveux et les
douleurs articulaires, maintenant aussi que nous connais-
sons les rapports des lésions du système nerveux avec les
inflammations des séreuses en général. Ce qui est non moins
remarquable, c'est que ce purpura manifestement nerveux
se développe chez des sujets manifestement rhumatisants,
ce qui est un argument en faveur de l'opinion qui place dans
les centres nerveux le siége du rhumatisme articulaire.
Dans les observations de purpura rheumatica recueillies
par Henoch sur des enfants, on trouve réunis trois ordres
de phénomènes : le purpura, les symptômes articulaires,
des phénomènes intestinaux ; ce qui prouve bien son identité avec le purpura nerveux.

Il y a encore le purpura menstruel, que j'ai observé chez
des femmes névropathiques sous forme de menstruation
dite supplémentaire, dont nous avons eu l'année dernière,
dans la clinique un cas lié à d'autres hémorrhagies et
d'autres troubles nerveux, et dont l'origine névropathique
n'est pas douteuse, ainsi que celle du purpura que j'ai
observé chez certaines hystériques.

Il y a enfin le purpura lié à des maladies chroniques des
centres nerveux, des aliénés, des paralytiques généraux,
des épileptiques, dont çà et là vous pouvez observer des
exemples, qui peut se rencontrer avec les troubles nerveux
les plus divers, qui n'a rien de fixe dans la forme et dans la
marche, et dont l'origine nerveuse est plus incontestable
encore. Il n'apparaît ici que comme épiphénomène, mais
comme état morbide il a moins d'importance que dans les
cas précédents.

Nous pouvons donc conclure qu'il existe diverses variétés de purpuras, le nerveux, l'ortié, le simplex, le rhumatique, qui sont les aspects divers d'un même mal, lequel a son origine dans un trouble morbide du système nerveux vaso-moteur. Mais il ne faudrait pas croire que tous les purpuras rentrent dans ce cadre qui comprend l'espèce la plus commune peut être et la plus variée du genre morbide ; il ne faut pas non plus supposer que le purpura soit la seule hémorrhagie cutanée qui subisse l'influence vaso-motrice c'est ce que nous établirons prochainement.

X

LIMITES A LA DOCTRINE NÉVROPATHIQUE DU PURPURA ET REGARD D'ENSEMBLE SUR LES PURPURAS.

L'histoire du purpura, Messieurs, est à refaire. Si je viens vous le déclarer ici, ce n'est pas pour le vain désir de soutenir devant vous une opinion nouvelle ; c'est parce que sur ce point, comme sur bien d'autres, les progrès de la science exigent une réforme, et que j'ai mission de suivre pour vous la science dans ses progrès.

La classification actuellement régnante des affections cutanées est le fruit de l'anatomie pathologique pure, telle que l'a cultivée l'ancienne école de Paris, ou plutôt c'est l'application à l'étude des affections cutanées de l'anatomie pathologique des formes extérieures. Quels que soient les perfectionnements que lui réserve le concours du microscope, employé non-seulement sur le cadavre, mais sur le vivant, elle doit subir un remaniement complet sous la double influence de la physiologie pathologique, qui se développe, et de la nosologie qui se reconstitue.

La double faute des classificateurs de la période anatomique, qui se sont appliqués à décrire et à diviser les affections cutanées d'après leurs caractères extérieurs, a été de ne pas suivre le mal dans la filiation successive de ses phénomènes et de ne pas suffisamment rechercher sa cause première : la maladie primitive ou la diathèse qui l'a engendrée.

De cette double faute est résultée une double erreur : D'un côté, négligeant de suivre le mal dans son évolution, on a séparé les formes diverses ou les phases successives d'un même état morbide ; d'autre part, négligeant de rechercher dans chaque cas la cause première ou l'origine diathésique du mal, on a réuni dans une description commune des états morbides d'aspect semblable et d'origine différente.

C'est cette double erreur que nous rencontrons dans l'histoire des hémorrhagies cutanées, dont cette petite tache rouge qu'on nomme le purpura n'est qu'un des aspects les plus remarquables et les plus communs. Pendant la période congestive qui précède l'hémorrhagie, ce phénomène morbide a été rangé parmi les papules, s'il faisait une saillie circonscrite ; on en a fait alors une variété de lichen, le lichen pilaris en particulier à cause de son siége à l'origine des poils ; parmi les urticaires, si la saillie était plus rouge et plus large. Pendant la période hémorrhagique, si l'extravasation est petite, rouge et superficielle, c'est le purpura ; si elle est plus vaste et plus profonde c'est l'ecchymose ; et voilà un même état morbide coupé au moins en quatre morceaux placés chacun dans une catégorie distincte. Mais des affections bien différentes peuvent également produire sous la peau de légères extravasations sanguines ; de même qu'un trouble des vaso-moteurs, une lésion matérielles des vaisseaux ou une altération du liquide sanguin est susceptible d'en déterminer. Si une maladie des centres nerveux en engendre souvent, quelquefois aussi une affection du foie, une affection de la rate, des poumons, du cœur et des reins peut également en développer. Des maladies diathésiques, comme le cancer, des affections constitutionnelles, comme la syphilis, des états infectieux, comme le scorbut, des pyrexies, comme le typhus, des exanthèmes, comme la variole, des intoxications, comme l'alcoolisme, des empoisonnements, comme par le chloral, le phosphore, l'iodure de potassium, peuvent également produire des taches purpurines, identiques entre elles si on ne considère que leur aspect extérieur, complètement différentes si pour déterminer leur nature on remonte à leur origine.

Un double travail se présente donc aux médecins modernes qui voudront aborder l'étude du purpura, ou, pour mieux dire, des purpuras. Il faudra d'une part, saisir le mécanisme pathogénique, d'autre part, déterminer l'origine nosologique de chacun d'eux. C'est d'un côté, l'œuvre de la physiologie pathologique, d'autre part, celle de la nosologie, et la médecine n'aura réellement accompli sa tâche que lorsqu'elle aura complété l'une par l'autre la physiologie pathogique et la nosologie, lorsqu'elle aura, passez-moi ce terme de guerre, lorsqu'elle aura en quelque sorte opéré leur jonction. Quelques mots de pathogénie et quelques mots de nosologie sur les purpuras en général. Nous ne pourrons pousser bien loin cette double étude qui aura au moins l'avantage de vous faire éviter toute exagération et vous empêchera de ne voir que des troubles nerveux dans le purpura.

A. — Je vous ai démontré qu'il y a des purpuras qui proviennent d'un trouble dans l'innervation vaso-motrice, et je vous ai décrit leurs variétés distinctes qui sont en réalité les formes diverses d'un même mal, le nerveux, l'urticans ou pseudo-exanthématique, le simplex et le rheumatica. C'est là sous ses aspects divers une même maladie dont le purpura est le symptôme le plus saillant, mais qui peut se manifester aussi par des papules et des plaques, par des œdèmes, par des phénomènes articulaires et par des troubles gastro-intestinaux. C'est de plus un état idiopathique, une maladie primitive.

Indépendamment de cet état idiopathique, il peut y avoir des purpuras symptomatiques par troubles vaso-moteurs. Ce sont ceux où le désordre dans l'innervation vaso-motrice qui produit le purpura est en quelque sorte un épiphénomène d'une maladie qui se caractérise par d'autres symptômes : soit d'une névrose, soit d'une altération chronique des centres nerveux.

Ces purpuras symptomatiques, je les ai observés dans l'hystérie et parmi les phénomènes de ce qu'on appelle déviation menstruelle où l'hystérie a la haute main. Nous en avons rencontré un fait à la clinique, il y a deux ans. Ces cas de purpura ne sont d'ailleurs pas très rares, soit isolés, soit réunis à des ecchymoses. J'en ai observé aussi, particulièrement aux membres inférieurs, chez les déments et chez les paralytiques généraux ; je suis même porté à croire qu'ils sont fréquents, mais qu'ils passent inaperçus parceque'ils siégent aux membres inférieurs, parties habituellement couvertes, et que rien n'appelle l'attention sur eux. Cet épiphénomène d'états morbides extrêmement graves n'a aucune importance réelle ; il ne témoigne que d'une chose, du trouble porté à l'innervation vaso-motrice par l'affection des centres nerveux dont le malade est frappé. Le purpura que Vernier a signalé dans la méningite cérébro-spinale et la méningite tuberculeuse paraît avoir la même signification et jouer le même rôle.

Mais il y a aussi des purpuras par altération vasculaire. Ceux-ci je les ai rencontrés dans trois catégories de malades qui présentent souvent les mêmes lésions : des vieillards, des goutteux et des alcoolisés ; ils siégent aux membres inférieurs, s'accompagnent de développement anormal et de dégénérescence graisseuse des petits vaisseaux sous-cutanés, assez souvent aussi d'athérômes artériels, et, une fois produits, persistent souvent d'une manière indéfinie. Voilà une première variété de purpura par inflammation chronique et dégénérescence graisseuse des petits vaisseaux.

Hayem en a signalé une deuxième ; dans le purpura aigu fébrile, Hayem a observé la prolifération de l'endothelium des artérioles. Ce serait donc ici une inflammation aiguë des artérioles qui aurait été la cause première du mal.

Wilson Fox en a rencontré une troisième. C'est, dans certain cas de syphilis, une dégénérescence amyloïde des capillaires.

Une quatrième a été observée par Heschl ; il y avait dégénérescence granulo graisseuse des vaisseaux sous l'influence très-probable d'une intoxication phosphorée ; le malade atteint de purpura mourut d'hémorrhagie cérébrale.

L'influence des altérations du sang sur la production des purpuras est, à mon sens, moins évidente.

Elle peut se manifester dans deux conditions différentes : ou bien, il y a dans le sang augmentation ou modification de

ses éléments solides, ou bien il y a proportion plus forte de
ses éléments liquides et partant fluidité plus grande. Dans
le premier cas, une oblitération vasculaire se produit, d'où
dilatation et rupture des petits vaisseaux situés en arrière ;
dans le deuxième, c'est une transsudation qui s'effectue.
Les taches purpurines que l'on observe dans certaines varioles et qui coïncident avec une altération des globules signalée par Feltz, observée par Garcin, entraient-elles dans cette
première catégorie? C'est possible, mais je ne puis rien
affirmer à cet égard.

Le type de cette catégorie, c'est le purpura leucocythé-
mique, signalé par Ollivier et Ranvier, également observé
par Damaschino, et où l'obstruction vasculaire est produite
par une accumutation de globules blancs, tandis qu'un mécanisme analogue détermine en même temps des hémorrhagies viscérales. Un autre type est représenté par ces
petites taches que l'on rencontre parfois sur la peau des
membres comme dans le parenchyme des viscères des
sujets atteints d'embolie capillaire.

Quant à la seconde catégorie, elle provoque des ecchymoses
plutôt que de véritables purpuras; le sang extravasé, incomplet dans ses éléments, se répand en quantité considérable
et fuse à certaine distance. Nous avons affaire ici à des
hémorrhagies incomplètes, infiniment plus rares qu'on ne
pourrait le croire à *priori*, ainsi que Bouchard l'a démontré dans sa thèse de concours sur la pathogénie des hémorrhagies. Cependant les altérations du sang dans les purpuras n'ont rien de fixe : si plus souvent, il a été trouvé
pauvre en fibrine, comme dans le fait de Routier où il n'en
renfermait que 0,9 pour 1000, quelquefois aussi, il est riche
en fibrine, comme Bouchard l'a observé dans deux cas ;
Parkes n'a constaté que l'excès du fer et des principes
solides.

Il est aussi une troisième catégorie de purpuras, où l'altération du sang paraît joindre à son influence directe une
influence indirecte par la lésion vasculaire qu'elle produit.

Dans un cas de purpura *hœmorrhagica* sur lequel Hayem s'est livré à des études dont il a exposé les résultats à la Société de biologie en 1876, il y avait altération profonde de sang ; le nombre des hématies n'était plus que de onze cent mille, celui des leucocytes était sensiblement augmenté ; les viscères avaient subi une dégénérescence graisseuse. Hayem conclut à une maladie infectieuse ou septicémique avac altération gravc du sang. Mais cette altération avait entraîné des lésions vasculaires ; la membrane interne des artères était en voie de prolifération ; au centre d'une tache cutanée était une artériole oblitérée par un caillot enfermant des cellules desquamées de la paroi vasculaire.

Quelques différents au premier abord que ces cas paraissent du *purpura simplex*, il n'est pas absolument impossible que l'avenir démontre qu'ils leur sont unis par des liens de parenté. Démontrée aujourd'hui pour le *purpura simplex*, l'action nerveuse le sera peut-être demain pour le purpura hœmorrhagica ; démontrée aujourd'hui pour les muscles, la dégénérescence graisseuse consécutive aux lésions du système nerveux, le sera peut-être demain pour les viscères. On aurait, dans ce cas, une pathogénie qui commencerait par l'affection nerveuse engendrant la lésion des viscères de l'hématopoïèse, laquelle produirait une altétération du sang, d'où résulterait une lésion artérielle. Dans ce cas, les trois processus pathogéniques du purpura se combineraient pour le produire ; mais ce n'est encore là que de la théorie. Je dois cependant vous la signaler parce que, si l'hypothèse est dangereuse quand on la prend pour une vérité démontrée, elle est utile quand elle sollicite le contrôle des expériences et des faits.

En résumé, cette petite tache pourprée qui ne disparaît pas à la pression du doigt et ne provoque généralement pas de prurit et qu'on nomme le purpura n'est au point de vue pathogénique qu'une petite hémorrhagie cutanée ; l'étroitesse des vaisseaux qui la fournissent, la résistance des tissus où elle se répand, limitent son étendue ; des condi-

.tions mécaniques de circulation plus difficile font que son siége le plus ordinaire est aux membres inférieurs, mais des conditions dynamiques, des influences vaso-motrices peuvent lui faire occuper tous les points de la surface cutanée.

Si, au point de vue pathogénique, c'est une hémorrhagie, au point de vue nosologique, ce n'est pas une maladie, c'est un symptôme, c'est un symptôme que l'on peut observer dans les maladies les plus différentes.

Les affections des divers organes peuvent également produire des purpuras.

Dans l'abdomen, les affections du foie. Je vous l'ai fait observer dans l'ictère simple, je ne parle pas de l'ictère grave, où il est fréquent; il existe plus souvent encore dans la cirrhose.

Dans l'ictère, nous l'avons expliqué par l'action paralysante que les acides et les sels biliaires exercent sur les muscles en général et sur ceux des petits vaisseaux en particulier. Il est possible que cette action se fasse aussi sentir dans les affections atrophiques du foie. Monneret accusait alors la défibrination du sang, théorie démodée aujourd'hui.

Dans le diabète sucré, où on peut l'observer aussi, Bouchard, dans sa thèse, en cite un exemple, et j'en ai moi-même observé au moins un cas ; Frerichs accuse une modification dans le glissement du sang sur les parois vasculaires produite par la présence du sucre dans le sang ; vous voyez que, si l'on a constaté le fait, on est loin d'en avoir saisi l'explication.

Indépendamment de la leucémie, les affections de la rate peuvent produire le purpura ; une observation de Ch. Bernard en est la preuve. Laberstine a consacré tout un travail aux rapports du purpura avec les affections de la rate ; évidemment ici l'altération du sang peut seule être accusée.

Dans les affections des reins, Pellegrino Levi a signalé des hémorrhagies diverses et notamment le *purpura hæmorrhagica*. Lalay l'a signalé surtout avec la forme dyspnéique de l'urémie. Hardy, dans un cas de maladie de Bright, a vu un *purpura simplex* sans urémie. L'artérite concomitante en est pour nous l'explication.

Dans un cas d'entérite chronique, j'observais dernièrement une éruption de purpura ; il y avait également un œdème de la main et de l'avant bras droit ; je crois ici à un trouble vaso-moteur, car l'entérite retentit souvent beaucoup sur l'innervation vaso-motrice de la peau.

Parmi les affections thoraciques, les maladies du cœur à leur période avancée s'accompagnent quelquefois de purpura des membres inférieurs ; les difficultés de la circulation lui imposent ici ce siége. Je crois que le purpura est dû à l'artérite concomitante, car à mes yeux l'endocardite n'est qu'un épisode dans l'histoire de l'endartérite.

La phthisie pulmonaire le produit aussi assez fréquemment, et quelquefois non pas à la période avancée mais dès le début, comme vous l'avez vu il y a trois mois chez un de nos phthisiques, qui eut un purpura en même temps que quelques signes rationnels de phthisie et avant les premiers signes physiques de cette affection. Charcot, avant lui Waller, Beau, Rothitansky, après lui Leudet, ont appelé l'attention sur ce phénomène morbide que Charcot attribue à une altération du sang, que je considère plutôt comme un trouble vaso-moteur, faisant partie de ce cortége curieux de phénomènes nerveux que présente la phthisie.

Dans chacune des principales classes de maladies générales, je trouve des purpuras.

Parmi les pyrexies, la fièvre typhoïde me l'a présenté dans des cas exceptionnels et ordinairement très-graves. Je ne sais s'il faut accuser ici l'influence vaso-motrice, l'appareil vasculaire ou l'altération du sang. Hoffmann, de Leipzig, a dans la fièvre typhoïde observé les granulations graisseuses et les pigmentations des parois des petits vaisseaux.

Parmi les exanthèmes, la variole a un purpura qui se nomme rash alors qu'il revêt tous les caractères physiques du purpura proprement dit. Les observations du Dr Garçin

sur la déformation des globules, confirmatives de celles de
Feltz, me portent à incriminer ici l'altération du sang. Il y a
aussi un purpura scarlatineux et plus rarement un purpura
rubéolique, qui n'a pas toujours une haute gravité, comme
le prouve l'épidémie très-bénigne de rougeole noire qui a
régné à Prague et où ont dû intervenir les vaso-moteurs.

Parmi les affections infectieuses, la fièvre jaune est souvent accompagnée de purpura ainsi que d'autres hémorrhagies sous-cutanées ; ici le sang, de couleur noirâtre, se
coagule lentement, et on peut faire intervenir dans la pathogénie l'altération du foie.

Dans les affections diathésiques, le cancer, l'arthritis, le
purpura peut également se produire. Dans le cancer, je l'ai
observé plusieurs fois, Bouchard également ; j'en ignore le
mécanisme. Dans l'arthritis, c'est l'altération des petits
vaisseaux qui intervient.

Dans certaines cachexies, on peut l'observer aussi ; il y a
un purpura syphilitique ; ici c'est l'altération vasculaire qui
paraît jouer le principal rôle.

Des intoxications peuvent également le produire ; non pas
la cachexie alcaline, comme on aurait pu s'y attendre, ainsi
que le remarque Bouchard, mais l'empoisonnement par le
phosphore, par le chloral, par l'iodure de potassium dans
un cas observé par Ricord chez un syphilitique et dans un
autre cas observé par Virchow chez une cancéreuse ; mais
il est à remarquer que la maladie avait pu le produire aussi
bien que le remède.

Quoiqu'il en soit de ces détails, et bien que souvent nous
ignorions comment s'enchaînent les phénomènes morbides,
il est certain que le purpura peut provenir de causes morbides bien différentes. Ce n'est pas une maladie, c'est un
groupe de symptômes ; il n'y a pas un purpura mais des
purpuras, dont la pathogénie ne peut évidemment être
placée tout entière sous la dépendance du système nerveux

XI

L'ACTION VASO-MOTRICE ET LE PURPURA
DANS LEURS RAPPORTS AVEC LE SCORBUT.

Messieurs, l'influence des troubles de l'innervation vaso-motrice sur la production de l'espèce la plus commune dans le genre purpura, nous conduit à rechercher si cette même influence vaso-motrice ne se ferait pas sentir sur une maladie voisine du purpura, le scorbut, et si le purpura n'aurait pas avec le scorbut plus qu'une simple similitude, une véritable parenté. Le scorbut étant une affection que, dans une ville comme la nôtre, vous devez connaître à fond, nous ne pouvons éluder cette grave et difficile question.

Nous allons examiner tout d'abord si l'étude des symptômes et des lésions du scorbut peut permettre de rapprocher le scorbut du purpura et d'admettre une influence nerveuse dans la pathogénie du scorbut. Nous plaçant au point de vue ordinaire de la physiologie pathologique, c'est-à-dire au point de vue de la méthode qui part des derniers effets pour remonter l'échelle des causes, nous verrons que cette assimilation est légtime et cette explication probable.

Nous étudierons ensuite les causes du scorbut pour élucider les mêmes problèmes. Nous plaçant au point de vue ordinaire de la nosologie, c'est-à-dire au point de vue de la méthode qui commence par rechercher les causes premières pour descendre, s'il est possible, l'échelle des effets, nous verrons que l'assimilation du scorbut avec le purpura et l'influence du système nerveux comme cause du scorbut restant incertaines, le médecin peut tout de même s'en passer, sinon pour posséder une connaissance complète du mal, du moins pour instituer un traitement efficace ; ce qui démontre que, souvent utile, la physiologie pathologique n'est cependant pas nécessaire à la clinique et ne doit pas absorber à elle seule la médecine tout entière.

Enfin, une fois cette distinction établie et l'indépendance de la nosologie reconnue, nous rechercherons s'il n'y a pas un moyen d'unir les données de la physiologie pathologique avec celles de la nosologie, et si on ne peut trouver une doctrine du scorbut qui les unisse en sauvegardant leur autonomie.

A. — Le scorbut présente du côté de la peau cinq ordres de symptômes principaux : les pétéchies, les ecchymoses, les indurations, les œdèmes et les ulcères.

Les pétéchies présentent deux variétés, la papuleuse et la purpurine. La première se forme surtout autour des poils ; elle a été appelée pileuse par Hayem, acnéiforme par Lasègue et Legroux ; elle est plus fréquente que dans le purpura, où cependant elle a été signalée, notamment par Laget. Qu'il s'agisse de l'une ou de l'autre, la similitude avec le purpura est frappante, et comme une influence nerveuse produit le purpura, on comprend qu'elle puisse également produire le scorbut.

Les ecchymoses, parfois considérables, ont comme processus beaucoup d'analogie avec les taches purpurines ; c'est le même phénomène, non plus dans la peau, mais dans le tissu cellulaire sous-cutané, moins résistant et traversé par des vaisseaux plus larges ; très-rares dans le purpura, très-fréquentes dans le scorbut, elles existent dans les deux affections ; l'identité se maintient donc ici avec des différences de fréquence qui tiennent surtout à des différences d'intensité du mal. Une altération nerveuse peut produire des ecchymoses, comme la physiologie expérimentale l'a surabondamment prouvé.

Les indurations se font soit dans l'épaisseur des muscles, soit dans le tissu cellulaire profond. A leur niveau existent ou non des teintes ecchymotiques. Elles répondent à des infiltrations sanguines dans l'épaisseur des tissus. C'est le même phénomène que les précédents, plus profond seulement et parvenu à une période plus avancée, où il y a résorption d'une partie des éléments du sang et condensation des autres, trahissant un mal plus intense et plus généralisé que le purpura proprement dit, mais se produisant toujours par le même processus.

L'œdème, comme l'a fait remarquer Hayem, se manifeste sous deux formes : l'un est dur et limité, l'autre plus mou et plus étendu. Le premier est attribué par Hayem à la gêne de la circulation locale, le second à la cachexie. Cette explication a été donnée il y a quelques années, à une époque où l'influence vaso-motrice sur l'œdème n'était pas encore bien connue. Cet œdème me paraît ressembler beaucoup à l'œdème du purpura, qui est ordinairement plus discret et plus circonscrit, la maladie étant moins violente. L'action vaso-motrice en est encore, comme pour le purpura, l'explication la plus rationnelle, je dirai même la seule explication rationnelle, car cet œdème ne tient certainement pas à un obstacle à la circulation locale, et son intensité ne se mesure nullement à celle de la cachexie.

Des ulcères, les uns sont superficiels et les autres profonds. Ils manquent dans le purpura, qui est une maladie moins sévère, mais ne dépassent pas les limites de l'influence du système nerveux sur la nutrition, influence très-étendue à la surface de la peau où elle produit une série de lésions qui vont de la simple vésicule du zona jusqu'à la gangrène fessière, si fréquente et si grave dans les affections aiguës de l'encéphale. Ici les ulcères fongueux sembleraient indiquer la dilatation paralytique des petits vaisseaux.

Du côté du tube digestif, l'action du scorbut a trois centres : les gencives, l'estomac, l'intestin.

La lésion des gencives est, dans le scorbut, doublement caractéristique : par les hémorrhagies qu'elle provoque,

par les fongosités qu'elle produit. Dans le purpura hémorrhagique, l'hémorrhée pétéchiale atteint aussi les gencives,
mais avec moins de fréquence et à un moindre degré ; elle
y produit des hémorrhagies réitérées avec boursoufflement,
quelquefois sans boursoufflement, comme chez un jeune
homme que nous avions récemment dans le service. Werlhoff considérait les hémorrhagies par les gencives comme
les plus fréquentes dans la maladie qui porte son nom ;
Aikin, Duncan, Wichmann et la plupart des auteurs qui l'ont
décrite après lui, ont également signalé ces hémorrhagies ;
Wichmann a même fait remarquer que si les gencives paraissent alors ordinairement saines, on peut y trouver
cependant des saillies noirâtres. D'autre part, dans certaines épidémies de scorbut, notamment dans celle de Flo-
rence, décrite par Cipriani, la lésion des gencives faisait
défaut. Ce n'est donc ici encore, entre le scorbut et le purpura, qu'une différence de degré. Les altérations vaso-motrices peuvent également produire des hémorrhagies par
les gencives comme par toutes les muqueuses. Chez notre
n° 33 de la salle Aillaud, cet homme qui avait des congestions oculaires et des hémorrhagies nasales par lésion de la
moelle cervicale, les gencives atteintes de paralysie vaso-
motrice participaient à la rougeur subinflammatoire qui
avait envahi toute la cavité buccale et s'accompagnait sur
certains points de petites ulcérations. Rien ne s'oppose
donc à ce que les phénomènes que le scorbut produit sur
les gencives aient une origine analogue, ce qui néanmoins
jusqu'ici n'est nullement prouvé.

Du côté de l'estomac, la dyspepsie est rare dans le scorbut comme dans le purpura, où la dyspepsie cède le pas à
la gastralgie. L'inappétence n'est ni fréquente ni précoce
dans le scorbut ; Aikin l'a signalée aussi dans le purpura.

Je vous ai mentionné dans le purpura nerveux des troubles intestinaux ; la diarrhée peut y être expliquée par une
atonie du grand sympathique, les douleurs et la constipation par une excitation du même nerf. Ces deux ordres de

phénomènes opposés peuvent se rencontrer aussi dans le scorbut ; si la diarrhée y est commune, la constipation et la douleur y ont été aussi observées. La première description du scorbut qui ait été donnée, je l'ai trouvée dans la collection hippocratique (Vol. VII de l'édition Littré), où elle est inscrite sous le nom d'iléus ; il y avait, en même temps que les troubles intestinaux, des hémorrhagies, des ulcères des jambes, le gonflement des gencives et l'extension épidémique de la maladie.

Dans l'appareil circulatoire, le scorbut produit quatre phénomènes principaux d'importance inégale : les hémorrhagies, l'anémie, les syncopes, la fièvre.

Les hémorrhagies ont lieu principalement par les muqueuses ; ce sont surtout des épistaxis, quelquefois des métrorrhagies. Si elles constituent un symptôme extrêmement important dans le scorbut, elles sont le phénomène le plus saillant du purpura, après l'éruption purpurine elle-même. Nous savons aussi que les troubles vaso-moteurs déterminent des hémorrhagies, et notamment par les muqueuses.

L'anémie, constatée bien nettement par l'auscultation cardiaque vasculaire, est dans le scorbut une conséquence forcée des hémorrhagies ; cependant elle paraît quelquefois primitive. On peut la rencontrer aussi dans le purpura, où nous l'avons observée à un degré vraiment dangereux. L'état nerveux ne saurait vraisemblablement la produire, mais c'est là une question accessoire, l'anémie primordiale, dans le scorbut et dans le purpura, n'étant ni importante ni suffisamment démontrée.

Les syncopes sont fréquentes dans le scorbut ; elles existent aussi dans le purpura où elles ont été signalées par Werlhoff et par Behrens, mais elles y sont plus rares. Il n'y a pas de syncope sans la participation du système nerveux.

La fièvre des scorbutiques peut revêtir quatre types prin-

cipaux : le type continu, constaté par Hayem, qui a trouvé
38 et 39 degrés, et par Cipriani, qui a vu le thermomètre
monter à 39 degrés avec pouls dicrote et battements du
cœur affaiblis ; — l'intermittent, signalé par Fodéré ; —
le typhique, décrit par Lind et par Murray, et qu'on peut
rencontrer ici comme dans toutes les maladies graves ; —
le colliquatif, enfin, constaté par Fodéré dans les cas graves
qui se prolongent.

Le purpura passe pour n'être pas fébrile, Werlhoff et son
disciple Wichmann ont donné le nom de morbus maculosus
aux pétéchies sans fièvre ; c'est la doctrine qu'a également
propagée Graaf dans son travail : *De petechiis sine febre*.
C'est une erreur ; plus d'un sujet atteint de purpura ne
paraît pas avoir de fièvre chez qui on est étonné de voir le
thermomètre accuser une élévation sensible de température ; et le purpura est une maladie au moins aussi fébrile
que le scorbut qui l'est d'ailleurs fort peu, malgré la diversité des types de fièvre qu'il peut produire. Dans le purpura
simplex il y a quelquefois le petit mouvement fébrile du
début, qu'a signalé Laget ; le purpura hœmorrhagica peut,
suivant la remarque de Hayem, produire un mouvement
fébrile plus intense. Nous avons vu dans le service un cas
où chaque poussée hémorrhagique s'accompagnait d'une
élévation thermométrique qui variait entre 38 et 40 degrés.
Il faut donc chercher ailleurs des différences radicales entre
le purpura et le scorbut. Nous savons aussi que l'intervention de la fièvre n'est nullemennt une raison d'exclure de la
pathogénie l'influence du système nerveux.

Dans l'appareil respiratoire, le scorbut peut présenter
trois phénomènes principaux : la dyspnée, la douleur de
côté, les épanchements pleuraux.

Ces symptômes ont été signalés par Lind dans des cas
très-graves ; chez un malade de Legroux il fallut recourir à
la thoracentèse, qui donna plus d'un litre de sang presque
pur. Je ne connais rien de semblable dans le purpura, mais
je ne puis affirmer que pareil fait n'y a jamais été observé ; il

entrerait parmi les phénomènes rares dans le scorbut, possibles dans le purpura; il pourrait aussi ressembler aux altérations des séreuses et aux hémorrhagies que les troubles nerveux produisent. Je ne vois donc pas, ici encore, les éléments d'une séparation.

Dans l'appareil locomoteur, c'est-à-dire dans les articulations et les muscles, le scorbut produit certains ravages. - Les articulations surtout sont affectées : on y trouve, au genou en particulier, des douleurs, des gonflements, des épanchements ; Lind a même signalé dans les cas très-graves un cliquetis osseux dû à la séparation des épiphyses. Ces phénomènes articulaires ont une grande importance. Pline avait déjà, chez les soldats de Germanicus, signalé la roideur de l'articulation du genou ; Eugalenus avait décrit un rhumatisme scorbutique, admis par Sydenham. Dans les muscles il y a des douleurs, des épanchements, des rétractions.

Ces effets du scorbut ont une similitude très-grande avec ceux du purpura, qui a aussi des épanchements articulaires ou pseudo-rhumatismes, et des douleurs, surtout dans les muscles des mollets ; simple différence de degré. On peut nourrir l'espoir de faire entrer toutes ces arthropathies dans le cadre des arthropathies nerveuses et d'assimiler les fractures spontanées du scorbut aux fractures spontanées de l'ataxie locomotrice.

Viennent enfin les troubles de l'innervation :

En général, les scorbutiques présentent plus ou moins cette faiblesse, cette apathie physique, ce découragement moral, qui ont été si bien signalés par Joinville dans l'armée de Saint-Louis.

Certaines fonctions nerveuses sont plus particulièrement atteintes : la sensibilité générale par des douleurs et par cette céphalalgie gravative sur laquelle a insisté Cipriani ; la motilité par la faiblesse et les roideurs ; le sens de la vue par la nyctalopie dans quelques cas.

Donc le système nerveux est profondément affecté dans le

scorbut, ce qui le rapproche du purpura, où le sentiment de faiblesse, de courbature et de fatigue générale a été signalé dès la première description du mal par Werlhoff, et où la céphalalgie gravative était particulièrement pénible à deux malades que nous observions récemment.

Des symptômes passons aux lésions.

La question pour nous reste double : 1° Y a-t-il analogie des lésions du scorbut avec celle du purpura ? 2° Y a-t-il dans l'altération scorbutique du sang une explication suffisante des symptômes pour qu'on puisse détourner les soupçons du système nerveux ?

Comme pour le purpura, le sang, dans le scorbut, a été incriminé. Andral a cru d'abord constater sa défibrination ; plus tard, l'augmentation de la fibrine a été quelquefois constatée par Andral, Fauvel, Becquerel et Rodier, Busk, Parmentier, Burquoy. Les globules étaient augmentés aux yeux de Becquerel, diminués aux yeux de Chalvet ; Laboulbène a trouvé une augmentation des globules blancs ; Becquerel et Rodier ont, comme résultat général de leurs analyses chimiques, noté l'absence d'altérations importantes dans les cas aigus et, pour les cas chroniques, une petite diminution de fibrine avec légère augmentation de globules. Hayem a conclu de ses examens microscopiques qu'il n'y a pas d'altération particulière du sang. Aussi Leven a-t-il porté son attention sur l'état des solides, ce qui l'a conduit a constater dans le scorbut la dégénérescence graisseuse des tissus et des organes, altération que Hayem a observée aussi dans un cas de purpura hœmorrhagica.

Qu'est-ce donc que cette altération du sang des scorbutiques, que les chimistes les plus experts et les micrographes les plus habiles n'ont pas encore constatée ?

En résumé, contre toute attente et de même que dans le purpura, dans le scorbut il n'y a point d'altération constitutionnelle et primitive du sang ; ce qui laisse le champ libre à la théorie nerveuse du scorbut et à son assimilation avec le purpura.

Ainsi donc, au point de vue des symptômes, le scorbut présente un cortége plus complet et des phénomènes plus intenses que le purpura ; mais ces symptômes se divisent en principaux et accessoires ; les principaux sont précisément ceux que l'on observe dans le purpura : vers la peau, pétéchies, œdème ; du côté du système circulatoire, hémorrhagies ; de l'appareil locomoteur, arthralgies et douleurs musculaires ; enfin troubles nerveux divers.

Au point de vue des lésions, de même que dans le purpura, pas d'altération constante et primitive du sang ; l'influence nerveuse paraît probable bien que non certaine.

B. — Nous avons jusqu'ici, Messieurs, examiné le scorbut dans ses symptômes et ses lésions, c'est-à-dire dans ses effets ; il nous faut maintenant le considérer dans ses causes.

Nous plaçant au point de vue de la méthode ordinairement suivie en physiologie pathologique, c'est-à-dire de celle qui commence par l'observation des phénomènes, nous avons reconnu une très-grande similitude entre le scorbut et le purpura commun, et nous avons admis que la première affection peut, comme la seconde, dépendre d'un trouble vaso-moteur.

Nous plaçant maintenant au point de vue de la méthode dont ne peut se départir la nosologie, celle qui se préoccupe avant tout de la nature du mal et de son génie, et qui recherche les causes du mal pour instituer les remèdes, nous allons voir la médecine reconnaître les causes du scorbut et les combattre par des moyens utiles, sans s'inquiéter des données de la physiologie pathologique, de la ressemblance du scorbut avec le purpura et de l'action des vaso-moteurs.

Il y a dans le scorbut la rencontre et en quelque sorte la combinaison de deux ordres de causes : les unes, simplement prédisposantes, sont inhérentes au sujet qui reçoit l'influence morbide ; les autres proviennent d'une influence extérieure et sont déterminantes ; d'un côté, le terrain morbide, de l'autre, la graine qui vient y germer.

Les prédispositions inhérentes au sujet proviennent du sexe, de l'âge, de certaines conditions physiques, de certaines conditions morales.

L'influence du sexe est souvent difficile à saisir, le scorbut des vaisseaux et celui des camps ne trouvant guère de victimes à frapper que dans le sexe masculin. Mais le scorbut des grandes villes peut, en quelque sorte, choisir ; il choisit le sexe masculin, qu'il a frappé à Paris dans des proportions énormes. Si le relevé de Lasègue et Lagroux, qui porte, cependant, sur plus de 200 cas, ne présente pas, sous ce rapport, une base sûre d'appréciation à cause des conditions particulières d'observation où les auteurs se trouvaient placés, on ne peut en dire de même du relevé plus restreint de Hayem, où l'on trouve seulement 6 femmes sur 26 malades.

L'influence de l'âge est, par des raisons analogues, difficile à étudier dans les hôpitaux. L'adolescence y paraît cependant moins prédisposée que l'âge adulte. Les mousses de Pihorel en étaient exempts.

Les conditions physiques sont peu connues ; ce sont des influences professionnelles, où déjà l'action des causes déterminantes se fait sentir. Les grandes fatigues y disposent les matelots, plus fréquemment atteints que leurs officiers ; le défaut d'exercice joint à l'humidité le favorise chez les cordonniers, comme l'a constaté Hayem.

Quant aux conditions morales, elles ont été reconnues par tous les observateurs et elles sont puissantes ; ce sont les passions dépressives, le chagrin, la peur, l'ennui.

Les causes déterminantes paraissent provenir de deux sources :

L'air que l'on respire ;

Les aliments dont on se nourrit.

Dans l'air, je vois quatre conditions capables de faire éclore le scorbut. Cette maladie peut, en effet, se développer dans l'air confiné, l'air humide, l'air froid, l'air infecté.

L'air confiné, la misère d'air, développe le scorbut dans les prisons, les vaisseaux, les huttes du Groënland. Son action n'est pas fatale ; à Marseille, en 1793, les prisonniers entassés dans les salles basses du fort Saint-Jean ne furent pas visités par le scorbut qui ravageait la ville.

L'air froid augmente le scorbut endémique dans les pays du Nord, et souvent le refroidissement de la température en règle les recrudescences. L'armée des Alpes, sous la première République, la population de Paris, sous la troisième, en furent atteintes pendant l'hiver. Mais cette action n'est pas nécessaire; l'armée de Crimée en subit les ravages pendant les chaleurs de l'été, et nous voyons souvent des matelots scorbutiques nous arriver des Indes sans que le passage de la ligne les ait guéris.

L'air humide est aux yeux de Lind la grande cause du scorbut. Sur mer on a vu fréquemment cette affection se développer dans la Manche où règne les brouillards, faire explosion à la suite des pluies abondantes et des froids humides et frapper les matelots, plus mouillés que leurs officiers ; mais la chaleur sèche de l'équateur ne le fait pas disparaître. Sur terre on a observé le scorbut dans des pays humides, la Hollande, la Basse-Egypte, la Poméranie, l'Alsace, les premiers habitants européens de l'Amérique, qui habitaient près des marécages; et les troupes impériales de 1720, qui, d'après Kramer, furent fortement exposées à la pluie, lui payèrent un assez lourd tribut. Mais il a sévi à Paris par des froids secs, en Crimée par des chaleurs sèches, et sur un certain nombre de nos matelots pendant des traversées sans pluie.

L'air infecté, l'air imprégné des émanations des scorbutiques est une cause puissante de propagation du mal par contagion. Pihorel avait été obligé d'éloigner des scorbutiques les sujets atteints de plaie simple. Fodéré a vu la maladie se développer chez les jeunes chirurgiens chargés de la scarification des ulcères scorbutiques et les soldats la communiquer à leur compagnon de lit. J'ai vu un équipage où les sujets frappés étaient ceux qui couchaient à l'avant du navire, tandis que tous ceux qu'on fit coucher à l'arrière furent épargnés. Villemin a vu, en 1855, le scorbut suivre, pour sa propagation, les communications établies entre les hôpitaux militaires de Paris et les camps du Nord. Par contre, jamais je n'ai vu le scorbut se propager aux malades mêlés aux scorbutiques dans nos hôpitaux.

Dans l'alimentation, je vois également quatre conditions étiologiques : la misère, l'excès de sel, l'absence de potasse, la privation de végétaux.

L'influence de la misère est démontrée par les épidémies de Paris, celle de 1700 après une longue disette, celle de 1871 à la suite du siége, l'épidémie de Marseille en 1793, celle d'Allemagne en 1771, celle de France de 1812 à 1817, l'endémie des populations misérables de l'Allemagne et de la Russie. Dans les bagnes, Leroy de Méricourt a vu à Brest cette maladie épargner les soldats, relativement bien nourris, et frapper les condamnés pour disparaître chez ces derniers quand on leur eut donné une meilleure alimentation, composée de soupe grasse et de viande. Mais cette action de la misère n'est pas fatale. Delpech, pendant l'épidémie de Paris, soignait du scorbut un gros marchand de vin qui lui dit que dans une maison comme la sienne on mangeait toujours bien. Le navire *Le Castiglione* était largement pourvu de viandes fraîches ; la flotte d'Anson avait en abondance des cochons et des volailles ; le scorbut les ravagea, et je soigne depuis plusieurs années deux communautés de femmes, logées dans des couvents humides, qui observent le jeûne et l'abstinence toute l'année ; je n'y ai pas encore constaté un seul cas de scorbut.

L'excès de sel dans l'alimentation devait être soupçonné ; les aliments salés forment ou plutôt formaient la nourriture habituelle des matelots. Mais Hayem a observé le scorbut chez des sujets qui n'avaient fait usage ni de salaisons, ni de conserves alimentaires, et Lind, distinguant le sel de la saumure, avait poussé la foi en son innocuité jusqu'à l'essayer comme remède.

L'absence de potasse dans les aliments a été incriminée par Garrod, et non sans raison ; tous les antiscorbutiques contiennent de la potasse. Mais on guérit beaucoup de scorbutiques par un simple changement d'air.

La privation des végétaux a une influence démontrée par les faits. Plus d'une épidémie a été arrêtée sur des navires par une relâche dans une localité où l'on trouvait des végétaux frais. C'est ce qui est arrivé pour la flotte d'Anson relâchant à l'île de Juan Fernandez, pour le transport *La Loire* relâchant à Sainte-Hellène, pour le *Castiglione* relâchant aux Açores. Les marins des bateaux qui surveillent les pêches en Islande se préservent du scorbut en mangeant le pissenlit qui croît sur le sol qui recouvre les habitations souterraines ; les marins anglais, depuis Lind, s'en préservent avec le jus de citron ; j'ai guéri plus d'un parmi les nôtres par une cure d'oranges.

Sur terre ce sont des témoignages analogues. En Norvége il est une île où les scorbutiques vont manger les mûres. Dans la ville de Thorn, où les Saxons furent en 1763 bloqués cinq mois, le scorbut cessa dès que la ville, une fois rendue, reçut des végétaux en abondance. Par contre, en Crimée, d'après Scrive, le scorbut commença quand les chaleurs et la sécheresse de l'été eurent fait disparaître les végétaux frais. A Paris, Delpech l'a observé chez une dame qui avait en abondance ┌de la viande fraîche, mais pas de végétaux, et a arrêté une épidémie chez les détenus en changeant leur régime, seulement au point de vue de l'alimentation végétale. D'ailleurs Hayem, Pietra Santa, Danet, Béhier et bien d'autres encore ont à Paris témoigné des excellents effets produits par les fruits acides.

Et cependant cette influence de la privation de végétaux n'est pas plus fatale que les autres.

Sur mer, Lind a vu de longues traversées, qui ont duré jusqu'à trois ans, sans fruits et sans scorbut, tandis que, dans un voyage, le scorbut éclata au bout de six semaines sur un navire pourvu de végétaux. Cook fut souvent privé de fruits ; à son bord il n'eut jamais le scorbut.

Sur terre des épidémies de scorbut se sont déclarées dans les rizières du Piémont, dans la Bresse et la Sologne, où on ne se nourrissait guère que de végétaux, et pendant les disettes de France, où les hommes disputaient les plantes aux animaux. Les trappistes du Rove, soignés du scorbut par Fodéré, ne vivaient que de racines et d'herbages cuits. A Roanne, une épidémie se déclara dans le dépôt de mendicité, qui recevait des légumes frais tous les jours. Enfin, Savard a constaté l'insuccès du cresson pendant l'épidémie de Paris en 1700.

De cet exposé de faits nous pouvons conclure:

Au point de vue étiologique, chacune des causes prédisposantes et déterminantes du scorbut peut exercer une influence; aucune n'est nécessaire.

Au point de vue thérapeutique, on préservera et on guérira du scorbut par les distractions, le changement d'air et le grand air, en isolant les malades, en évitant le froid et l'humidité, en donnant une nourriture abondante et variée où le sel entre en quantité modérée et les végétaux frais en grande quantité.

Le médecin peut ainsi guérir ses scorbutiques et barrer le passage aux épidémies de scorbut, mais il n'a pas saisi le mal dans son mécanisme, et son intervention se borne à des prescriptions d'hygiène que tout le monde ne peut toujours exécuter.

C. — Voilà, Messieurs, que nous avons successivement suivi deux voies distinctes qui l'une et l'autre aboutissent à une solution incomplète du problème du scorbut. La méthode basée sur l'étude des symptômes et la recherche de leur mécanisme donne à l'esprit un peu de satisfaction mais reste sans utilité pratique; la méthode basée sur l'étude des causes et la recherche du traitement donne des résultats pratiques sans grande satisfaction pour l'esprit.

Une troisième voie resterait à parcourir, celle qui fait communiquer entre elles la voie qui part de l'étude des effets et celle qui part de l'étude des causes. Une doctrine resterait à trouver, qui unît et combinât les notions de la séméiotique et de la physiologie pathologique avec celles de l'étiologie et de la thérapeutique, et qui, en étant utile au malade, pût satisfaire l'esprit du médecin. C'est dans cette voie que je vais maintenant poser le pied ; c'est de cette doctrine que je vais en quelques mots vous tracer l'ébauche, sans prétendre en rien parcourir du premier coup la voie dans toute son étendue, ni asseoir la doctrine sur des bases définitives.

Une théorie du scorbut peut être formulée qui réunit et coordonne les résultats acquis par les deux méthodes différentes que nous venons de suivre :

Le scorbut est une affection miasmatique qui porte son action sur le système nerveux.

C'est une affection miasmatique, une intoxication produite par un infiniment petit, parce que c'est une affection contagieuse. La contagion suppose et nécessite le miasme ou le parasite infiniment petit, d'où l'influence de l'alimentation comme cause première et de l'air comme véhicule Quel est ce miasme ? Est-ce le mycelium trouvé par Villemin dans le sang des scorbutiques et s'y développant parce qu'il serait privé de son alcalinité, que lui rendraient la potasse et les acides végétaux ? Est-ce un être quelconque déposé dans les conserves alimentaires anciennes et de mauvaise qualité ? C'est ce qu'il reste à déterminer.

Son action porte sur le système nerveux ; d'où la résistance de certains sujets exposés à la contagion et la faiblesse des autres, l'action adjuvante de toutes les causes dépressives morales ou physiques, fatigue, froid, humidité, défaut d'air pur. Cette action retentit en dernier lieu sur les capillaires ; voilà pourquoi le moindre traumatisme y détermine des ruptures ; voilà pourquoi agissent sur lui les substances qui contractent les capillaires, en particulier les acides.

Il y a des ressemblances et des différences entre le scor-

but et le purpura : des ressemblances qui tiennent surtout
à ce qu'ils sévissent sur le même système et frappent les
mêmes points ; mais des différences dans l'intensité des
symptômes et dans l'évolution du mal, parce qu'il y a des
différences de causes et de génie, ce qui ne permet pas
leur fusion clinique et rappelle le choléra asiatique comparé au choléra européen.

Enfin, le scorbut n'est pas sans quelques analogies avec
certaines intoxications qui portent aussi sur le système
nerveux, telles que l'ergotisme et la pellagre, et surtout
avec certaines maladies infectieuses, notamment le typhus,
suivant la remarque de Villemin, qui en fait une espèce du
genre typhus, ce qui expliquerait peut-être comment la
garnison de Glogau, atteinte de scorbut, fut exempte du
typhus qui sévit sur l'armée russe assiégeante au point de
frapper un tiers de son effectif.

Voilà, Messieurs, comment, en réunissant les données
puisées aux deux sources principales, on peut faire entrer
l'histoire du scorbut de la voie empirique dans la voie scientifique, qui commence par des hypothèses avant d'arriver à
des démonstrations.

XII

L'ŒDÈME NERVEUX.

Messieurs, le système nerveux, qui prend une part si grande au développement des inflammations et des hémorrhagies, peut aussi produire des œdèmes. Cette influence du système nerveux est cependant bien loin de s'étendre à tous les œdèmes, dont la plupart ont une tout autre origine. Vous démontrer l'existence d'un œdème par perturbation nerveuse, tel sera mon but aujourd'hui. J'aurai soin de vous prouver bientôt que cette action n'est pas exclusive.

Le premier lit de la salle Sainte-Elisabeth a été long-temps occupé par une jeune fille hystérique s'il en fut; non pas que chez elles les attaques convulsives aient été fréquentes; au contraire, mais, à la suite d'une vive impression morale, elle a éprouvé une suppression menstruelle, puis un œdème de tout le côté gauche, accompagné d'une ascite qui aurait pu la faire accuser de grossesse, et c'est dans cet état que je l'ai trouvée en ville. A l'hôpital, elle nous a présenté, indépendamment d'un reste d'œdème alors beaucoup plus circonscrit, une congestion pulmonaire persistante et généralisée à gauche; une anesthésie incomplète par plaques plus étendues et plus profondes à gauche; une hyperesthésie ovarienne et des douleurs diverses; des vomissements; de l'anurie; une petite éruption érythémateuse et papuleuse symétriquement disposée sur la peau des joues ; phénomènes divers appartenant à la même influence et dont plusieurs méritent d'être spécialement étudiés.

Chez cette malade, l'œdème était hystérique, et ce qui le prouve c'est d'abord sa cause, suppression menstruelle ; c'est ensuite le concours de phénomènes hystériques au milieu desquels il s'est produit ; c'est surtout son siége unilatéral en même temps que son extension à tout le côté gauche, ce qu'un trouble névropathique est seul apte à déterminer.

Ce qui a d'ailleurs arrêté ma conviction et me semble devoir entraîner la vôtre, c'est que dans la science, les exemples ne manquent pas d'œdèmes ainsi produits par perturbation nerveuse. Vous n'aurez, je pense, plus de doute sur l'origine névropathique de l'œdème chez notre malade, quand vous connaîtrez l'histoire de l'œdème névropathique, que je vais vous exposer.

La coïncidence de l'œdème avec certaines affections du système nerveux, notamment les paralysies, avait depuis longtemps frappé l'attention des observateurs, mais ils n'en avaient pas trouvé la cause.

Cependant plusieurs auteurs anglais, Willis, Mayow, Glisson, avaient soutenu que le cerveau et les nerfs servent non-seulement à la sensibilité et au mouvement des parties mais encore à leur nutrition et à la libre circulation des humeurs. Portal partagea cette opinion et pensa que le système nerveux intervient d'une manière active dans la production des hydropisies.

Aujourd'hui la découverte des vaso-moteurs a fait entrer la question dans une phase nouvelle. Schiff avait reconnu que l'extirpation des ganglions cervicaux produit une accumulation de sérosité dans le péricarde. Budge et Waller avaient démontré que la section du grand sympathique engendre une tendance aux épanchements en général. Il fallait prouver le même fait spécialement

pour l'œdème ; l'honneur de cette démonstration appartient à Ranvier.

Cherchant à répéter les anciennes expériences de Lower
sur l'œdème par oblitération veineuse, Ranvier avait lié
sans résultat les deux jugulaires chez un chien et chez un
lapin.

Soupçonnant alors, et c'est là son mérite, l'action du système nerveux dans la pathogénie de l'œdème, Ranvier lia
la veine cave inférieure chez un chien et coupa ensuite le
nerf sciatique d'un côté. De ce côté, il vit survenir un
œdème considérable, l'autre membre en restant indemne.
Il répéta trois fois de suite cette expérience et trois fois de
suite il obtint le même résultat. C'était en 1869.

Ranvier voulut aller plus loin Il voulut, dans le système
nerveux, déterminer l'élément coupable de cet œdème.
Il ouvrit chez un chien le canal vertébral et coupa, du côté
gauche seulement, les trois dernières paires lombaires et
les paires sacrées : il y eut paralysie du mouvement et du
sentiment, point d'œdème. Alors chez un autre chien auquel
il avait également lié la veine cave, il coupa la moelle au-
dessus du renflement lombaire : paraplégie complète, point
d'œdème. Donc ce ne sont ni les nerfs sensitifs ni les nerfs
moteurs dont la paralysie produit l'œdème ; il faut par
exclusion incriminer les vaso-moteurs que les dernières
paires dorsales envoient au sciatique.

Ce n'était pas tout encore. Il y avait à déterminer le mécanisme de cet œdème par trouble vaso-moteur. Dans les
premières expériences de Ranvier par section nerveuse, il
y avait évidemment une influence paralytique ou dépressive.
Cette influence est-elle la seule, et l'excitation ne peut-elle
pas, de son côté, produire un œdème nerveux ? Des expériences plus récentes du même physiologiste, communi-
quées en 1871, à la Société de Biologie, répondent à cette
question. Elles sont relatives à l'œdème de la glande sous-
maxillaire.

L'excitation du nerf tympanico-lingual fait subir à la

glande sous-maxiliaire un gonflement qui simule la tumeur de la parotide dans les oreillons et a pour principale cause un œdème de la glande. La différence de poids entre les deux glandes, celle qui n'est pas excitée et celle qui l'est, est de 7 grammes 50 centigrammes à 22 grammes ; un liquide albumineux est épanché dans le stroma conjonctif ; c'est du sérum sans fibrine au milieu duquel nagent des globules blancs. En même temps le sang sort de la veine rutilant et en grande quantité ; l'activité circulatoire a donc été surexcitée pendant que se produisait l'œdème, et celui-ci avait pour cause, non pas une stase sanguine, mais une augmentation de tension sanguine dans les capillaires.

Les expériences de Ranvier ont été répétées avec succès en France et à l'étranger. Ainsi, Ludwig a produit l'œdème par la ligature de la jugulaire suivie de la section cervicale du grand sympathique ; Hehn l'a également déterminé, non plus au cou, mais à la jambe, par la ligature de la crurale suivie de la section du nerf sciatique. Rott a fait naître une série d'œdèmes par la ligature successive de veines fémorale, brachiale, cave inférieure, suivie de la section des nerfs correspondants. Duval et Strauss ont résumé les résultats par eux obtenus en disant qu'après la ligature de la crurale la section du nerf sciatique fait l'effet d'une nouvelle ligature.

Ainsi donc, il y a un œdème par perturbation dans le système nerveux vaso-moteur. Cet œdème peut provenir, soit d'une paralysie, soit d'une excitation. C'est du moins ce que la physiologie nous enseigne. Ecoutons maintenant le témoignage de la clinique.

La clinique nous fait reconnaître trois sortes d'œdèmes nerveux : 1° celui que produit une action directe ; 2° celui qui provient d'une action réflexe ; 3° enfin, la classe des œdèmes nerveux dont le mécanisme est encore obscur.

Dans le premier cas, l'œdème peut naître de l'encéphale, de la moelle ou de la partie périphérique de l'appareil nerveux, nerfs crâniens et rachidiens, grand sympathique.

De l'encéphale : Il y a dans la thèse de Pellegrino Lévi un certain nombre d'exemples de lésions cérébrales avec anasarque ; la coïncidence de lésions rénales ne permet pas d'utiliser ces faits. Mais ce qui est positif, ce que Thomas Laycock a bien fait remarquer, ce que Rathery n'a pas oublié de rappeler dans sa thèse de concours, c'est qu'on trouve un œdème limité, occupant les parties paralysées chez un certain nombre d'hémiplégiques, soit que cet œdème se montre précoce et apparaisse de suite après l'apoplexie, soit que, tardif, il ne se manifeste qu'au bout de plusieurs semaines. Le défaut de tonicité des vaso-constricteurs et l'inertie mnsculaire qui supprime un adjuvant utile de la circulatien veineuse, telles sont les deux causes prochaines de ce trouble morbide.

La moelle allongée, dont les lésions sont, d'après les expériences de Brown–Séquard, fréquemment suivies d'œdème pulmonaire, peut avoir sa part de responsabilité dans la production de ce phénomène morbide, au même titre que l'encéphale et que la moelle, dont les altérations sont suivies assez souvent d'œdème en même temps que de paralysie, et sur les parties paralysées, suivant la remarque de Laycock pleinement confirmée par les faits dont nous avons été plusieurs fois témoins. Nous avons vu, et nous l'observions récemment encore dans les altérations profondes de la moelle, l'œdème envahir les membres inférieurs paralysés et se montrer presque exclusivement à la jambe et au pied, tandis qu'à la cuisse il y avait une stase capillaire très-notable et dans tout le membre un abaissement sensible de température ; c'est d'ailleurs l'hydrops paralyticus des anciens.

L'œdème peut accompagner aussi les altérations soit traumatiques, soit spontanées des nerfs crâniens et rachidiens.

Une blessure du trijumeau peut, comme la signalé Herbert Mayo, produire un gonflement œdémateux de la moitié correspondante de la face avec anesthésie et ulcération de la cornée, de même que, d'après les expériences de C. Bernard, la section du pneumogastrique peut produire l'œdème du poumon, de même encore que la section du sciatique peut provoquer l'œdème de la partie inférieure du membre correspondant. Règle générale, comme le prouvent les exemples rassemblés par Mougeot dans sa thèse, la blessure d'un nerf est capable de déterminer l'œdème de la région correspondante. C'est ce que nous savons depuis la guerre de sécession ; mais, avant les chirurgiens américains, Malgaigne, dans un cas de saignée malheureuse où le nerf musculo-cutané avait été blessé, avait observé l'œdème du tiers supérieur externe de l'avant-bras, et, dans un autre cas de saignée où le radial avait était atteint, J. Roux avait constaté une douleur vive du pouce, de l'indicateur et du bord radial du médius, douleur bientôt suivie d'œdème. La préexistence de cette douleur est ici un argument à faire valoir en faveur de l'opinion de Remak, qui admet dans le traumatisme un œdème par névrite.

Mais un état morbide spontané des nerfs peut avoir la même conséquence. Je n'en veux pour preuves que ces œdèmes de la face, des joues, des lèvres, des gencives surtout, qui accompagnent certaines névralgies intenses du trijumeau et qui font qu'il est parfois si difficile de distinguer les cas où la névralgie détermine la fluxion de ceux où la fluxion détermine la névralgie.

Enfin l'influence pathogénique du grand sympathique sur l'œdème n'a pas été, que je sache, démontrée cliniquement, mais l'expérimentation physiologique en a suffisamment prouvé l'existence et constaté la nature. Ainsi Brown-Séquard produit l'œdème pulmonaire par une lésion du ganglion thoracique supérieur chez le cobaye, mais à condition de ne pas intéresser ce ganglion tout entier ; s'il l'enlève tout entier, comme le prouvent vingt-deux expériences, il n'y a pas d'œdème ; donc l'œdème provient d'irritation bien plus que de paralysie.

L'œdème nerveux peut, en second lieu, provenir d'une action réflexe. On le voit, à la suite de la blessure d'un nerf, survenir dans une région qui n'est pas en rapport direct avec ce nerf. Hamilton, un des premiers, a signalé ce fait en publiant l'exemple un peu contestable d'une blessure faite avec la pointe du couteau à la partie antérieure du pouce et suivie d'une tuméfaction douloureuse de la paume et du dos de la main avec exacerbations périodiques. C'est à la même cause que doivent plus probablement être attribués l'œdème des organes génitaux dans les affections des reins, celui de la paupière supérieure dans les affections du cœur, celui du poumon dans les affections des organes génitaux.

De ces œdèmes réflexes plusieurs explications ont été données.

Schiff a cru à une paralysie vasculaire, d'où la dilatation artérielle, la suppression de la vis à tergo et la stase veineuse.

Laycock a invoqué sa doctrine obscure et incomplète des districts nerveux.

Vulpian a cru reconnaître un travail subinflammatoire par embarras au moins momentané de la circulation capillaire, d'où fluxion capillaire collatérale et fluxion veineuse rétrograde. L'obstacle n'étant ni absolu ni permanent, l'équilibre le plus souvent se rétablit et le liquide infiltré rentre dans les vaisseaux. Ce serait, en résumé, un diminutif de l'inflammation par action réflexe. J'ajouterai que ce travail secondaire n'est pas toujours proportionnel à l'inflammation primitive.

Les difficultés que nous avions à expliquer l'œdème nerveux par action réflexe deviennent presque des impossibilités quand nous nous trouvons en présence de notre troisième catégorie d'œdèmes, où cependant l'influence du système nerveux est tantôt certaine et tantôt plus que probable.

L'œdème à frigore, quand il n'y a ni albuminurie ni altération constatée du sang, paraît être réflexe. On a bien voulu l'expliquer par la suppression de la sueur, mais les anciennes expériences de Fourcault, répétées plus récemment par Feinberg, ont montré que le vernissage des animaux ne produit pas d'hydropisies. L'œdème du scrotum que Uhle et Wagner ont constaté chez des Africains surpris par la pluie pourrait reconnaître aussi la même cause, mais il ne faudrait pas lui attribuer toutes ces hydropisies atmosphériques dont parle De Haën, entre autres celle qui s'étendit à toute l'armée de Charles-Quint et à laquelle le refroidissement brusque eut sans doute moins de part que l'abstinence prolongée.

Plus positivement que l'œdème à frigore, celui des hystériques est nerveux. Spécialement signalé par Sydenham, Portal lui a consacré un chapitre important, Brodie a constaté qu'il peut envahir un membre entier tandis que le plus souvent il apparaît par plaques, comme je l'ai plusieurs fois observé. Les anciens l'appelaient hydropisie spasmodique, et les modernes n'en savent pas davantage.

L'œdème par intoxication est peut être un peu mieux connu dans son mécanisme. Ainsi Leudet a constaté des œdèmes par névrite chez des sujets empoisonnés par le charbon. La même explication paraît assez probable pour les œdèmes qui accompagnent les éruptions ortiées produites par l'ingestion des moules et pour l'œdème de la face que Uhle et Wagner ont observé après l'administration de la morphine.

Les œdèmes produits par des venins attendent eux aussi leur pathogénie et il nous est impossible d'entrevoir dès maintenant la part qui doit y être faite à l'élément nerveux.

L'explication de la transmission du virus rabique, qui est classique et paraît seule rationnelle, est celle qui veut que l'élément virulent soit absorbé par la plaie pour être transporté de là dans le torrent circulatoire. Cependant d'ordinaire l'absorption se fait avec une rapidité extrême à la surface des plaies ; or il arrive qu'une cautérisation au fer rouge pratiquée quelque temps après la blessure suffise pour enrayer la rage, et il est de règle que les effets de l'inoculation rabique se fassent attendre des semaines et des mois.

En présence de ces contraditions, on peut se demander si les effets du virus rabique et peut être d'autres virus ne se feraient pas sentir sur les extrémités des nerfs pour y provoquer une névrite ascendante, qui gagnerait de proche en proche certaines parties des centres nerveux, ou, pour mieux préciser, du bulbe. De cette manière on s'expliquerait la longue incubation du mal ainsi que l'influence de la cautérisation au fer rouge, profondément modificatrice des parties primitivement lésées. On comprendrait aussi ces troubles locaux qui se passent sur le point blessé et que l'on a constatés jusqu'ici sans apprécier leur importance et leur signification : troubles de la sensibilité, douleurs très-vives ; troubles de la motilité, parésies ; troubles vaso-moteurs, modification de la température, œdèmes locaux, vésicules formées sur la cicatrice.

Cette doctrine n'a pas de grandes probabilités pour elle ; il est à croire que la solution du problème se trouve dans le système lymphatique et non dans le système nerveux, et les belles recherches de Maurice Raynaud sur l'inoculation vaccinale devront être poursuivies pour les divers virus ; mais la question a trop d'importance pratique pour n'être pas examinée sous tous ses aspects. La théorie de la névrite ascendante appliquée à la rage comme au tétanos conduirait, en effet, à la pratique de la section nerveuse pour enrayer le mal.

Quel que soit, d'ailleurs, le sort que l'avenir réserve à la théorie nerveuse de l'œdème et des autres accidents produits par les venins et les virus, l'œdème nerveux est désormais un fait incontestable comme le sont l'inflammation et l'hémorrhagie nerveuses, et, pour terminer par une remarque générale, considérez l'utilité qu'il y a pour le médecin à suivre les affections dans leur pathogénie. La pathogénie rapproche des affections en apparence dissemblables comme

des œdèmes, des hémorrhagies et des inflammations, et elle
sépare des affections en apparence identiques, comme les
divers œdèmes, dont la plupart n'ont aucune relation avec
le système nerveux, comme j'aurai à vous le démontrer
quand je vous parlerai des œdèmes par trouble de la circulation, des œdèmes par altération du sang et des œdèmes
d'origine lymphatique, qui tous méritent une étude spéciale.

XIII

LES ŒDÈMES COMPOSÉS.

Sous quelle influence, Messieurs, s'est développé l'œdème qui, chez la femme couchée naguère au n° 14 de la salle Sainte-Elisabeth, a envahi successivement les deux membres inférieurs, la région fessière et la région lombaire ?

Plusieurs causes se sont sans doute combinées pour le produire. D'abord, par le fait d'une entérite chronique avec diarrhée persistante et déperdition d'une certaine quantité de substance albumineuse par les selles, il y a eu chez elle altération du sang, changement dans la composition de ce liquide, rupture d'équilibre entre les substances colloïdes et cristalloïdes au profit de ces dernières.

Ensuite cette entérite ulcéreuse a produit, comme toutes les inflammations permanentes avec ulcération des muqueuses, un engorgement des ganglions correspondants ; l'élément lymphatique est intervenu ici.

Mais ces ganglions plus ou moins volumineux ont comprimé la veine cave inférieure ; de là, gêne de la circulation dans la veine cave, œdème veineux.

Cette gêne dans la circulation de la veine cave étant remontée au-dessus de la veine rénale, il y a eu stase dans la circulation du rein, albuminurie consécutive, œdème rénal. Remarquez que dans les premiers temps plusieurs analyses des urines ont été faites ; elles n'ont donné que des résultats négatifs, ce qui nous permettait d'exclure comme phénomène initial la lésion rénale, de même que l'auscultation nous permettait d'exclure toute lésion cardiaque. Mais lorsque l'œdème s'est montré dans la région lombaire, comme nous l'expliquions par l'obstacle de la veine cave, il fallait bien que cet obstacle, cause d'œdème lombaire, produisît aussi une congestion rénale avec albuminurie, et c'est alors, mais alors seulement que l'albumine a été trouvée dans l'urine.

Voilà donc, Messieurs, un œdème produit par une réunion de causes : altération du sang, affection des ganglions lymphatiques, obstruction veineuse, lésion rénale. C'est ce que j'appelle un œdème composé. Or, Messieurs, il faut bien savoir que ces œdèmes composés ne sont pas rares ; ils sont, à mon avis, les plus fréquents de tous les œdèmes, ou, pour mieux dire, dans une même maladie, plusieurs causes diverses peuvent, soit isolément, soit en combinant leur action, déterminer l'œdème. Parmi ces causes une place doit être réservée à l'élément nerveux, que nous n'avons pas vu intervenir chez notre malade, mais que nous retrouverons à plusieurs reprises dans la revue rapide que nous allons faire des principaux œdèmes composés.

Parmi les maladies susceptibles de produire des œdèmes composés, nous trouvons :

Dans le cadre des affections aiguës, la scarlatine ;

Dans le cadre des affections qui peuvent être aiguës et chroniques, l'impaludisme ;

Dans le cadre des affections chroniques, le cancer, la phthisie, la cachexie puerpérale, la maladie de Bright.

L'œdème scarlatineux est fréquent et prend volontiers les proportions d'une anasarque ; mais les causes qui peuvent y coopérer sont multiples.

La suppression de la transpiration cutanée, invoquée par Cullen, est réelle ; la chaleur des scarlatineux est âcre et mordicante ; mais d'un côté l'œdème n'est nullement proportionnel à la chaleur cutanée ; on voit des scarlatines légères, passées même inaperçues, qui en produisent de considérables ; d'autre part les fièvres typhoïdes à chaleur mordicante n'en produisent pas ; c'est donc là un élément accessoire.

L'élément principal est sans doute l'albuminurie, qui peut

intervenir par soustraction d'une certaine quantité d'albumine. En effet, la néphrite catarrhale qui peut accompagner la scarlatine donne lieu à une élimination considérable de cette substance; mais l'œdème et l'albuminurie sont parfois tout à fait contemporains tandis que dans d'autres cas il y a albuminurie sans œdème; je soignais récemment encore une petite fille atteinte de scarlatine; la quantité d'albumine rendue était énorme; l'enfant guérit sans que l'œdème fût intervenu.

On voit enfin cet œdème scarlatineux survenir brusquement après une imprudence, une scène de colère, une impression de froid sur la peau; par exemple, comme chez un membre de ma famille dont la scarlatine très-légère n'avait pas été soignée, immédiatement après un bain de mer. De plus sa distribution n'est pas toujours soumise aux lois de la pesanteur, comme dans les cas où il se porte avec violence vers l'encéphale; il peut donc être en grande partie produit par un trouble nerveux.

L'œdème scarlatineux est en définitive un œdème mixte ou composé dans la production ou la distribution duquel le système nerveux peut intervenir.

En est-il de même de l'œdème palustre?

Ici des causes nombreuses peuvent être incriminées; mais surtout des altérations du sang et des lésions viscérales. Les plus puissantes viennent du sang.

Parmi ces altérations du sang il en est deux principales: l'une, fréquente, qui produit rarement l'œdème, l'autre, heureusement rare, qui le produit constamment quand elle existe; les deux peuvent d'ailleurs coexister et combiner leurs effets: ce sont l'anémie et la leucocythémie. L'action des deux est différente: l'anémie proprement dite modifie les conditions physico-chimiques de la dialyse, du passage de certains éléments du sang à travers les membranes et les tissus, mais ne les modifie que dans des proportions très-modérées, un sang anémique renfermant une quantité légèrement plus faible de matières albuminoïdes ou colloïdes;

la leucocythémie, comme l'ont prouvé les recherches d'Ollivier et de Ranvier, ayant une action toute mécanique et déterminant l'obstruction des capillaires par des amas de globules blancs.

Mais les altérations viscérales, de leur côté, ne sont pas toujours innocentes de l'œdème. Nous voyons apparaître ici des lésions du cœur, du foie et du rein.

La myocardite palustre, qui est assez fréquente, l'endocardite palustre, qui est extrêmement rare, peuvent l'une et l'autre contribuer à l'œdème : la première, en diminuant l'impulsion cardiaque ; la seconde, en élevant un obstacle à l'orifice mitral ; mais, à mon avis, Albenois a exagéré la puissance de l'élément cardiaque dans la production de l'œdème palustre. C'est un procès où il doit figurer comme complice mais non comme accusé principal.

Le foie augmenté de volume et en dégénérescence amyloïde peut entraver la circulation dans la veine cave inférieure et contribuer à l'œdème des membres inférieurs, tandis que le foie atrophié de la cirrhose agit sur la veine porte pour produire l'ascite.

Le rein enfin, qui s'enflamme chez les paludéens alcoolisés et qui subit la dégénérescence amyloïde chez les paludéens cachectiques, vient aussi, mais dans des proportions très-restreintes, ajouter aux autres causes d'œdème l'influence albuminurique.

Vous voyez que dans l'immense majorité des cas l'œdème palustre est un œdème composé ; c'est un résultat commun auquel concourent plusieurs causes diverses parmi lesquelles je ne vois pas qu'on puisse encore faire figurer celles qui ont leur origine dans le système nerveux.

Quand, chez un malade qui présente un vague malaise avec tendance cachectique, un état chronique indéterminé, vous voyez survenir un œdème intense mais limité à un seul membre ou à un seul fragment de membre ; méfiez-vous du cancer. Je ne nie pas que dans certains cas, à une période avancée de son évolution, la cachexie cancéreuse puisse produire un œdème péri-malléolaire ou une bouffissure des paupières; mais, dans ces cas, son action se confond dans l'influence en quelque sorte banale des cachexies; les hémorrhagies qu'il provoque, surtout lorsqu'il occupe l'uté-rus, facilitent encore la production de cette forme d'œdème ultime et symétrique ; mais le double caractère qui appar-tient plus spécialement à l'œdème cancéreux c'est d'être local et d'être précoce, prélude plus encore que conséquence de la cachexie. Il offre encore un autre caractère, non plus au point de vue séméïotique mais au point de vue pathogé-nique; c'est d'être composé.

La pression exercée par une tumeur cancéreuse, surtout lorsqu'elle occupe l'abdomen, peut le produire à elle seule dans certains cas et le faciliter dans d'autres, et à cet effet, il n'est pas nécessaire que cette tumeur soit considérable ; le cancer, sans doute parce qu'il établit des adhérences plus intimes, exerce une pression plus forte que les autres tumeurs.

L'altération du sang, la dyscrasie, peut aussi jouer ici un grand rôle, et le cancer paraît être une des causes les plus fréquentes d'inopexie, de coagulation spontanée du sang. Bien que cette altération n'ait pas encore été parfaitement analysée par les chimistes, elle est facilement appréciée par les cliniciens, et il suffit de jeter un regard sur la figure de certains cancéreux pour comprendre qu'elle est pro-fonde; maintes fois il arrive que le clinicien diagnostique le cancer, celui de l'utérus surtout, par un simple regard jeté sur ses malades.

Mais la phlébite me paraît être la principale cause de ces œdèmes. Les observations que j'ai pu faire et que les recherches plus minutieuses du Dr Garcin tendent à confir-mer, me portent à penser que chaque dyscrasie expose à une inflammation vasculaire et que sous l'influence du can-cer en particulier il se développe des phlébites comme il se manifeste des artérites.

Indépendamment de ces phlébites spontanées, il y a aussi

dans le cancer des phlébites propagées ; c'est ce que nous voyons surtout dans le cancer utérin, où l'inflammation des veines utérines gagne peu à peu les veines iliaques, comme nous en avions récemment à la salle des autopsies un exemple sous les yeux.

Il y a donc dans le cancer un ensemble de causes d'œdème qui, plus souvent que dans l'impaludisme, peuvent exercer une influence isolée mais souvent aussi combinent leur action. Voilà encore un œdème qui n'a pas besoin pour se produire de l'intervention du système nerveux.

Ne croyez pas, Messieurs, que dans la phthisie l'obstacle mécanique à la circulation pulmonaire soit la seule cause d'œdème. Moins puissamment sans doute que dans le cancer, l'action dycrasique se fait encore sentir ici. Il y a des œdèmes isolés et considérables d'un membre inférieur par oblitération veineuse, c'est-à-dire par coagulation du sang et peut être par phlébite. Il y a quelques œdèmes plus rares, dus à une altération concomitante des ganglions bronchiques et cervicaux, et qui occupent surtout le visage où ils sont produits par la compression des veines jugulaires et par les quintes de toux. Il y a enfin des œdèmes plus rares encore et très-peu développés, qui occupent une partie d'un membre supérieur et qu'on peut par exclusion attribuer à une influence nerveuse agissant par action réflexe.

Si ces causes peuvent agir isolément, il y en a deux qui ordinairement se combinent : l'entrave apportée à la circulation pulmonaire et l'altération du sang par cachexie. L'influence du système nerveux sur l'œdème des phthisiques est donc extrêmement limitée, sinon douteuse.

Plus fréquemment que la phthisie, l'état puerpéral produit l'œdème. Celui-ci occupe habituellement les membres inférieurs, qu'il envahit quelquefois d'une manière simultanée, plus souvent d'une manière isolée. Ici les causes d'œdème semblent s'accumuler au point qu'on est étonné de voir presque tous les médecins qui se sont occupés de cette question, et en particulier de la *phlegmatia alba dolens*, se déclarer partisans d'une théorie exclusive.

Nous voyons intervenir d'abord les conditions créées par la grossesse : la compression de la veine cave par développement de l'utérus, qui suffit à produire l'œdème des membres inférieurs ; l'altération rénale, l'albuminurie, qui vient quelquefois ajouter son influence à la première ; l'altération du cœur, la dilatation chez les femmes faibles, la dilatation avec dégénérescence graisseuse chez les femmes très-faibles, insuffisantes l'une et l'autre comme causes isolées mais pouvant exercer une action aggravante ; la pléthore séreuse, l'hydrémie et l'anémie des femmes enceintes ; la dyscrasie enfin, fibrineuse et inflammatoire, les conditions morbides dans lesquelles se trouve le sang de la femme en état puerpéral et qui la prédisposent d'une manière toute particulière aux inflammations et aux coagulations spontanées.

Les coagulations spontanées se font surtout sur les parties où le sang veineux éprouve le plus de peine à circuler, aux membres inférieurs. Les inflammations ont nécessairement pour point de départ l'utérus et ses annexes : elles suivent deux voies, la voie veineuse et la voie lymphatique, l'une et l'autre causes fréquentes d'accidents puerpéraux que l'on a longtemps confondus et à la distinction desquels n'a pas peu contribué l'excellente thèse de Fioupe sur la phlébite et la lymphangite utérines. L'inflammation lymphatique contribue à produire l'œdème de deux manières, soit par elle-même, ainsi que j'ai eu occasion de vous le prouver dans d'autres leçons, soit par engorgement ganglionnaire comprimant les veines, et c'est cette inflammation du système lymphatique dans l'œdème puerpéral, notamment dans la *phlegmatia alba dolens*, que nous trouvons démontrée par les travaux d'Andral, de Velpeau, d'Hervieux et de Bouchut. L'inflammation veineuse et la coagulation du sang dans les veines développent et étendent, comme l'a remarqué Virchow, le caillot oblitérateur qui normalement se forme dans les veines aboutissant à la plaie utérine ; ce caillot gagne alors l'iliaque interne et l'iliaque primitive, et c'est l'origine des œdèmes les plus durables et les plus étendus.

L'œdème puerpéral est donc par excellence l'œdème composé; bien des causes contribuent à le produire et cependant rien ne démontre ici l'intervention du système nerveux.

Composé, l'œdème albuminurique l'est aussi, quoique à un moindre degré.

Il y a dans les maladies de Bright un œdème tardif et un œdème précoce. Ils n'ont pas la même origine.

On admet généralement que l'œdème tardif a pour cause la déperdition d'albumine que subit l'organisme, d'où diminution proportionnelle de substances colloïdes dans le sang et augmentation correspondante de substances cristalloïdes, ce qui favorise la dialyse de l'intérieur à l'extérieur des vaisseaux. C'est là une cause d'œdème albuminurique; elle n'est pas nécessaire, puisque l'œdème peut être un phénomène du début; elle n'est pas isolée dans les œdèmes tardifs, où vous remarquerez que l'œdème est d'autant plus considérable que la quantité d'urine rendue diminue; l'hydrémie contribue donc à sa production. Ces deux causes réunies, désalbuminisation du sang et hydrémie, se combinent dans la néphrite parenchymateuse, où l'urine peu abondante renferme beaucoup d'albumine; elles manquent au contraire l'une et l'autre dans la néphrite interstitielle, où l'urine est abondante et pauvre en albumine; aussi l'œdème est-il dans cette dernière et plus rare et plus limité.

L'œdème chronique était dans son origine un œdème en quelque sorte sanguin; l'œdème aigu a un autre mécanisme; c'est un œdème nerveux. J'ai été un moment peu éloigné de croire que l'artérite, qu'on peut accuser de produire dans la maladie de Bright l'hypertrophie du cœur, n'est pas innocente de ces œdèmes. L'observation ultérieure, et en particulier ce que nous avons constaté récemment chez un homme de la salle Ducros qui a succombé à un œdème albuminurique du cerveau sans artérite, nous porte à éloigner cette cause. Nous sommes obligés ici d'accuser, comme l'a fait Potain, une action réflexe du système nerveux du rein sur le système nerveux de la peau. Potain a observé un cas d'œdème albuminurique unilatéral limité au côté du rein qui était seul malade. Il y a entre les divers éléments vaso-moteurs des relations intimes, et ces relations paraissent exister surtout entre les vaso-moteurs du rein et ceux de la peau. C'est, je le crois, ainsi que se produisent les phénomènes cutanés très-remarquables des albuminuriques; il est à remarquer que sur les points œdématiés les fonctions cutanées sont supprimées, l'absorption ne s'y fait pas et les médicaments introduits par la méthode hypodermique n'y produisent aucun résultat; la sueur y est également supprimée, et nous voyons sous l'influence des sudorifiques les autres parties de la peau se couvrir de sueurs copieuses, les parties œdématiées n'en point donner. L'œdème paraît être un de ces phénomènes réflexes dans le système vaso-moteur, et c'est ainsi qu'il peut se localiser sans se soumettre en rien aux lois de la pesanteur. Si donc dans les cas franchement chroniques d'œdème dans la maladie de Bright il y avait une double influence physico-chimique, c'est une action dynamique ou nerveuse qui domine dans les cas franchement aigus.

Cette étude sur la pathogénie des œdèmes composés a pour but de vous prouver, Messieurs, qu'il n'est pas permis au clinicien de se montrer exclusif. Après vous avoir démontré l'existence de l'œdème nerveux, je pense que le rôle effacé qu'il joue dans les œdèmes composés vous enlèvera toute pensée de lui faire absorber la pathogénie des œdèmes.

LE SYSTÈME NERVEUX ET LES TROUBLES
DE LA SÉCRÉTION URINAIRE.

XIV

LES OLIGURIES (1).

La quantité d'urine que doit rendre, chaque jour, un
homme sain est de 1,300 grammes environ, quantité fort
variable d'ailleurs suivant certaines conditions hygiéniques
parmi lesquelles figurent, au premier rang, l'élévation de
la température et la quantité des boissons absorbées. De
même que l'émission d'une quantité d'urine notablement
supérieure à la normale a été étudiée sous le nom de
polyurie, l'émission d'une quantité d'urine notablement
inférieure à la normale mérite d'être étudiée sous le nom
d'oligurie. L'oligurie est fréquente ; nous en avons constamment plusieurs cas dans nos salles ; elle est bien plus
commune que la polyurie, puisque nous rencontrons en
moyenne, au moins cinq oliguries pour une polyurie ; elle
se montre à nous, non pas comme une maladie, mais
comme un symptôme commun à une foule de maladies
différentes. Rechercher d'abord, en nous aidant surtout
des faits récemment observés par nous, les conditions
pathologiques qui président à sa production ; jeter ensuite
un coup d'œil rapide sur son mécanisme et sur ses consé-

(1) Leçon publiée dans la *Gazette des Hôpitaux*, août 1878:

quences, tel sera le double objet de notre entretien d'aujourd'hui.

A. — Parmi les maladies qui produisent des oliguries, nous trouvons des *affections rénales*.

En premier lieu des *congestions*. C'est manifestement par l'intermédiaire d'une congestion que s'est produite l'oligurie dont a été atteint notre ataxiqne du n° 29 de la salle Aillaud, qui, un jour, n'a rendu que cent grammes d'une urine qui renfermait en proportions notables des globules sanguins. J'ai vu des urines encore plus chargées de globules et rendues en quantité presque aussi minime par des femmes sous l'influence du molimen menstruel.

Des *inflammations* ensuite. Ne croyez pas cependant que toutes les néphrites produisent également l'oligurie. Nous ne l'observons pas dans les néphrites interstitielles, où l'urine est abondante et manque de densité; elle est au contraire assez prononcée dans les néphrites franchement parenchymateuses, où l'urine est rare et d'une haute densité. Ces deux éléments, quantité et densité des urines, sont un puissant moyen d'établir le diagnostic différentiel entre les deux néphrites qui, d'ailleurs, plus souvent qu'on ne le pense, se trouvent réunies.

La *néphrite scarlatineuse* est, d'après mon observation personnelle, celle où l'oligurie peut arriver au plus haut degré d'intensité en même temps que l'albuminurie; c'est du moins ce qui se passe à Marseille, car il ne faut pas oublier qne le génie épidémique varie suivant les temps et les lieux. J'attache à cette suppression d'urine une haute valeur pronostique; ici presque tous les accidents graves qui surviennent dans les décours de la scarlatine: œdème, phénomènes cérébraux, inflammations diverses, plus ou moins purulentes et plus ou moins durables, sont peut-être causés, à coup sûr précédés par l'oligurie; j'ai constaté d'abord et maintenant je prédis ces accidents lorsque, dans la scarlatine, l'urine diminue d'une manière sensible et permanente.

Mais il est une espèce de néphrite sur laquelle notre attention s'est fixée ces derniers temps et qui paraît exercer sur le phénomène oligurie une influence plus constante, bien que moins puissante et variable suivant les cas; c'est la néphrite consécutive à une inflammation des autres éléments de l'appareil urinaire et que l'on pourrait appeler la *néphrite par propagation*.

J'avais d'abord été frappé de la fréquence des néphrites qui se développent, et restent ordinairement, il est vrai, limitées à un degré modéré, dans le cours de la blennorrhagie. J'ai dû alors me demander si elles étaient dues à la nature ou au siége du mal; si elles étaient produites directement par le virus blennorrhagique ou si elles résultaient de la propagation du mouvemont inflammatoire développé dans les parties inférieures des voies urinaires. Les autres cas, où nous avons vu l'inflammation rénale succéder à des inflammations vésicales de nature diverse, ont fixé à cet égard ma manière de voir. L'inflammation spontanée, comme l'inflammation provoquée, comme l'inflammation thérapeutique, chemine de proche en proche dans les diverses pièces d'un même appareil, processus particulièrement remarquable dans le système nerveux, mais qui ne lui appartient pas en propre; et, de même qu'on voit dans l'appareil respiratoire l'inflammation descendre du larynx dans les petites bronches, on voit aussi dans l'appareil urinaire l'inflammation monter de l'urèthre dans la vessie, et de la vessie dans le rein. Notre chef de clinique, le docteur Garcin, fait actuellement sur ces néphrites par propagation des recherches dont les faits qui se sont passés dans le service lui ont permis de constater la fréquence, de suivre l'évolution et de déterminer les caractères, ce qui sera prochainement de sa part l'objet d'un travail spécial.

L'oligurie est un signe important de cette affection.

Quatre cas se sont présentés ces derniers temps à la clinique, où cette néphrite par propagation s'est manifestée. Dans un de ces cas, le n° 7 de la salle Sainte-Elisabeth, l'urine n'a pu être recueillie et mesurée, elle l'a été dans les trois autres, et tous nous ont présenté de l'oligurie.

Au n° 12 de la salle Sainte-Elisabeth, la quantité d'urine rendue a oscillé entre 540 et 580 grammes. L'aspect jaunâtre à l'œil nu; au microscope les globules pyoïdes et les débris épithéliaux prédominant sur les cylindres; à l'analyse chimique une petite quantité d'albumine et une très-faible quantité d'urée; tels étaient les principaux caractères de l'urine chez cette malade qui présentait comme principaux phénomènes rationnels de l'anasarque et des douleurs lombaires.

Au n° 15 de la même salle, les signes rationnels de la néphrite se résumaient en une algidité cholériforme; il fallut le cathétérisme pour se procurer 90 grammes d'une urine sanieuse qui renfermait des globules pyoïdes nombreux à noyaux multiples et quelques globules sanguins; pas d'albumine, pas tout à fait un gramme d'urée pour cette quantité d'urine.

Au n° 26 de la salle Aillaud, l'urine était plus copieuse, de 500 à 1,000 grammes; mais elle était extrêmement pauvre en urée ainsi qu'en albumine; son aspect était laiteux; au microscope on y remarquait de nombreux débris épithéliaux et tubulaires.

Ces quelques détails, que je vous rappelle succinctement, suffisent pour vous faire comprendre l'importance de l'oligurie pour le diagnostic des néphrites par propagation. On ne peut, en effet, se fier ici à l'albuminurie, qui est faible et inconstante, ni aux signes rationnels, douleurs lombaires, œdème, algidité, qui sont variables et manquent souvent. Certaines modifications de l'urine, aspect laiteux, globules pyoïdes, prédominance de l'élément épithélial sur l'élément tubulaire, sont beaucoup plus constantes, mais ne permettent guère de distinguer la néphrite de l'inflammation concomitante des autres parties de l'appareil urinaire. Seuls, deux signes sont ici remarquables par leur fréquence et par leur valeur: l'oligurie et la diminution d'urée, qui témoignent l'une et l'autre d'une diminution fonctionnelle du rein.

Dans les autres affections rénales, l'oligurie doit forcément marcher parallèlement avec la désorganisation du rein, d'après les présomptions de la théorie ; l'observation permet quelquefois de constater le contraire, comme le prouve la polyurie de la dégénérescence amyloïde.

Dans les oblitérations des voies urinaires, obstruction des uretères par un calcul ou compression des uretères par une tumeur, l'anurie, le défaut de sécrétion devient la conséquence immédiate et forcée du défaut d'excrétion ; mais, comme d'habitude, cette compression ou cette obstruction est unilatérale, le rein respecté fonctionne presque pour deux, et l'anurie unilatérale passe presque inaperçue du clinicien, tandis que, dans les affections inflammatoires de la vessie et dans les affections douloureuses des uretères, il peut se produire une oligurie momentanée par action réflexe.

Il n'y a pas que les affections des voies urinaires qui puissent produire l'oligurie.

Ce symptôme est assez habituel dans les diverses *affections intestinales*. Je l'ai maintes fois constaté, et je vous l'ai fait constater dans les *dysenteries* plus souvent que dans les *diarrhées*, où il existe aussi. Nous le rencontrons également dans les *péritonites*. Il est constant dans le *choléra*, où il peut aboutir à l'anurie totale et où le retour des urines est un signe précieux d'amélioration. Fréquemment aussi je vous ai fait observer les relations qui existent entre l'oligurie et le *vomissement*, relations subordonnées à l'abondance des matières vomies et non pas à la cause du vomissement, ainsi que vous avez pu vous en convaincre tout récemment chez deux malades couchés presque à côté l'un de l'autre, le n° 7, qui est un ataxique à crises gastriques, et le n° 10, qui se meurt d'un cancer de l'estomac.

L'oligurie est moins commune dans les *affections hépatiques*. Je trouve dans les notes de notre chef de clinique trois cas récents de *cirrhose* où ce symptôme a été constaté. Dans l'un, la quantité d'urine rendue a varié de 200 à 700 grammes; dans le second, de 200 à 900 ; dans le troisième, de 600 à 1,500. Cependant tous ces malades ont pris des diurétiques. Ce qui nous frappe dans ces cas de cirrhose, ce sont les oscillations de l'oligurie d'un jour à l'autre. Vous pouvez d'ailleurs considérer l'oligurie comme constante dans cette affection, mais il est permis de se demander si la cirrhose intervient ici comme affection du foie ou comme cause d'ascite, c'est-à-dire d'hydropisie. En thèse générale, toute hydropisie diminue ou tarit les sécrétions.

Nous voyons, par contre, les autres affections hépatiques augmenter pour la plupart les quantités d'urine rendues par les malades. Ainsi, dans un *abcès du foie*, la sécrétion urinaire a oscillé de 1,800 à 3,000 grammes par jour. Dans un *ictère*, elle a été de 3,000, dans un autre ictère de 2,800, et dans un troisième de 800 seulement ; ces ictères étaient sans gravité ; tandis que dans l'ictère grave il y a diminution et même suppression des urines. Dans un cas d'*embarras gastrique*, affection ordinairement accompagnée ici de congestion hépatique, nous avons constaté un peu de polyurie, de 2,500 à 1,900 grammes par jour.

Les *affections utérines* s'accompagnent souvent d'oligurie quand survient une poussée fluxionnaire, inflammatoire ou douloureuse. La douleur paraît avoir été la principale cause de l'oligurie momentanée que nous avons constatée chez notre femme atteinte de *carcinome utérin*, qui occupe actuellement le nº 6 de la salle Sainte-Élisabeth ; toujours est-il que ces deux phénomènes ont paru et disparu simultanément, tandis que, chez la malade qui l'a précédée dans le même lit et qui est morte de la même affection, l'anurie persistante avait pour cause la compression des uretères par le développement extrême de la tumeur, ainsi que l'autopsie l'a démontré. Ce cas n'est d'ailleurs pas unique dans la science, Hutinel communiquait récemment à la Société anatomique

une observation de cancer utérin avec compression des uretères. Une compression analogue peut être exercée par une
grossesse utérine, comme l'a démontré Leroux, plus souvent par une hématocèle, quelquefois par un kyste de
l'ovaire.

Dans cette dernière affection, cette action mécanique n'est
nullement nécessaire. J'ai parfaitement présent à la mémoire
un *kyste de l'ovaire* qui s'accroissait par saccades et comme
par mouvements fluxionnaires ; à chaque poussée l'oligurie
était manifeste.

Dans les *affections des organes thoraciques* nous retrouvons l'oligurie.

Elle est de règle dans la *pleurésie* pendant la période
d'augment; elle persiste souvent pendant la période d'état,
et l'abondance des urines est ici le plus souvent un présage
de guérison. Chez notre pleurétique du n° 15 de la salle
Ducros, la quantité d'urine rendue dans les vingt-quatre
heures a oscillé pendant l'épanchement entre 250 et 600
grammes.

Elle est beaucoup moins constante dans la *pneumonie*. Je
trouve, dans les notes du Dr Garcin, deux cas de pneumonie terminés tous deux par la guérison, et où la marche de
la sécrétion urinaire a été bien différente. Dans le premier
cas, l'urine a oscillé pendant la maladie, entre 400 et 1,000
grammes; son abondance a dépassé la normale pendant la
convalescence. Dans le second cas, c'est le contraire qui
s'est passé ; il y a eu polyurie pendant la maladie, de 1,500 à
2,500 grammes, et retour à l'état normal, 1,400 grammes,
pendant la convalescence. Règle générale : dans la pneumonie, l'urine est diminuée pendant la période d'état, et augmentée pendant la convalescence, où quelquefois apparaît
une polyurie critique qui coïncide avec le ralentissement
du pouls. A cette règle, d'après Traube, font exception les
anémiques, qui sont toujours plus ou moins polyuriques. J'ai
cru remarquer que la prédominance de la fièvre dans les
cas de pneumonie favorise l'oligurie, et que la prédomi-

nance de la dyspnée favorise la polyurie. C'est également la polyurie que l'on observe dans l'asthme et dans les asphyxies brusques.

Dans une poussée aiguë, chez un sujet tuberculeux, le n° 1 de la salle Ducros, l'oligurie, d'abord très-manifeste, 250 grammes environ, a cédé peu à peu à mesure que l'amélioration se produisait, et il y a eu un balancement très-sensible entre la courbe urinaire et la courbe thermométrique. Chez notre n° 15 de la même salle, dont la pleurésie a été, ce qui n'est pas rare, le prologue de la tuberculose, l'oligurie s'est reproduite en même temps que la fièvre et les sueurs ont apparu. L'atropine a suspendu les sueurs ; l'oligurie n'en persiste pas moins, mais la fièvre dure toujours.

Chez nos sujets atteints d'*affection cardiaque*, nous avons constaté ce qu'on observe d'ordinaire. Les altérations mitrales sont habituellement accompagnées de diminution dans la tension vasculaire, d'oligurie et d'œdème ; le retour des urines est alors un signe très-important d'amélioration. L'oligurie manque, par contre, le plus souvent dans les altérations de l'orifice aortique ; elle peut même être, dans les affections de l'aorte, remplacée par la polyurie : c'est du moins ce qui s'est produit dans deux faits que j'ai trouvés consignés dans les notes du Dr Garcin. C'était dans deux de ces cas d'aortite, qui ne sont rares ni dans le service ni, très-probablement, ailleurs : dans le premier, la quantité quotidienne d'urine est montée à 2,500 grammes; elle était de 2,000 dans le second ; il y avait, chez ces deux malades, excès de tension vasculaire ; mais peut-être ici la polyurie était-elle due à une légère intervention de cette néphrite interstitielle qui si souvent accompagne l'artérite. Quoi qu'il en soit, d'ailleurs, de ces phénomènes observés dans les affections de l'orifice aortique et de l'aorte, rappelez-vous que l'oligurie a une très-grande fréquence et une haute valeur pronostique dans les affections du cœur à une période avancée, dans les affections mitrales à toute période, et qu'indice précieux de la tension artérielle, elle y devient la base d'importantes indications thérapeutiques.

Nous n'avons pas eu beaucoup d'occasions d'observer l'oligurie dans les *affections des centres nerveux*, où elle me paraît moins fréquente que la polyurie et que l'incontinence ou la rétention d'urine. Nous venons cependant de la rencontrer dans trois cas d'affections spinales : deux ataxies et une compression lente de la moelle cervicale. Dans l'*ataxie*, nos deux faits ne démontrent pas qu'elle soit autre chose qu'un phénomène accidentel et transitoire : en effet, chez notre ataxique du n° 29 de la salle Aillaud, elle a disparu au bout de quelques jours pour être remplacée par un peu de polyurie, deux litres par jour ; si elle persiste chez notre n° 7 de la salle Ducros, qui rend de 300 à 700 grammes d'urine par jour, c'est probablement parce que ce malade a chaque jour des vomissements, cause puissante et directe d'oligurie. Pendant dix jours au moins, notre n° 13 de la salle Ducros, porteur d'une *tumeur blanche des vertèbres cervicales*, plus particulièrement de la troisième, n'a rendu que 300 grammes d'urine par jour. Cette oligurie, qui est accompagnée d'une paralysie incomplète des quatre membres, vraisemblablement produite comme elle par une inflammation consécutive de la moelle et de ses enveloppes, paraît aujourd'hui vouloir diminuer ainsi que la paralysie, sous la double influence de l'ergotine et de la cautérisation. Ce cas se rapproche des faits expérimentaux de Claude Bernard, qui a vu une anurie temporaire succéder à la section transversale de la moelle cervicale, et il fait contraste avec l'observation de Stanley, qui a vu la polyurie succéder à la fracture des dernières vertèbres cervicales.

Mais, de toutes les affections du système nerveux, celle qui expose le plus à l'oligurie, c'est l'*hystérie*. Si l'anurie complète y est rare et de courte durée, l'oligurie, par contre, y est assez commune. Un soir, il y a déjà quatorze ans de cela, j'étais appelé par une mère inquiète auprès de sa fille qui n'avait pas uriné depuis trois jours. Je trouvai le

ventre dur, volumineux, et je ne doutai pas que le cathétérisme allait donner issue à une grande quantité d'urine. Le
cathétérisme ne m'en donna qu'une quantité minime. J'étais
en présence d'une hystérique mal réglée, et la tuméfaction
de l'abdomen tenait uniquement aux phénomènes congestifs et subinflammatoires qui se passent assez souvent dans
le bassin des filles de cette catégorie. Depuis lors, à plusieurs reprises, pareil accident s'est reproduit chez elle ;
depuis lors, aussi, à plusieurs reprises, le cathétérisme m'a
donné les mêmes résultats presque négatifs, si bien que j'ai
fini par y renoncer.

Il y a quelques années, j'avais à sonder une autre jeune
fille qui n'avait pas uriné depuis plus de deux jours et dont
néanmoins l'hypogastre n'était nullement développé ; je
recueillis très-peu d'urine. Depuis lors, à plusieurs reprises,
le même fait s'est reproduit chez elle ; c'était toujours immédiatement avant chaque époque menstruelle ; je me refusai
bien vite à la sonder.

Il y a quelques mois seulement, on venait me prévenir
que, dans un couvent dont je suis le médecin, une jeune
fille n'avait pas uriné depuis sept jours entiers. Cette jeune
fille était l'objet d'une surveillance incessante ; elle commençait à s'inquiéter de son état ; je la connaissais, elle était
hystérique ; je ne la sondai pas ; le ventre était aplati ; la fille
était maigre ; la palpation et la percussion de l'abdomen ne
permettaient pas de constater la présence de la vessie. Les
jours suivants cette anurie disparut pour faire place à d'autres phénomènes hystériques.

La jeune hystérique qui occupait naguère le n° 1 de la
salle Sainte-Élisabeth, n'a pas eu d'anurie aussi complète,
d'arrêt aussi prolongé de la sécrétion urinaire, mais à deux
reprises, la première fois pendant vingt jours, la seconde
fois pendant sept jours, elle s'est plainte à nous de n'uriner
presque pas et nous a demandé avec instance des diurétiques. L'oligurie existait certainement ici, mais il nous était
impossible d'établir une surveillance qui nous donnât la

certitude que la malade ne l'exagérait pas. Les hystériques ont, en effet, si souvent le besoin de la supercherie que Rayer considérait comme une supercherie l'anurie hystérique dont l'existence a été bien démontrée par les travaux de Laycock, en Écosse, et de Charcot, en France.

L'oligurie peut se rencontrer aussi dans quelques *affections cutanées*. Nous avons eu deux cas d'eczéma. Dans le premier, il n'y avait que 350 grammes d'urine, que 320 dans le second, pendant la période d'acuité du mal, mais, à mesure que la maladie s'amendait, cette quantité s'est élevée ; elle a fini, chez notre second malade, par dépasser la normale et atteindre 2,800 grammes.

Dans les *fièvres*, l'oligurie est habituelle. Pendant les dix premiers jours de la fièvre typhoïde, la quantité d'urine rendue peut n'être que de 200 à 300 grammes. Plus tard, et avant même la cessation de la fièvre, peut survenir une polyurie qui est le présage de la convalescence. Je viens d'observer, en ville, le cas d'un enfant de six ans dont la fièvre typhoïde était, dès les premiers jours, accompagnée des symptômes les plus graves, et d'une anurie presque complète ; le onzième jour, survint de la polyurie, et, à partir de ce moment, une amélioration très-sensible, extraordinaire pour une pareille période de la fièvre typhoïde, se produisit. Dans la fièvre à rechute, c'est, d'après Murchison, non pas l'oligurie, mais la polyurie que l'on observe. Dans les fièvres intermittentes, on observe l'une et l'autre. Les chiffres quotidiens extrêmes que nous avons constatés dans ces affections sont 120 et 3000 grammes. Nous avons vu successivement, et à peu d'intervalle, chez un même paludéen, la quantité d'urine s'abaisser jusqu'à 300 grammes, et s'élever jusqu'à 2400 grammes.

Parmi les *affections diathésiques*, la goutte aiguë et le rhumatisme sont celles où l'oligurie se manifeste le plus souvent ; elle y est même habituelle ; le mouvement fébrile et la fluxion rénale n'y sont pas, dans ces cas, tout à fait étrangers.

Parmi les *cachexies*, la cachexie tuberculeuse et la cachexie cancéreuse paraissent exercer une influence bien différente. Nous avons actuellement deux phthisiques à une période avancée ; ils ont tous deux un peu d'oligurie, de 500 à 900 grammes, tandis que chez un malade atteint de cancer du pylore, qui occupait, il y a quelque temps, le n° 28 de la salle Aillaud, l'oligurie produite par les vomissements s'est effacée à mesure que la cachexie se prononçait. Cette diffé-rence tient sans doute à ce que les cancéreux n'ont pas la fièvre et la diarrhée des phthisiques.

Enfin on peut observer encore l'oligurie dans certaines *intoxications*. L'empoisonnement par la belladone, l'em-poisonnement par les acides minéraux, peuvent suspendre la sécrétion urinaire qui peut être diminuée aussi, mais momentanément, dans l'intoxication saturnine. Ainsi un de nos malades, atteint de coliques de plomb, rendait 400 gram-mes d'urine seulement, mais bientôt il urina davantage, et la quantité d'urine rendue par lui en vingt-quatre heures a dépassé 2000 grammes. Administrées même à dose médica-menteuse, certaines substances peuvent, avec le concours d'une altération rénale ou d'une idiosyncrasie, produire une ol5gurie qui peut aller jusqu'à l'anurie, et exposer à des acci-dents graves qui auraient pu, par exemple, survenir chez un goutteux dont la sécrétion urinaire a été, par l'emploi du salicylate de soude, suspendue pendant trente-six heures, ainsi que l'a observé le Dr Garcin.

Telles sont les diverses circonstances dans lesquelles nous avons observé l'oligurie, phénomène fréquent s'il en fut, et qui mérite qu'après que la clinique en a constaté l'existence, la physiologie pathologique en recherche le mécanisme et en étudie les effets.

B. — Trois éléments interviennent dans la sécrétion uri-naire : le rein, qui est la machine ; le système nerveux, qui en est le moteur ; le sang qui fournit les matériaux. Il y a donc, au point de vue physiologique, trois catégories de causes d'oligurie : altération matérielle dans la machine ; trouble dynamique dans le moteur ; insuffisance dans l'apport des matériaux.

La première influence est évidente dans son action comme dans son mécanisme et ne souffre aucune discussion.

La troisième influence est non moins positive dans sa réalité, mais elle est variable dans son action. Tantôt, en effet, c'est le mouvement d'apport qui diminue ; tantôt ce sont les matériaux eux-mêmes qui font défaut. Chaque fois, en effet, que la tension artérielle décroîtra soit par diminution d'énergie dans l'impulsion centrale partie du cœur, soit par augmentation d'activité dans la circulation périphérique, le liquide sanguin fournira peu d'éléments à la sécrétion urinaire. Chaque fois aussi qu'une déperdition abondante ou une accumulation considérable de liquide se fera sur un point quelconque de l'organisme, qu'il y aura hypersécrétion sur une surface, ou hydropisie dans une cavité, l'élimination rénale devra forcément se ralentir.

Mais ce qui est plus difficile à savoir, c'est le mécanisme de l'influence nerveuse, qui est cependant capitale dans l'oligurie comme dans la polyurie. Ce qu'il s'agit de déterminer ici, c'est : d'un côté, la composition de l'appareil nerveux qui préside à la sécrétion urinaire ; d'autre part, le mode d'action de ses divers éléments.

Le plexus rénal est une division du plexus solaire, à laquelle viennent s'adjoindre directement un ou plusieurs filets du nerf petit splanchnique. Le plexus solaire est constitué par les ganglions semi-lunaires du grand sympathique, qui reçoivent les nerfs splanchniques, la terminaison du pneumogastrique droit et des filets des nerfs phréniques. Les nerfs splanchniques proviennent des ganglions thoraciques du grand sympathique, qui reçoivent des filets des nerfs spinaux correspondants.

Il résulte de cette disposition que les nerfs du rein proviennent de trois sources distinctes : du système sympathique par les nerfs splanchniques ; du système spinal par les filets que les paires spinales envoient aux ganglions d'origine des nerfs splanchniques; du système crânien, probablement par le pneumogastrique droit, certainement par les fibres nerveuses qui descendent par le bulbe dans la moelle.

Voilà autant de sources d'oligurie par action directe d'un trouble nerveux. Aussi Cl. Bernard a-t-il produit une anurie temporaire par la galvanisation du plexus rénal: Vulpian, par la section des splanchniques, a rendu la sécrétion rénale plus active, tandis que l'électrisation des mêmes nerfs diminuait le calibre de la veine rénale et donnait à son sang une teinte plus sombre, signe de la diminution sécrétoire. Eckardt, remontant les splanchniques jusqu'à leur origine même, a obtenu par l'extirpation des deux ganglions thoraciques supérieurs, les mêmes effets que par la section des nerfs : il est même allé sectionner, jusque dans le canal rachidien, les racines du dernier nerf cervical et du premier thoracique, et il a obtenu encore les mêmes résultats. Ces dernières expériences prouvent l'influence, non–seulement de l'élément sympathique, mais du système spinal sur la quantité de la sécrétion urinaire. Cette influence du système spinal est également démontrée par une expérience de Cl. Bernard, qui a produit l'anurie temporaire par la section transversale de la moelle cervicale. Cl. Bernard a encore mieux démontré l'influence du bulbe, en produisant la polyurie par la piqûre du quatrième ventricule, l'anurie par la cautérisation du quatrième ventricule et la section des corps restiformes.

Vous voyez que l'oligurie nerveuse peut avoir une triple origine : sympathique, spinale ou bulbaire, et il vous sera possible de déterminer, dans certains cas, le siége du trouble nerveux qui l'aura produite. Il pourra vous être plus difficile d'en déterminer la nature. Remarquez cependant que, dans les principales expériences qui portent sur le système sympathique, la section nerveuse et l'extirpation ganglionnaire sont suivies de polyurie, tandis que, l'excitation électrique produit l'anurie. Dans le système cérébro-spinal, c'est souvent l'inverse : une piqûre, c'est-à-dire une excitation, provoque la polyurie, tandis que l'action destructive de la cautérisation ou suspensive de la section a pour conséquence l'anurie. Je n'en conclurai pas qu'il y a opposition entre les deux systèmes, mais il y a certainement deux actions nerveuses opposées sur la sécrétion urinaire pouvant produire deux anuries, l'une par excitation, l'autre par paralysie.

Ce n'est pas tout : à côté des actions nerveuses directes se dresse le groupe bigarré des actions nerveuses réflexes, actions favorisées par les connexions nerveuses du bulbe, par les liens étroits qui rattachent entre elles les diverses parties du système vaso-moteur et qui permettent aux troubles morbides de divers viscères, notamment de l'utérus et du foie, d'avoir leur écho dans le rein.

Ces diverses données physiologiques étaient nécessaires pour vous faire comprendre comment un si grand nombre de maladies si différentes peuvent également produire l'oligurie, et par quel mécanisme, souvent complexe, l'oligurie se développe dans ces cas divers.

Dans les affections de l'intestin et du péritoine l'oligurie peut se produire d'après deux mécanismes distincts : tantôt par déperdition de liquide et déplacement sécrétoire; c'est le fait du vomissement et de la diarrhée, c'est un des modes d'action du choléra; tantôt par un trouble dans l'innervation vaso-motrice portant particulièrement sur le système du grand sympathique, trouble qui s'accuse par une tendance à la concentration du pouls et à l'algidité. Ce dernier mode agit à lui seul dans la dysentérie et la péritonite ; il se combine avec le premier dans le choléra, où l'oligurie devient une véritable anurie.

Les relations physiologiques intimes qui existent entre le foie et le rein, et surtout entre le système nerveux du foie et le système vaso-moteur du rein, expliquent certaines oliguries d'origine hépatique. Une action réflexe explique également l'oligurie que produit une affection douloureuse, inflammatoire ou simplement congestive de l'utérus, comme elle rend compte de l'oligurie bilatérale que produisent parfois les coliques néphrétiques.

Un déplacement sécrétoire dans la pleurésie, le mouvement fébrile dans la pneumonie, la fièvre, les sueurs, la diarrhée chez les phthisiques, donnent la clef des oliguries produites par les affections des voies respiratoires, tandis que, dans les affections des voies circulatoires, c'est le défaut de tension artérielle qu'il faut incriminer. C'est un trouble dans l'innervation qui paraît produire l'oligurie de l'eczéma, où l'on voit une inflammation cutanée diminuer la sécrétion urinaire, de même qu'une inflammation rénale diminue d'une manière souvent fort remarquable l'activité des fonctions cutanées.

Les oliguries nerveuses sont les plus difficiles à expliquer, parce qu'on ignore le plus souvent si l'influence morbide agit par excitation ou par dépression. Il est à croire cependant que dans l'hystérie son action est excitante, comme l'admet Vulpian, qui l'attribue à une stimulation prolongée des vaso-constricteurs pouvant durer, comme chez les hystériques durent les contractures. L'oligurie, chez les hystériques, est un phénomène d'excitation, puisque la polyurie est un phénomène de détente qui termine les accès. Seulement, tandis que la polyurie est liée aux accès, l'oligurie en est indépendante. On dirait même qu'il y a une espèce d'antagonisme entre la crise convulsive et l'oligurie ou les troubles vaso-moteurs : quand deux excitations se produisent sur des points différents du système nerveux, la plus forte dissipe l'autre, comme Hippocrate l'a dit au sujet des douleurs. Il faut donc calmer et non pas stimuler le système nerveux du rein dans l'oligurie hystérique.

Conséquence d'états morbides si nombreux et si différents, l'oligurie peut à son tour devenir cause de troubles morbides assez uniformes, ceux qu'entraîne la suppression fonctionnelle des reins. Ce qui est remarquable et ce qui mérite explication, ce n'est pas que l'oligurie produise ces troubles, c'est qu'elle ne les produise pas toujours, car leur apparition, que l'on croirait tout d'abord devoir être la règle, se trouve être, par contre, l'exception.

- Le rein de l'homme sain possède deux fonctions principales : il est régulateur de la tension artérielle par l'élément aqueux qu'il élimine ; il est dépurateur de l'organisme par l'élimination de l'urée et des déchets organiques qui proviennent du mouvement de désassimilation. La suppression de la première fonction conduit aux hydropisies, celle de la seconde produit des intoxications.

Ni les unes ni les autres n'interviennent dans la plupart des cas d'oligurie.

Il est à remarquer d'abord que la diminution d'urine peut porter exclusivement sur l'élément aqueux, de sorte qu'on ne peut mesurer exactement l'activité de la sécrétion urinaire d'après la quantité d'urine rendue. Si l'urine est riche en éléments solides, le danger d'urémie est le plus souvent écarté. Les changements de densité ont, par conséquent, plus d'importance que les changements de quantité, et beaucoup d'oliguries sont de simples diminutions de l'élément aqueux de l'urine, qui, souvent, peut, sans difficulté, s'éliminer par d'autres voies.

Il est à noter ensuite que l'organisme a des moyens de suppléer à l'insuffisance fonctionnelle des reins. Il peut, d'un côté, augmenter les sécrétions qui renferment une certaine quantité de liquide, et elles en contiennent toutes ; il peut, d'autre part, augmenter les sécrétions qui renferment une certaine quantité de matières azotées. La peau se présente avec cette double propriété, et après la peau le tube digestif, avec cette différence toutefois que l'action éliminatoire de la peau est constante, tandis que celle du tube digestif n'intervient qu'en cas de maladie.

Il faut observer encore que l'innocuité de l'oligurie n'existe pas à un égal degré dans les diverses maladies.

On ne peut y compter longtemps dans les affections rénales. La peau, dans la maladie de Bright, surtout lorsqu'elle
est œdématiée, ne fonctionne plus, et ce troisième rein ne
devient guère plus utile que les deux autres, à moins qu'on
ne le stimule par des bains sulfureux. Il ne reste plus à l'organisme qu'une ressource, c'est de frayer aux matières éliminées un passage par le tube digestif. Il en use, et dès le
début de l'intoxicalion urémiquo des vomissements se produisent ; ils ne manquent jamais. Ces vomissements sont
abondants ; ils renferment une certaine quantité de liquide ;
ils renferment aussi une petite proportion d'urée. Mais le
tube digestif n'est pas organisé pour suppléer complètement le rein malade ; s'il laissé quelquefois passer une quantité considérable de liquide, il n'élimine jamais une quantité
suffisante d'urée ; voilà pourquoi, si la lésion rénale est étendue, l'intoxication urémique devient inévitable.

Les autres oliguries, moins durables d'ailleurs, n'ont ordinairement pas les mêmes conséquences.

Tantôt, en effet, il y a évacuation suffisante de matières,
si l'oligurie n'est que la conséquence d'un balancement
sécrétoire comme on en voit dans les hydropisies ; tantôt il
y a destruction dans l'organisme même des matières à éliminer, c'est ce qui a lieu dans les mouvements fébriles ;
tantôt enfin il y a, par le fait d'un arrêt de nutrition, défaut
de production des matières à éliminer.

Cette dernière particularité, qu'on observe surtout chez
les hystériques, mérite de vous être spécialement signalée.
Chez beaucoup d'hystériques, le mouvement de nutrition,
de désassimilation surtout, est suspendu. L'activité, la rapidité du mouvement de rénovation organique, est bien loin
d'être égale dans les divers organismes humains. Il y a des
organismes, chez les hommes surtout, qui ont un mouvement nutritif d'une très-grande rapidité, notamment dans le
système musculaire ; ils sont bien musclés, leur sang est
riche en globules, leurs urines sont abondantes et d'une
assez haute densité, leur appétit plus ou moins vorace. Mais

il y a aussi des organismes, chez les femmes surtout, dont les mouvements nutritifs ont une grande lenteur, notamment dans le système musculaire ; ces femmes ont peu de muscles et beaucoup de graisse, surtout peu de globules sanguins ; abondante ou non, leur urine manque de densité; elles ne mangent pas. La force nerveuse qui chez l'homme athlétique aboutissàit à l'énergie motrice et maintenait les contractions puissantes des muscles, se traduit chez ces femmes en délicatesse sensitive, ou se tient en réserve pour des manifestations morbides. Deux phénomènes corrélatifs traduisent ces différences dans le tempérament : d'un côté, chez l'homme, l'intensité de l'appétit et la densité des urines ; de l'autre, chez la femme nerveuse, le défaut d'appétit et le caractère aqueux ou la diminution de quantité des urines. Certaines hystériques présentent au plus haut degré, à un degré parfois extraordinaire, ces caractères du tempérament nerveux de la femme ; il en est qui ne mangent pas dans une semaine et même dans un mois de quoi soutenir un homme pendant un jour ; en revanche, leur urine est presque de l'eau. Si les recettes de l'organisme sont minimes, les dépenses de l'organisme sont insignifiantes, et les dépenses de l'organisme se chiffrent surtout par les quantités d'urée que l'urine renferme. Il y a ici fort peu d'urée à éliminer, ce qui fait que l'anurie peut se produire sans être suivie d'urémie.

Il y a là un fait que nous devons constater et dont il importera plus tard de rechercher le mécanisme intime. Comme l'a fait remarquer Cl. Bernard, comme Charcot l'admet également à propos de l'anurie hystérique, le mouvement d'assimilation et de désassimilation des matières azotées doit être soumis à l'influence d'une partie déterminée du système nerveux. Seulement nous ignorons encore de la manière la plus complète quelle est la partie du système nerveux à qui est dévolue cette fonction. Sous ce rapport, les matières azotées sont soumises à la loi commune, à laquelle obéissent d'une manière encore plus manifeste les substances grasses. Rien n'est frappant comme l'influence des émotions morales et de certaines affections du système nerveux sur la réserve adipeuse de l'organisme ; j'ai vu des sujets, des femmes surtout, maigrir d'une manière effrayante et rapide à la suite de violents chagrins, alors cependant que l'appétit était conservé et que les fonctions digestives s'exécutaient encore ; j'en ai vu d'autres, et surtout dans des cas d'aliénation mentale conduisant rapidement à l'imbécillité, acquérir en peu de temps un embonpoint énorme.

L'influence du système nerveux sur la nutrition de l'organisme est donc puisante. Elle peut être suspendue et alors le mouvement nutritif s'arrête, et c'est ce qui a particulièrement lieu chez les hystériques. Dans les cas où le mouvement nutritif est enrayé, où la désassimilation des matières azotées est suspendue, la fabrication de l'urée est ralentie ou interrompue, le sang ne renferme point d'urée, l'urine n'a point d'urée à éliminer ; l'anurie alors n'est pas dangereuse, parce que l'urémie est impossible.

XV

LA POLYURIE NERVEUSE.

Messieurs, en vous démontrant l'existence et vous indiquant le mécanisme de l'anurie hystérique, je vous ai fait connaître l'influence du système nerveux sur la diminution de la sécrétion urinaire. C'est, par contre, l'influence du système nerveux sur l'augmentation morbide de la sécrétion urinaire que je me propose d'étudier avec vous aujourd'hui, à propos d'un de nos malades, le n° 8 de la salle Ducros, qui est atteint d'une véritable polyurie, puisqu'il rend chaque jour de 2300 à 3000 grammes d'urine, c'est-à-dire à peu près le double de la quantité normale.

Cet homme a connu autrefois l'aisance et peut-être la fortune ; il est maintenant réduit à la misère, ne sachant où reposer sa tête, ni comment trouver du pain le jour où il sortira de l'hôpital, ce qui le porte à exagérer ou à simuler la continuation des troubles oculaires dont il fut autrefois réellement atteint. Il est également anémique, car il avait, à son entrée, des souffles vasculaires. Cette anémie provenait-elle d'une nourriture insuffisante ou de sa polyurie ? C'est ce que nous ne sommes pas en mesure de déterminer ; cependant, sa polyurie a dû forcément y contribuer, car il rend en quantité anormale une urine à peu près normale ; la déperdition de substances solides et notamment d'urée est donc exagérée chez lui, ce qui est une circonstance aggravante sinon la cause productrice de son anémie. Quant à sa polyurie, je ne trouve, pour l'expliquer, qu'une cause morale, une de ces passions dépressives dont chacun a pu constater, sur soi-même, ce genre d'influence ; le souci de l'avenir, joint au regret du passé, a pu déterminer la polyurie chez notre malade, comme l'approche immédiate d'un examen ou d'un concours a été capable de la produire chez plus d'un d'entre vous.

Je tiens, Messieurs, puisque l'occasion s'en présente, à vous parler aujourd'hui de, la polyurie nerveuse, et cela pour deux raisons : d'abord, parce qu'il entre dans le plan que j'ai conçu pour l'étude de l'action du système nerveux snr les troubles morbides de la vie végétative, d'examiner l'influence du système nerveux sur certains troubles sécrétoires, et les désordres de la sécrétion urinaire en sont des types importants ; ensuite, parce qu'il est médical et conforme au progrès de la science, quand un symptôme se présente, de ne pas se borner à l'examiner en lui-même et dans son ensemble, mais d'établir des distinctions basées sur les différences d'origine de ses diverses variétés. Ainsi, dans le genre séméïotique polyurie, il est utile de reconnaître une espèce nerveuse que produisent des causes particulières, qui se présente avec des caractères propres et qu'il faut attaquer par des moyens spéciaux.

Nous étudierons donc successivement dans la polyurie nerveuse les causes qui la produisent, les caractères qu'elle présente et le traitement qui lui convient.

A. — L'étude des causes et du mécanisme de la polyurie nerveuse n'est pas la partie la moins délicate de son histoire. Si, en effet, certaines de ces causes sont évidentes et s'imposent à la conviction de tous, il en est d'autres qu'on n'admet que par exclusion ou que par la constatation des résultats d'un traitement qui agit sur le système nerveux. Trois influences peuvent, en effet, produire la polyurie : ce sont certaines lésions rénales, certaines altérations du sang et certains troubles nerveux ; on est porté à admettre ces derniers quand on a constaté l'absence des autres ou que l'on a observé les effets d'un traitement dont l'action porte sur le système nerveux.

Marchant ici du connu à l'inconnu ou du moins du positif

au probable, nous établirons d'abord l'existence des polyuries nerveuses consécutives aux lésions des centres nerveux et aux névroses, puis nous irons à la recherche des polyuries nerveuses essentielles.

Il y a des polyuries par lésion expérimentale du système nerveux ; il y a des polyuries par lésion traumatique ou morbide du système nerveux ; il y a des polyuries par névrose.

J'ai eu occasion de vous signaler les premières en vous parlant des anuries. Les expériences de Cl. Bernard, d'Eckardt, de Knoll sur le grand sympathique ; celles de Cl. Bernard sur la piqûre du plancher du quatrième ventricule et sur la section de la moelle cervicale, établissent, en même temps que l'existence de la polyurie expérimentale, celle de la polyurie nerveuse.

Parmi les lésions traumatiques ou morbides du système nerveux coupables d'avoir produit la polyurie, nous trouvons :

Des altérations de l'arbre spinal : des fractures des vertèbres dorsales avec lésion de la moelle, comme dans les observations de Stanley ; des dégénérescences, comme dans une observation de Friedreich dont le sujet ataxique avait une atrophie notable des cordons postérieurs mais paraissant remonter vers le bulbe.

Des altérations du bulbe ; ce sont les plus nombreuses et les plus variées, soit qu'il s'agisse d'inflammation, comme dans un cas de Lancereaux recueilli dans le service de Piorry, où la surface du quatrième ventricule était injectée et, en quelque sorte, œdématiée, ou comme dans deux observations de Hayem, où l'altération gélatiniforme de la surface bulbaire était vivement colorée par le carmin, ce qui indique une hyperplasie du tissu conjonctif ; soit qu'il y ait hémorrhagie, comme dans un cas de Liouville et un autre de Potain ; soit qu'il y ait tumeur, comme dans un cas de Mosler, où l'autopsie fut faite par Virchow et où l'on trouva un gliosarcome adhérent au plancher du quatrième ventricule ; soit enfin qu'il y ait dégénérescence, comme dans un cas de Luys où fut constatée une altération graisseuse des cellules de la substance grise sur certains points du plancher du quatrième ventricule.

Des affections cérébrales, enfin, comme chez un malade de Charcot, qui, ayant reçu sur la tête un coup de pied de cheval, rendait huit à dix litres d'urine par jour et eut une rémission pendant une varioloïde ; ou chez un sujet de Moutard-Martin, qui en rendit jusqu'à vingt-cinq litres après une commotion cérébrale et une fracture au front ; ou bien encore chez un sujet observé par Chassaignac et Fischer qui, étant tombé d'un sixième étage, s'enfonça le frontal droit et eut une contusion du lobe antérieur sans lésion du bulbe et mourut polyurique le troisième jour ; ou dans des cas de compression cérébrale, comme celui qu'a rapporté Gentilhomme, d'une polyurie avec exostose syphilitique du crâne, fait, il est vrai, sans grande valeur à cause d'une altération lardacée concomitante des reins ; ou bien enfin dans des cas d'hémorrhagie cérébrale, ceux de Potain et d'Ollivier ; des cas de tumeur cérébrale, celui de Roberts, où il y avait des tubercules dans l'hémisphère gauche et le côté droit du cervelet ; et des cas de méningite chronique de la base, ceux de Leudet, où le bulbe, il est vrai, peut être incriminé aussi bien que le cerveau.

Il y a une troisième catégorie de polyuries incontestablement produites par un trouble nerveux ; ce sont celles que provoquent les névroses : l'épilepsie, dans une observation d'Ebstein ; l'hystérie, je ne parle pas ici des polyuries transitoires, qui sont ordinaires et que tout le monde a vues, mais des polyuries durables, dont des exemples ont été rapportés par Kien, le Teinturier, Oppolzer, Fleury, Desgranges ; quelques-uns de ces faits ont même la singularité d'allures des affections hystériques ; ainsi, dans le cas de Fleury, le calomel réussit alors que les autres remèdes ont échoué, et dans celui de Desgranges survient une amélioration temporaire produite par des sueurs copieuses.

A ces névroses faudrait-il en ajouter une autre dont le siége serait non dans l'appareil nerveux des voies urinaires mais dans celui du goût, comme le veut Bouchut, ou dans les instincts, comme le veut Pibram, et la polyurie serait-elle quelquefois la conséquence de la dipsomanie? Les observations multipliées de Falk, de Neuschler, de Neuffer, prouvent que la diminution forcée des liquides ingérés n'arrête qu'incomplètement la diurèse, et les expériences de Cl. Bernard, où l'on voit un chien dont l'estomac est perforé, boire sans cesse sans se désaltérer, complément de celle de Magendie, qui arrêtait la soif en injectant de l'eau dans le sang des animaux, démontrent que la soif est un besoin général et non une sensation locale des nerfs du goût.

A côté de la catégorie, assez riche en variétés, des polyuries certainement nerveuses, vient se placer la catégorie, plus riche en cas individuels, des polyuries essentielles, qui sont probablement nerveuses mais dont l'origine ne se révèle que par l'exclusion des autres causes de polyurie et par l'action thérapeutique de certains modificateurs du système nerveux.

A ces polyuries essentielles on peut reconnaître des causes physiologiques, hygiéniques, morbides, médicamenteuses, toxiques, traumatiques, dont la plupart présentent des difficultés très-grandes d'appréciation.

Parmi les causes physiologiques, nous voyons intervenir l'âge, le sexe, l'hérédité.

Il y a la polyurie essentielle de l'enfance, assez fréquente d'après H. Roger, et qui est probablement nerveuse; j'ai eu occasion de vous faire remarquer, à propos du purpura, que l'enfance expose aux troubles nerveux de la vie végétative; ici la démonstration de la nature névrotique du mal est dans le succès thérapeutique des injections de morphine, qui ont très-bien réussi entre les mains de Bouchut.

Il y a la polyurie des adultes de vingt à quarante ans; c'est l'âge où commencent les altérations lentes des centres nerveux; aussi Lecorché admet-il ici, mais sans preuve suffisante, l'action puissante de l'élément nerveux, action qui est encore plus douteuse sur la polyurie des vieillards, que simule une miction plus fréquente et qu'explique en partie la diminution de la transpiration cutanée.

L'influence du sexe sur ces polyuries dites nerveuses essentielles n'est pas nettement établie. Dans les statistiques générales des polyuries, on trouve plus d'hommes que de femmes, 16 contre 11 dans celle de Lacombe, 57 contre 28 dans celle de Straus, ce qui ne prouve rien contre l'action nerveuse, car si les troubles de la sensibilité sont plus communs chez la femme, les altérations des centres nerveux n'épargnent pas plus l'homme que la femme.

Certaine est l'action de l'hérédité. Debrey a observé la polyurie chez les deux frères et les deux sœurs, Lacombe chez la mère et les trois fils. Samuel Gee a suivi la polyurie dans quatre générations. Cette influence de l'hérédité est une forte présomption en faveur d'un trouble de l'innervation; on ne peut guère l'expliquer autrement.

Parmi les influences hygiéniques, celles qui appartiennent à l'hygiène physique sont plutôt adjuvantes que productrices. S'il en est qui s'adressent à la polyurie nerveuse comme à toute espèce de polyurie, telles que l'action du froid, qui supprime l'évaporation cutanée, et celle de la fatigue, qui augmente dans le sang les produits de désassimilation à éliminer par l'urine, nous voyons, d'après Lacombe, l'ingestion des boissons froides produire le même effet que l'application du froid sur la peau, et ce n'est évidemment pas par le même mécanisme. Si le malade de J. Frank fut atteint de polyurie le soir d'un jour où il se mouilla les pieds en coupant du riz; si l'avocat dont parle Tenon devint polyurique après être tombé dans un ruisseau à la chasse, le vieillard observé par Vigla fut atteint de la même maladie pour avoir bu un verre d'eau rougie un jour d'été, le corps étant en sueur, et le jeune homme de Lacombe avait bu, étant en sueur, de l'eau très-froide à une fontaine. Nous voyons aussi l'insolation, dans un cas qui appartient à Ebstein, produire la polyurie, et cela certainement par son action sur les centres nerveux ; il en fut de même sans doute chez le malade de Debout, qui devint polyurique à la suite d'une excursion à la campagne par un soleil ardent.

Les influences qui appartiennent à ce que j'appellerai l'hygiène morale sont autrement puissantes et spéciales à la polyurie. Telle est l'action des émotions morales, de la frayeur en particulier, comme l'a signalé Delpierre ; Trousseau cite le fait d'un malade devenu polyurique depuis l'émotion que lui causa une opération que lui fit subir Laugier. Un fait de Lacombe est plus démonstratif : une femme de trente-trois ans apprend brusquement la mort de son mari : elle a de la céphalalgie, une soif inextinguible ; elle boit un seau d'eau dans la nuit ; elle est prise d'une polyurie qui persiste, plus forte l'hiver.

La polyurie obéit aussi à certaines influences morbides. Parmi les maladies aiguës, on voit la diphthérie et le rhumatisme produire, non pas seulement des polyuries transitoires qui peuvent être considérées comme des crises, mais des polyuries persistantes. Lancereaux les attribue à un désordre nerveux et les compare aux paralysies qu'on observe quelquefois dans les mêmes circonstances. Ce phénomène succède quelquefois aussi aux métrorrhagies, d'après Lancereaux, qui n'a pu dans ces cas en saisir la pathogénie ; Roberts l'a constaté après les fièvres intermittentes, où nous l'avons observé aussi, mais précédé de l'oligurie ; or, dans les accès fébriles, le système nerveux, surtout le grand sympathique, est toujours plus ou moins fortement ébranlé.

Parmi les maladies chroniques, la scrofule a paru intervenir dans cette pathogénie, par exemple dans un cas de scrofule abdominale observé par Hauner et où il y eut probablement action réflexe sur le plexus rénal ; la syphilis, comme dans un cas de Watts, où la polyurie disparut par l'iodure de potassium, probablement avec l'exostose ou la tumeur cérébrale qui l'avait engendrée.

De toutes les actions toxiques, la plus puissante ici est celle de l'alcoolisme, soit aigu, comme le démontrent les faits inégalement démonstratifs de Kien, de Kiener, de Lancereaux, de Griesinger, de Marrotte, de Haughton et de Graves, soit chronique, par exemple, chez le malade dont parle Lecorché, qui rendait jusqu'à trente litres d'urine par jour. L'alcoolisme, l'aigu surtout, agit comme modificateur du système nerveux bien plutôt que comme altérant de la substance rénale.

En dernier lieu, nous voyons apparaître les actions traumatiques. Ce ne sont ni les moins puissantes ni les moins variées. Comme Lancereaux l'a fait observer, des coups portés sur des régions diverses peuvent aboutir à ce résultat commun, ce qui rend probables des actes réflexes. Ce qu'il y a de plus curieux, c'est que les efforts peuvent avoir les mêmes conséquences que les coups ; ainsi, un garçon dont parle Jos. Frank devient polyurique après avoir fait un effort pour pousser une roue embourbée ; il ne rendait que vingt litres d'urine par jour, tandis qu'elle en rendait soixante litres la femme soignée par Jarrold, qui s'était retenue brusquement pour éviter une chute dans l'escalier.

Par quel mécanisme agissent ces diverses influences ? Ce que je vous ai dit au sujet de l'anurie a pu vous éclairer à cet égard.

La polyurie nerveuse paraît avoir pour principale cause, comme l'ont soutenu Roberts et Kien, la dilatation des vaisseaux du rein par paralysie des nerfs vaso-moteurs.

C'est ce que démontrent, par exemple, les expériences d'Eckardt, de Knoll, de Vulpian sur la section des splanchniques suivie de polyurie, ainsi que celles d'Eckardt sur la destruction du ganglion cervical inférieur et des premiers ganglions thoraciques. Seulement cette action n'est pas propre au grand sympathique et les résultats identiques obtenus par la section des racines spinales qui se rendent à ces ganglions prouvent que cette paralysie vaso–motrice peut avoir également sa cause dans le système cérébro-spinal. On ne peut donc admettre d'une manière absolue pour le rein la division des nerfs en sympathiques constric-teurs et spinaux dilatateurs, comme l'a fait Kien.

Cependant un centre vaso-dilatateur existe et ses im-pressions se transmettent par la moelle ; ce qui le prouve, c'est l'expérience de Cl. Bernard, qui, après avoir produit une polyurie glycosurique par la piqûre du quatrième ven-tricule, la fit cesser par la section de la moelle ; la piqûre du quatrième ventricule produisait une excitation des vaso-dilatateurs ; la section de la moelle empêchait la transmis-sion de cette excitation. Il est probable que ces vaso-dila-tateurs ne parviennent au grand sympathique que vers les derniers ganglions thoraciques, puisque la section des pre-miers produit la polyurie.

Voilà donc deux polyuries nerveuses : la première, par paralysie des vaso-constricteurs ; la seconde, par excitation des vaso-dilatateurs. Elles nous expliquent toutes les polyu-ries qui se produisent sur le trajet des nerfs vaso-moteurs depuis leur origine bulbaire jusqu'à leur terminaison rénale ; seulement il est le plus souvent impossible de dis-tinguer l'une de l'autre cette paralysie et cette excitation qui aboutissent au même résultat.

Mais les altérations d'autres parties du système nerveux central et périphérique peuvent aussi produire la polyurie. Celles des régions situées au-dessus du bulbe s'expli-quent par ce fait anatomique et physiologique aujour-d'hui démontré, que le système vaso-moteur ne s'arrête pas au bulbe , mais se prolonge jusqu'à la périphérie de l'encéphale ; ces polyuries ont lieu par action directe, comme les précédentes. Celles des parties périphériques du système nerveux donnent lieu, par contre, à des polyu-ries par action réflexe, sur lesquelles a justement insisté Vulpian. Voilà pourquoi la polyurie peut résulter de lésions nerveuses disséminées, mais avec une prédilection pour le bulbe et pour les parties en relations physiologiques et anatomiques plus étroites avec le centre bulbaire du rein; c'est précisément dans ces conditions que se trouve le système nerveux du foie.

Telle est dans ses causes et son mécanisme la polyurie nerveuse, que nous allons maintenant considérer dans les caractères qu'elle présente et les conséquences qu'elle produit.

B. — Pour la médecine, Messieurs, progresser c'est distinguer. La polyurie n'est pas une maladie mais un symptôme; c'est le résultat commun de plusieurs causes différentes; il faut arriver à déterminer les caractères cliniques non pas seulement de la polyurie en général, mais de chaque polyurie en particulier.

La polyurie nerveuse apparaît avec des caractères propres qui, tantôt se montrent isolés et tantôt accompagnés du cortége des symptômes de la maladie qui l'a produite. Ces caractères peuvent subir quelques modifications dans leurs diverses variétés.

L'aspect des urines; les phénomènes généraux; les allures du mal; tels sont les trois ordres de caractères qui permettent de la reconnaître. On peut les réunir pour la plupart dans une synthèse qui se résume en la proposition suivante : toute polyurie très-abondante qui dure un certain temps sans produire de symptômes graves est une polyurie nerveuse.

Dans l'examen de l'urine des sujets atteints de cette affection, un premier caractère nous frappe, c'est son abondance extrême. La polyurie peut atteindre un degré vraiment incroyable; les cas où la quantité d'urine rendue dans vingt-quatre heures était de vingt à vingt-cinq litres par jour sont communs dans la science; le fait le plus prodigieux qui soit connu est, je crois, celui de Jarrold, où la quantité rendue se serait élevée jusqu'à soixante litres par jour. La moyenne de dix litres est plus que modérée. La polyurie diabétique, qui est la plus abondante après la polyurie nerveuse, n'atteint pas ces proportions-là, et la polyurie rénale de certaines néphrites interstitielles lui est encore de beaucoup inférieure. C'est donc la polyurie modèle.

Cette urine offre un deuxième caractère qui, en se joignant au premier, c'est-à-dire à l'abondance extrême, devient tout-à-fait pathognomonique ; je veux parler de la limpidité, ou, pour être plus précis, du défaut de densité. L'urine des polyuriques diabétiques et azoturiques est très-dense ; celle de la néphrite interstitielle ne l'est pas, mais elle est loin d'avoir la même abondance. Ce défaut de densité a donc une très-grande valeur, non pas qu'il suffise à distinguer, comme le voulait Andral, le diabète sucré de celui qui ne l'est pas, nous savons en effet que dans la polyurie azoturique, où il n'y a pas de sucre, la densité peut cependant être très-forte à cause de la proportion considérable de matières animales accumulées, nous savons aussi qu'il y a une polyurie avec élimination d'une grande quantité de chlorures, où la densité est également augmentée ; mais parce qu'il permet de diagnostiquer la polyurie nerveuse de tous les autres diabètes, sucrés ou non sucrés.

Ce défaut de densité a une grande valeur, non-seulement diagnostique, mais pronostique. Dans les cas où cette densité sera tombée à 1000 ou 1002, le malade pourra perdre plus de dix litres par jour sans inconvénient, parce que, en réalité, il ne perdra pas plus de matières solides qu'un individu sain, et il pourra n'éprouver d'autres malaises que ceux qui sont imposés à son estomac par la surcharge de liquides à ingurgiter.

Il n'y a pas, à ma connaissance du moins, d'analyses chimiques spéciales de la polyurie nerveuse, car toutes, même celles qui ont été faites par Hepp et consignées dans les thèses de Kien et de Kiener, ont pour but l'étude générale de la polyurie. Cependant, il n'est pas difficile d'établir

que dans l'urine de ces malades il y a deux ordres d'altéra
tions : les unes, produites par l'affection primitive des centres
nerveux ; les autres, par la polyurie elle-même, qui agit
non pas en vertu de son origine mais en vertu de son
intensité.

Il arrive, et ce caractère n'appartient guère qu'aux
lésions du bulbe, que l'altération qui a produit la polyurie a
pu déterminer aussi la glycosurie, comme dans les expériences de Cl. Bernard, où l'on voit la piqûre du bulbe en
arrière du nerf auditif provoquer la polyurie ; entre le nerf
auditif et le pneumogastrique, provoquer la polyurie avec
glycosurie, et en avant provoquer l'albuminurie. Il arrive,
également, et ceci peut s'appliquer à toutes les lésions de
l'encéphale, qu'un même état morbide produit simultanément la polyurie et l'albuminurie, bien que la coïncidence
avec cette dernière soit beaucoup plus rare qu'avec la
glycosurie. Enfin, dans quelques expériences d'Eckard et
de Cl. Bernard, l'hématurie, qui accompagne plus souvent
l'oligurie, s'est jointe à la polyurie.

Mais la polyurie peut aussi, par son abondance même,
provoquer l'albuminurie, la glycosurie et surtout l'azoturie.
L'albuminurie est alors le produit d'une inflammation
légère du rein suscitée par l'excès de travail qui lui est
longtemps imposé ; peut-être provient-elle aussi de la prolongation de cette congestion habituelle par atonie du système nerveux vaso-moteur, qui accompagne et produit la
polyurie. L'azoturie paraît provenir d'une sorte d'emprunt
fait aux tissus pour les besoins de la polyurie, d'une sorte
d'exagération du mouvement d'exosmose qui se fait des
tissus vers le sang brusquement privé de son élément
aqueux ; c'est un drainage, dit Lancereaux. Quoiqu'il en
soit de la théorie, le fait existe ; les observations de
Bischoff, les expériences de Kien ont démontré que la proportion d'urée augmente dans les urines en proportion de
la quantité des boissons absorbées et des urines rendues.
Cette proportion a même été calculée par Jeanneret ; l'aug-

mentation d'urée éliminée serait de 0 gr. 03 pour cent grammes de liquide ingéré. Il y a également une augmentation de sel marin signalée par Weikart, constatée par Hepp, et une augmentation de matières extractives, notée dans trois observations de Kiener. Quant à la glycosurie, attribuée à ce que le courant qui s'établit du sang aux urines est si rapide qu'il entraîne le sucre du sang avant sa destruction, on la rencontre assez souvent aussi, mais à un degré très-modéré, de 3 à 6 grammes en moyenne, condition analogue à celle où se sont placés Bock et Hoffmann, qui ont produit la glycosurie chez les animaux en injectant dans le sang une grande quantité d'eau.

Ces albuminuries, azoturies et glycosuries consécutives appartiennent à la polyurie nerveuse en tant que polyurie abondante ; mais on ne les observe que dans les polyuries nerveuses considérables et parce qu'elles sont considérables. La quantité énorme de l'urine rendue, la proportion toujours limitée d'albumine, d'urée ou de sucre qu'elle renferme, voilà ce qui les caractérise et fixe le diagnostic hésitant ; mais elles aggravent aussi le pronostic, qui n'est presque jamais sérieux tant qu'on ne les rencontre pas. C'est à la présence de ces substances et non à la quantité de l'élément aqueux de l'urine qu'on doit mesurer le pronostic. Il faut alors considérer non pas la quantité de matières solides rendues dans un litre d'urine mais la quantité rendue dans vingt-quatre heures.

Les phénomènes généraux dans la polyurie nerveuse et par le fait de la polyurie ont donné lieu à deux opinions contradictoires : d'un côté, celle de Trousseau, appuyée par H. Roger en ce qui concerne les enfants, et qui veut que la polyurie soit plus grave que la glycosurie ; l'autre, formulée par G. Sée, et qui veut qu'elle soit tout-à-fait inoffensive. C'est entre ces deux opinions, mais non pas à égale distance des deux, qu'il faut se tenir. Si l'on a bien soin de distinguer la polyurie nerveuse des autres polyuries et surtout des azoturies, on se rapproche davantage de l'opinion de Sée que de celle de Trousseau. C'est ce que nous allons voir en examinant successivement ses effets sur les divers appareils.

La polyurie nerveuse est l'espèce de diabète où on boit le plus et où on mange le moins.

La polydipsie est ici très-intense ; Strauss et Pibram ont même soutenu, contrairement aux expériences de Parkes et Neuffer et à une observation de Trousseau, que la quantité des boissons ingérées dépasse celle des urines rendues. Les deux, le plus souvent, s'équivalent. Il faut considérer la polydipsie qu'entraîne la polyurie non pas comme un phénomène morbide mais comme un effort médicateur, comme une nécessité qui s'impose par le fait même de la polyurie. Elle est un obstacle au seul danger que la polyurie puisse produire, la déshydratation des tissus. Aussi est-il difficile de comprendre qu'un esprit aussi éminent que Fonssagrives ait proposé de combattre la polyurie par l'abstinence des boissons, ce qui ne pourrait s'expliquer qu'au cas exceptionnel où la polyurie nerveuse tiendrait à l'abondance des liquides par dipsomanie et non pas à la dilatation des vaisseaux du rein. Piorry, qui, cependant, avait voulu traiter le diabète par le sucre, pour réparer les pertes de l'organisme, prétendait, lui aussi, opposer à la polyurie la privation des boissons. Les malades ne se soumettront jamais à un pareil régime ; et ils feront bien. Les expériences de Neuschler, celles de Bocker et celles de Neuffer prouvent que la mort peut dans des cas analogues arriver rapidement chez les animaux, par déshydratation des tissus, et les phénomènes graves ne se font pas longtemps attendre ; ils commencent sept à huit heures après la suppression des boissons. Une observation de Strange et une autre de Bouchard confirment ces expériences.

Si la polydipsie réparatrice est intense, la polyphagie réparatrice est généralement modérée, beaucoup plus faible que dans les autres diabètes, parce qu'elle est en rapport avec la quantité de matières solides éliminées. Cependant, cette règle n'est pas absolue; elle souffre, exception, comme dans le cas de polyurie nerveuse par lésion cérébrale avec boulimie, observé par Fernet, et dans un cas de névrose étudié par Landouzy; mais dans ces cas on ne paraît pas avoir recherché la quantité d'urée éliminée par les urines.

Le tube digestif présente encore dans la polyurie nerveuse quelques désordres auxquels peuvent contribuer et la perturbation primitive du système nerveux et la surcharge fonctionnelle imposée aux organes de la digestion. Ces désordres sont tantôt une perversion dans la fonction telle que le pica, tantôt une atonie dans la fonction, telle que la dyspepsie.

Une autre conséquence de la polyurie nerveuse, qui retentit cette fois sur l'appareil circulatoire, c'est de produire des palpitations. Celles-ci, en admettant bien entendu qu'elles ne proviennent pas de la lésion du bulbe ou de l'arbre spinal, sont dues non à l'état nerveux mais à une cause mécanique, à l'excès de tension vasculaire qui résulte de la grande quantité d'eau qui s'accumule dans le sang, et qui a été constatée par Lecorché, au moyen du sphygmographe. C'est ainsi que Von Bezold produisait chez les animaux des palpitations par obstacle au cours du sang.

Les taches purpurines constatées dans plusieurs des observations rassemblées par Lancereaux, tenaient probablement non pas à une altération consécutive du sang, mais à un trouble concomitant du système nerveux vaso-moteur, explication qu'on pourrait étendre aux épistaxis signalées par H. Roger et par Lasègue; mais peut-être y avait-il dans ces cas une polyurie rénale avec néphrite interstitielle et altération vasculaire.

Ces troubles circulatoires ont été quelquefois suivis de modifications dans la chaleur animale, soit d'une simple sensibilité au froid, comme dans les cas de Lacombe et de

Desgranges, soit d'un réel abaissement thermométrique, constaté par Strauss et par Pibram. Mais ici intervient un élément nouveau, qui rend l'appréciation difficile, c'est le changement subi par l'exhalation pulmonaire et cutanée.

Les fonctions sécrétoires sont, en effet, les premières à recevoir le contre-coup de la polyurie. Il y a une tendance générale à la sécheresse, que la muqueuse intestinale et la surface cutanée sont les premières à ressentir. La constipation est ordinairement opiniâtre, ce qui n'a pas d'autre conséquence que de produire l'absence de gargouillement intestinal, ce qu'a constaté Vogel. La sueur est diminuée, ce qui expose à un peu de prurit. Phénomène remarquable, la constipation et la sécheresse de la peau ne sont pas constantes; il y a des sueurs profuses dans une observation de Fernet et une autre de Desgranges; il y a des diarrhées abondantes dans les cas de Waschmuth et d'Andershon, accompagnées même de vomissements dans un cas de H. Roger. Les sueurs paraissent s'être réellement produites avec la polyurie, en alternant avec elle chez des sujets névropathiques et par le fait d'un trouble nerveux; les observations de diarrhée sont plus suspectes et l'on peut y soupçonner l'influence de l'urémie.

A plus forte raison, les troubles de nutrition ne sont-ils pas constants. Senator a soutenu que la polyurie augmente l'embonpoint, ce qui est possible, si elle provoque une polydipsie qui lui soit supérieure ; ce n'est certainement pas la règle, mais l'exception. Quant aux troubles nutritifs auxquels la polyurie nerveuse expose, quant à cette cachexie à laquelle elle conduirait, d'après Trousseau, cette mort plus ou moins prochaine mais toujours inévitable qui, d'après H. Roger atteindrait les polyuriques, cette tuberculose dont ils seraient menacés, ces troubles oculaires dont ils seraient atteints, nous devons, je crois, en innocenter la polyurie nerveuse et penser avec Leudet qu'elle ne produit, par elle-même, ni embonpoint, ni excès de maigreur. Il est aujourd'hui reconnu, comme l'avait admis Lecorché, que les cas où les urines abondantes ont précédé le marasme sont surtout des cas d'azoturie auxquels nous ajouterons les cas de diabète minéral, par excès de phosphates ou de chlorures. La polyurie, la perte d'éléments aqueux, n'en-traîne pas, par elle-même, de conséquences graves, parce que les pertes sont réparées par les boissons. Cependant, comme en définitive il y a en même temps excès d'élimina-tion d'urée et de sels, l'organisme éprouve à la longue un déchet réel.

L'influence de la polyurie nerveuse sur le système ner-veux est encore plus difficile à saisir, parce que le problème est encore plus complexe. Il faut tout d'abord en déduire les symptômes directement produits par l'affection du système nerveux qui tient la polyurie sous sa dépendance : céphalalgie plus ou moins persistante, hémiplégie plus ou moins complète, attaques épileptiformes plus ou moins vio-lentes, ne sont que les effets de l'affection primitive des centres nerveux qui, le plus souvent alors, produit, en même temps que la polyurie, d'autres troubles de la sécré-tion urinaire ; mais, dans la majorité des cas, et précisé-ment dans ceux où elle a le plus d'intensité, la polyurie nerveuse apparaît comme un phénomène nerveux isolé, ce qui ne permet guère de la diagnostiquer que par exclusion. Les troubles nerveux que la polyurie produit par elle-même ne sont ni intenses, ni constants. Elle rendrait l'intel-ligence paresseuse, d'après Roberts, ce que dément Lance-reaux. Elle diminuerait les forces, d'après Vigla ; mais si le sujet de cette observation mourut de faiblesse sans azoturie ni glycosurie, c'était un vieillard. Elle affaiblirait les sens spéciaux, la vue en particulier, d'après H. Roger, mais est-elle alors bien exempte d'albumine et de sucre ? Elle abo-lirait les fonctions génitales, d'après Trousseau, qui a vu un homme impuissant à trente ans et des filles non réglées à vingt ans, mais voilà que Boissat a constaté la conserva-tion de la puissance virile et Haughton a observé une femme que sa polyurie n'empêcha pas d'avoir onze enfants. Concluons donc que la polyurie nerveuse, c'est-à-dire la polyurie en elle-même, n'a une grande action ni sur le système nerveux ni sur les fonctions génitales. C'est, du moins, la conclusion à laquelle nous arrivons, si, dans les observations de polyurie qui ont été publiées, nous choisissons celles qui, selon toute vraisemblance, sont d'origine nerveuse et exemptes de complications.

Enfin les allures du mal n'ont pas dans la polyurie nerveuse les caractères propres qu'*à priori* on leur attribuerait. Courte et capricieuse, telle sans doute vous les supposez; il n'en est rien. Elle est bien sujette à des oscillations considérables, mais ces oscillations tiennent aux conditions générales qui modifient la sécrétion urinaire et non pas à l'intervention prédominante du système nerveux. Les principales variations dans la polyurie sont analogues à celles qui se produisent dans la sécrétion normale du rein et tiennent moins au système nerveux, mobile, sans doute, dans son action, qu'au sang dont la tension varie à l'intérieur des vaisseaux.

Indépendamment des influences hygiéniques, température extérieure, boissons absorbées, qui se font sentir sur cette polyurie comme sur les autres, il est deux influences auxquelles elle paraît particulièrement sensible, l'une physiologique, celle de la menstruation, l'autre morbide, celle des maladies aiguës, qui exercent l'une et l'autre une action suspensive.

Ainsi Lacombe cite le fait d'une femme de trente-trois ans, qui rendait de 5 à 15 litres d'urine par jour, et dont la polyurie cessa presque complétement pendant les règles; Brongniart a observé un fait analogue, qui n'est que l'exagération de ce qu'on observe habituellement. La menstruation a produit ici sur une plus large échelle et dans des cas de polyurie morbide l'action qu'elle exerce sur la sécrétion urinaire en général, qu'elle diminue normalement. C'est bien là une influence nerveuse en principe mais qui n'est pas spéciale à la polyurie nerveuse.

De même l'influence des maladies aiguës intercurrentes n'est pas tout-à-fait spéciale aux polyuries nerveuses. Une maladie aiguë fébrile diminue souvent la sécrétion urinaire parce qu'elle diminue la tension vasculaire. Cependant la thèse de Lancereaux renferme trois cas de polyurie apparemment nerveuse guéris par une fièvre intercurrente.

Hors ces circonstances accidentelles, la polyurie nerveuse n'est pas, comme on l'a dit, intermittente, mais continue avec oscillations; il ne faudrait pas considérer comme lui étant spéciale la marche par saccades, qui est peu dans ses allures et ne lui appartient pas en propre. J'en dirai autant de sa courte durée; sa durée dépend non de sa nature nerveuse mais de la cause qui l'a produite. Si quelquefois, elle est courte et ne se prolonge pas au-delà de quelques jours, d'autres fois, elle dure indéfiniment ou du moins pendant de longues années; un sujet de 51 ans, observé par Boissat, était polyurique depuis l'âge de 5 ans. Ce sont surtout les polyuries héréditaires qui durent indéfiniment sans accidents. En règle générale, les polyuries nerveuses sont plutôt susceptibles de se prolonger que de guérir.

Tels sont les caractères de la polyurie nerveuse considérée dans son ensemble; examinons-la maintenant, d'une manière très-rapide, dans ses principales variétés.

L'essentielle est la variété la plus commune mais dont les limites ne sont pas nettement tracées et où certains cas ne figurent que d'une manière provisoire en attendant une connaissance plus complète de leur pathogénie. Elle est remarquable par l'abondance et le défaut de densité des urines, l'absence d'autres phénomènes nerveux, la persistance pendant de longues années sans altération de la santé générale; ce qui est surtout vrai pour l'héréditaire, la plus incurable et la moins dangereuse de toutes.

Dans la cérébrale, l'abondance des urines n'est pas un caractère constant. Si un malade de Roberts rendait 30 litres d'urine par jour, les sujets atteints de polyurie par hémorrhagie cérébrale n'en rendent que de 2 à 3 litres, d'après Potain, et tout au plus jusqu'à 8 litres, comme dans un cas de Leyden. Alors, si la quantité est modérée, la densité est assez considérable, à cause de la complication d'albuminurie et surtout de glycosurie. Il y a en même temps d'autres troubles nerveux, variables suivant l'affection primitive, des paralysies, des convulsions, des céphalées. Elle peut ne durer que quelques jours, comme Potain l'a observé dans l'hémorrhagie cérébrale, ou se prolonger indéfiniment, comme la lésion primitive.

La méningitique, décrite par Leudet, peut être abondante. Elle s'accompagne de troubles dans la motilité et la sensibilité avec conservation de l'intelligence. Soumise dans son évolution à la marche de la méningite chronique qui l'a produite, elle ne produit par elle-même ni émaciation ni cachexie. Elle coïncide avec des éruptions herpétiques qui suivent le trajet des nerfs et avec des désordres graves des centres nerveux qui entraînent la mort, ce qui a permis à Leudet de pratiquer les autopsies qui en ont éclairé la pathogénie.

La traumatique, tantôt produite par action directe et tantôt par action réflexe, peut provenir des points les plus divers. Règle générale, celle que détermine une action directe est plus grave, celle surtout qui est due à une fracture avec enfoncement. Elle se développe quelquefois immédiatement après le choc, quelquefois un certain temps après, 9 jours dans le cas de Martin. Elle peut être faible, 2 à 3 litres parfois; modérée, dix litres en moyenne dans un cas de Charcot; énorme, 60 litres dans le cas de Baudin. C'est celle qui a le plus de chances de guérison, quelle que soit d'ailleurs son intensité; ainsi, dans un cas de Moutard Martin, où elle fut produite par une fracture du front et où elle s'éleva à 25 litres par jour, elle guérit au bout de deux mois; c'est également au bout de deux mois qu'elle guérit dans un cas de Debrou, où elle fut produite par une fracture de la base et ne s'éleva qu'à 13 litres par jour ; le sujet de Plagge, qui avait reçu un coup de bâton sur l'occiput, guérit aussi au bout de deux mois ; plus heureux encore, le sujet observé par Martin guérit au bout de quinze jours.

La polyurie hystérique est réellement capricieuse ; souvent tout-à-fait temporaire, elle se prolonge dans quelques cas. La syphilitique varie suivant la lésion nerveuse par laquelle la syphilis l'a produite, elle peut disparaître par un traitement dont l'iodure de potassium est le principal agent. L'alcoolique est à la fois plus tenace et plus dangereuse ; on peut même la considérer comme ordinairement mortelle. Chez l'alcoolisé de Neuffer, elle disparut avant la mort.

La polyurie nerveuse est donc moins une espèce morbide qu'un véritable groupe ; plus ou moins semblables par leur siége et leur mécanisme, les polyuries nerveuses différent entre elles par leurs caractères et surtout par leur nature. On ne peut donc les soumettre toutes à une règle uniforme de traitement. C'est ce que j'ai encore à vous expliquer.

C. — L'efficacité de certains modificateurs du système nerveux dans le traitement de la polyurie démontre une fois de plus l'existence des polyuries nerveuses, et je vous dois quelques détails qui vous convaincront suffisamment à cet égard ; l'existence des polyuries nerveuses devait avoir en effet, comme corollaire, l'efficacité d'un traitement basé sur les modificateurs du système nerveux, et il importe de vérifier si nos vues pathogéniques ont pour sanction des résultats thérapeutiques.

Mais cette action des modificateurs du système nerveux, pour être réelle, n'est cependant pas constante. Certains agens ont été utiles dans quelques cas et infidèles dans d'autres, ce qui tient à ce que le processus de ces polyuries nerveuses et le mode d'action des moyens employés pour les combattre ne sont pas suffisamment connus, et conduit à rechercher les indications qui doivent présider au traitement de ce groupe morbide.

Etablir d'abord par des faits la réalité de l'action des modificateurs du système nerveux sur certaines polyuries ; rechercher ensuite les règles qui doivent diriger le traitement des diverses variétés de polyuries nerveuses ; tel est le double but que nous allons poursuivre maintenant.

De tous les agents thérapeutiques, ceux qui ont donné les plus beaux résultats dans le traitement des polyuries, cc sont les modificateurs du système nerveux.

Parmi ces agents, les uns sont externes, et nous trouvons ici au premier rang l'électricité, les autres sont internes, et parmi eux nous voyons figurer en première ligne la valériane, l'opium, la belladone.

La science possède au moins. deux faits qui témoignent fortement en faveur de l'électricité.

Le premier appartient à Seidel. Il s'agit d'une fille qui depuis longtemps rendait en moyenne à peu près 10 litres par jour d'une urine dont la densité oscillait entre 1003 et 1006 et qui ne renfermait ni sucre ni albumine. Seidel se propose de soumettre les reins à l'action de l'électricité continue. Il applique un pôle d'une forte batterie sur la région lombaire près de la colonne vertébrale et l'autre sur l'hypochondre correspondant et électrise ainsi cinq minutes par jour. Au bout de trois semaines, la malade ne rendait plus que 2300 grammes d'urine.

Le second appartient à Le Fort, qui s'y prit d'une autre manière ; recherchant une action plus prolongée et plus douce au moyen des courants électriques, il appliqua le pôle positif à la région lombaire et le pôle négatif à la région cervicale ; l'urine au bout de huit jours avait baissé de 21 à 17 litres ; au bout de deux mois elle était réduite à 4 ou 5 litres, et cette réduction se maintint malgré la suppression de l'électricité.

Les agens internes ont été plus souvent employés.

C'est Rayer qui a introduit la valériane dans la thérapeutique de la polyurie, mais c'est le fait relaté dans la clinique de Trousseau qui a fait la fortune de ce médicament. Le sujet, un alcoolisé, rendait 29 litres d'urine par jour ; la valériane donnée d'abord à dix grammes, puis jusqu'à trente grammes par jour, fit descendre cette quantité d'urine à six litres, mais détermina de l'inappétence et des troubles digestifs ; il fallut la suspendre ; l'urine remonta à 16 et 18 litres ; après l'insuccès de divers moyens, la valériane reprise à des doses plus modérées, sans dépasser douze grammes, fit redescendre l'urine à 3 litres.

Dans un cas traité par Béhier et relaté par Bouchard, le malade rendait 25 litres d'urine ; quelques soins d'hygiène firent descendre ce chiffre à 22 litres ; les pilules de mie de pain essayées comme médication morale l'abaissèrent entre 15 et 18 ; l'extrait de valériane commencé à deux grammes et porté jusqu'à vingt grammes réduisit peu à peu l'urine à la quantité normale.

Les résultats obtenus en France par Lacombe, à l'étranger par Reith et Bradbury n'ont pas été moins concluants pour la polyurie spontanée ; dans la polyurie traumatique, la guérison obtenue par Moutard-Martin est moins démonstrative ; elle n'eut lieu qu'au bout de deux mois ; c'est juste le temps qu'il faut pour guérir une fracture. Quoiqu'il en soit, et malgré les insuccès de Bouchard, son efficacité est incontestable dans un certain nombre de cas.

Plus rationnel que l'emploi de la valériane paraissait au premier abord l'emploi de l'opium, qui tarit ou diminue les sécrétions. Von Bosham, Pavy, Schutzenberger en ont obtenu de bons résultats, et c'est un moyen resté classique mais qui, ainsi que vous pouvez en juger chez notre malade, qui a pris l'opium sans aucune amélioration, ne vaut pas sa réputation et l'opinion qu'*à priori* on se forme de lui. Parmi les alcaloïdes, un seul, d'après Lecorché, donne les mêmes résultats ; c'est la morphine ; les injections sous-cutanées de morphine ont réussi à Bouchut dans la poly-dypsie des enfants. L'opium et la valériane se partagent un peu le terrain thérapeutique de la polyurie ; les cas qui conviennent à l'un ne sont pas ceux où l'autre réussit : notre malade, indifférent à l'opium, a été docile à la valériane ; de même dans le cas de Baudin, après l'échec de l'opium vint le succès de la valériane. S'il fallait en juger par le résultat obtenu dans le cas de Neuffer, l'opium aurait une action particulière dans la polyurie des alcoolisés.

L'antagoniste de l'opium sur le terrain toxicologique, son allié et son succédané sur le terrain thérapeutique, la bella-doue, a aussi parfois donné de bons résultats, que Guéneau de Mussy s'est plu à proclamer dans son travail sur le traitement de la polyurie. Elle ne réussit cependant pas toujours, et j'en vois la preuve dans une belle observation de Kien chez une femme névropathique, où elle échoua complétement.

Ces résultats positifs produits par les modificateurs tant externes qu'internes du système nerveux nous prouvent une fois de plus qu'au point de vue thérapeutique comme au point de vue nosologique, il est important d'individualiser la polyurie nerveuse.

C'est là un progrès sans doute, et il vaut mieux traiter spécialement la polyurie nerveuse, qu'employer les mêmes remèdes contre toutes les polyuries indistinctement.

Mais ce progrès n'est pas suffisant ; cette première distinction ne conduit pas encore à des résultats bien certains.

Le processus des diverses polyuries nerveuses n'est pas identique pour toutes. Elles diffèrent par le mécanisme ; je vous ai dit qu'il y a des polyuries par atonie et d'autres par excitation. Elles diffèrent par le siége et la nature, suivant le point où s'est formée la lésion dont elles proviennent, suivant la maladie qui a produit ces lésions.

Après avoir reconnu l'efficacité d'un traitement spécial pour les polyuries nerveuses, il nous reste donc à rechercher les indications des diverses polyuries nerveuses, et ces indications je les range sous trois chefs principaux.

1° Indications basées sur le mécanisme de cette polyurie, qui provient soit de surexcitation, soit d'atonie ;

2° Indications basées sur le siége de la lésion qui a produit la polyurie, siége bien différent suivant les cas, puisqu'il peut occuper l'encéphale, la moelle ou le grand sympathique ;

3° Indications basées sur la nature de la maladie qui a produit cette lésion, nature très-variable puisque nous y rencontrons, indépendamment de l'influence traumatique, l'alcoolisme, la syphilis, l'impaludisme, l'hystérie et peut-être la chlorose.

Les indications basées sur le mécanisme de la polyurie se résument en ces deux mots : atonie, surexcitation. Nous possédons, pour les remplir, des moyens externes et des moyens internes.

Pour combattre l'atonie, le plus puissant parmi les moyens externes est l'électricité. Or, d'après les expériences de Cl. Bernard, d'Eckardt et de Vulpian, c'est-à-dire d'après les résultats obtenus par la section et l'électrisation des splanchniques, cette atonie a pour siége principal le grand sympathique. C'est donc vers les reins, le plus près possible du plexus rénal, que l'électrisation doit être pratiquée. Le succès ou l'insuccès de l'électricité pourra, dans les cas douteux, éclairer le médecin sur la nature atonique ou excitative d'un cas donné de polyurie. La polyurie par atonie réclame aussi d'autres moyens externes et notamment certains excitants spéciaux des reins, la cantharide, par exemple, employée surtout sous forme de vésicatoires. Voilà pourquoi, sans doute, dans le cas de Desgranges, la polyurie disparut sous l'influence d'une pleurésie traitée par une large application de vésicatoires. Aussi, Roberts a-t-il recommandé, contre la polyurie, les vésicatoires soit à la nuque, soit à l'épigastre ; il y a encore mieux à faire, c'est, comme pour l'électricité, de les appliquer sur les reins.

Les moyens externes à employer dans la polyurie par excitation sont les révulsifs appliqués sur la région lombaire et dont les moins utiles seront précisément ceux qui contiennent de la cantharide.

Parmi les remèdes internes, l'opium et la valériane se disputent la palme ; ce sont, cependant, des substances dont l'action physiologique est bien différente, on pourrait même dire opposée ; sur le système nerveux de la vie végétative, l'opium est excitant, la valériane est sédative ; l'opium conviendra donc dans la polyurie paralytique, la valériane dans la polyurie par excitation. La polyurie traumatique et la polyurie cérébrale en général seront donc plutôt justiciables de la valériane. Les excitants des reins conviendront aussi dans certains cas d'atonie ; c'est ainsi qu'Andershon a vu une polyurie descendre de 15 à 7 litres sous l'influence du copahu.

Ces distinctions entre l'excitation et l'atonie ne sont, cependant, pas toujours nécessaires. Le système nerveux est plus ouvert que tout autre à la médication substitutive, et toute impression profonde sur la partie du système nerveux où siége la perturbation est susceptible de ramener l'état normal. C'est ce qui fait que les médicaments les plus divers peuvent combattre avec quelque succès la polyurie nerveuse, pourvu qu'ils impressionnent le système nerveux.

Parmi ces médicaments, je dois vous en signaler qui agissent puissamment sur le système nerveux en général, et d'autres qui agissent puissamment sur le système nerveux du rein en particulier, quel que soit, d'ailleurs, leur mode d'action.

La noix vomique est le type du premier groupe, dont fait également partie la belladone. Chez le malade de Trousseau, la noix vomique fit descendre la quantité d'urine de 37 à 18 litres ; quant à la belladone, phénomène remarquable chez un malade qui absorbait sans sourciller vingt litres de vin dans un jour et un litre de trois-six dans une heure, un centigramme de cette substance ne fut pas supporté. Un autre modificateur du système nerveux, le nitrate d'argent, abaissa, chez un malade de Le Teinturier, la quantité quotidienne d'urine de 15 litres à 3 litres.

Le nitrate de potasse est le type du second groupe. C'est

le remède le plus inattendu de la polyurie, et ce n'est peut-
être pas le moins efficace. Debout a guéri un malade par ce
médicament, qu'il avait administré non contre la polyurie
elle-même mais contre un rhumatisme concomitant. Bidard
en a également obtenu de bons résultats. Il est vrai que
d'autres excitants des reins, tels que la térébenthine, et d'autres substances qui ont une action spéciale sur les voies
urinaires, comme le camphre, ont échoué entre les mains
de Kien.

Si, maintenant, nous cherchons à baser les indications
non plus sur le mécanisme mais sur le siége du mal, nous
reconnaissons que la polyurie peut avoir trois foyers principaux : l'encéphale, la moelle, le grand sympathique.

Les indications basées sur le siége du mal se résument
dans le choix du point où doivent être appliqués les moyens
externes de traitement. Si la lésion est cérébrale ou bulbaire, c'est à la nuque qu'il faut les placer ; il s'agit, ordinairement, alors, de détourner une excitation. Si la lésion
est spinale, c'est tout le long de la colonne vertébrale, mais
surtout vers deux points : la partie inférieure de la région
cervicale et la région lombaire. Il est probable, d'après les
résultats fournis par l'expérimentation physiologique, que
les vaso-constricteurs du rein quittent la colonne vertébrale
vers la région cervicale et les vaso-dilatateurs plus bas ;
mais, de toute manière la colonne vertébrale renferme des
uns et des autres ; donc, ces applications pourront être
tantôt révulsives et tantôt excitantes. Enfin, si la lésion
occupe le système sympathique, on peut agir soit sur le
plexus solaire, et appliquer le topique à l'épigastre, soit sur
le plexus rénal, et l'appliquer aux lombes. Dans ces cas, le
plus souvent, la polyurie est paralytique et c'est à l'excitation électrique qu'il faut recourir.

Vous devez vous préoccuper davantage des indications
basées sur la nature du mal, c'est-à-dire sur la maladie
primitive qui l'a produit ou facilité.

L'influence traumatique semblerait ne devoir réclamer qu'un traitement chirurgical, un traitement mécanique destiné à faire disparaître soit la compression déterminée par la fracture, soit l'épanchement produit par la commotion. Il est à remarquer, cependant, que les remèdes destinés à régulariser le fonctionnement du système nerveux ont été dirigés contre cette maladie avec un succès qu'a facilité l'évolution même du mal, c'est-à-dire la guérison spontanée des fractures. Il est vrai que chez le malade de Baudin la valériane réussit alors que l'opium avait échoué ; si on joint à ce fait ceux moins démonstratifs de Moutard-Martin, de Debrou et de Plagge, c'est à la valériane que dans les cas de polyurie traumatique on donnera la préférence.

Il n'en est pas de même dans les cas de polyurie alcoolique. Je vois, par exemple, dans l'observation de Neuffer le malade guérir de sa polyurie par l'opium mais l'alcoolisme persister et entraîner la mort.

Si la valériane convient surtout dans la polyurie traumatique et l'opium dans l'alcoolique, l'iodure de potassium est le remède indiqué dans la polyurie syphilitique, quelle que soit la lésion, exostose ou tumeur, qui la provoque ; c'est par l'iodure de potassium que Watts, par exemple, a guéri son malade.

La polyurie nerveuse d'origine palustre réclame l'emploi du fer et du quinquina. C'est par ces deux remèdes combinés que Debrey améliora son soldat dont la polyurie paraissait s'être développée sous l'influence combinée de l'impaludisme et de l'hérédité. Le Teinturier a, de son côté, une fois obtenu de bons résultats de l'arsenic.

Le fer réussit également dans la polyurie nerveuse des chlorotiques, mais comme remède accessoire et non principal, en s'adressant à une circonstance adjuvante et non à la cause même du mal. C'est ainsi, du moins, qu'il me semble qu'on doit apprécier la part qu'il prit à l'amélioration de la chlorotique glycosurique dont parle Trousseau et qui fut traitée simultanément par le fer et la valériane.

Ce dernier remède est évidemment celui qui a donné les meilleurs résultats, d'ailleurs modérés et temporaires, dans les polyuries nerveuses essentielles, qu'elles fussent ou non héréditaires. C'est le moins mauvais remède des polyuries nerveuses. Il convient de l'essayer aussi dans la polyurie hystérique, qui est capricieuse et où toute impression perçue par le système nerveux peut réussir. Fleury a, dans un cas, observé d'excellents résultats du calomel employé avec énergie ; il est probable que le calomel agit dans ce cas moins comme dérivatif de sécrétion que comme métal, comme un procédé de métallothérapie, méthode qui paraît, d'après les expériences de Burq et celles de Charcot, devoir occuper une place de plus en plus large dans le traitement de l'hystérie.

Telles sont les règles spéciales du traitement de la polyurie nerveuse ; mais nous ne pouvons oublier que c'est une polyurie et qu'à ce titre elle est jusqu'à certain point soumise aux indications communes du traitement des polyuries.

Celles-ci dépendent de la solution donnée à deux questions fort délicates : Etant donné qu'il y a dans les polyuries déperdition de substance par une sécrétion déterminée, comment et par quel régime faut-il réparer ces pertes ? comment faut-il agir à l'égard des autres sécrétions ? Deux écueils se présentent : si on augmente les recettes de l'organisme en lui fournissant en abondance des substances solides et liquides, on s'expose, par cela même, à alimenter la polyurie. Si, d'un autre côté, on augmente les dépenses en favorisant les autres sécrétions, on s'expose à faire dépérir l'organisme, dont les recettes peuvent devenir, dès lors, inférieures aux dépenses.

Voyons, cependant, comment, dans un cas de polyurie nerveuse, le médecin doit régler les recettes de l'organisme, représentées par l'alimentation solide et liquide, et comment il doit en mesurer les dépenses, représentées par les autres sécrétions.

La question des boissons, nous l'avons déjà résolue. Nous avons vu que, la polydipsie étant ordinairement la conséquence et non la cause de la polyurie, il faut faire boire abondamment les sujets atteints de polyurie nerveuse, afin d'éviter la déshydratation des tissus. Mais, la nourriture solide doit-elle être animale ou végétale? La réponse à cette question dépend de la composition des urines. Si la polyurie est accompagnée d'azoturie, alors la nourriture animale s'impose pour réparer les pertes; aussi, a-t-elle été utile au malade de Novellis, qui avait, d'ailleurs, un grand appétit. Mais, la plupart des malades atteints de polyurie nerveuse ont simplement de l'hydrurie; de plus, ils éprouvent du dégoût pour la nourriture animale et de l'appétence pour la nourriture végétale. Il y a là un sentiment en quelque sorte instinctif; les herbages et les fruits réparent mieux ici les déperditions de l'organisme, à cause de l'élément aqueux qu'ils renferment. Un débat s'est élevé pour savoir s'il était possible que la quantité d'urine rendue pût être, dans les cas de polyurie, supérieure à la quantité de boissons ingérées; les observations cliniques, et en particulier un fait de Trousseau, les expériences physiologiques, en particulier celles de Parkes et de Neuffer, prouvent, malgré les résultats contraires de Strauss et de Pribram, qu'il en est ainsi dans certains cas. Eh bien! cette différence, lorsqu'elle ne provient pas des économies de l'organisme, est due à l'élément aqueux renfermé dans les éléments solides et en particulier dans les éléments végétaux. Mettez des lapins dans une chambre où ils seront privés de boissons; ils continueront à uriner plus ou moins abondamment; c'est le suc des herbes qu'ils broutent qui passe alors par leurs urines. Donnez donc des végétaux frais à vos polyuriques qui menacent de s'émacier.

Voilà pour les recettes; passons maintenant aux dépenses. La polyurie provient le plus souvent de l'exagération d'un mouvement sécrétoire. En vertu de la loi de balancement qui existe pour certaines fonctions de l'organisme et pour les diverses sécrétions en particulier, favoriser d'autres sécrétions ce sera diminuer la polyurie sans, cependant, augmenter les déperditions de l'organisme. Il y a ici utilité dans une sorte de virement de fonds, spécialement pour la polyurie nerveuse, où il s'agit moins de déplacer une matière qu'un molimen. Parmi les diverses sécrétions, celle qui a les rapports les plus intimes avec la sécrétion urinaire, c'est la sécrétion cutanée, et le balancement pourra s'effectuer mieux encore pour les polyuries nerveuses que pour les autres. Aussi, les bains sulfureux, excitants de la sueur, ont-ils réussi entre les mains de Marotte, aidés, il est vrai, par l'emploi de l'opium ; aussi, Von Basham a-t-il conseillé les antimoniaux, que Laycock et Lucas ont remplacés par le jaborandi, avec un succès assez maigre. C'est à la salivation que s'est adressé Fleury. C'est à la sécrétion intestinale qu'on peut recourir encore, avec des chances très-modérées de succès, ainsi que l'a constaté Lecorché, qui exclut de ce traitement les purgatifs salins, susceptibles d'exagérer la sécrétion urinaire.

Tels sont, Messieurs, les divers traitements au moyen desquels vous combattrez la polyurie nerveuse, où il est beaucoup plus facile d'obtenir des améliorations provisoires que des guérisons définitives.

XVI

UN COUP-D'ŒIL SUR LES POLYURIES
QUI NE SONT PAS NERVEUSES.

Avant tout, Messieurs, ne soyons pas exclusifs. Ne tombons pas dans l'esprit de système, qui grossit une vérité et méconnaît les autres. Je vous ai présenté l'oligurie nerveuse dans une étude d'ensemble qui vous aura empêchés de négliger à son profit les autres oliguries. Je n'ai pu agir de même pour la polyurie nerveuse, aussi vais-je rapidement passer en revue devant vous celles qui ne le sont pas.

Trois éléments, avons-nous dit, concourent à la sécrétion urinaire : le système nerveux, qui est le moteur; le rein, qui est la machine; le sang, qui fournit les matériaux. Il y a donc forcément trois ordres de polyuries, et aux polyuries nerveuses doivent s'ajouter d'un côté celles qui proviennent des reins plus ou moins enflammés, d'autre part celles qui ont leur origine dans le sang plus ou moins altéré : ce sont ces deux derniers ordres de polyuries que nous allons succinctement examiner.

La néphrite interstitielle et la dégénérescence amyloïde, telles sont les affections rénales qui produisent la polyurie.

Tandis que dans la néphrite parenchymateuse les canalicules urinifères encombrés de cylindres laissent passer peu de liquide, dans la néphrite interstitielle, par contre, l'urine est d'une abondance qui varie de 2 à 4 litres par jour et s'élève quelquefois à 6 litres d'après Bartels. Nous avons eu dans le service un malade qui rendait de 6 à 7 litres d'urine par jour; nous essayâmes en vain la valériane; l'autopsie nous mit en présence d'une néphrite interstitielle.

Pourquoi cette polyurie? Deux opinions sont ici en présence : l'une veut qu'elle provienne réellement du rein sécrétant davantage parce qu'il est irrité ou résorbant avec plus de difficulté les parties aqueuses de l'urine parce que les cloisons inter-canaliculaires sont épaissies. L'autre en place le point de départ non dans le rein altéré mais dans le cœur hypertrophié qui augmente la tension artérielle. L'une et l'autre théorie s'appuyent sur la marche de la polyurie, qui diminue à une période avancée, parce que le rein est trop profondément altéré, dit la première ; parce que le cœur est devenu insuffisant, prétend la seconde.

A nous cliniciens ces explications importent moins que les caractères de l'urine dans cette polyurie, caractères au moyen desquels on peut reconnaître que la polyurie provient d'une néphrite interstitielle.

Cette urine apparaît à l'œil claire et décolorée tant que dure la polyurie ; plus tard, quand la polyurie cède la place à l'oligurie, elle se trouble et laisse déposer de l'urate de soude.

Sa pesanteur spécifique est faible, de 1005 à 1010 ; cette pesanteur s'élève à la dernière période de la maladie, à mesure que la polyurie s'efface.

Sa réaction est neutre, quelquefois même alcaline, et non pas acide comme l'urine normale. Sa composition subit des modifications importantes. Longtemps l'urée s'est maintenue dans les proportions ordinaires, puis, vers la fin, tout à coup elle diminue rapidement et peut même tomber à un gramme, d'après Rosenstein ; c'est alors que les accidents urémiques sont à redouter. Comme l'urée, l'acide urique diminue à une période avancée et peut même disparaître, d'après Beale. Les phosphates diminuent aussi ; on trouve en moyenne 80 centigrammes de phosphore, suivant les analyses de Dickinson. Les chlorures persistent plus longtemps, mais à la fin, au lieu de 8 à 10 grammes, chiffre physiologique, Rosenstein a pu n'en trouver que 70 centigrammes. L'albumine n'y est qu'accidentelle et en petite quantité ; elle indique l'existence intercurrente d'une néphrite parenchymateuse à laquelle appartiennent également les cylindres qu'on peut y rencontrer.

Tels sont ses caractères habituels ; ils peuvent subir quelques modifications. Par exemple, dans un cas de néphrite interstitielle que nous avons observé au n° 25 de la salle Aillaud, la polyurie, d'après les recherches du Dr Garcin, oscillait entre 2860 et 3200 grammes ; l'urine était pâle ; sa densité variait de 1005 à 1011, l'urée était rendue en quantité normale, 24 à 25 grammes par jour, mais la réaction était acide et l'albumine se maintenait aux environs de 3 grammes.

Avec sa compagne habituelle la polydipsie, la polyurie est un des premiers signes révélateurs de la dégénérescence amyloïde. La miction est fréquente et entrave le sommeil nocturne, caractère commun à beaucoup de polyuries et opposé à ce qui se passe dans la sécrétion normale, beaucoup plus abondante le jour.

La quantité de l'urine rendue est de 2 à 3 litres, et même 6 litres d'après Roberts. Elle est pâle et sa pesanteur varie de 1005 à 1015. Sa réaction est acide ; elle ne renferme pas de globules sanguins et les sédiments y font défaut. Jusque là elle ressemble beaucoup à la polyurie de la néphrite interstitielle. Il n'en serait pas de même si on vérifiait le fait signalé par Munch, exceptionnellement observé par Dickinson, de la présence de petits cylindres amylacés bleuissant au contact de la teinture d'iode et de l'acide sulfurique et dus à la filtration de la substance amyloïde. La quantité d'urée baisse ici plus tôt mais descend moins bas que dans la néphrite interstitielle ; la diminution de phosphore est encore plus sensible, celle des chlorures par contre est moindre ; l'albuminurie, fréquente mais non constante, est le résultat d'une néphrite parenchymateuse consécutive ; quand elle arrive, la polyurie s'en va, et c'est un mauvais signe.

C'est également un mauvais signe d'après Lecorché, dans

la néphrite parenchymateuse à une période avancée, quand
l'oligurie est remplacée par la polyurie, véritable diabète
albumineux.

Les polyuries qui ont leur origine dans un état du sang se
rencontrent dans la grande classe des diabètes.

Cette classe comprend un certain nombre de troubles de
nutrition dans lesquels, soit par défaut d'assimilation, soit
par excès de désassimilation, certaines substances s'accumulent dans le sang pour être éliminées par les urines.
Cette accumulation appelle dans le sang une certaine quantité de liquide destinée à maintenir ces substances en dissolution. Il en résulte que, pour les besoins de cette élimination, la sécrétion urinaire est augmentée. Un désordre dans
la nutrition comme fait initial, un excès dans la sécrétion,
c'est-à-dire une polyurie, comme fait terminal, tels sont les
deux actes principaux de cet ensemble morbide.

Sans avoir une exactitude absolue, la classification des
aliments en trois catégories : substances grasses, substances amylacées, substances azotées, est encore la meilleure ;
il faut y ajouter une quatrième classe, les substances minérales, qui ont également leur importance.

Quand il y a dans l'organisme accumulation ou défaut
d'emploi des substances grasses, ces substances n'augmentent pas dans le sang et ne passent pas dans les urines ;
elles s'emmagasinent dans les mailles du tissu cellulo-adi-
peux : c'est l'obésité, sœur jumelle des diabètes.

Quand il y a dans l'organisme accumulation ou défaut
d'emploi des substances amylacées, c'est sous forme de
sucre qu'elles s'accumulent dans le sang ; telle est la glycémie, qui a pour conséquence la glycosurie et partant le diabète glycosurique, qui est le diabète proprement dit. A ses
côtés se place l'inosurie, dont l'indépendance n'est pas parfaitement démontrée.

Quand il y a dans l'organisme accumulation ou défaut
d'emploi des substances azotées, bien qu'elles puissent for-

mer du sucre et de la graisse, c'est d'ordinaire sous forme
d'urée qu'elles s'accumulent dans le sang et s'éliminent par
le rein en entraînant avec elles une certaine quantité de
liquide ; tel est le diabète uréique ou azoturique, sans que
cependant les liens entre l'azoturie et la polyurie soient
aussi étroits que ceux qui unissent la polyurie à la glycosurie. Par exception, c'est de l'albumine en excès qui est éliminée, dans les cas rares et, malgré Semmola, plus que
contestables, de diabète albumineux. Par exception, encore,
ce sont des matières extractives, créatine, créatinine, ou
mal déterminées chimiquement, que j'ai rencontrées plusieurs fois chez des sujets qui dépérissaient et rendaient une
quantité abondante d'urines denses ; c'est ce que j'appellerai provisoirement l'extracturie.

Quand il y a dans l'organisme accumulation ou défaut
d'emploi des substances minérales, l'affection est souvent
secondaire et tient à ce que manquent les substances animales que ces minéraux ont pour mission de fixer ; mais
quelquefois aussi elle paraît primitive, et l'élimination des
substances minérales dans les urines est hors de proportion
avec les changements survenus dans l'assimilation et la
désassimilation des matières animales. Ces minéraux
entraînent dans les urines une certaine quantité de liquide
et produisent plus ou moins de polyurie ; tel est le diabète
minéral, qui se présente sous trois formes principales : le
diabète phosphatique, signalé par Teissier fils de Lyon, le
diabète sulfatique, dont l'existence est plus contestable, et
celui qui est caractérisé par l'excès des chlorures, source, à
mes yeux, plus positive de polyurie. Il y a donc trois variétés
probables de diabète minéral : la phosphaturie, la sulfaturie et la chlorurie, cette dernière, qui n'est pas connue,
étant celle que nous avons le plus nettement observée.

Tous ces diabètes sont unis entre eux par des liens de
parenté ; ce qui fait que souvent ils alternent, se combinent
ou se succèdent. Mon intention n'est nullement d'en entre-

prendre ici l'histoire, mais seulement d'établir les rapports qui unissent chacun d'eux à la polyurie, c'est-à-dire de vous montrer comment chacun d'eux produit la polyurie et quels caractères présente chacune de ces polyuries.

Dans le diabète glycosurique, la polyurie est habituelle.

Si nous recherchons ce qui la produit, nous remarquons d'abord qu'elle est en relations étroites avec la polydipsie, mais, expression d'un instinct surexcité par les pertes de l'organisme, la polydipsie n'est jamais primitive ; tout au plus peut-elle être contemporaine de la polyurie.

Deux théories sont en présence pour expliquer la polyurie diabétique :

D'après la première, le phénomène initial est la glycémie. Comme l'a soutenu Schutzenberger, le sucre augmente la densité du sang et attire vers lui le courant endosmotique des tissus, ce qui leur enlève beaucoup de liquide et avec lui quelques solides ; de là d'un côté la soif, par besoin instinctif, de l'autre la polyurie, par excès de tension vasculaire.

D'après la deuxième, admise par Lecorché, la polyurie, et par elle la polydipsie, serait due à l'élimination du sucre par le rein, élimination qui ne pourrait se faire sans entraîner une grande quantité d'eau.

La première opinion s'appuie sur les lois de la physique ; la seconde sur un fait clinique exceptionnel, l'absence de polydipsie dans certains cas de polyurie diabétique ; à mon sens elles se complètent sans s'exclure.

Toujours est il que la polyurie affecte d'ordinaire avec la glycosurie des rapports assez intimes pour qu'on puisse, d'après Brucke, Pavy, Vogel, juger de la gravité de l'une par l'intensité de l'autre. Kulz a vu la glycosurie et la polyurie présenter des courbes horales à peu près identiques, à cette différence près que la polyurie prédomine l'après-midi et la glycosurie dans la nuit. Leube admet la même loi avec certaines restrictions ; ces restrictions sont, en effet, nécessaires, comme le prouvent les faits où, la polyurie cédant, la glycosurie n'en continue pas moins, ainsi que l'ont observé Cl. Bernard, Latham, Watts, Lecorché, Copland, et de même les faits constatés par Seegen et par Lecorché, de polyurie ayant survécu à la glycosurie. D'ailleurs, il est habituel de voir à la période cachectique du diabète la polyurie cesser, ce qui peut tenir à ce que les reins ne fonctionnent plus.

Voyons maintenant par quels caractères se révèle la polyurie glycosurique.

La quantité quotidienne d'urine rendue est abondante ; elle est de 5 à 8 litres d'après Bouchardat. On doit mettre en doute les chiffres fantastiques de 60 et de 82 litres, donnés, le premier, par Fontana, le second, par Baumes. Beaucoup de diabétiques ne dépassent pas deux litres et la moyenne ne serait, d'après Seegen, que de 3 à 4 litres ; 18 litres, telle est la quantité la plus considérable observée par Lecorché dans le diabète aigu.

Cette quantité varie d'ailleurs suivant plusieurs circonstances. L'alimentation d'abord : les boissons, ainsi Bouchardat, qui fait de l'ingestion des féculents la cause première de la glycosurie, explique par l'absorption des liquides nécessaires à leur transformation le mécanisme de la polyurie. Parmi les aliments solides, les féculents l'augmentent, le sucre également, ainsi que les aliments salés ; le régime azoté la diminue. Il faut noter aussi les influences physiques, surtout celle de la température ; elle diminue dans les temps chauds. Il ne faut pas oublier non plus les influences pathologiques, comme celle de la diarrhée et celle de l'albuminurie terminale, et les influences thérapeutiques, telles que celle de la diète sèche, reconnue par Fonssagrives et Cantani, ou bien encore celle de l'opium.

Parmi les qualités physiques de cette urine, nous remarquons son défaut de coloration ; blanchâtre ou verdâtre, quand le sucre y prédomine, elle se rapproche de la coloration normale quand le régime est azoté et que l'urée y est en certaine proportion ; l'intensité du diabète peut parfois se mesurer à la décoloration de l'urine. Transparente au moment de l'émission, elle devient opalescente et se trouble au bout de quelques heures. Son odeur est celle du bouillon frais, celle du miel quelquefois, quand on la chauffe. Sa saveur est sucrée, ce qui a fait découvrir à Willis le diabète. Sa pesanteur atteint souvent 1030 et peut même aller jusqu'à 1065 d'après Christison et Seegen ; elle est en rapport avec la quantité de sucre et de matières extractives ; influencée, comme la production de sucre, par le régime, diminuée par le régime azoté, augmentée par le régime végétal, elle est en raison inverse de la polyurie.

Sa principale qualité chimique est l'acidité, d'autant plus remarquable qu'elle coïncide avec la décoloration de l'urine et l'absence de sédiments ; cette acidité contribue à produire des inflammations dans les voies urinaires et à faciliter la fermentation ; par exception, l'urine est neutre ; jamais elle n'est alcaline.

Indépendamment du sucre, on y rencontre une quantité d'urée reconnue supérieure à la normale depuis les recherches de Pettenkofer et Voit, alors même, comme l'a constaté Gaethgens, que le régime suivi n'est pas azoté ; Jeanneret a démontré que la polyurie augmente la quantité d'urée éliminée. On y trouve aussi un excès d'acide urique, difficile à constater, de la créatinine et des corps, tels que l'inosité et l'acétone, qui n'existent pas dans les urines normales. Les matières inorganiques y augmentent également, et parmi elles les chlorures, plus particulièrement liés à la polyurie, tandis que les phosphates et les sulfates sont, d'après Kulz, plus particulièrement liés à l'élimination de l'urée.

Dans notre deuxième classe de diabètes, les diabètes azoturiques, il est une espèce importante, longtemps contestée, indiquée par Bostock, mieux étudiée par Prout, et qu'on ne peut plus révoquer en doute depuis les travaux de Lecorché : c'est l'affection connue sous les noms de diabète insipide et d'azoturie, et qui est caractérisée par la présence dans les urines d'une quantité anormale d'urée ; elle produit, elle aussi, une polyurie.

L'urée est un diurétique ; on l'a même administrée dans ce but ; il est probable que là est la principale cause de la polyurie azoturique, bien plutôt que dans l'urémie, qui favoriserait les mouvements endosmotiques et appellerait un afflux de liquide dans le sang, comme le fait la glycémie.

Cette polyurie est moins constante et surtout moins abondante que la précédente ; elle est en moyenne de 3 litres par 24 heures et parfois, d'après Lecorché, survit à l'azoturie. Dans les cas, comme ceux de Kien, où la polyurie s'est élevée à 15 et 20 litres par jour, évidemment la polyurie n'était pas sous la dépendance de l'azoturie. Dans la grande majorité des cas de diabète uréique, la quantité d'urée éliminée dans l'urine et la polyurie augmentent dans les mêmes proportions.

Cette urine est fortement colorée, d'une teinte jaune foncé d'autant plus accentuée que l'urée est moins abondante, à moins cependant que la polyurie ne soit considérable. Transparente au moment de l'émission, elle est d'une odeur fortement urineuse, d'une saveur âcre et amère, d'une densité considérable le plus souvent et qui peut aller jusqu'à 1050. Ordinairement acide au moment de l'émission, elle subit plus tard la fermentation alcaline, par transformations ammoniacales. Son principal caractère est la présence de l'urée en quantité anormale, 69 grammes dans un cas de Hayem. Chez un de mes clients, cette proportion s'est un moment élevée à 6 0/0, ce qui, pour deux litres d'urine que le malade rendait chaque jour, représente la quantité énorme de 120 grammes ; dans des cas d'azoturie symptomatique appartenant à Bouchardat et à Thierfelder, ces quantités ont été atteintes et même dépassées.

Mais l'urée peut être dans les urines en proportion normale, et cependant les éléments azotés, créatine, créatinine, être éliminés en excès dans les urines. Je connais deux analyses de ce genre, chez deux malades d'une même famille et d'origine goutteuse. Dans l'une des deux, il y avait polyurie très-modérée, deux litres environ par jour, avec une densité de 1030, et cette sorte d'extracturie succédait à l'azoturie proprement dite. Je suis convaincu que ces cas deviendraient plus nombreux si on se préoccupait davantage des matières extractives. Ainsi dans plusieurs analyses de Hepp consignées dans les thèses de Kien et de Kiener, où il y eut polyurie aboutissant à la cachexie et à la phthisie, les matières extractives se trouvaient dans l'urine en proportions énormes en même temps que le sucre manquait et que les quantités d'urée étaient bien en dessous de la moyenne. Il y a donc une étude à poursuivre sur les diverses variétés de diabète azoturique.

On peut admettre trois variétés de diabète minéral.

La première et, à mon sens, la plus incontestable, quoique la moins étudiée, c'est ce que j'appellerai la chlorurie, caractérisée par la surabondance dans les urines de chlorure de sodium.

Je crois peu à l'indépendance de ce diabète ; il accompagne d'ordinaire le diabète azoturique ; il paraît subordonné aux troubles dans l'assimilation ou la désassimilation des matières azotées ; mais enfin il est des cas où la quantité de chlorure de sodium éliminée par les urines ne suit pas les variations des matières azotées et paraît dominer la scène morbide ; il y en avait plusieurs dans les analyses que j'ai confiées au docteur Garcin, et il y en a également dans les analyses de Hepp.

Ce qui m'a frappé dans deux cas que j'ai observés, c'est la rapidité de l'amaigrissement général, et, qui plus est, de la diminution des muscles, qui tenait sans doute à la rapidité de la dénutrition. Quand un mouvement exagéré de nutrition s'opère dans un organe, quand une inflammation aiguë se développe, par exemple une pneumonie, les chlorures disparaissent des urines ; il se peut qu'il y ait dans les tissus un état morbide qui soit l'opposé du processus irritatif et que la chlorurie provienne de cet état.

Les chlorures en excès dans le sang exigent une certaine quantité d'eau pour leur dissolution et produisent la polyurie par un mécanisme analogue à celui par lequel le sucre la détermine.

La polyurie dans ce cas ne peut prendre des proportions excessives, parce que la quantité de chlorure ne peut jamais être considérable. Chez les malades que j'ai observés et qui, après un dépérissement passager, ont repris une santé relative, elle était de deux litres à deux litres et demi par jour avec une densité considérable de l'urine, 1030 environ. C'est tout ce que je puis dire actuellement sur cette variété, que je vous signale pour l'avoir entrevue plutôt qu'étudiée.

La sulfaturie n'est pas mieux connue et son indépendance est encore plus problématique. Sans doute les sulfates se trouvent en proportions anormales dans les urines de quelques malades polyuriques, mais alors leurs proportions varient en même temps que celles de l'urée ; la sulfaturie paraît être en quelque sorte le corollaire de l'azoturie. Ce diabète caractérisé par l'excès de sulfates en même temps que l'excès d'urée peut-être temporaire et se produire, par exemple, à la suite de fatigues excessives. Par un mécanisme analogue, la chorée peut aussi le déterminer ; il est donc en rapport surtout avec la désassimilation des muscles ; il a aussi certains rapports avec le rhumatisme, ainsi que l'a reconnu Bence Jones ; dans ce cas, on peut rencontrer dans les urines excès de sulfates sans excès d'urée ; peut être même y a-t-il excès de sulfates par défaut d'assimilation des matières albuminoïdes, impuissantes dès lors à les fixer. L'influence de la sulfaturie sur la polyurie n'est pas prouvée.

Quant au diabète phosphatique, ses rapports avec la polyurie sont encore plus douteux pour nous, car nous avons vu, principalement, il est vrai, chez des tuberculeux, l'excès de phosphates dans les urines coïncider avec l'oligurie. Il n'en est pas toujours ainsi dans les observations de Teissier fils de Lyon. On y voit, par exemple, chez un sujet atteint de troubles nerveux, les urines atteindre trois litres par jour et chaque litre donner dix grammes de phosphate terreux ; chez un autre, deux litres avec douze grammes par litre

chez un autre, cinq litres avec dix grammes d'acide phosphorique libre ; chez un autre enfin, six litres avec six
grammes d'acide phosphorique.

Dans ces divers diabètes, la polyurie n'est évidemment
qu'un épiphénomène, un effet et non pas une cause ; elle a
cependant sa valeur séméïotique ; c'est elle qui souvent donne
l'éveil au clinicien ; mais ce cri d'alarme ne sera utile que
dans les cas où, après avoir constaté la polyurie, le médecin sera remonté à sa cause première, qu'il devra reconnaître afin de la combattre. Les détails que je vous ai donnés doivent suffire à vous prouver que la polyurie peut
tenir à bien autre chose qu'à des troubles nerveux et vous
conduire à ne pas exagérer l'influence névropathique dans
la filiation des troubles morbides.

INFLUENCE DU SYSTÈME NERVEUX SUR L'HÉMATURIE, L'ALBUMINURIE ET LA GLYCOSURIE.

Messieurs, l'action pathogénique du système nerveux sur la sécrétion urinaire ne se traduit pas exclusivement par un excès ou un défaut de cette sécrétion, par la polyurie ou l'anurie ; elle s'accuse également par des altérations sécrétoires, par la présence dans l'urine de substances qui normalement ne doivent pas s'y trouver, et parmi lesquelles je vous signalerai spécialement les globules sanguins, le sucre, l'albumine.

De ces trois substances, il en est une, c'est le sang, que vous avez vue? apparaître dans l'urine d'un de nos malades sous l'influence manifeste d'une perturbation du système nerveux ; il en est une autre, l'albumine, dont la présence dans l'urine d'une de nos malades s'accompagne de désordres nerveux qui se produisent dans des conditions telles qu'il est difficile de déterminer lequel de ces deux éléments albuminurie, état nerveux, a été le phénomène initial ; il en est une enfin, c'est le sucre, que nous avons aussi rencontrée, il y a quelque temps déjà, chez une de nos malades atteinte d'apoplexie, et dont l'accumulation dans l'urine sous la dépendance de certains états nerveux est un fait découvert par la science moderne, fait positif et fréquent.

A. — Notre n° 27 de la salle Aillaud souffrait terriblement des douleurs que produit chez lui l'ataxie locomotrice et qui occupent surtout la région lombaire. On aurait pu même croire chez lui à des accès de colique néphrétique, si la marche des douleurs, c'est-à-dire la longueur de l'attaque combinée avec la courte durée des paroxysmes, si leur étendue, qui allait bien au-delà de la région lombaire, si leur siége bilatéral, si les phénomènes concomitants d'ataxie et de crises gastriques n'avaient établi le diagnostic. Toujours est-il que, pour éclairer le diagnostic différentiel aussi bien que pour étudier l'influence de l'ataxie sur la sécrétion urinaire, nous avons examiné les urines et nous y avons observé deux caractères principaux : d'un côté, leur petite quantité, qui ne dépassait pas 250 grammes en 24 heures ; d'autre part, la présence d'une foule de globules sanguins dans le liquide urinaire ; d'un côté l'oligurie de l'autre l'hématurie, qui reconnaissaient l'une et l'autre la même cause prochaine, la congestion intense des reins. Ce que nous ne pouvons déterminer, c'est si cette congestion des reins suivie d'hématurie provenait directement de l'ataxie, c'est-à-dire du travail morbide de la moelle qui aurait dans un processus aigu envahi les origines spinales des vaso-moteurs du rein, ou si cette congestion était une action réflexe produite par l'excès de la douleur et par le retentissement qu'un trouble profond du système sensitif peut avoir sur le système vaso-moteur.

Ce qui donne une certaine valeur à cette dernière opinion, c'est la considération de ce qui se passe dans certains cas de colique néphrétique, où, comme le fait observer Vulpian, la sécrétion urinaire est suspendue dans les deux reins, et où parfois aussi les urines sont sanguinolentes sans que cette hématurie trouve sa cause incontestable dans les aspérités des calculs.

La physiologie expérimentale et la clinique nous fournissent d'autres exemples d'hématuries développées sous la dépendance de lésions du système nerveux.

Dans les expériences de Muller et Peipers sur la compression des nerfs rénaux, l'urine était sanguinolente en même temps que diminuée de quantité ; il est vrai que les vaisseaux du rein étaient aussi plus ou moins comprimés ; mais Cl. Bernard, par la section des nerfs rénaux, a obtenu des urines sanguinolentes.

Ai-je besoin de vous rappeler encore les expériences de Joffroy produisant des ecchymoses de la paroi vésicale chez un chien dont il avait lésé la moelle à la région lombaire? celles de Carville produisant l'apoplexie du rein droit par des lésions expérimentales de l'hémisphère cérébral du même côté? celles de Brown-Séquard produisant jusqu'à 8 fois les ecchymoses du rein dans ses recherches expérimentales sur les centres vaso-moteurs?

Voilà pour la physiologie expérimentale. L'observation clinique nous rappelle les faits de Breschet et de Monod sur les hématuries par lésions de la moelle épinière; celles d'Auguste Ollivier sur les apoplexies rénales dans leurs rapports avec l'hémorrhagie cérébrale, surtout dans les vastes foyers opto-striés.

Notons d'ailleurs que les hématuries nerveuses sont fort peu abondantes; aucun signe rationnel ne les révèle, et il faut ordinairement le microscope pour les faire constater.

L'hématurie nerveuse est donc un fait positif, un état morbide incontestable, dont notre ataxique nous a fourni un spécimen, nous présentant de plus une variété de troubles vaso-moteurs dans l'ataxie qui n'a pas encore été décrite ou que du moins je n'ai trouvée signalée nulle part; phéno-mènes de congestion et d'hémorrhagies que j'ai observés non seulement dans les voies urinaires mais encore dans l'appareil respiratoire et, qui plus est, à la peau, sous forme d'ecchymoses et de purpura, ce qui élargit le cadre des effets non encore décrits de cette affection protéiforme.

B. — A côté de l'hématurie nerveuse, je vous indiquerai l'albuminurie nerveuse, sans entrer dans de longs détails à son sujet, car elle ne constitue pas un état important.

Cette albuminurie nerveuse, nous l'avons observée aussi chez notre ataxique. Notre zélé chef de clinique, le Dr Garcin, l'a constatée et mesurée dans plusieurs analyses qui ont donné de 75 centigrammes, chiffre minimum, à 3 grammes 50, chiffre maximum, quantités trop considérables pour qu'on puisse attribuer la présence de cette albumine aux globules sanguins : d'autant plus que l'albumine révélée par l'analyse chimique et les globules démontrés par le microscope n'ont pas été constatés dans les mêmes examens. Cette albuminurie de notre ataxique n'a produit aucun signe rationnel et a suivi les allures vraiment capricieuses d'un état névropathique, paraissant un jour, disparaissantensuite pour reparaître en quantité plus considérable quelques jours après.

S'il est logique de rattacher à l'ataxie ces troubles urinaires survenus chez un ataxique, il est plus difficile d'apprécier si, chez la femme qui occupe le n° 3 de la salle Sainte-Elisabeth et qui présente à la fois de l'albuminurie et un état anormal des centres nerveux, l'état nerveux dépend de l'albuminurie ou l'albuminurie de l'état nerveux.

Chacune de ces opinions peut être soutenue. En effet, cette femme accuse une céphalalgie permanente très–vive à la partie postérieure gauche de la région occipitale ; elle vomit fréquemment, elle a des râles sibilants comme dans certains cas de lésion du pneumogastrique ; elle a un ralentissement du cœur, qui donne en moyenne 48 pulsations par minute ; dans ses urines peu d'albumine, point de cylindres ; leur quantité quotidienne est assez considérable, 1800 grammes comme minimum, ce qui constitue une légère polyurie.

Voilà les raisons qui militent en faveur d'un état nerveux primitif, d'une tumeur ou d'une dégénérescence quelconque à la base de l'encéphale.

Mais contre ces raisons on peut faire valoir qu'un peu d'infiltration du plancher du quatrième ventricule par œdème albuminurique suffit pour déterminer les mêmes phénomènes, œdème qui a pu sé produire à cette région de même qu'il a envahi le visage.

Que s'il y avait tumeur vers le quatrième ventricule, on ne trouverait pas l'albuminurie et la polyurie à la fois sans qu'il y eût en même temps glycosurie, la polyurie étant produite par une lésion des parties postérieures, l'albuminurie par une lésion des parties antérieures, la glycosurie par une lésion intermédiaire.

Qu'enfin les caractères de l'urine chez notre malade sont ceux de la néphrite interstitielle ; quantité assez faible d'albumine rendue, quantité considérable d'urine excrétée ; l'absence de tubes s'explique parce que dans cette forme ils sont plus rares et que d'ailleurs ils échappent souvent quand il faut pratiquer l'examen microscopique sur des urines abondantes.

C'est donc le fait de notre ataxique bien plus que celui de cette femme qui témoigne en faveur de l'existence d'une albuminurie nerveuse.

D'ailleurs, cette forme est démontrée par des faits expérimentaux et par des observatious cliniques.

Par des faits expérimentaux :

Je vous rappellerai ici les expériences de Vulpian sur la section des nerfs splanchniques ; une albuminurie légère accompagnait la polyurie ; celles de Brown-Sequard sur les sections du grand sympathique ; celles de Cl. Bernard, sur les piqûres du plancher du quatrième ventricule ; celles de Schiff et de Vulpian sur les lésions des pédoncules cérébraux, expériences qui toutes ont produit de l'albuminurie. On peut, d'ailleurs, généraliser et répéter après Vulpian que l'albuminurie est un phénomène fréquent chez les animaux qui ont subi des lésions de la moelle épinière ou des parties excitables de l'encéphale. Ces albuminuries nerveuses sont souvent à leur début accompagnées d'une hématurie qui explique leur mécanisme : congestion par trouble du système vaso-moteur.

Ces faits expérimentaux sont concluants. On peut discuter davantage la valeur des observations cliniques. Cependant, au Congrès du Havre, le professeur Teissier, de Lyon, a communiqué à lui seul cinq observations d'albuminurie nerveuse.

L'albuminurie nerveuse existe donc. Seulement il est à remarquer qu'elle est enfermée dans des limites restreintes

et ne détermine pas de symptômes graves, produite qu'elle
est par un simple trouble de la circulation rénale sans lésion
profonde de l'organe.

C. — Sans être beaucoup plus dangereuse, la glycosurie
nerveuse est plus fréquente. Nous ne l'avons cependant
observée qu'une seule fois dans nos salles pendant ces derniers mois. C'était chez une malade de la salle Sainte-Elisabeth qui avait une hémiplégie à gauche et mourut dans le
coma ; nous ne pûmes faire l'autopsie, mais l'hémiplégie à
gauche coïncide avec l'hémorrhagie cérébrale bien plus
souvent qu'avec l'embolie. Le docteur Garcin pratiqua trois
fois l'analyse des urines de cette femme ; les deux premières
fois, il y trouva du sucre ; la troisième fois, il n'y en avait
plus. Cette glycosurie était passagère, comme c'est l'habitude
en pareil cas.

L'existence de cette glycosurie nerveuse est prouvée à la
fois par la physiologie, par la médecine et par la chirurgie.
Je m'appliquerai seulement aujourd'hui à vous démontrer
que les altérations du système nerveux les plus variées par
leur siége et par leur nature peuvent également la produire.

Ecoutons d'abord la physiologie expérimentale : elle a
parlé par l'organe de Cl. Bernard, de Schiff, de Vulpian.

C'est d'abord la piqûre d'un point très-limité du plancher
du quatrième ventricule qui la produit dans la célèbre expérience de Cl. Bernard. Ce point est précisé ; il est situé entre
l'origine du nerf auditif et celle du pneumogastrique.

C'est ensuite une lésion de la protubérance annulaire et
des pédoncules cérébraux, d'après les expériences de Schiff;
seulement, dans ce cas, elle n'est pas constante et elle est
beaucoup moins abondante que dans l'expérience de Cl.
Bernard.

C'est ensuite, d'après une autre expérience de Schiff, une
lésion des faisceaux antérieurs dans toute la hauteur de
l'arbre spinal depuis la moelle allongée jusqu'au niveau de

la moelle lombaire, et même, dans quelques cas, une lésion des faisceaux postérieurs.

C'est encore une lésion plus inférieure, la section du nerf sciatique, d'après Schiff, et dans les parties supérieures celle des pédoncules moyens du cervelet et celle des couches optiques, d'après le même physiologiste ; celle du vernis du cervelet, d'après Eckard ; celle des hémisphères cérébraux, d'après Thiernesse.

L'irritation, dans tous ces cas, peut cheminer de proche en proche et gagner le bulbe, centre principal, sinon unique, de la glycogénie,

Voilà pour le système cérébro-spinal. Dans le système sympathique, la section du ganglion cervical inférieur, pratiquée par Pavy, a déterminé la glycosurie ; Eckardt, Cyon, Aladoff, ont, par la section du premier ganglion thoracique, obtenu le même résultat, auquel cependant ne sont point parvenus d'autres expérimentateurs, parmi lesquels il faut citer Vulpian. De Graëfe et Schiff ont observé la glycosurie après la section des nerfs splanchniques. Cl. Bernard, au contraire, a vu la section préalable de ces nerfs empêcher la glycosurie que produit la piqûre du quatrième ventricule. Il est infiniment probable que ces nerfs ont pour principale mission de transmettre l'action du centre encéphalique.

Voilà ce qu'enseigne la physiologie. Ecoutons maintenant la chirurgie. Il y a déjà longtemps qu'elle a parlé par l'organe de Bauchet, qui a écrit en 1860 sa thèse d'agrégation sur le diabète produit par lésion traumatique, et de Fischer qui a publié en 1862, dans les *Archives générales*, un mémoire sur le même sujet.

Sur 21 cas de lésion de l'encéphale, 6 fois la lésion était au front, 5 fois au vertex ou aux boses pariétales, 5 fois à l'occiput, 5 fois elle était indéterminée.

Même variété pour la nature du traumatisme ; sur 22 cas de lésions traumatiques diverses, nous trouvons 6 fois des coups sur le dos ou les lombes, 4 fractures des vertèbres, 3 chutes sur les pieds, 3 efforts violents, 2 coups sur les bras et le thorax, 1 coup sur l'abdomen, 1 contusion du foie, 1 contusion du rein, 1 secousse violente.

Rien n'est donc varié comme le siége et la nature de ces lésions.

Passons enfin à la médecine. Nous trouvons ici la même variété de siége et une plus grande variété de nature.

Comme siége, elle peut avoir son point de départ dans l'encéphale ou dans la moelle. De même que Grisolle et A. Ollivier l'ont observée dans les lésions cérébrales, Becquerel l'a vue survenir à la suite de la myélite et de la méningite rachidienne, Leudet et Guitard l'ont constatée chez des paraplégiques, Siebert, Vogel dans des affections spinales.

Comme nature, nous trouvons : des congestions, comme l'a vu Guitard ; des hémorrhagies, comme l'a prouvé Ollivier ; des ramollissements, ce qu'a également démontré Ollivier ; des tumeurs, par exemple dans le cas de Henrot ; des névroses, l'épilepsie, l'hystérie, dans les faits de Reynoso, Michéa, Goolden, Guitard; une simple névralgie faciale, ce qu'a observé Thomson et qui n'a rien d'étonnant quand on se rappelle que la racine descendante du trijumeau passe près du plancher du quatrième ventricule ; des émotions morales, la frayeur surtout, dans les observations de Rayer et d'Oppolzer, ainsi que des excès de travaux intellectuels, comme l'a constaté Bouchut. La pathologie mentale fournit aussi son tribut à cette étiologie : dans le délire aigu et la mélancolie, la glycosurie a été trouvée par Laillier, dans la paralysie générale, par Laillier encore et par Goujon, seulement Laillier ne l'a admise que 5 fois sur 276 cas, tandis que, d'après Goujon, elle serait presque constante dans certaines formes. C'est surtout dans la période dépressive des affections mentales qu'elle existe et quelle peut passer inaperçue, les malades n'ayant ni faim ni soif ; un malade de Laillier présentait même cette particularité que, refusant les aliments, on fut obligé de le nourrir avec la sonde œsophagienne.

En général, dans les affections cérébrales, comme l'a observé A. Ollivier, la glycosurie accompagne la polyurie et l'albuminurie ; de ces trois phénomènes morbides, elle est le dernier à paraître.

Quoiqu'il en soit d'ailleurs de ses caractères, sur lesquels je ne veux pas insister, vous ne pouvez maintenant mettre en doute l'existence de la glycosurie nerveuse qui constitue même, d'après Jules Cyr, le diabète type. Vous ne pouvez pas douter non plus de l'influence pathogénique que le système nerveux peut exercer non seulement sur la quantité mais sur la qualité des urines. C'est ce que je voulais vous démontrer.

XVIII

LE SYSTÈME NERVEUX ET LES TROUBLES
DE LA MENSTRUATION (1).

Messieurs, la doctrine moderne de l'ovulation a trop absorbé l'histoire de la menstruation. Il y a là deux actes distincts dont le premier provoque et détermine le second, sans cependant le produire. Aussi arrive-t-il que l'ovulation s'opère sans menstruation, comme chez cette femme observée par mon collègue le D' Coste, laquelle fut effrayée de voir, quelque temps après son accouchement, apparaître ses règles pour la première fois. Aussi arrive-t-il aussi que la menstruation, par le fait d'une habitude prise, puisse continuer par l'utérus, après l'ablation des ovaires.

Il faut donc restituer à la menstruation, je ne dis pas son *indépendance* mais son *individualité* physiologique, et bien établir qu'elle est dans son essence un *acte nerveux*. Cette base physiologique une fois posée, vous serez préparés à accepter cette proposition clinique que je vais succinctement vous démontrer, à savoir que les troubles menstruels les plus variés peuvent avoir une origine nerveuse.

Etablir la réalité de cette influence pathologique, en signaler les principaux aspects, tel est le but que je me propose aujourd'hui.

Pour que la menstruation s'opère régulièrement, il ne suffit pas que l'organisme soit exempt de ces maladies graves qui l'altèrent dans son ensemble; il ne suffit pas que l'utérus intact laisse passer librement le sang qui coule de

(1) Leçon publiée dans le *Marseille Médical*, 1869.

sa surface interne ; ce qu'il faut avant tout, c'est que l'appareil qui a pour mission de présider à la fonction menstruelle possède son énergie et son activité normales.

Or, cet appareil quel est-il ? C'est le plexus nerveux utéro-ovarien. Ce qui n'était qu'une présomption il y a quelques mois encore, est aujourd'hui, grâce aux recherches physiologiques du professeur Rouget, une vérité démontrée.

Au moment où la vésicule de Graaf va se rompre et où le flux menstruel va s'opérer, voici les principaux phénomènes qui se passent dans le système génital de la femme :

Il y a d'abord dilatation des petits vaisseaux contenus dans le bulbe de l'ovaire et dans le corps de l'utérus, dilatation qui se produit sous l'influence d'un état particulier des nerfs vaso-moteurs.

A l'action directe des vaso-moteurs se joint l'action combinée de la tunique musculaire propre de l'utérus, des faisceaux musculaires utéro-ovariens, des muscles des ligaments larges ; qui compriment les grosses veines sans porter obstacle à la circulation des artères, plus petites, plus résistantes et plus profondément situées.

Dans ces conditions, les capillaires veineux se rompent et le sang menstruel s'écoule ; puis un mouvement en sens inverse s'opère dans le système vaso-moteur ; les capillaires dilatés se contractent et l'hémorrhagie s'arrête. Dans son mécanisme intime, dans ses actes essentiels et primitifs, la menstruation est donc un phénomène érectile, où le système nerveux joue le rôle principal, soit directement, soit par l'intermédiaire des fibres musculaires qu'il anime.

En même temps, et sous cette influence, se produisent des phénomènes généraux ou sympathiques qui ont aussi leur signification. Il y a un changement notable dans l'humeur habituelle du sujet, une disposition aux larmes et à la tristesse, une grande impressionnabilité, des tendances aux lipothymies, des troubles digestifs, des caprices de l'appétit, parfois de la diarrhée, un état de lassitude avec altération des traits, un cercle bleuâtre autour des paupières, une certaine agitation du pouls : le travail de l'appareil utéro-ovarien a retenti sur l'ensemble du système nerveux.

Ainsi donc, la physiologie contemporaine a reconnu que la menstruation est un phénomène érectile, qu'elle est dans son origine et dans ses éléments essentiels une fonction nerveuse ; la cause principale d'une foule de troubles menstruels doit donc être un trouble nerveux.

Devançant la physiologie, l'observation clinique aurait dû depuis longtemps faire prévoir ce rôle du système nerveux, auquel, sauf de très-rares exceptions, parmi lesquelles il faut citer surtout Raciborski, les médecins avaient jusqu'ici fort peu songé. Quelles sont, en effet, les conditions qui influent le plus sur la prompte apparition du premier flux menstruel? En dehors et au-dessus des conditions de température et de race, ce sont le genre de vie et le tempérament. Les observations de Brierre de Boismont établissent que, chez les filles des classes élevées et en général chez celles dont le système nerveux s'exerce sans cesse et se surexcite, les règles sont beaucoup plus précoces que chez les filles pauvres et ignorantes ; les documents rassemblés par Raciborski démontrent de leur côté que le tempérament qui amène la précocité des règles, ce n'est pas le tempérament sanguin, mais bien le tempérament nerveux. L'observation journalière prouve également que, de toutes les influences, celle qui supprime le plus sûrement le flux menstruel, c'est une impression morale, c'est la frayeur. Enfin, si l'on étudie de près l'influence pathogénique de la menstruation, l'on constate que cette fonction prédispose surtout à deux maladies, dont l'une est l'hystérie, affection nerveuse s'il en fut, et l'autre la chlorose, qui a pour théâtre le système nerveux autant que le système sanguin.

Ces préliminaires une fois posés, on ne trouvera pas, j'espère, paradoxale cette proposition peut-être inattendue, mais à coup sûr basée sur l'observation clinique, à savoir que *des troubles dans l'innervation peuvent produire des*

désordres menstruels de toutes catégories, aménorrhées,
ménorrhagies, dysménorrhées, déviations menstruelles.

Il ne faut pas d'ailleurs prêter à cette proposition un sens
exclusif qui serait bien loin de ma pensée ; nul ne saurait
nier l'influence des lésions locales et des maladies générales
sur les désordres de la menstruation, et, en présence de
chaque malade, le clinicien a toujours à décider s'il a affaire
à un phénomène consécutif ou bien à un état primitif. Ce
sont ces troubles primitifs, purement fonctionnels, dont la
nature est névrotique.

Chacun peut observer des aménorrhées qui n'ont pas
d'autre cause qu'une atonie du plexus utéro-ovarien, qu'une
faiblesse radicale de ce plexus. La puissance des divers
appareils du système nerveux est, il faut qu'on le sache
bien, inégalement répartie chez un grand nombre d'individus. De même qu'entre les divers systèmes il y a souvent ce
défaut d'équilibre qui constitue les tempéraments au profit
de tel ou tel système, nerveux, sanguin, etc., de même,
entre les diverses parties d'un même système, l'arbre nerveux, il y a parfois une inégalité de puissance qui crée en
quelque sorte des *tempéraments partiels.* Chacun a ses
parties fortes et ses parties faibles. Chez quelques-uns, c'est
l'innervation pulmonaire qui est en défaut ; chez d'autres,
c'est celle de l'estomac ; chez d'autres enfin, c'est celle des
organes génitaux. Les facultés générales d'un homme ne se
mesurent pas exactement à l'ensemble de ses forces physiques. Chez les femmes, cette inégalité, sous le rapport des
fonctions génitales, est si frappante que plusieurs médecins,
Puech et Courty entre autres, ont créé le mot de tempérament génital pour l'appliquer aux femmes qui se font remarquer par l'abondance et la régularité des fluxions menstruelles ainsi que par la longue durée de la vie sexuelle. Mais, s'il
y a des femmes qui sont douées du tempérament génital,
par contre il y en a d'autres qui en sont dénuées. Ces dernières ont normalement une aménorrhée soit complète, ce
qui est très-rare, soit incomplète, ce qui est assez commun.

Chez elles, la vie sexuelle commence tard et finit tôt. Des espaces assez longs séparent les fluxions menstruelles; elles perdent pendant fort peu de temps et fort peu. On reconnaît cette aménorrhée presque physiologique, d'un côté, à ce que l'exploration locale des organes génitaux ne révèle aucune lésion apte à produire des troubles morbides et l'exploration générale de l'organisme aucune maladie qu'on puisse invoquer; d'autre part, à ce que l'aménorrhée elle-même n'amène aucun désordre dans l'économie.

Il y a une seconde variété d'aménorrhée par atonie; c'est celle où le travail utéro-ovarien qui s'opère chaque mois s'arrête à la congestion, insuffisant qu'il est pour parvenir à l'hémorrhagie, c'est-à-dire au flux menstruel. Cette variété est assez commune chez les jeunes filles pendant les premières années de la vie sexuelle. De temps en temps l'on constate une fluxion ovarienne annoncée par le gonflement et la sensibilité de l'organe à la palpation, par le ballonnement du ventre, la douleur lombaire, la tension des seins, divers troubles nerveux sympathiques, et même parfois *un petit mouvement fébrile*; puis, si ces efforts impuissants se répètent, on verra se manifester peu à peu la chlorose ou l'hystérie. Mais, même au bout d'un certain temps, la chlorose sera souvent assez peu intense pour qu'on puisse constater qu'elle est une conséquence et non pas une cause de l'aménorrhée. De leur côté, les attaques d'hystérie coïncideront trop bien avec les fluxions incomplètes de l'ovaire pour qu'elles n'en soient pas évidemment les conséquences.

A ces deux variétés d'aménorrhée, il faut en ajouter une troisième qui a été signalée par Raciborski, sous le nom d'*aménorrhée par cause psychique*. Ici, les règles étaient d'abord normales, l'influx nerveux avait été primitivement suffisant, mais des causes morales sont venues ensuite le troubler. Tantôt, c'est une violente émotion qui supprime brusquement le flux menstruel, lequel, aux époques suivantes, ne se reproduit plus, et alors peuvent apparaître l'hys-

térie, la chlorose, les déviations menstruelles ou des névropathies diverses. Tantôt c'est le désir immodéré ou la
crainte extrême d'une grossesse qui empêche aussi, mais
avec des conséquences morbides moins évidentes, la fluxion
cataméniale. Telle est l'histoire de cette femme à qui un
officier de marine fit *pour une fois* oublier ses devoirs, et
chez qui les règles supprimées reparurent quelques jours
après que son médecin lui eut assuré qu'elle n'était point
enceinte ; tel est aussi le cas de cette dame un peu mûre
qui ne remplissait plus le devoir conjugal pour ne pas avoir
à restreindre la dot de sa fille et qui, s'étant départie un jour
de sa rigueur habituelle à l'égard de son mari, fut affectée
d'une aménorrhée qu'avait produite la peur d'une grossesse
et que guérit l'assurance donnée par le médecin que la
grossesse n'existait pas.

Molimen primitivement faible avec évacuation et sans
conséquences morbides ; molimen trop faible, sans évacuation et avec conséquences morbides ; molimen et évacuation accidentellement supprimés sous l'influence d'un
état mental ; telles sont les trois variétés d'aménorrhée
d'origine nerveuse qui me paraissent dignes d'être signalées.

Il existe aussi des ménorrhagies primitives par trouble
nerveux ; la physiologie les explique et la clinique les
constate.

Puisque, au moment de la menstruation, deux mouvements successifs s'exécutent dans le système vaso-moteur,
l'un qui a pour but d'expulser le sang et l'autre de le rete-
nir, il est naturel de penser qu'un flux exagéré se produira
chaque fois que l'équilibre entre ces deux mouvements
sera rompu au profit du premier, soit que l'impulsion inci-
tatrice soit exagérée, soit que l'impulsion modératrice soit
atténuée. Ce qui n'est encore en physiologie pathologique
qu'une présomption rationnelle, me paraît en clinique,
d'après les faits qu'il m'a été donné d'observer, une notion
positive.

Bien que la métrite *interne*, à productions fongueuses, les polypes *intrà-cervicaux* et les inflammations péri-utérines donnent la clé d'un grand nombre de métrorrhagies, on rencontre cependant encore à chaque pas dans la pratique des ménorrhagies réellement essentielles. Celles-ci, quand on y regarde de près, se divisent en deux catégories dont les caractères justifient une fois de plus la distinction clinique établie par les anciens entre les hémorrhagies actives et les hémorrhagies passives. Dans la première, il y a des douleurs abdominales sourdes ou sous forme de coliques, des douleurs lombaires, une certaine tension des seins, un peu d'agitation du pouls et une sorte d'inquiétude générale de l'organisme ; dans la seconde, il ne se produit aucune douleur locale, aucune réaction générale, mais l'écoulement sanguin, plus *continu* et plus *prolongé* que dans le cas précédent, est d'une abondance souvent plus grande encore. Un accident qui n'est pas rare dans la première forme, mais qui est exceptionnel dans la seconde, *c'est la production, à des degrés fort variés, d'hématocèles péri-utérines,* affections qui, lorsqu'elles sont légères, passent souvent inaperçues. Tandis que, dans la première forme, on modère l'hémorrhagie par le repos au lit, quelques préparations calmantes telles que l'aconit, et, au besoin, une petite saignée, j'ai vu souvent, dans la seconde forme, l'hémorrhagie, *entretenue par le repos, s'arrêter sous l'influence de l'exercice,* ce qui paraît tout-à-fait significatif, et, dans quelques cas, céder à la cannelle ou à la sabine, qui sont des emménagogues sans doute, mais qui sont surtout des excitants. Ainsi donc, l'observation des symptômes morbides comme celle des effets médicamenteux prouve qu'il existe des ménorrhagies *ataxiques* et des ménorrhagies *atoniques.* Telles sont les données cliniques qu'une physiologie insuffisante avait fait dernièrement oublier et dont une physiologie plus éclairée peut, aujourd'hui, nous fournir l'explication.

Si le système nerveux intervient d'une manière incontestable dans les ménorrhagies, à plus forte raison doit-il jouer un rôle important dans la pathogénie des menstruations douloureuses ou dysménorrhées. Sur cette question, deux tendances tout-à-fait contraires ont successivement dominé les esprits. En opposition à la doctrine ancienne, qui ne voyait dans la dysménorrhée qu'un phénomène purement nerveux, s'est élevée une doctrine moderne, dont Marion Sims peut être considéré comme le plus fervent adepte, et qui a voulu ici réserver toute influence aux obstacles purement mécaniques. Deux ordres de causes mécaniques ont été successivement attribuées à la dysménorrhée : d'un côté, les flexions utérines, d'autre part, l'étroitesse du conduit cervico-utérin.

Mais l'influence des flexions utérines ne peut être admise d'une manière exclusive depuis qu'Aran a recueilli une observation avec autopsie où aucun trouble menstruel n'était résulté d'une antéflexion très-prononcée ; depuis que Valleix, dans onze cas d'antéflexion, a trouvé neuf fois la menstruation normale ; depuis enfin que Scanzoni a été amené, par une longue expérience, à rejeter cette hypothèse étiologique. Quant à la théorie de Marion Sims, sur l'étroitesse du canal utérin comme cause de dysménorrhée et partant sur l'efficacité du débridement du col comme remède infaillible à cette maladie, elle ne repose guère que sur des faits personnels à l'auteur ; d'ailleurs, j'ai observé un cas où, à la suite de l'opération de Sims, la sonde pénétrait avec la plus grande facilité dans la cavité utérine, et où la dysménorrhée n'en a pas moins persisté. C'est que, en dessus des causes mécaniques, qu'il ne faudrait pas toutefois rejeter entièrement, deux conditions dominent l'étiologie de la dysménorrhée : ce sont l'*état inflammatoire avec tendance à l'induration du parenchyme utérin et l'état névropathique.* Pour éviter des opérations inutiles, quand elles ne sont pas dangereuses, et pour être en état d'instituer un traitement rationnel, il faut savoir reconnaître les dysménorrhées d'origine névrotique. Or, voici quels me paraissent être les principaux caractères de cette variété morbide :

Le premier est la nature de la sensation qu'elle provoque ; c'est une colique extrêmement intense ; les traits se grippent ; la malade se tord et se roule dans son lit en poussant des cris de douleur.

Le second est son siége précis et son point de départ ; quand les souffrances aiguës sont passées, on réveille une sensibilité très-vive à la pression de l'ovaire, qui reste douloureux pendant quelques jours. Ces douleurs de l'ovaire ont des irradiations dans le ventre, les reins et les cuisses.

Le troisième caractère distinctif du mal est sa marche. La douleur n'est pas également violente à toutes les époques menstruelles, ce qui devrait être si elle avait une cause organique : il y a des malades qui ont alternativement une époque très-douloureuse et une autre très-supportable.

Un quatrième signe à noter c'est un défaut de concordance, comme date d'apparition et comme durée, entre la douleur et le flux menstruel. La douleur précède souvent l'hémorrhagie, quelquefois elle la suit, et d'autres fois elle survient au milieu de son cours ; d'une durée ordinairement plus courte, on la voit apparaître alors que l'abondance et la régularité de l'évacuation sanguine témoignent contre l'existence de tout obstacle mécanique.

Le dernier et le plus important peut-être des caractères de ces dysménorrhées, c'est la nature de leurs conséquences. Lorsqu'elles se répètent, elles laissent dans tout l'appareil génital une sorte d'éréthisme mal éteint. L'ovaire surtout reste sensible et tuméfié ; l'utérus, légérement congestionné, devient le siége d'écoulements leucorrhéiques à marche capricieuse qui paraissent tenir à un désordre des nerfs vaso-moteurs ; enfin, de temps en temps, la malade se plaint d'éprouver dans le ventre, les cuisses et les reins, des sensations de tiraillement et de pesanteur. Remarquons que l'ovaire joue ici le rôle principal mais non pas exclusif, et que, par conséquent, il est inutile de distraire de la classe des dysménorrhées nerveuses les dysménorrhées ovariennes, comme l'a fait Simpson.

S'il est enfin un trouble de la menstruation dont l'origine soit un désordre du système nerveux, c'est bien évidemment le phénomène connu sous le nom de déviation des règles ou règles supplémentaires.

L'hémorrhagie menstruelle ayant été, jusqu'à la doctrine moderne de l'ovulation, considérée comme un phénomène nécessaire chez la femme, les règles dites supplémentaires ont été attribuées à une précaution prise par la nature pour éviter les conséquences fâcheuses de la suppression des menstrues.

Je ne repousserai pas cette doctrine d'une façon absolue, mais, fort de l'observation clinique, je soutiens qu'elle n'est pas applicable à la majorité des cas.

La plupart des jeunes filles chez lesquelles j'ai rencontré des hémorrhagies sur divers points du corps, remplaçant le flux menstruel ou alternant avec lui, étaient fortement anémiques et avaient beaucoup plus besoin d'acquérir du sang que d'en perdre. Presque toutes étaient réglées, et abondamment, à des intervalles peu déterminés mais parfois assez rapprochés. J'ai en ce moment encore sous les yeux une jeune fille chez laquelle des menstrues abondantes alternant avec des hématocèles et des hémoptysies ont produit une anémie alarmante. Dans ce cas, comme dans beaucoup d'autres, l'évacuation menstruelle n'avait pas besoin du supplément fourni par de nouvelles hémorrhagies. Enfin, ces malades sont affectées d'hystérie ou de nervosisme, et leurs prétendues règles supplémentaires ne peuvent être autre chose que des névroses du système vaso-moteur.

Le travail de l'ovulation, qu'il produise ou non sur le plexus utéro-ovarien l'action réflexe qui aboutit au flux menstruel, peut déterminer sur d'autres points du système vaso-moteur des actions réflexes qui aboutissent également à des hémorrhagies. Telle est l'explication physiologique la plus naturelle de ces accidents morbides dont l'origine névrotique paraîtra incontestable à tous ceux qui les étudieront en cliniciens.

Il ne faudrait pas croire, cependant, que dans la question des déviations menstruelles tout se réduise à une perturbation nerveuse. Il y a là deux éléments en présence : d'un côté, l'action réflexe qui provoque l'hémorrhagie ; d'autre part, l'organe qui en est le siége. S'il faut donc, nécessairement, compter avec l'intervention nécessaire du système nerveux, il faut apprécier aussi les conditions anatomiques, physiologiques et morbides de l'organe par où le sang coule. Ce n'est, en effet, pas sans raisons et c'est par des raisons le plus souvent indépendantes du système nerveux que la déviation menstruelle choisit tel ou tel organe de préférence à tout autre. Ici, encore, chez un sujet donné, vous le voyez, vous ne devez pas vous renfermer dans la considération exclusive du trouble nerveux.

Cette considération est cependant d'une grande utilité pratique. Vous avez vu comment elle nous conduit à des traitements différents pour les ménorrhagies ataxiques et les ménorrhagies atoniques. Dans les aménorrhées nerveuses, j'ai employé, avec quelque succès, la ciguë et les préparations ammoniacales. Dans les dysménorrhées, le remède qui m'a donné les meilleurs résultats c'est la quinine, un grand modificateur du système nerveux, qui réussit cependant moins bien ici que dans les coliques consécutives à l'accouchement. Un autre grand modificateur du système nerveux, qui m'a réussi surtout contre les règles trop fréquentes, le bromure de potassium m'a paru, ainsi que le succin, de quelque utilité dans les règles déviées. C'est, en somme, dans les modificateurs du système nerveux que nous trouvons les meilleurs remèdes contre la plupart des troubles morbides de la menstruation, de sorte que la doctrine névropathique des troubles menstruels trouve à la fois son fondement dans la physiologie et son couronnement dans la thérapeutique. A la condition de ne pas se montrer exclusive, elle restera foncièrement vraie.

XIX

LE ZONA NERVEUX.

Messieurs, notre n° 2 de la salle Ducros a eu un zona ; ce zona était d'origine nerveuse et l'affection du système nerveux qui l'a produit c'est l'ataxie locomotrice.

Voilà ce que je vais tout d'abord établir aujourd'hui. Je vous démontrerai ensuite la nature nerveuse du zona.

A. — Que ce malade ait eu un zona, c'est ce qui ne peut faire de doute pour personne. Il suffit pour s'en convaincre de considérer la disposition des petites cicatrices qu'il présente au côté gauche de l'abdomen.

Vous les voyez disposées en groupes et en demi-ceinture. Le groupe vous annonce des cicatrices d'herpès ; la demi-ceinture vous révèle un zona ; herpès zona, tel est le double nom de l'éruption que notre homme a eue et qui a duré trois semaines, laissant à sa suite et comme traces de son passage ces petites cicatrices, les unes rougeâtres, les autres plus pâles, que vous avez observées.

Ces deux noms, me direz-vous peut-être, laissent beaucoup à désirer. Un herpès est une éruption vésiculeuse qui, par conséquent, n'atteint que les couches les plus superficielles de la peau, tandis qu'ici le caractère indélébile des cicatrices annonce que les couches profondes ont été touchées. En effet, le zona creuse souvent beaucoup plus que l'herpès ordinaire ; il peut laisser des ulcérations profondes, il est quelquefois non seulement vésiculeux mais vraiment ulcéreux, comme dans le cas de notre malade. C'est là un caractère commun à beaucoup de zonas et non pas individuel, non pas particulier à celui dont vous avez constaté les traces.

Le mot zona est encore moins heureux. Il ne s'appliquerait en réalité qu'aux zonas doubles symétriques entourant le tronc comme une ceinture complète. Ces zonas, bien que peu connus, existent sans doute ; vous en trouverez quelques exemples dans la thèse de Léo Testut sur la symétrie dans les affections de la peau. Mais le zona commun n'est d'habitude, comme chez notre homme, qu'un demi-zona, qui occupe ordinairement la moitié droite et non pas, comme ici, la moitié gauche du tronc. Franck l'a observé à droite dix-neuf fois sur vingt ; c'est à droite que Chausit et Bazin, si rarement d'accord, l'ont également rencontré. Mais cette loi, ainsi que Reil l'a fait observer, est très-loin d'être sans exceptions, et pour mon compte j'en ai rencontré un certain nombre. Ce mot zona s'applique encore moins à ces éruptions vésiculeuses par groupes, de même nature que le zona commun, qui suivent le trajet soit des nerfs des membres et notamment du sciatique, soit des nerfs du cou, soit des diverses branches du trijumeau.

Quoiqu'il en soit, d'ailleurs, de la valeur du nom, et bien que l'herpès zona ne soit en réalité ni un herpès ni un zona, c'est évidemment, d'après la disposition et la nature des cicatrices, de cette affection que notre malade a été atteint.

Chez lui ce zona était nerveux, et j'en vois la preuve :

D'abord en ce que l'éruption a suivi le trajet du nerf lombo-abdominal,

Ensuite, en ce que l'éruption a été accompagnée et suivie de névralgie ;

Enfin, en ce que à cette névralgie est venue s'ajouter une anesthésie des parties qui entourent les cicatrices.

De plus, l'anesthésie et la douleur se trouvent réunies sur

le même point; c'est donc là une de ces anesthésies douloureuses qui annoncent que la lésion du système nerveux est
non pas périphérique mais centrale.

Enfin ce zona nerveux, ce zona qui provient d'une lésion
centrale du système nerveux, laquelle lésion est nécessairement spinale, est en réalité d'origine ataxique.

J'en vois deux preuves : 1° notre malade est ataxique;
2° l'ataxie est une cause de zona.

Notre malade est ataxique. On ne s'en douterait guère en
l'examinant au lit, ni en le faisant écrire, ni même en le
voyant marcher ; mais l'épreuve des yeux dans la marche
et dans la station debout nous révèle vite sa maladie. Les
yeux fermés, sa démarche perd toute assurance, et la station debout, les deux pointes des pieds rapprochées, lui
devient impossible. L'ataxie est plus prononcée à la jambe
droite, justement du côté opposé au zona.

Et savez-vous ce qui m'a fait découvrir son ataxie ? Ce
sont les troubles urinaires pour lesquels le malade est entré
à l'hôpital. Il avait de l'incontinence d'urine et une faiblesse
dans les contractions vésicales qui faisait que l'urine lui
tombait entre les jambes au moment de la miction. L'examen des voies urinaires ayant été négatif, j'ai dû placer ces
troubles urinaires, comme le zona, sous la dépendance d'un
état nerveux, et c'est en cherchant cette affection nerveuse
initiale que j'ai constaté l'ataxie.

Or, l'ataxie est une cause de zona. C'est un fait que je n'ai
pas à prouver parce qu'il a été démontré par Charcot, qui
l'a rencontré pour la première fois chez une femme de la
Salpêtrière. Il occupait la région fessière et restait limité à
quelques filets nerveux. D'ailleurs ce zona a sa place dans
une série de lésions cutanées étudiées par Charcot et que
produit l'ataxie locomotrice, série où il se trouve à côté
d'éruptions papuleuses et lichénoïdes, de plaques d'urticaire, de pustules, de croûtes d'ecthyma et de petites eschares, éruptions qui coïncident d'habitude avec les formes les
plus douloureuses de l'ataxie et spécialement avec les dou-

leurs fulgurantes. Il n'y a d'ailleurs pas longtemps que
Liouville présentait à la Société de biologie l'observation
d'un zona du bras dans laquelle l'autopsie fit découvrir une
sclérose avancée des cordons postérieurs de la moelle.

Mais maintenant que vous connaissez tout entière l'affection dont notre malade est atteint; maintenant que vous
savez que son zona est nerveux et quelle est la lésion du
système nerveux qui l'a produite; permettez-moi d'établir
d'une manière générale pour les zonas ce que je viens de
vous faire constater chez notre homme, et de vous prouver
que le zona en général a pour origine une affection du système nerveux.

B. — C'est ce que démontrent à la fois l'anatomie pathologique et l'observation clinique médico-chirurgicale.

Nous devons surtout à Baerensprung la démonstration
basée sur l'anatomie pathologique. Danielsen et Esmarch
l'avaient commencée. Le malade de Danielsen présentait
un zona du dixième espace intercostal et mourut d'une
pneumonie; l'autopsie révéla un gonflement considérable
du nerf correspondant. A la suite de la ponction d'une
hydrocèle, le malade d'Esmarch éprouva à la face postérieure de la cuisse des douleurs violentes et vit survenir
dans la région des vésicules d'herpès. Il mourut à la suite
d'accidents divers et à l'autopsie on constata une infiltration
œdémateuse du sciatique. L'enfant observé par Baerensprung et dont l'autopsie fut pratiquée par Recklinghausen
avait un zona qui occupait de la sixième à la neuvième côte;
il succomba à une phthisie pulmonaire. Le sixième, le
septième et le huitième nerf intercostal étaient rouges et
tuméfiés; on apercevait nettement sur leur névrilemme des
vaisseaux élargis et tortueux. Les ganglions spinaux cor-.
respondant à ces trois nerfs adhéraient fortement à la paroi
du canal intervertébral, et le tissu cellulaire présentait à
leur niveau une rougeur inflammatoire. A ces résultats de
l'examen macroscopique, Recklinghausen joignit aussi

l'examen microscopique. Après avoir plongé et laissé
macérer quelque temps dans l'eau les ganglions et les
nerfs, il put se convaincre que la rougeur résidait non-
seulement dans l'enveloppe mais dans la substance même
du ganglion et des filets nerveux qui en partent. Il y avait
aussi, entre les cellules unipolaires qui composent les ganglions, une multiplication des noyaux embryonnaires et une
infiltration de granulations pigmentaires.

Voilà ce qui a été constaté en Allemagne. En France,
Charcot et Cotard, dans un cas de cancer de la colonne
vertébrale à la région cervicale suivi de zona du cou, ont
observé que les ganglions spinaux, ainsi que les troncs
nerveux formés par la réunion des racines spinales, présentaient une légère tuméfaction et une injection vasculaire.
A l'examen microscopique des ganglions, les cellules nerveuses ne présentaient pas d'altérations appréciables ; elles
contenaient seulement une grande quantité de granulations
pigmentaires ; mais leur réseau vasculaire était vivement
injecté. Dans les troncs nerveux, le névrilemme présentait
également une injection très-prononcée, et, sous l'influence
de l'acide acétique, y apparaissaient des noyaux très-nombreux.

Dans un autre cas de Charcot, un jeune homme de 22 ans
portait un zona des rameaux les plus superficiels de la
branche cutanée péronière et du nerf musculo-cutané ;
l'autopsie démontra qu'une artériole issue de la sacrée laté-
rale, obstruée et dilatée par un thrombus, comprimait dans
le tronc sacré le ganglion spinal d'un des nerfs qui vont
concourir à la formation du plexus sacré.

Ainsi, dans tous ces faits recueillis soit en Allemagne,
soit en France, la partie du système nerveux principalement
affectée dans les zonas du tronc, c'est le ganglion spinal.

Wyss et Horner ont pu faire l'autopsie d'un vieillard qui,
après avoir été atteint de zona ophthalmique, mourut d'œ-
dème pulmonaire. Le ganglion de Gasser était injecté,
infiltré et manifestement enflammé : la portion du triju-

meau qui va de la protubérance au ganglion était saine ; la branche ophthalmique était par contre comme entourée d'une extravasation sanguine.

C'est donc l'élément ganglionnaire qui joue dans le zona le rôle principal. Ce rôle principal n'est cependant pas exclusif.

Dans un cas d'Ollivier, où un zona fut suivi deux mois après d'une névralgie intercostale et de sueurs locales, la cause première du mal fut un cancer du poumon, sa cause prochaine fut l'extension du travail morbide aux nerfs intercostaux correspondants.

La femme observée par Werdner et qui portait un zona de l'épaule gauche et du bras mourut de pneumonie. A l'autopsie on put constater que la lésion principale était l'altération du névrilemme par un dépôt de cellules fusiformes et de nombreux corpuscules imprégnés de phosphate et de carbonate de chaux. Werdner a pratiqué également l'autopsie d'un homme qui avait eu un zona opthalmique ; cet homme avait un double rétrécissement du trijumeau, mais chez lui le ganglion de Gasser, quoique moins altéré, n'était pas sain.

Donc, d'après l'anatomie pathologique, le zona a pour cause des lésions du système nerveux dont la plus importante, qui n'est cependant pas nécessaire, est une altération des ganglions spinaux ou céphaliques.

Dans les faits que je viens de rappeler, en même temps que l'anatomie pathologique, la clinique a parlé ; mais les autopsies de zona sont rares parce qu'on ne meurt pas de zona, et si le témoignage de l'anatomie pathologique est important par la certitude des faits sur lesquels il s'appuie, le témoignage de la clinique est imposant par la multitude des faits qu'il invoque.

C'est d'ailleurs à la clinique, et plus spécialement à la clinique chirurgicale, qu'il appartient d'avoir démontré l'origine nerveuse du zona.

Charcot a publié en 1859 un fait qu'il avait observé en 1848 dans le service de Rayer. Il s'agit d'un homme qui reçut une balle à la partie inférieure et postérieure de la cuisse. Quelque temps après la guérison de la plaie, survint une névralgie qui s'exaspérait par accès et s'accompagnait de poussées d'éruption vésiculeuse disposée par groupes sur la peau des parties douloureuses. Chez un second blessé de Charcot, la branche cutanée du nerf radial était comprise dans l'épaisseur d'un tissu cicatriciel; il en résulte, sur la sphère de distribution du radial, c'est-à-dire à la face dorsale de l'index, du médius et de l'annulaire, une éruption bullaire qui, il est vrai, ressemblait au pemphygus, au moins autant qu'au zona proprement dit. Brown-Séquard, qui publia dans son journal les observations de Charcot, en fit suivre la relation de celle d'un fait observé par Rouget chez un chasseur qui avait reçu dans le bras la charge de plomb par lui destinée à un lièvre; on voyait au fond de la plaie un nerf contusionné; c'était le brachial cutané interne; une éruption d'herpès se développa sur le territoire de la branche postérieure de ce nerf. Dans la thèse de M. Raynaud (1862) est également relatée la blessure d'un nerf cubital suivie d'une éruption vésiculeuse. Bouchard a également publié deux observations de zona traumatique, et Charcot, dans ses leçons sur les maladies du système nerveux, a démontré l'action productrice qu'une contusion sur le trajet d'un nerf peut exercer sur le zona.

Nous voici maintenant sur un terrain mixte, médicochirurgical. La science possède plusieurs observations de névrômes plexiformes pouvant s'accompagner de zonas ou d'éruptions vésiculeuses. L'une d'elles appartient à Verneuil; l'herpès préputialis chronique qui en résultait était extrêmement douloureux; Verneuil guérit son malade en lui enlevant la cause du mal.

Si maintenant nous pénétrons sur le terrain de la médecine proprement dite, nous voyons le zona succéder à des méningites chroniques. Ainsi, dans son travail sur la méningite de la base et son influence sur la polyurie, Leudet note avec soin des troubles dans les nerfs de la base du crâne qui se traduisent surtout par des altérations de la sensibilité, anesthésies, névralgies, anesthésies douloureuses, et par le zona. Brown-Séquard a également observé le zona des bras dans un cas de méningite rachidienne siégeant au niveau de l'origine des nerfs brachiaux.

Des névrites intercostales produisent encore le zona, et c'est à Leudet que nous en devons la démonstration. Dans plusieurs cas d'asphyxie par le charbon, Leudet a observé des zonas occupant des points divers, tantôt le trajet du trijumeau, tantôt celui du sciatique; un de ses malades mourut, il avait le sciatique droit d'un tiers plus volumineux que le gauche et fortement injecté. Le microscope révéla une prolifération du tissu conjonctif du nerf, c'est-à-dire une névrite interstitielle.

Plus souvent que la névrite, la névralgie produit le zona, quel que soit d'ailleurs le siége de la névralgie. Pour les névralgies intercostales et lombo-abdominales, le fait est classique depuis que Rayer surtout l'a démontré. Pour les sciatiques, je viens de vous en donner des preuves. Pour les névralgies de la face, la démonstration en a été donnée par Mougeot qui, dans sa thèse sur les troubles de nutrition qui succèdent aux lésions des nerfs, a publié deux cas d'herpès consécutif à la névralgie de la cinquième paire; elle a été complétée par Albert Hybord, qui, dans sa thèse, a relaté cinq observations de névralgie faciale se compliquant de zona ophthalmique. Dans ces cas, il y avait aussi des troubles oculaires qui tenaient également à l'affection des trijumeaux; et plus récemment, dans sa thèse, Léo Testut consignait une observation de zona sous-orbitaire recueillie dans le service d'Oré, où le zona provenait d'une névralgie de la face.

Cette influence des névralgies se fait sentir ailleurs qu'à la surface de la peau. Ainsi, A. Ollivier a soulevé la ques-

tion de l'origine névralgique de certains herpès gutturaux.
Cette origine, pour moi, ne fait pas de doute, car j'ai vu un
de ces herpès extrêmement léger accompagné des douleurs
les plus vives avec paroxymes douloureux, évidemment
névralgiques. Dans certains herpès de l'oreille, sur lesquels
Ladreit de Lacharrière publiait naguère un travail spécial,
l'élément douleur joue un trop grand rôle pour que la
névralgie n'y ait pas une certaine part.

Les rapports du zona avec les névralgies sont donc extrêmement intimes, et l'on comprend que Romberg ait hésité
pour classer le zona dans les maladies de la peau ou dans
les névralgies.

Est-ce à dire cependant que l'on doive, avec Parrot,
placer le zona purement et simplement sous la dépendance
de la névralgie? Non, Messieurs, la névralgie et le zona, le
trouble de la sensibilité et le trouble de la nutrition, ne
sont pas liés entre eux par des relations de cause à effet;
ce sont les effets communs d'une même cause, d'une même
altération des nerfs.

Il suffit pour s'en convaincre d'étudier au point de vue
chronologique les rapports du zona avec la névralgie.

Il y a, en effet, des cas où la névralgie précède le zona
même d'un temps assez long, trois mois d'après Mackenzie,
plusieurs mois d'après Leudet; ici l'on peut soutenir l'influence étiologique de la névralgie.

Il y a une deuxième catégorie de faits où la névralgie et le
zona sont contemporains.

Il y en a une troisième, notre malade lui appartient, où le
zona a précédé de quelques jours la névralgie; il en est de
même dans un cas de Cohn reproduit par Hybord; dans
un cas d'Ollivier, cet intervalle fut de deux mois.

Enfin, de même qu'il y a beaucoup de névralgies sans
zonas, il y a quelques zonas sans névralgie, comme Baerensprung, Oppolzer, Hutchinson en ont rapporté des exemples; j'ai observé moi-même et sur moi-même un de ces
cas où il y a véritablement trouble trophique presque sans
trouble sensitif du système nerveux.

Il est difficile de comprendre comment la névralgie, affection douloureuse, produit le zona, trouble trophique. Si l'on pouvait procéder à l'autopsie de toutes les névralgies avec zona, il est infiniment probable que l'on trouverait des névrites, source commune de ces deux ordres de phénomènes morbides, et ce qui a été vérifié dans les quelques cas où l'autopsie a été pratiquée se vérifierait pour tous. Mais en dehors même de cette sanction anatomique, le nombre et la variété des faits cliniques que j'ai invoqués doit suffire amplement, je l'espère, pour vous démontrer que *le zona est une éruption cutanée sous la dépendance d'une affection du système nerveux.*

XX

PREUVES DE L'INFLUENCE DU SYSTÈME NERVEUX
SUR LES AFFECTIONS CUTANÉES.

Messieurs, notre ataxique de la salle Ducros n'a pas eu d'autre éruption que le zona, mais il a éprouvé souvent aux deux membres inférieurs un prurit extrêmement pénible, revenant particulièrement le soir. — Chez un paludéen que nous avions naguère au n° 5 de la même salle, ce n'était pas un simple prurit, c'était un prurigo, c'est-à-dire un prurit avec éruption papuleuse, qui se reproduisait périodiquement chaque soir, surtout à la région fessière, affection dont les allures intermittentes et la courte durée portaient le cachet des troubles nerveux. Chez l'hystérique du n° 1 de la salle Sainte-Élisabeth, il se produit une éruption érythémato-papuleuse à disposition symétrique qui occupe le visage, allant et venant avec une grande rapidité. Notre ancien n° 33 de la salle Aillaud, qui a succombé à un ramollissement de la partie supérieure de la moelle, avait un commencement de purpura. — Notre cirrhotique du n° 6 de la salle Sainte-Élisabeth, qui avait des troubles intellectuels très-notables et une perturbation profonde du système nerveux, nous a offert une éruption pellagreuse, et enfin notre homme atteint de lèpre anesthésique avait, en même temps que des atrophies musculaires et des plaques d'analgésie, indices d'une perturbation nerveuse, des lésions multiples de la peau : plaques d'amincissement atrophique et de décoloration sur certains points, eczéma sur d'autres points, notamment aux mollets, faux phlegmon à la main gauche, mal perforant sous un orteil, hypérémie aux joues ; de sorte que chez lui les troubles nerveux et les altérations cutanées s'unissaient de la manière la plus intime.

Ces faits doivent vous porter à présumer que l'action pathogénique du système nerveux sur les affections cutanées est grande et peut se présenter sous des formes variées : c'est ce qui a lieu, en effet, et ce que je me propose de vous démontrer en m'aidant des faits recueillis par l'observation moderne.

Il y a là, Messieurs, pour la dermatologie une voie nouvelle ; et c'est aux médecins français qu'il appartient de l'avoir ouverte. L'observation de zona traumatique publiée par Charcot dans le journal de Brown-Séquard est, en effet, le premier fait qui ait prouvé cette influence pathogénique qui a été ensuite confirmée en France par les observations nombreuses que Mougeot, Couyba, Testut, ont rassemblées dans leur thèse ; en Amérique, par celles que Mitchell, Morehouse et Keen ont recueillies pendant la guerre de sécession, et qui, aujourd'hui admise partout, fait enfin pénétrer la physiologie pathologique dans le champ de la pathologie cutanée.

Charcot a, dans ses leçons sur les maladies du système nerveux, divisé en quatre catégories ces effets des perturbations nerveuses sur la peau :

1° Eruptions vésiculeuses, zona, eczéma ;

2° Eruptions pemphygoïdes avec cicatrices vicieuses ;

3° Erythèmes et faux phlegmons ;

4° L'affection décrite par les Américains sous le nom de glossyskin, peau lisse, se rapprochant de la sclérodermie dont elle paraît être une ébauche.

Ce n'est là, Messieurs, que le résultat d'une première étude, et, en quelque sorte, d'une première récolte : mais la moisson est encore plus abondante.

Si nous classons les affections cutanées d'après leur aspect et leurs formes, nous trouvons que les troubles nerveux peuvent en produire les principaux types.

Si nous considérons la peau dans ses divers éléments, nous constatons que chacun de ces éléments peut être altéré par des troubles nerveux.

Telles sont les deux propositions que je vais développer devant vous aujourd'hui : action productrice des troubles nerveux sur les principales formes d'affections cutanées ; action modificatrice des troubles nerveux sur les divers éléments dont se compose la peau.

A. — Je dis d'abord que *des troubles nerveux peuvent produire les principaux types des affections cutanées.*

En effet, classées d'après leur aspect et leurs formes, ces affections se divisent en hémorrhagies, érythèmes, papules, squames, vésicules, bulles, pustules et ulcères. Or, des affections de chacune de ces catégories peuvent être déterminées par des troubles nerveux.

Dans le cadre des affections hémorrhagiques, je vous ai déjà longuement démontré l'existence du purpura nerveux.

Les érythèmes nerveux sont fréquents à la suite des lésions traumatiques des nerfs, puisque Mitchell, Morehouse et Keen les y ont rencontrés 19 fois sur cinquante cas, et uniquement sur les parties de la peau où se distribuaient les ramifications du filet blessé. Ainsi un soldat reçoit dans le bras une balle qui rend insensible le nerf cubital ; deux semaines après, il éprouve une cuisson dans la main, dont la face palmaire devient d'une couleur rouge pourprée. Dans une observation de Couyba, il y a fracture de la colonne vertébrale, érythème aux deux genoux ; chez un autre sujet du même auteur, il y a blessure à la région lombaire et plaques érythémateuses aux membres inférieurs.

Cet érythème est d'ordinaire luisant, tantôt en nappe uniforme et tantôt par îlots ; il peut parfois s'accompagner d'un gonflement assez considérable pour simuler un phlegmon sous-aponévrotique, comme l'a démontré Hamilton ; la rougeur, l'œdème, la douleur pourraient en effet conduire à des méprises, n'étaient les oscillations dans la marche et la longue durée du mal.

Ce n'est point là un privilége exclusif du traumatisme. Leudet, à la suite de l'empoisonnement par la vapeur de charbon, affection qui, je vous l'ai démontré, produit des névrites interstitielles, a vu, par exemple, chez un chauffeur anglais une nappe d'érythème avec engorgemeut du tissu cellulaire sous-cutané se développer à la partie interne de l'avant-bras droit. Rendu, dans une myélite déterminée par un abcès par congestion, a vu se développer un érythème des pieds. Testut a, dans le service de Garat, observé une myélite chronique qui produisit des vésicules, des pustules et des plaques érythémateuses à la face postérieure de la cuisse.

Parmi les affections érythémato-papuleuses, nous trouvons l'urticaire, affection nerveuse s'il en fut, et par les symptômes qui l'accompagnent, parmi lesquels le prurit, et par les causes qui la produisent, quelquefois d'une manière soudaine, parmi lesquelles les émotions morales, comme l'ont démontré J. Frank d'abord, Alibert ensuite, et l'hystérie, comme l'a reconnu Hebra. Il est probable que les urticaires qui succèdent immédiatement à la ponction d'un kyste du foie, avant qu'une résorption quelconque ait eu le temps de s'opérer, sont dus à une action réflexe, de même que ceux qui, suivant Tomson, se déclarent chez certains sujets à la suite de l'ingestion d'un aliment quelconque auquel le malade n'est pas habitué. Il est certain que l'influence nerveuse est la seule cause de ces urticaires qu'on voit se déclarer, comme l'a constaté Charcot, dans l'ataxie locomotrice et surtout pendant la période d'exacerbation des douleurs fulgurantes. Il est encore plus certain que telle est la cause de certains urticaires traumatiques : ainsi, dans le cas rapporté par Earl, on voit une femme qui se pique avec une fourchette le nerf cutané externe et qui a successivement à l'avant-bras une rougeur érysipélateuse, une éruption pemphygoïde, un urticaire. Il y a donc des urticaires réflexes très-nombreux, qui se produisent à la suite d'états morbides des divers organes abdominaux, tube digestif, foie, appareil utéro-ovarien, des urticaires par état morbide des centres nerveux, des urticaires par lésion traumatique des nerfs.

Sur certaines éruptions papuleuses et prurigineuses, prurigo, prurit, lichen, l'influence névropathique est depuis longtemps admise. Mon maître M. Cazenave a constitué avec elles le groupe des affections hyperesthésiques, que cette hyperesthésie s'accompagne ou non d'hypertrophie des papilles nerveuses de la peau. Je n'irai pas aussi loin, car il y a une distinction à établir entre les papules qui intéressent les papilles nerveuses et celles qui les respectent, ce qui accorderait Hébra faisant du prurigo une hypertrophie du corps muqueux, avec Guibout qui le considère comme une hypertrophie papillaire, un névrôme douloureux.

L'influence des troubles nerveux sur certaines éruptions squameuses est prouvée par l'action des causes morales dans des cas de psoriasis, action dont Hardy et Fournier ont observé chacun des exemples probants, notamment à la suite d'une colère ou d'une frayeur; il faut tenir compte également des troubles de la sensibilité constatés par Rendu et qui ont conduit Harvey et après lui Testut à considérer le psoriasis comme une maladie du système nerveux.

Parmi les affections vésiculeuses et bulleuses, indépendamment du zona, il y a des éruptions pemphygoïdes qui succèdent au traumatisme. Le premier exemple en a été rapporté par Charcot, de nombreux exemples en ont été recueillis en Amérique pendant la guerre de sécession ; j'en observais dernièrement un cas chez une jeune fille qui avait été mordue à l'avant-bras par un chien. — Ici les bulles occupaient de préférence la surface même de la cicatrice, et ce qui prouve bien leur nature nerveuse, c'est que, précédées de douleurs très-vives le long du bras, ce qui est un signe de névrite, elles étaient accompagnées d'anesthésie dans les parties environnantes, ce qui révélait encore mieux leur origine.

Comme le remarque Vulpian, c'est surtout aux membres supérieurs que s'observent ces éruptions pemphygoïdes. Des phlyctènes larges et saillantes se forment alors sur la face dorsale et surtout sur la face palmaire des doigts ; elles contiennent une sérosité citrine qui peut se troubler par la présence d'un certain nombre de leucocytes extravasés; quelquefois elles ont un aspect sanguinolent, et, comme l'a constaté Hayem, c'est la présence d'un certain nombre de globules rouges qui le leur donne. Les thèses de Mougeot et de Couyba, inspirées par Charcot, contiennent un nombre fort respectable de ces faits; il y en a bien davantage encore dans le traité de Weir Mitchell sur les lésions des nerfs et leurs conséquences.

Couyba a vu une de ces éruptions pemphygoïdes à la suite d'une destruction médullaire ; mais la médecine proprement dite a également contribué à leur histoire. Vulpian en a vu un cas à la suite d'un mal de Pott; la lésion vertébrale était en haut, l'éruption était aux mains. Testu en a observé un autre à la suite d'un névrôme fibro-sarcomateux du médian.

Dans d'autres cas, au lieu de larges bulles de pemphygus, ce sont les vésicules petites et passagères de l'eczéma que l'on observe, éruptions eczémateuses plus ou moins analogues à celles que nous avons observées chez notre lépreux aux troubles trophiques variés du côté de la peau. L'ouvrage de Weir Mitchell fourmille de ces faits,

On y voit l'histoire d'un soldat blessé dans la région du grand sciatique, qui présentait toutes les semaines une éruption eczémateuse à la jambe, du côté correspondant ; un autre soldat, qui, blessé dans la même région, eut un eczéma du pied avec chaleur brûlante et ulcération sur les bords des ongles ; un autre soldat dont le nerf cubital avait été lésé par une balle, et qui eut quelque temps après sur la face dorsale de la main une teinte marbrée et une éruption eczémateuse; — un autre encore, frappé par une balle au cou qui atteignit probablement la moelle cervicale et produisit, en même temps que des symptômes paralytiques des membres supérieurs et inférieurs, une belle éruption eczémateuse sur la face palmaire de la main.

Nous devons donc considérer comme vraisemblable

l'opinion de Duplay qui attribue à une névrite l'eczéma observé par lui sur le moignon de quelques amputés. Quant aux eczémas dont Marcacci a cru trouver la cause dans une lésion du grand sympathique, je ne crois pas que la technique actuelle soit en mesure de démontrer l'existence de pareilles lésions.

Des éruptions pustuleuses, des ecthymas, peuvent avoir aussi une origine évidemment nerveuse, comme Charcot l'a observé dans l'ataxie ; comme Testut l'a constaté à la face postérieure des deux cuisses chez un jeune garçon atteint de myélite chronique.

Des affections ulcéreuses peuvent également provenir d'un trouble nerveux ; Charcot a vu, par exemple, l'ecthyma des ataxiques être suivi d'ulcérations profondes. Le fait aujourd'hui classique de Paget est, sous ce rapport, aussi démonstratif que possible. Un homme traité à Guy's hospital avait une fracture du radius avec cal volumineux comprimant le nerf médian et des ulcérations chroniques sur la peau du pouce et des deux premiers doigts. Seule, la flexion du poignet, qui relâchait les parties molles et éloignait le nerf du cal, amenait au bout de quelques jours la guérison des ulcères, qui recommençaient dès que la flexion était suspendue.

Parmi les affections ulcéreuses, il en est une d'un aspect particulier, d'une ténacité remarquable, dont justement était atteint notre malade aux troubles cutanés multiples. Je veux parler du mal perforant plantaire, c'est-à-dire de cette lésion ulcéreuse ordinairement précédée d'un durillon, qui a pour siége presque constant la face plantaire du pied. Duplay et Morat ont, dans les *Archives générales*, appelé l'attention sur l'insensibilité que présente la peau du pied au niveau et au pourtour du durillon ; il y a aussi des douleurs fulgurantes dans les membres, modification des poils, de la pigmentation et de la sécrétion sudurale ; il y a surtout altération atrophique des nerfs. A ces preuves séméïotiques et anatomiques viennent se joindre des preuves étio-

logiques : ainsi, tandis que Duplay et Morat ont vu le mal
perforant succéder à une lésion du nerf sciatique, Dolbeau
en a observé un cas consécutif à une fracture avec compression du nerf sciatique. Chez le sujet de Sezary et Laroyenne,
le mal perforant s'est développé dans le cours d'une atrophie
musculaire ; dans une observation de Duplay, le sujet était
ataxique ; nous avons nous-mêmes, ces derniers temps,
constaté le mal perforant non-seulement chez notre malade
atteint de lèpre anesthésique mais encore chez un ataxique
qui gardait habituellement le lit. Il y a donc positivement un
mal perforant nerveux, dont l'existence est encore mieux
démontrée que celle du mal perforant avec athérômes, dont
je me garderai bien, cependant, de nier l'existence après les
recherches de Péan, Dolbeau, Delsol et Montaignac.

B. — J'arrive, Messieurs, à ma deuxième proposition : *un
trouble nerveux peut modifier chacun des éléments qui
entrent dans la composition de la peau.*

Les principaux éléments qui entrent dans la composition
de la peau sont : le derme avec ses vaisseaux, ses nerfs et
son pigment ; l'épiderme avec ses dépendances, ongles et
poils ; enfin, les glandes, surtout les sudoripares.

Chacun de ces éléments peut subir l'empreinte d'une
affection nerveuse.

Dans certains cas, sous l'influence d'une altération nerveuse, il y a un simple amincissement de la peau, portant
principalement sur le derme, soit au milieu du cortége des
symptômes de la maladie, comme les plaques atrophiques
de notre lépreux, soit comme constituant le phénomène
essentiel de la maladie, ce que nous trouvons dans l'affection de la face appelée par Lande aplasie lamineuse progressive et qui a été appelée trophonévrose par Romberg en
Allemagne, par Frémy en France. Cette atrophie des divers
tissus d'une moitié de la face, accompagnée de décoloration
par plaques et de changement de couleur des poils est-elle
d'origine névropathique, comme le veulent Stilling,

Guttmann, Barwinckel ? une altération du ganglion sphéno-palatin en est-elle réellement la cause ? C'est probable plutôt que certain.

L'origine d'un état analogue, la sclérodermie, est mieux connue. Ici, la thérapeutique et l'anatomie pathologique ont parlé. Dans le cas d'Armaingaud, l'électricité paraît avoir donné des résultats remarquables. Dans le cas de Foerster, où la peau épaissie et rigide avait la dureté du bois, il y avait prolifération exagérée de la substance conjonctive et, par contre, on trouvait fort peu de filets nerveux. C'est ce qui a été également constaté dans les cas d'Auspitz et de Verneuil. La théorie névropathique de la sclérodermie a été émise par Ball et par Charcot, adoptée par Hallopeau, défendue par Coliez, un peu trop précisée par Horteloup, qui a voulu en faire une altération du grand sympathique modifiant le fonctionnement des fibres lisses de la peau.

Ce qui augmente la valeur de cette doctrine, c'est la coïncidence fréquente de la sclérodermie, comme le consta-taient dernièrement Grasset et Apollinario, avec l'ischémie et asphyxie locale des extrémités, laquelle est positivement de nature nerveuse et, comme l'a démontré Maurice Ray-naud, se réduit à un spasme des artérioles et probablement aussi des veinules, affection à laquelle sont particulière-ment exposées les hystériques, bien que nous l'ayons con-statée aussi chez une ataxique de 56 ans. Dans des cas où l'asphyxie locale se compliquait de troubles oculaires, M. Raynaud a pu surprendre au fond de l'œil ce spasme vasculaire. Les effets curatifs des courants galvaniques donnent à la doctrine névropathique de l'asphyxie locale une consécration de plus.

Quant à la coloration de la peau, elle peut être, elle aussi, profondément altérée par un état nerveux. L'histoire de la chromhidrose, que nous devons à Leroy de Méricourt, en fait foi. Dans le fait de Grasset, dont je vous parlais tantôt, il y avait en même temps que la sclérodermie et l'asphyxie locale, états manifestement nerveux, des plaques jaunâtres

de la peau, qui avaient la même origine. La lèpre anesthésique présente aussi, en même temps que des plaques
d'anesthésie et des plaques d'amincissement cutané, des
plaques de décoloration. J'ai observé des plaques d'amincissement ou trophonévrose et des plaques colorées en jaune
chez des femmes à la suite d'émotions morales. Quant à
placer, comme l'ont fait Schmidt, Martineau, Jaccoud,
Rosenthal, la maladie bronzée sous la dépendance d'une
perturbation nerveuse, je le veux bien, à condition qu'on
n'oublie pas la lésion abdominale, ordinairement capsulaire,
qui produit cet ébranlement nerveux.

Du derme passons à l'épiderme, et nous y retrouverons
l'empreinte des névropathies sous forme d'affections
squameuses. A la suite de lésions nerveuses, on voit souvent l'épiderme de la région où le nerf blessé se distribuait,
s'épaissir et se détacher tantôt en larges écailles, tantôt
par petites lamelles furfuracées. C'est ce qui a été constaté,
notamment, par Couyba et par Home. Fischer, dans des
observations analogues, a vu l'exfoliation épidermique
suivre en lignes fines le trajet des nerfs irrités.

Cette influence s'étend aux dépendances de l'épiderme.

Les ongles s'altèrent par la lésion des nerfs, comme l'a
démontré Mitchell : il y a une incurvation, une arqûre,
une courbure ; tantôt ils s'épaississent en forme de massue,
tantôt ils se dessèchent, deviennent squameux et fragiles
ou amincis.

Les poils, que nous avons vus s'altérer et blanchir dans
la trophonévrose, qui blanchissent du jour au lendemain
sous l'influence d'une émotion morale, peuvent, comme l'a
remarqué Mitchell, tomber dans les lésions des nerfs. Ils
peuvent au contraire s'épaissir, comme chez l'hystérique
de Hamilton, qui, à la suite d'une lésion du nerf musculo-
cutané, vit son bras se couvrir de poils épais et abondants.
J'ai connu une jeune dame, justement fière de sa chevelure
longue, abondante et soyeuse. Elle perdit un enfant chéri ;
une grande partie de ses cheveux tomba, une autre blanchit,

le reste devint épais, sec, rude et cassant. J'ai vu une autre dame dont tous les cheveux tombèrent pendant le cours d'une affection utérine compliquée de quelques phénomènes nerveux ; ils repoussèrent assez rapidement sous l'influence de frictions stimulantes à la teinture de cantharide et à l'alcoolat de Fioraventi. Fredet a récemment publié une observation d'alopécie complète survenue chez une jeune fille sous les pieds de laquelle un plancher s'était effondré. D'ailleurs, la pelade nerveuse, prouvée par l'influence des causes morales, l'absence de parasites et le défaut de contagion, est généralement admise aujourd'hui. A Vienne, Hebra fait la part très-large à l'alopécie nerveuse, et, par une réaction exagérée, la pelade parasitaire n'a plus en Angleterre qu'un seul partisan, Addison ; en France, c'est avec timidité et d'une manière provisoire que Laillier classe la pelade parmi les teignes. Mieux avisé, Tilbury Fox a distingué deux pelades : la parasitaire et celle qui ne l'est pas.

Enfin, les glandes sudoripares sont encore mieux soumises à l'influence nerveuse. Dans un cas de zona observé par Auguste Ollivier, il y avait, en même temps que l'éruption, et sur les mêmes points, une sueur locale. Des sueurs locales d'origine traumatique ont été fréquemment rencontrées par Weir Mitchell dans les blessures des troncs nerveux, et, quelquefois, ces sueurs étaient, de plus, extrêmement acides, ce qui permettait à ce chirurgien de porter un diagnostic par l'odorat. Des affections non plus traumatiques mais spontanées peuvent avoir le même résultat : ainsi, chez un malade de Notta, pendant des accès de sciatique, la jambe et la cuisse se couvraient d'une sueur abondante, le reste du corps en étant exempt.

Vous voyez donc, Messieurs, que, soit que l'on considère la forme de l'éruption, soit que l'on recherche l'élément atteint, l'influence nerveuse peut parcourir le cercle entier de la pathologie cutanée.

XXI

ÉTENDUE ET LIMITES DE L'INFLUENCE
DU SYSTÈME NERVEUX SUR LES AFFECTIONS CUTANÉES.

Messieurs, dans notre dernière réunion, j'ai paru étendre
beaucoup l'influence du système nerveux en dermatologie,
et si je n'avais appuyé chacune de mes assertions sur des
faits bien authentiques, vous auriez pu me taxer d'exagération. Eh bien ! sachez que cette action du système nerveux
sur les affections cutanées, je ne vous l'ai pas encore dérou-
lée tout entière. Indépendamment des éruptions que des
troubles nerveux produisent à eux seuls, il y a celles qu'ils
contribuent à faire éclore et où je vais vous faire constater
leur influence d'après des indices fournis par la disposition
de l'éruption, par les symptômes qui l'accompagnent, par
les causes qui la produisent. Rassurez-vous cependant,
Messieurs, je ne vous conduirai pas à des exagérations sys-
tématiques, et après avoir fait au système nerveux la part
qui lui est due, quelques mots me suffiront pour vous prouver qu'il n'est pas la source première, mais seulement un
canal qui porte le mal ; qu'il n'est pas la machine elle-même
mais seulement un rouage essentiel, et que son rôle pathogénique est subordonné au principe morbide qui le met en
jeu.

Considérer le système nerveux sous ces deux principaux
aspects en dermatologie : d'un côté, son action pathogénique sur les éruptions dont il est la cause prochaine, d'autre
part, sa subordination au génie morbide dont il est l'instru-
ment, tel sera le double objet de notre entretien d'aujour-
d'hui.

A. — Beaucoup d'éruptions cutanées se développent sous l'impulsion et en quelque sorte la direction d'un état névropathique.

J'en vois une première preuve dans leur *distribution*.

Beaucoup d'entre elles sont symétriques, et la symétrie suppose une action nerveuse.

Elles sont symétriques ; c'est surtout Léo Testut qui en a donné la démonstration dans son ouvrage *sur la symétrie dans les affections de la peau*, justement couronné par l'Institut et par la Faculté de Paris.

Testut a en effet publié des observations :

d'affections hémorrhagiques, purpura et hématidrose, symétriques ;

d'érythèmes symétriques ;

d'affections papuleuses symétriques ;

d'affections squameuses symétriques ;

d'affections vésiculeuses et notamment de zonas symétriques ;

d'affections pustuleuses symétriques ;

d'affections ulcéreuses symétriques, et en particulier de mal perforant ;

d'ischémie et d'asphyxie locale symétriques ; ce qui est d'ailleurs la règle, comme l'avait démontré M. Raynaud ;

de sclérodermie symétrique ;

de troubles symétriques dans la nutrition des ongles et des poils et dans la sécrétion sudorale ;

enfin de manifestations cutanées symétriques dans la pellagre et l'acrodynie, auxquelles, d'après l'exemple que nous avons eu sous les yeux, il convient d'ajouter celles de la lèpre anesthésique.

Vous voyez que le tableau est complet, et d'ailleurs j'ai à peine besoin de vous rappeler que, indépendamment de notre lépreux, la symétrie a existé dans l'éruption de plusieurs de nos malades, dans le prurigo de notre n° 5 de la salle Ducros, dans les boutons érythémato-papuleux de notre n° 1 de la salle Sainte-Elisabeth et dans la pseudopellagre dont était affectée la femme qui occupait naguère le n° 6 de la même salle.

Mais cette symétrie, comme l'a encore expliqué Testut, a sa cause dans l'action du système nerveux central sur les fonctions de la vie végétative, et, pour préciser encore davantage, dans l'action de la moelle épinière.

La substance grise centrale est, d'après les recherches de Luys, constituée par une série de renflements moniliformes étagés verticalement. Chacun de ces renflements paraît constituer un centre vaso-moteur ou trophique.

Ces centres ne sont pas des éléments isolés ; ils sont réunis par des prolongements qui établissent entre eux une solidarité intime, relations intercellulaires qui ont été établies par les recherches de Wagner, Schroder-Vander-Kolk, Luys, etc. Ce sont surtout les fibres commissurantes de Luys qui produisent la symétrie. On les rencontre dans toute la hauteur de l'axe cérébro-spinal, sous l'aspect de fascicules transversaux à coloration grisâtre disposés en deux groupes, l'un en avant et l'autre en arrière du canal central, et plongeant par leurs extrémités au sein des deux moitiés latérales de la substance grise spinale.

Il est bien entendu qu'il ne s'agit ici que des éruptions spontanées et non des éruptions professionnelles développées par cause locale, et qui, elles aussi, peuvent être symétriques, mais par de tout autres raisons.

Une deuxième preuve de l'origine névropathique des éruptions cutanées, je la trouve *dans les phénomènes qui les accompagnent*.

Ces phénomènes sont, en effet, des troubles nerveux, soit locaux, soit généraux, dont les uns sont communs aux diverses éruptions et les autres propres à certaines d'entre elles.

Les troubles nerveux locaux sont principalement des altérations de la sensibilité qui ont été étudiées par Rendu.

Landry avait restreint les modalités de la sensibilité à trois principales : le contact, la température et la douleur. Dans ses recherches, Rendu a employé concurremment

l'épingle vulgaire et le compas de Weber ; la première lui
paraît préférable, mais les modifications de la sensibilité à
la douleur sont difficiles à apprécier ; il faut se servir d'une
pointe fine et enfoncer brusquement si on veut distinguer la
douleur du contact. Le contact d'un corps froid, métallique,
de la cuiller du malade en particulier, est le meilleur moyen
d'apprécier la sensibilité à la température.

Avec ces moyens, dans les érythèmes, Rendu a constaté le
plus souvent une sensibilité à peu près normale, mais assez
souvent aussi une exaltation du sens tactile et une diminution de la sensibilité à la douleur. Dans certains cas d'érythème marginé, on peut implanter sans douleur une épingle
dans les couches superficielles de la peau. L'érythème acro-
dynique est accompagné de douleurs spontanées et l'érythème pellagreux d'anesthésie.

Les hémorrhagies cutanées sont, au début, accompagnées
d'hypéresthésie et d'hypéralgésie assez vives, à tel point
que Rendu fait du purpura lui-même, c'est-à-dire de l'hémorrhagie, un phénomène accessoire.

Dans les affections papuleuses, le symptôme dominant est
le prurit, hypéresthésie spontanée, et cependant il y a en
même temps diminution de la sensibilité tactile et surtout
de la sensibilité thermique, qui est presque nulle ; j'ai été,
pour ma part, frappé du stoïcisme avec lequel les gens
atteints de prurit peuvent s'administrer sans douleur les
coups les plus violents.

Parmi les affections vésiculeuses, le zona se fait ici
remarquer sous le double rapport des douleurs et de l'analgésie. Tandis que dans les eczémas professionnels et artifi-
ciels la recherche de la sensibilité donne des résultats
négatifs, dans les eczémas variqueux on observe une augmentation de la sensibilité douloureuse ; dans les eczémas
arthritiques et ceux qui sont appelés dartreux, les troubles
de la sensibilité sont caractéristiques. Je ne crains pas
d'affirmer, dit Rendu, que dans les eczémas symétriques
nummulaires, on trouvera la sensibilité modifiée presque

toutes les fois qu'on la cherchera ; il faut un écart de l'œs-thésiomètre double de celui qu'on trouve dans l'état sain, bien qu'on ait eu soin de faire tomber préalablement les croûtes avec un cataplasme. La sensibilité thermique subit alors des modifications parallèles à celles du tact.

Parmi les affections squameuses, le pityriasis produit rarement des troubles de la sensibilité, quelquefois un peu d'hypéresthésie tactile, d'autres fois de l'analgésie.

Dans le groupe des psoriasis, si dans le guttata on ne trouve que des modifications insignifiantes de la sensibilité, dans le psoriasis en plaques symétriques les sensibilités tactile et thermique deviennent de plus en plus obtuses, tandis que la sensibilité à la douleur est assez bien con-servée ; c'est le contraire qu'on observe dans le psoriasis circinné.

Il y a enfin la sclérodermie, le mal perforant, la lèpre anesthésique, qui sont remarquables par la diminution ou la suppression de sensibilité qui les accompagne.

Les troubles nerveux généraux se rencontrent plus spé-cialement dans certaines éruptions, la pellagre, l'acrodynie, la lèpre, le purpura, la miliaire, certains herpès, des urti-caires, des pemphygus, des ecthymas, et on arrive ainsi par progression depuis celles où les phénomènes nerveux pro-prement dits sont silencieux jusqu'à celles, les fièvres érup-tives, où les phénomènes nerveux et les symptômes géné-raux dominent la scène.

Dans le purpura, j'ai eu occasion de vous signaler les troubles nerveux et les troubles digestifs que présente le purpura nerveux proprement dit, et que l'on rencontre encore atténués mais cependant sensibles dans le purpura commun, notamment ces douleurs des membres souvent beaucoup plus intenses que l'éruption.

Dans la lèpre anesthésique, vous avez pu chez notre malade observer à la fois et l'anesthésie étendue bien au-delà des lésions cutanées et les atrophies musculaires, signe irrécusable de cette lésion spinale étudiée récemment par

Tschirjew ; d'ailleurs la lésion des filets nerveux dans la lèpre anesthésique a été décrite par Carter, par Bergman, par Hausen, par Danielssen et Boeck et surtout par Virchow.

Dans les éruptions pellagreuses, il y a des troubles digestifs qui consistent surtout en des diarrhées séreuses dans lesquelles le grand sympathique peut bien intervenir, et des troubles cérébraux-spinaux parmi lesquels les plus importants sont : les vertiges d'abord, la folie ensuite, et cette influence du système nerveux est ici tellement manifeste qu'une variété de pellagre se développe très-souvent dans les établissements d'aliénés. D'après Strambio et Ozanam, dont l'opinion est prise en sérieuse considération par Hébra, on voit dans certains cas de pellagre l'érythème manquer, et les symptômes sont alors ceux que présenterait une affection du cerveau ou de la moelle épinière.

Dans la miliaire, les symptômes nerveux dominent complètement la scène ; l'éruption miliaire et les sueurs qui la précèdent sont, suivant toute probabilité, des symptômes purement nerveux ; en tout cas, les troubles nerveux de la circulation et de la respiration les dominent, l'altération de l'influx nerveux les accompagne ; et voilà pourquoi cette éruption, la plus légère de toutes en apparence, est celle qui produit les accidents les plus graves et le plus brusquement mortels.

Je ne discuterai pas la part qui revient à l'élément nerveux dans les symptômes de certaines éruptions chroniques, telles que l'ecthyma, qui s'accompagnent souvent de phénomènes si profondément adynamiques, ni la part qui revient à l'élément nerveux dans les symptômes si multiples des pyrexies exanthématiques où ils ont, dans la scarlatine surtout, plus d'importance qu'on ne le suppose, à tel point qu'un poison du système nerveux, la belladone, peut les simuler tous, y compris l'éruption scarlatineuse. Que ces exemples suffisent pour vous rappeler que ordinairement lorsque la peau est atteinte par une maladie, le système nerveux n'est pas intact.

L'*étiologie* des affections cutanées vous confirmera dans cette opinion.

Quatre faits ici doivent vous frapper :

Le premier est brutal : c'est l'action pathogénique exercée sur la peau par certaines substances qui agissent sur le système nerveux et sans doute par le système nerveux. Je vous citais tantôt la belladone et les vapeurs de charbon ; dans la pellagre, que l'on considère le champignon ou son alcaloïde suivant qu'on se place au point de vue de la micrographie ou à celui de la chimie, on trouve toujours un modificateur du système nerveux.

Ajoutons-y, comme contre-épreuve, l'action thérapeutique dans les affections cutanées de certaines substances qui ont une grande influence sur le système nerveux. Quel est l'agent le plus employé en dermatologie ? c'est l'arsenic ; or l'arsenic exerce une action puissante sur le système nerveux ; c'est le grand modificateur des fonctions trophiques et de la circulation capillaire.

Remarquez en second lieu l'influence étiologique des perturbations morales en dermatologie. Un individu a une éruption subite ; il a pris un trouble, dit le vulgaire, et le vulgaire a souvent raison. L'action des émotions morales est classique ; le professeur Hardy la proclamait dernièrement dans ses cours ; elle faisait récemment, et à notre époque c'est tout dire, le sujet d'une thèse soutenue à la Faculté de Paris. J'ai observé plusieurs faits qui la démontrent : celui d'un homme jusque-là bien portant, atteint d'eczéma intense et rebelle après la mort de son fils unique ; celui d'une jeune veuve atteinte de furoncles nombreux et petits, d'érythèmes, d'acné, d'alopécie après la mort de son mari ; celui d'une jeune fille frappée à la suite de violents chagrins d'une acné rosacea extrêmement pénible avec recrudescence à chaque émotion ; celui d'un ouvrier qui faillit tomber d'un échafaudage et avait le lendemain un lichen symétrique des mains.

Rappelez-vous en troisième lieu l'action de l'hérédité,

34

que j'ai pu suivre dans plusieurs familles ; non pas qu'elle
soit constante, Hardy estime pour le psoriasis qu'elle existe
dans un quart des cas. Cet argument n'est pas décisif ; mais
les deux principales explications que fait naître cette disposition héréditaire sont : l'existence d'un virus particulier se
transmettant par la semence, et vous en comprenez toutes
les impossibilités, et la transmission d'une manière d'être
particulière du système nerveux, ce qui est plus acceptable

Notez en quatrième et dernier lieu le tempérament névropathique de la plupart des dartreux. Pidoux l'a particulièrement signalé, et tout le monde avec lui l'a observé. Berthier
n'a pas manqué d'en parler dans son *Traité des névroses diathésiques*. Seulement, si on a pu penser que la diathèse her-
pétique produit des névroses, on n'a pas suffisamment réfléchi à ce fait que les névroses herpétiques peuvent produire
les éruptions, que l'on place le plus souvent sous la dépendance directe de la diathèse, tandis qu'il est fort possible
que la diathèse agisse d'abord sur le système nerveux et par
le système nerveux sur la peau.

B. — Telle est, en effet, à mon avis, son véritable rôle.
Si d'un côté, il commande aux éruptions même diathésiques,
d'autre part, il est subordonné à des influences diathésiques,
virulentes ou toxiques qui en réalité gouvernent la dermatologie ; de sorte que son rôle n'est ni de donner des ordres,
ni de les exécuter, mais seulement de les transmettre. Il est
l'intermédiaire presque obligé entre la maladie, dont le génie dirige le drame morbide, et la manifestation de la maladie sur la surface cutanée. C'est la deuxième proposition
que j'avais à vous démontrer ; je le ferai en quelques mots.

Il y a trois principales manières d'étudier les affections
cutanées :

1° L'anatomie des formes extérieures : celle qui se borne
à l'examen et à la classification des aspects ; c'est la méthode
de Willan, qui s'arrête à une contemplation par trop passive et impuissante.

2° La physiologie pathologique ; celle qui du symptôme ou de la lésion remonte à sa cause prochaine ; celle qui de la lésion cutanée arrive à l'action parasitaire ou à l'altération nerveuse qui l'a produite ; elle recule le problème mais n'arrive à le résoudre que lorsque la cause prochaine se trouve être en même temps la cause première, comme dans les affections parasitaires.

3° La méthode nosologique, qui recherche avant tout la cause première, la maladie générale qui a marqué de son empreinte la lésion cutanée. C'est la grande méthode, celle qui conduit souvent à des résultats positifs et à des applications pratiques.

Si on étudie la dermatologie à la lumière de la méthode nosologique, on distingue trois sortes d'éruptions cutanées :

Les premières sont primordiales, produites par une action locale qui porte directement sur la peau, que cette cause soit un parasite, comme dans la gale et les teignes, ou un agent irritant, comme dans certaines éruptions mercurielles ou dans l'eczéma des épiciers.

Les secondes sont consécutives à une autre action locale qui porte sur des organes dont l'influence est grande sur la circulation et la nutrition de la peau, c'est-à-dire sur les nerfs ; elles ont pour origine une altération des nerfs qui est primitive, c'est-à-dire développée en dehors de toute influence diathésique. Ce sont les plus rares de toutes ; le traumatisme, la compression ou l'inflammation d'un nerf par une lésion cancéreuse ou tuberculeuse du voisinage ; telle est la sphère étroite dans laquelle se meut cette influence.

Les autres enfin, et c'est le cas le plus ordinaire, qu'elles se produisent par une action directe sur la peau ou qu'elles se développent consécutivement à un trouble nerveux, ont pour cause première un état général, soit diathésique, soit virulent, soit toxique. Ainsi le zona de notre n° 2, dont la cause prochaine est une altération nerveuse, a pour cause première, suivant toute probabilité, la diathèse arthritique dont le sujet a subi plusieurs manifestations.

Or, l'observation prouve que le point important pour le médecin, au triple point de vue du diagnostic, du pronostic et du traitement, c'est de reconnaître non pas la forme que revêt l'éruption, ni même sa pathogénie et en particulier la part plus ou moins grande que le système nerveux prend à son développement, mais l'état primordial dont elle dépend.

Nous voyons, en effet, des éruptions à forme identique qui sont de nature différente et réclament des traitements différents. Quand on a constaté, par exemple, qu'une éruption est vésiculeuse, on n'a fait qu'un premier pas ; si on a observé que les vésicules sont la conséquence d'un trouble nerveux, on a fait un pas de plus, mais on n'est pas arrivé au but, qui est la solution pratique ; mais si on a reconnu que l'éruption vésiculeuse provient de l'acarus, on pourra la faire disparaître du jour au lendemain. Une éruption est pustuleuse ; vous l'avez reconnu, c'est bien ; quelle conséquence pratique en déduirez-vous ? aucune. Si cette pustule a pour cause une altération primitive d'un filet nerveux, vous saurez à quelle lésion il faut s'adresser pour la faire disparaître. Si cette pustule est d'origine scrofuleuse, vous instituerez un traitement antiscrofuleux, et vous en aurez raison. Vous observez une éruption squameuse, vous l'avez même reconnue pour une pelade, c'est facile, mais ce qu'il vous reste à faire c'est de remonter à sa cause première pour savoir si vous vous trouvez en présence d'une altération primitive du système nerveux, d'une maladie de misère, ou d'une intoxication par le champignon du maïs.

Nous voyons d'autre part des éruptions de forme différente mais de nature identique céder à un traitement identique, quelle que soit l'intervention pathogénique du système nerveux. Qu'elles soient pustuleuses ou ulcéreuses, les scrofulides guérissent par les mêmes moyens ; vous combattrez par les mêmes agents toutes les syphilides, qu'elles soient squameuses, pustuleuses, tuberculeuses, ulcéreuses, c'est-à-dire que vous considérerez leur nature sans vous occuper de leur forme.

Si la forme a si peu d'importance, le processus n'en a guère plus. Qu'un ulcère cutané dont la cause première est inconnue ait oui ou non pour cause prochaine une altération nerveuse, la conduite du praticien n'en sera guère influencée ; mais s'il est constaté que cette ulcération est syphilitique ou scrofuleuse, alors l'indication capitale est trouvée, le médecin connaît le véritable ennemi et peut diriger contre lui des coups efficaces. Pas plus que l'expérimentation ne peut reproduire dans tous leurs aspects et dans toute leur évolution les lésions créées par la nature, le physiologiste ne peut en thérapeutique se substituer au médecin. S'il est vrai que l'éruption cutanée est souvent l'habit dont se couvre une névropathie, ce que je vous ai démontré dans la première partie de cette étude, il est également vrai que cette névropathie n'est pas essentielle, primitive ; c'est le moyen dont la maladie se sert pour arriver jusqu'à la peau, mais le génie morbide reste toujours l'ennemi qu'il faut combattre.

Ce rôle limité de la physiologie pathologique ne doit cependant pas, au point de vue pratique, être complètement annulé. Toutes les diathèses n'ont pas leurs spécifiques, et les spécifiques de celles qui en ont ne réussissent pas dans tous les cas. Distinguer les divers processus d'une même maladie, en indiquant comment les remèdes guérissent dans chacun d'eux ; telle est la mission que l'avenir réserve à la physiologie pathologique, et à laquelle la pathogénie névrotique des éruptions cutanées pourra participer.

En résumé, la physiologie pathologique permet de remonter la filiation des troubles morbides mais sans saisir, dans la majorité des cas, l'état primordial qui constitue la maladie elle-même, ce qui fait qu'elle ne peut se substituer à la nosologie dont elle doit rester l'auxiliaire déjà utile mais toujours modeste. Telle est la vérité que je tenais à proclamer en terminant cette série d'entretiens où nous avons traité la physiologie pathologique avec des honneurs que je regretterais s'ils devaient la conduire à détrôner dans votre esprit la souveraine légitime dont elle est le ministre, la nosologie.

Je regretterais également de vous avoir fait connaître le rôle important que joue en physiologie pathologique l'élément nerveux, s'il devait vous faire oublier que le système nerveux n'est pas seul actif dans l'organisme et qu'il est en quelque sorte placé entre deux activités : l'activité générale de l'homme, l'activité spéciale de chaque molécule.

Pour rien au monde je ne voudrais que les recherches faites par nous dans une direction particulière vinssent à détourner votre esprit de ces trois grandes notions qui dominent la médecine et que, Dieu aidant, je voudrais vous inculquer : l'individualité de l'homme, l'activité de la molécule vivante et le génie de la maladie.

FIN.

TABLE DES MATIÈRES

DEUXIÈME SECTION

DES TROUBLES NERVEUX CONSÉCUTIFS AUX AFFECTIONS THORACIQUES

DEUXIÈME PARTIE.

DES PHÉNOMÈNES MORBIDES CONSÉCUTIFS AUX TROUBLES NERVEUX.

FIN DE LA TABLE.